前 言

PREFACE

本教材贯彻二十大精神，坚持解放思想、实事求是、与时俱进、求真务实，一切从实际出发，着眼解决与女性健康有关的实际问题，以现代健康观和医学观为指导，以学生为中心、以岗位能力为本位，坚持问题导向，增强学生问题意识和创新思维，引导学生力争提出真正解决问题的新理念、新思路、新办法编写而成。全书将妇产科护理的基本理论、基本知识和基本技术作为重点编写内容，做到“必需”“够用”；坚持“五性”（思想性、科学性、先进性、启发性、适用性）的原则，力争“岗课赛证”融通，注重与岗位需求对接，力求与护士执业资格考试接轨，与 1+X 母婴护理的内容、标准及护理技能大赛标准相融合，编入本学科的新方法、新技术、新成果。同时，将天下为公、民为邦本、为政以德、革故鼎新、任人唯贤、天人合一、自强不息、厚德载物、讲信修睦、亲仁善邻等中华优秀传统文化精髓融入教材中，引导学生坚定历史自信、文化自信，坚定历史自信、文化自信，坚持守正创新，以科学的态度对待科学、以真理的精神追求真理。不忘初心、牢记使命，谦虚谨慎，养成爱心、同理心及责任心，培养正确人生观、世界观、价值观。

本教材在编写、审定、出版过程中，得到了各参编单位的领导和专家的大力支持和帮助，在此深表感谢！

由于护理专业的快速发展及编者们知识的局限，本教材难免存在不足，热忱欢迎广大读者予以批评指正并提出宝贵意见。

编 者

2020 年 8 月

融媒体创新教材（供护理、助产专业使用）

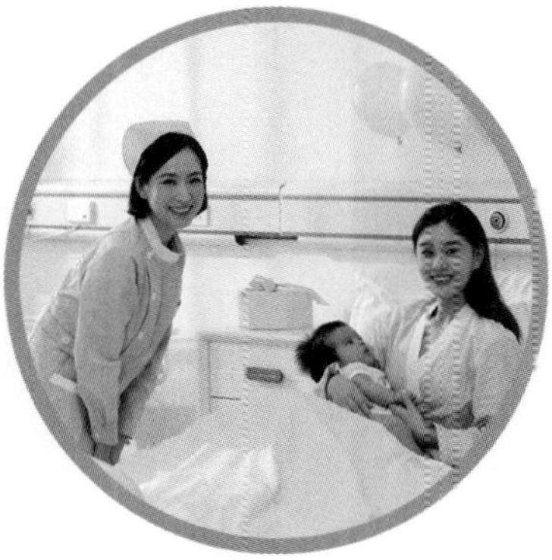

妇产科护理

Gynaecology and Obstetrics Nursing

主编 ◎ 初钰华　刘慧松　徐振彦

山东人民出版社 · 济南
国家一级出版社 全国百佳图书出版单位

图书在版编目（CIP）数据

妇产科护理/初钰华，刘慧松，徐振彦主编．—济南：山东人民出版社，2021.1（2024.1 重印）
ISBN 978-7-209-12027-2

Ⅰ.①妇… Ⅱ.①初… ②刘… ③徐… Ⅲ.①妇产科学—护理学 Ⅳ.①R473.71

中国版本图书馆 CIP 数据核字(2021)第 021198 号

妇产科护理
FUCHANKE HULI

初钰华　刘慧松　徐振彦　主编

主管单位　山东出版传媒股份有限公司
出版发行　山东人民出版社
出 版 人　胡长青
社　　址　济南市市中区舜耕路 517 号
邮　　编　250003
电　　话　总编室（0531）82098914
　　　　　市场部（0531）82098965
网　　址　http://www.sd-book.com.cn
印　　装　日照报业印刷有限公司
经　　销　新华书店

规　　格　16 开（184mm×260mm）
印　　张　30.5
字　　数　570 千字
版　　次　2021 年 1 月第 1 版
印　　次　2024 年 1 月第 4 次
印　　数　4201—5300
ISBN 978-7-209-12027-2
定　　价　77.00 元

编委会成员名单

主　编　初钰华　刘慧松　徐振彦

副主编　李妍宏　刘　颖　颜廷红　纪海霞

编　者　（以姓氏笔画为序）

王　璇（烟台市烟台山医院）
曲新华（滨州医学院烟台附属医院）
刘　颖（山东中医药高等专科学校）
刘慧松（青岛市市立医院）
纪海霞（烟台毓璜顶医院）
李妍宏（山东中医药高等专科学校）
初钰华（山东中医药高等专科学校）
张欢欢（山东中医药高等专科学校）
张露语（山东中医药高等专科学校）
武丽丽（山东中医药高等专科学校）
范洪媛（山东中医药高等专科学校）
赵　雪（山东中医药高等专科学校）
徐振彦（滨州医学院烟台附属医院）
韩菲菲（滨州医学院烟台附属医院）
颜廷红（滨州医学院烟台附属医院）

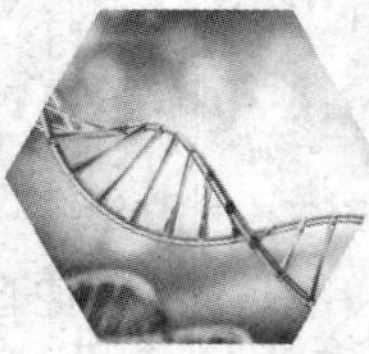

目 录
CONTENTS

第一章

女性生殖系统解剖与生理

学习目标

1. 掌握内生殖器及骨盆的形态与组织结构，雌激素和孕激素的生理作用，卵巢与子宫内膜的周期性变化及月经。

2. 熟悉内生殖器的邻近器官，骨盆底及会阴的组织特点，生殖器官其他部位的周期性变化。

3. 了解外生殖器的解剖特点，妇女一生中各阶段的生理特点。

4. 能对月经期的女性进行健康指导。

5. 能坚持问题导向，养成批判性思维。

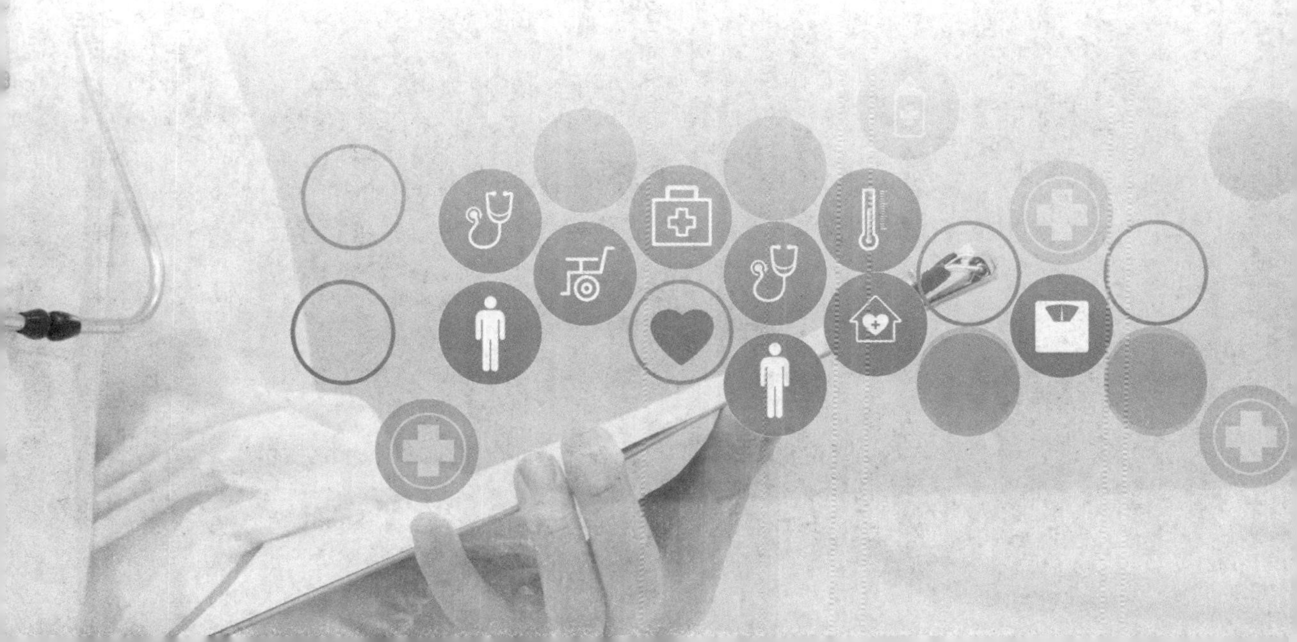

第一节 女性生殖系统解剖

案例导入

李某，女，28岁。婚后5个月未孕，妇科检查正常，患者想了解内生殖器官的解剖特点，请您给予答复。

女性生殖系统包括内、外生殖器及其相关组织。

思维导图1-1

【外生殖器】

女性外生殖器又称外阴，是指生殖器官的外露部分。位于两股内侧之间，前为耻骨联合，后为会阴，包括阴阜、大阴唇、小阴唇、阴蒂和阴道前庭。(图1-1)

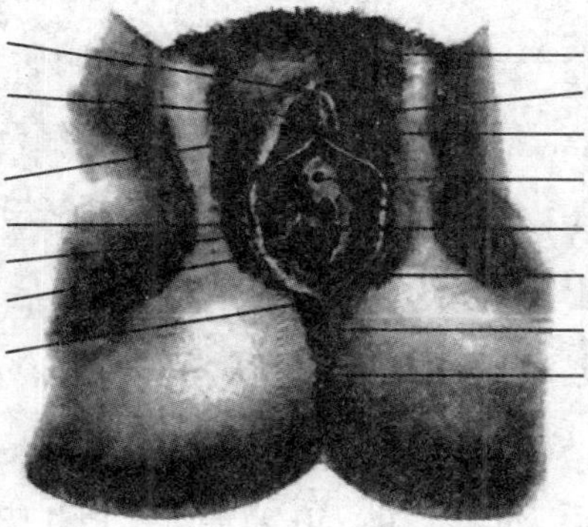

图1-1 女性外生殖器

(一) 阴阜

为耻骨联合前面隆起的脂肪垫。青春期此处皮肤开始生长阴毛（为第二性征表现之一），呈倒三角形分布。阴毛的色泽、疏密、粗细因个体或种族而异。

(二) 大阴唇

为两股内侧一对隆起的纵行皮肤皱襞，起自阴阜，止于会阴。大阴唇外侧面为皮肤，青春期长有阴毛，有色素沉着，内含皮脂腺和汗腺；内侧面皮肤湿润似黏膜。支下为脂肪组织和疏松结缔组织，内含丰富的血管、淋巴管和神经，若局部受伤，易出血形成血肿。未产妇两侧大阴唇自然合拢，遮盖阴道口及尿道口，经产妇的大阴唇因受分娩的影响向两侧分开，绝经后呈萎缩状、阴毛稀少。

(三) 小阴唇

为位于大阴唇内侧的一对薄皮肤皱襞。表面湿润、褐色、无毛，富含神经末梢，是性兴奋敏感部位。两侧小阴唇前端融合，再分成前后两叶包绕阴蒂，前叶形成阴蒂包皮，后叶与大阴唇于后端会合，在正中线形成阴唇系带。经产妇因分娩的影响此系带不明显。

（四）阴蒂

位于两侧小阴唇顶端下方，由海绵体构成，与男性的阴茎海绵体同源，在性兴奋时有勃起性。自前向后分为阴蒂头、阴蒂体、阴蒂脚三部分。阴蒂头暴露于外阴，富含神经末梢，对性刺激敏感。阴蒂脚附着于两侧耻骨支上。

（五）阴道前庭

为两侧小阴唇之间的菱形区域，前端为阴蒂，两侧为小阴唇，后方为阴唇系带。阴道口与阴唇系带之间有一浅窝，称为舟状窝，又称阴道前庭窝，经产妇受分娩影响此窝消失。此区域内主要结构如下。

1. 前庭球　又称球海绵体。位于前庭两侧，由有勃起性的静脉丛组成，其前端与阴蒂相接，后端膨大，与同侧前庭大腺相邻，其表面被球海绵体肌覆盖。

2. 前庭大腺　又称巴多林腺。位于大阴唇后部，被球海绵体肌覆盖，如黄豆大小，左右各一，腺管细长（1～2 cm），向内侧开口于小阴唇与处女膜之间的沟内。性兴奋时，分泌黄白色黏液，起润滑作用。正常情况下不能触及此腺，前庭大腺炎时，分泌物易堵塞腺管口，形成前庭大腺囊肿或脓肿则能触及并看到。

3. 尿道外口　位于阴蒂头后下方及前庭前部，其后壁上有 1 对尿道旁腺。腺体开口小，常为细菌潜伏之处。

4. 阴道口及处女膜　阴道口位于尿道口后方及前庭后部，周围覆有一层薄黏膜，称为处女膜。处女膜多在中央有一孔，孔的大小和形状因人而异。处女膜可在初次性交或剧烈运动时破裂，受阴道分娩影响，产后仅留有处女膜痕。

【内生殖器】

女性内生殖器位于真骨盆内，包括阴道、子宫、输卵管和卵巢。（图 1-2）输卵管和卵巢合称为子宫附件。

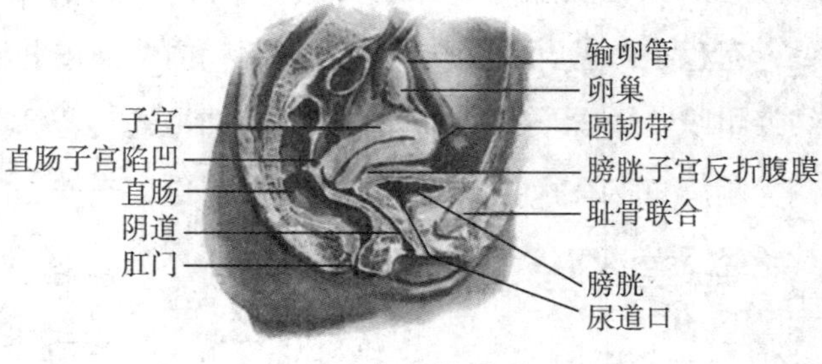

（1）矢状断面观

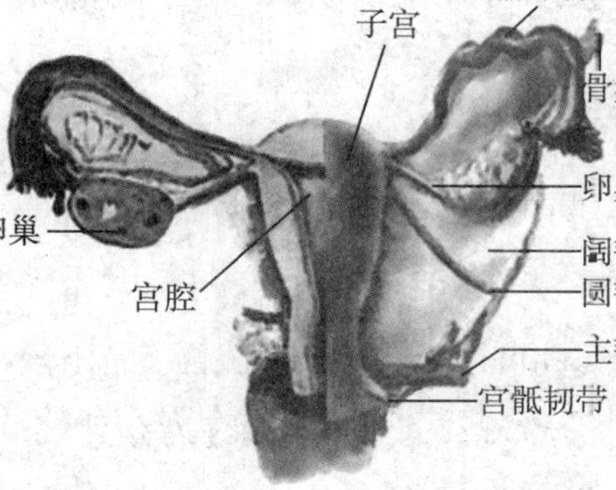

（2）后面观

图 1-2　女性内生殖器

（一）阴道

阴道为性交器官，也是月经排出及胎儿娩出的通道。

1. 位置和形态　位于骨盆下部中央，为上宽下窄的管道，前壁短（7～9 cm），与膀胱和尿道相邻，后壁长（10～12 cm），与直肠贴近，平时阴道前后壁相互贴合。阴道上端包绕子宫颈，形成一向上的圆形隐窝，称为阴道穹隆。有前、后、左、右四部分，阴道后穹隆最深，其顶端与直肠子宫陷凹紧密相贴，为盆腹腔最低位置，临床上可经此穿刺或引流，是诊断某些疾病或实施手术的途径。阴道下段开口于阴道前庭后部。

2. 组织结构　阴道壁由黏膜层、肌层和纤维组织膜构成。黏膜层由非角化复层鳞状上皮覆盖，淡红色，无腺体，横纹皱襞多，伸展性大。阴道上端 1/3 处黏膜受性激素影响有周期性的变化。幼女与绝经后妇女阴道黏膜上皮薄，皱襞少，伸展性少，容易受伤及感染。肌层由外纵和内环两层平滑肌组成，和纤维组织膜紧贴。阴道壁富有静脉丛，损伤后易出血或形成血肿。

（二）子宫

子宫为产生月经、孕育胚胎和胎儿的器官，也是精子到达输卵管的通道。

1. 位置　位于盆腔中央，膀胱与直肠之间，下端接阴道，两侧与输卵管相通。女性直立时，子宫底位于骨盆入口平面以下，子宫颈外口位于坐骨棘水平稍上方，当膀胱空虚时，成人子宫多呈前倾前屈位。子宫的正常位置依靠子宫韧带及骨盆底肌和筋膜支托，任何原因引起的骨盆组织结构破坏或功能障碍均可导致子宫脱垂。

2. 形态　为一空腔肌性器官，壁厚，似倒置扁梨形，长 7～8 cm，宽 4～5 cm，厚 2～3 cm，非孕时重 50～70 g，容量约 5 ml。子宫上部较宽，称子宫体。子宫体顶部隆起部分称子宫底。子宫底两侧称子宫角，与输卵管相通。子宫下部较窄呈圆柱状，称子宫颈。子宫体与子宫颈的比例因卵巢功能和年龄而异，青春期前为1∶2，育龄期为2∶1，绝经后为1∶1。

子宫腔为上宽下窄的三角形，两侧通输卵管，下通子宫颈管。子宫体与子宫颈之间最狭窄的部分，称子宫峡部。其上端在解剖上最为狭窄，称解剖学内口；其下端的黏膜组织由子宫内膜转变为子宫颈黏膜，称组织学内口。子宫峡部在非孕期长约1 cm，妊娠期子宫峡部逐渐变长，妊娠末期可达7～10 cm，成为子宫下段，为软产道的一部分。子宫颈管呈梭形，成年妇女2.5～3.0 cm，其下端称子宫颈外口，通阴道。未产妇的子宫颈外口呈圆形，经产妇受分娩的影响呈横裂状。子宫颈以阴道为界，分上下两部，上部为子宫颈阴道上部，占子宫颈的2/3，两侧与子宫主韧带相连；下部为伸入阴道内的子宫颈阴道部，占子宫颈的1/3。(图1-3)

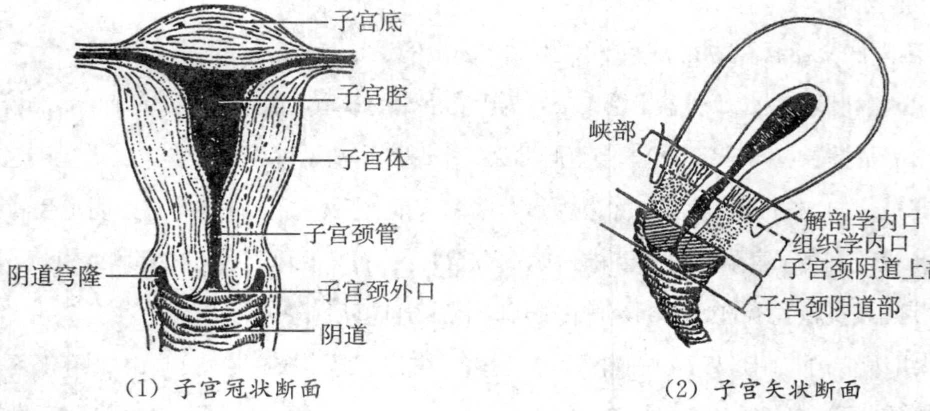

图1-3　子宫形态

3. 组织结构

(1) 子宫体：子宫体壁自内向外由子宫内膜、肌层和浆膜层构成。

①子宫内膜：为黏膜层，由功能层和基底层构成。内膜表面的2/3为功能层，由致密层和海绵层构成，受卵巢性激素影响，发生周期变化而脱落；靠近子宫肌层的1/3为基底层，不受性激素影响，无周期性变化，功能层脱落后由此层再生。

②子宫肌层：较厚，由大量平滑肌束、少量胶原纤维和弹力纤维组成，大致分外、中、内三层：外层肌纤维纵行排列，是子宫收缩的起始点；中层肌纤维围绕血管交叉排列如网状，收缩时压迫血管，起到止血作用；内层肌纤维环行排列，痉挛性收缩时可形成子宫收缩环。

③子宫浆膜层：为覆盖在子宫底部及其前后面的脏腹膜，与肌层紧贴。在近子宫峡部处向前反折覆盖膀胱，形成膀胱子宫陷凹；在子宫颈后方及阴道后穹隆向后反折覆盖

直肠，形成直肠子宫陷凹，也称道格拉斯陷凹，是盆腔位置最低的部位。

（2）子宫颈：由较多结缔组织、少量平滑肌纤维、血管及弹力纤维组成。宫颈管黏膜为单层高柱状上皮，内有腺体可分泌碱性黏液形成黏液栓堵塞子宫颈管，有阻止病原体入侵的作用，黏液栓成分及性状受卵巢性激素的影响而发生周期性变化。子宫颈阴道部由复层鳞状上皮覆盖，表面光滑。子宫颈外口柱状上皮与鳞状上皮交界处是宫颈癌的好发部位。

4. 子宫韧带　子宫韧带共有4对。（图1-4）韧带与骨盆底肌肉和筋膜共同维持子宫的正常位置。

（1）圆韧带：呈圆索状，起于两侧子宫角前、输卵管的稍下方，向前外侧走行达两侧骨盆壁，经腹股沟管终止于大阴唇前端。具有维持子宫前倾的作用。

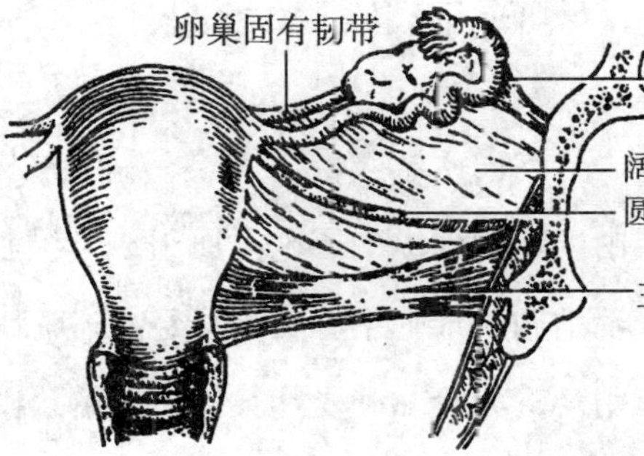

图1-4　子宫各韧带（前面观）

（2）阔韧带：为子宫体两侧的一对翼形腹膜皱襞，由覆盖于子宫前后壁的腹膜从子宫体两侧向外延伸达骨盆壁而成，分为前后两叶，上缘游离，内侧2/3包绕输卵管，外侧1/3从输卵管伞部向外延伸达盆壁，称为骨盆漏斗韧带或卵巢悬韧带。卵巢与阔韧带的后叶连接处称卵巢系膜，输卵管以下，卵巢附着处以上的阔韧带称输卵管系膜。卵巢内侧与子宫角之间的阔韧带稍增厚，称卵巢固有韧带或卵巢韧带。宫体两侧的阔韧带中有丰富的血管、神经、淋巴管及大量疏松结缔组织，称为宫旁组织。子宫动、静脉和输尿管均从阔韧带基底部穿过。阔韧带的作用是维持子宫处于盆腔中央的位置。

（3）主韧带：又称子宫颈横韧带。横行于宫颈两侧和骨盆侧壁之间，位于阔韧带的下部。有固定宫颈正常位置的作用，若主韧带松弛，可致子宫脱垂。

（4）宫骶韧带：起于宫颈后上侧方，向两侧绕过直肠，止于第2、3骶椎前面的筋膜。向后上牵引宫颈，间接保持子宫前倾位置。

（三）输卵管

输卵管是受精的场所，也是输送卵子、精子与受精卵的通道。

输卵管为细长而弯曲的肌性管道，左右各一，长8～14 cm，内侧与子宫角相通，外端游离呈伞状，与卵巢接近。根据输卵管的形态由内向外分为4部分：①间质部：穿行于子宫角内的部分，长约1 cm，管腔最窄；②峡部：位于间质部外侧，较细，长2～3 cm，短而直，管腔较窄，血管分布少，为输卵管结扎术的结扎部位；③壶腹部：位于峡部外侧，管腔较宽大且弯曲，长 5～8 cm，为正常受精部位；④伞部：呈漏斗状，长 1～1.5 cm，开口于腹腔，有“拾卵”作用。（图 1-5）

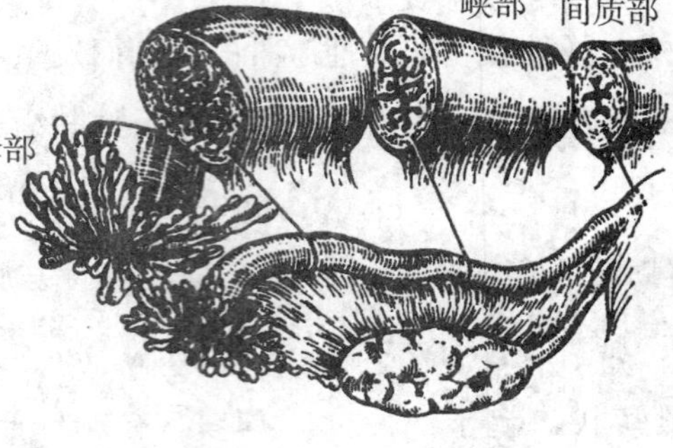

图 1-5　输卵管各部及其横断面

输卵管壁由外向内由浆膜层、肌层、黏膜层构成。浆膜层为腹膜的一部分，即阔韧带上缘。肌层由内环、外纵两层平滑肌组成。黏膜层由单层高柱状上皮构成，上有朝向宫腔摆动的纤毛细胞，纤毛细胞在阻止经血逆流、宫腔感染向腹腔扩散和运送孕卵等方面都有一定作用。输卵管黏膜受卵巢性激素的影响，有周期性的变化。

（四）卵巢

卵巢是女性性腺器官，具有产生与排出卵子，并分泌性激素的功能。

卵巢为一对扁椭圆形的腺体，位于输卵管的后下方，借内侧的卵巢固有韧带和外侧的骨盆漏斗韧带，悬于子宫与盆壁之间，借卵巢系膜与阔韧带相连。其大小、形状随年龄不同而有差异，育龄期卵巢的大小约 4 cm×3 cm×1 cm，重 5～6 g，灰白色，绝经后卵巢萎缩变小变硬；青春期前表面光滑，青春期排卵后，表面逐渐凹凸不平。

卵巢表面无腹膜，由单层立方上皮覆盖，称为表面上皮。利于排卵，但也易于导致卵巢癌扩散。卵巢上皮的深面有一层致密结纤维组织，称为白膜。再往里为由外层的皮质和内层的髓质组成的实质，皮质内有数以万计的各级发育卵泡及致密结缔组织；髓质内无卵泡，含有疏松结缔组织，丰富的血管、神经、淋巴管及少量平滑肌纤维。（图 1-6）

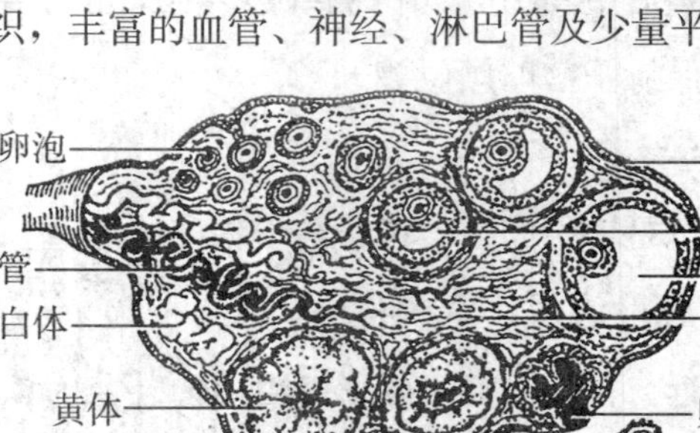

图 1-6　卵巢的结构

【血管、淋巴及神经】

女性生殖器官的血管与淋巴管伴行，各器官间静脉及淋巴管以丛、网状相吻合。

（一）血管

女性内、外生殖器官主要由卵巢动脉、子宫动脉、阴道动脉及阴部内动脉供应血液。（图 1-7）盆腔静脉与同名动脉伴行，数量上较多，在相应器官及其周围形成静脉丛，且相互吻合，导致盆腔感染容易蔓延。

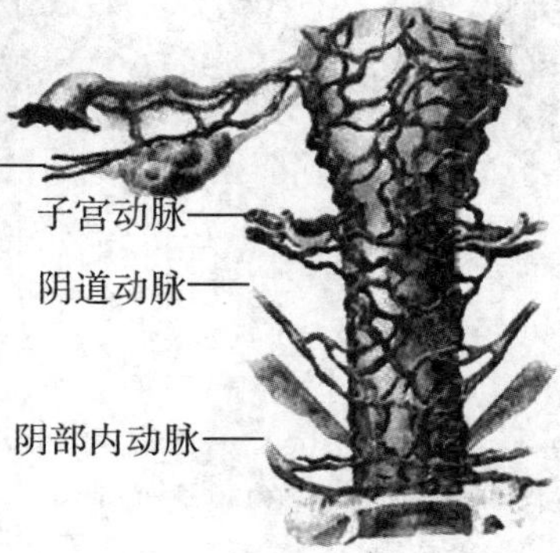

图 1-7　女性盆腔动脉

（二）淋巴

女性生殖器官及盆腔具有丰富的淋巴系统，淋巴管与淋巴结均与相应的血管伴行，成群或成串分布，分外生殖器淋巴与盆腔淋巴两组。（图 1-8）当内外生殖器官发生恶性肿瘤或感染时，常沿各部回流的淋巴管转移或扩散，导致相应的淋巴结肿大。

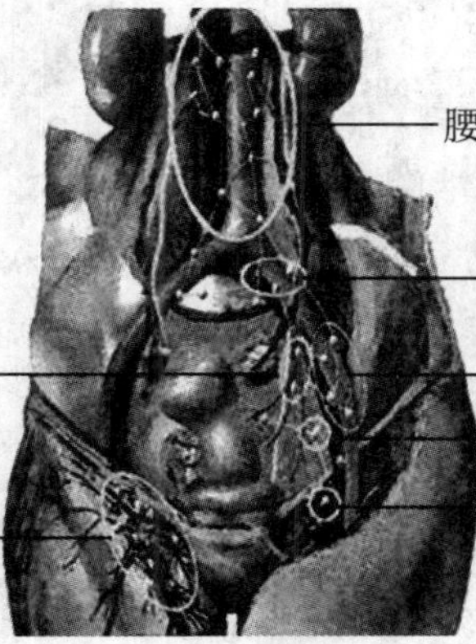

图 1-8　女性生殖器淋巴分布

（三）神经

女性外生殖器主要由阴部神经（第Ⅱ、Ⅲ、Ⅳ骶神经分支）支配。（图 1-9）内生殖器主要由交感神经和副交感神经支配。（图 1-10）子宫平滑肌有自主节律活动，完全切断其神经后仍能节律性收缩，完成分娩。临床上可见低位截瘫产妇完成自然分娩。

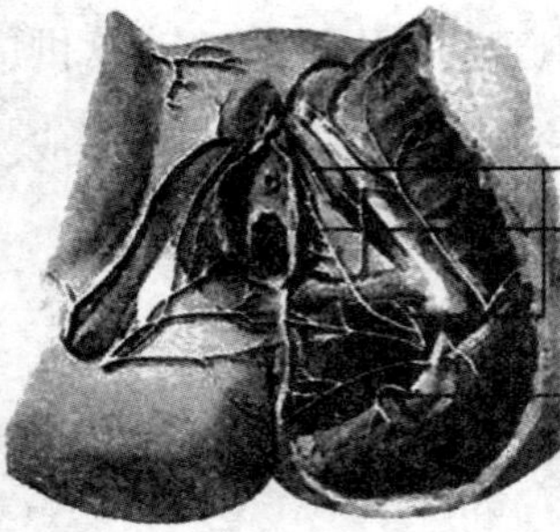

图 1-9　女性外生殖器神经

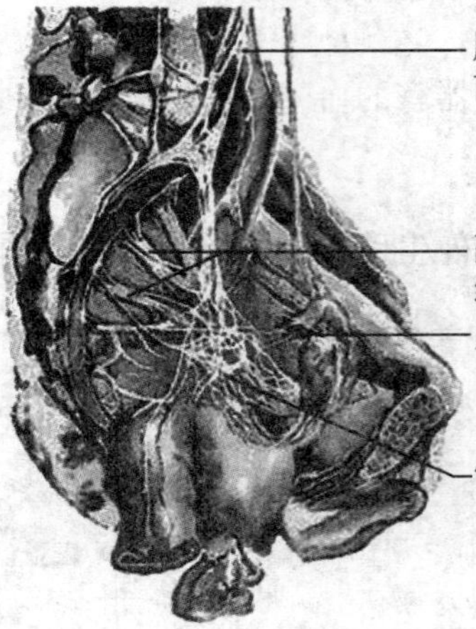

图 1-10　女性内生殖器神经

【骨盆】

骨盆具有支持躯干及保护盆腔脏器的重要作用，同时又是胎儿娩出的骨性产道，其大小、形状直接影响分娩能否顺利进行。

（一）组成

1. 骨骼　骨盆由一块骶骨、一块尾骨及左右两块髋骨组成。每块髋骨由髂骨、坐骨和耻骨融合而成，骶骨由5～6块骶椎融合而成，其上缘明显向前突出，称为骶岬，是骨盆内测量的重要骨性标志。尾骨由4～5块尾椎融合而成。(图 1-11)

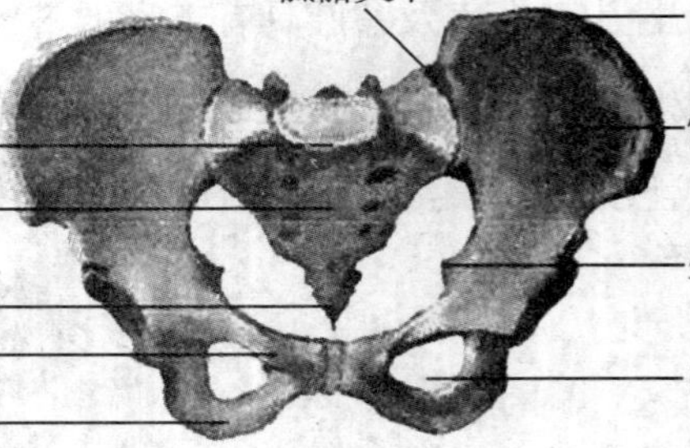

图 1-11　正常女性骨盆（前上观）

2. 关节　骨盆的关节包括耻骨联合、骶髂关节和骶尾关节。两耻骨之间的纤维软骨构成耻骨联合，位于骨盆的前方，妊娠期受性激素影响变松动，分娩中可出现轻度分离，有利于娩出胎儿。髂骨与骶骨之间形成骶髂关节，位于骨盆后方。骶骨与尾骨之间形成骶尾关节，有一定活动度，分娩时尾骨后移使出口前后径增加，有利于分娩。

3. 韧带　在关节与耻骨联合周围有两对重要的韧带附着。(图 1-12) 骶、尾骨与坐骨结节之间的韧带为骶结节韧带，骶、尾骨与坐骨棘之间的韧带为骶棘韧带。骶棘韧带宽度即坐骨切迹宽度，是判断中骨盆有无狭窄的重要指标，妊娠期受性激素影响，韧带略松弛，各关节的活动度稍有增加，有利于胎儿娩出。

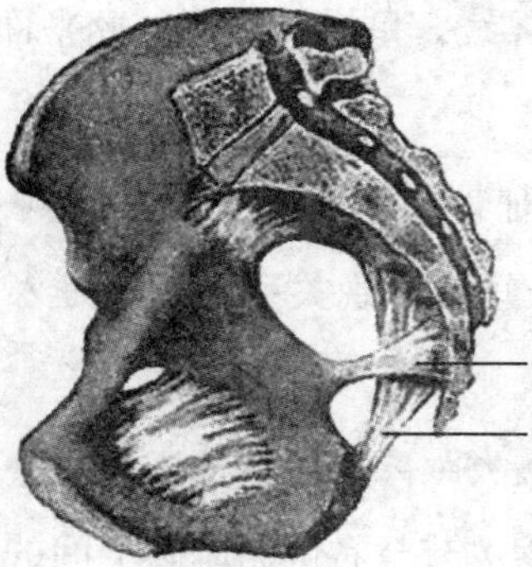

图 1-12　骨盆韧带（前上观）

（二）分界

以耻骨联合上缘、两侧髂耻缘及骶岬上缘的连线为界，将骨盆分为假骨盆和真骨盆。假骨盆又称大骨盆，位于分界线以上，为腹腔的一部分，与产道无直接关系；真骨盆又称小骨盆，位于分界线以下，是胎儿娩出的骨产道。真骨盆有上、下两个口，即骨盆入口和骨盆出口，两者之间为骨盆腔。

（三）平面及径线

为了便于理解分娩时胎儿先露部通过骨产道的过程，将骨盆分为三个假想的平面。（图 1-13）

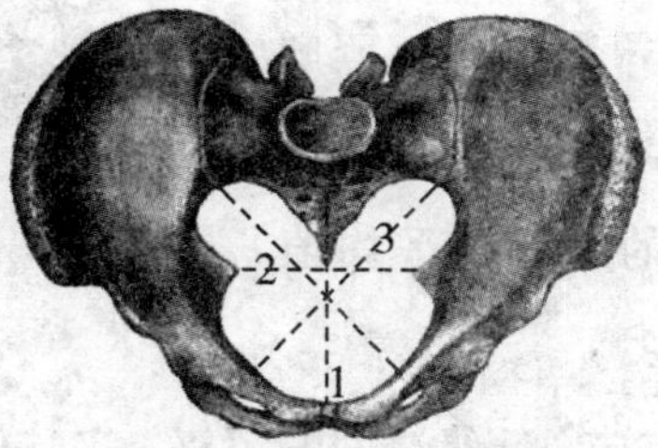

注：1. 前后径11 cm；2. 横径13 cm；3. 斜径12.75 cm。

（1）骨盆入口平面

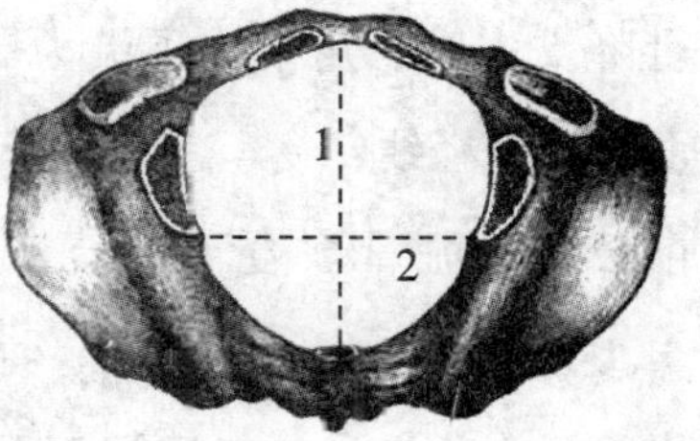

注：1. 前后径11.5 cm；2. 横径10 cm。

（2）中骨盆平面

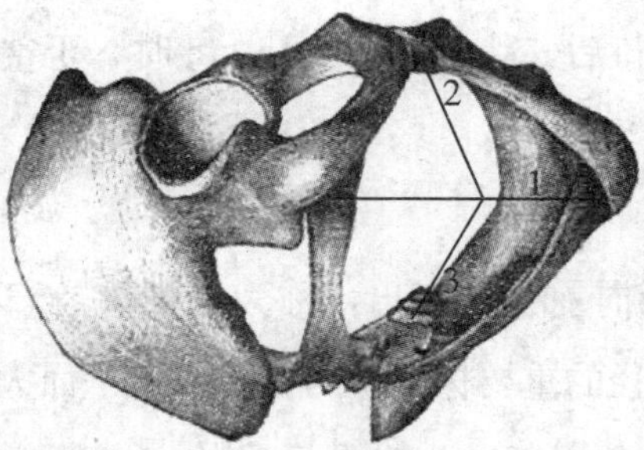

注：1. 出口横径；2. 出口前矢状径；3. 出口后矢状径。

（3）骨盆出口平面

图 1-13　骨盆各平面及径线

1. 入口平面　即真假骨盆的分界线，呈横椭圆形。此平面有4条径线：

微视频1-1-1
骨盆入口平面

(1) 前后径：又称真结合径。耻骨联合上缘中点至骶岬上缘正中间的距离，平均值11 cm，其长短与分娩关系密切，是入口平面的重要径线。

(2) 横径：为左右髂耻缘间的最大距离，平均值13 cm。

(3) 斜径：左右各一。左侧骶髂关节至右侧髂耻隆突间的距离为左斜径；右骶髂关节至左髂耻隆突间的距离为右斜径，平均值12.75 cm。

2. 中骨盆平面　为骨盆最小平面及骨盆腔最狭窄部分，呈前后径长的椭圆形。其前方为耻骨联合下缘，两侧为坐骨棘，后方为骶骨下端。此平面有2条径线：

微视频1-1-2
中骨盆平面

(1) 前后径：耻骨联合下缘中点通过两侧坐骨棘连线中点至骶骨下端间的距离，平均值11.5 cm。

(2) 横径：又称坐骨棘间径。两坐骨棘间的距离，平均值10 cm。

3. 出口平面　由两个在不同平面的三角形组成。坐骨结节间径为两个三角形共同的底边。前三角平面顶端为耻骨联合下缘，两侧为耻骨降支；后三角平面顶端为骶尾关节，两侧为骶结节韧带。此平面有4条径线：

微视频1-1-3
骨盆出口平面

(1) 前后径：耻骨联合下缘至骶尾关节间的距离，平均值11.5 cm。

(2) 横径：也称坐骨结节间径。两坐骨结节前端内侧缘之间的距离，平均值9 cm。

(3) 前矢状径：耻骨联合下缘中点至坐骨结节间径中点间的距离，平均值6 cm。

(4) 后矢状径：骶尾关节至坐骨结节间径中点间的距离，平均值8.5 cm。若出口横径稍短，而出口横径与出口后矢状径之和＞15 cm时，正常大小的胎头可通过后三角区经阴道娩出。

(四) 骨盆标记

1. 骶岬　第一骶椎上缘向前明显突出，称为骶岬，是妇科腹腔镜手术的重要标志之一和产科骨盆内测量对角径的重要标记，与骨盆入口平面大小密切相关。

2. 坐骨棘　位于真骨盆的中部，为坐骨后缘的突出部分。两坐骨棘连线的长短是衡量中骨盆大小的重要径线，坐骨棘平面是分娩时判断胎儿下降快慢的重要标志，肛诊或阴道检查时可触及。

3. 耻骨弓　耻骨两降支的前部相连构成耻骨弓，正常耻骨弓角度＞90°，角度的大小可反映骨盆出口横径的宽度。

4. 坐骨结节　位于真骨盆的下部，为坐骨体与坐骨支后部的粗糙隆起，是骨盆的最低点，可在体表扪及。两坐骨结节内侧缘的距离是骨盆出口的横径，其长短决定着骨盆出口的大小。

5. 髂嵴　髂骨翼上缘肥厚形成弓形的髂嵴，其前端为髂前上棘。髂嵴与髂前上棘是骨盆外测量的重要标记。

（五）骨盆轴及骨盆倾斜度

1. 骨盆轴　连接骨盆各平面中点的假想曲线，称为骨盆轴。（图 1-14）此轴上段向下向后，中段向下，下段向下向前。分娩时，胎儿沿此轴完成一系列分娩动作。

微视频 1-1-4

骨盆轴

2. 骨盆倾斜度　妇女直立时，骨盆入口平面与地平面所形成的角度，称为骨盆倾斜度（图 1-15），一般为 60°。

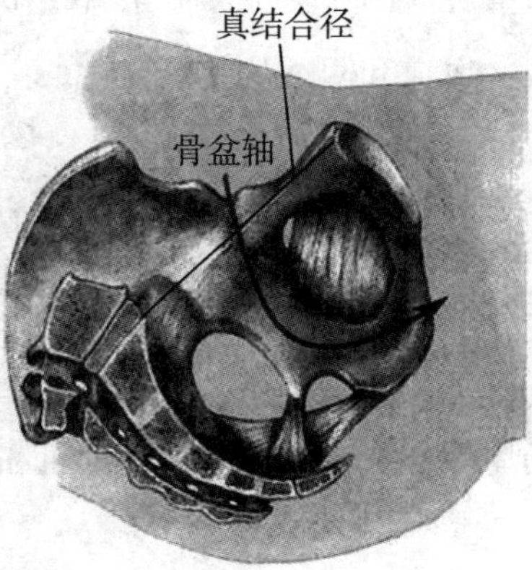

图 1-14　骨盆轴

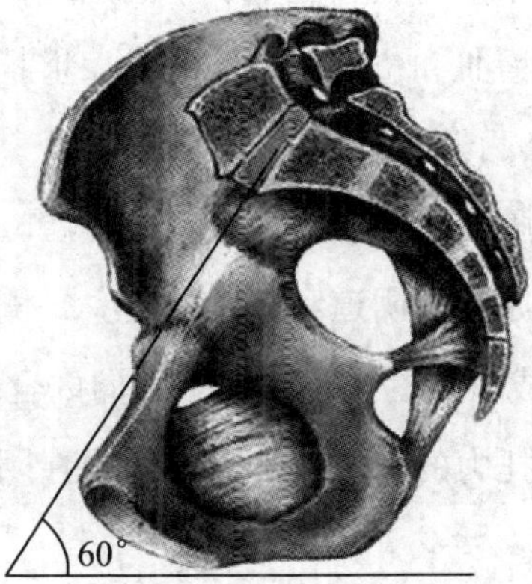

图 1-15　骨盆倾斜度

【骨盆底】

骨盆底由三层肌肉和筋膜组成，封闭骨盆出口，有尿道、阴道、肛管穿过。主要作用是承托与保护盆腔脏器于正常位置。若骨盆底松弛，可导致盆腔器官膨出、脱垂。骨盆底的前方为耻骨联合下缘，后方为尾骨尖，两侧为耻骨降支、坐骨升支及坐骨结节。骨盆底由外向内分为 3 层。（图 1-16）

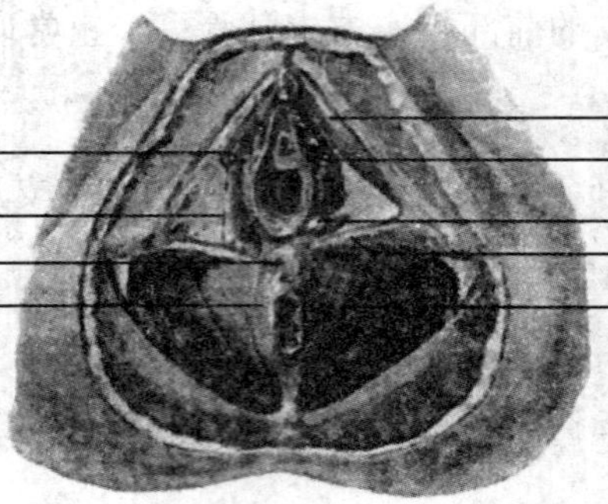

图 1-16　骨盆底组织

（一）外层

即浅层肌肉和筋膜。在外生殖器、会阴皮肤及皮下组织的下面。由会阴浅筋膜及其深面的三对肌肉（球海绵体肌、坐骨海绵体肌、会阴浅横肌）及肛门外括约肌组成。此层肌肉的肌腱会合于阴道外口与肛门之间，称为会阴中心腱。

（二）中层

即泌尿生殖膈。由上、下两层坚韧的筋膜及其之间的一对由两侧坐骨结节至中心腱的会阴深横肌和位于尿道周围的尿道括约肌组成。尿道和阴道从此膈穿过。

（三）内层

即盆膈。为骨盆底最坚韧的一层，由两侧肛提肌及其内、外两层筋膜组成。自前向后依次有尿道、阴道和直肠穿过。每侧肛提肌自前内向后外由耻尾肌、髂尾肌、坐尾肌3部分构成，左右对称，向下、向内合成漏斗状，构成骨盆底的大部分。肛提肌主要起加强盆底托力的作用。部分肌纤维在阴道和直肠周围交织，加强阴道括约肌和肛门括约肌的作用。

会阴有广义与狭义两个概念。广义会阴是指封闭骨盆出口的所有软组织；狭义会阴是指阴道口和肛门之间的软组织，由皮肤、皮下脂肪、筋膜、部分肛提肌和会阴中心腱构成，又称会阴体，厚 3～4 cm，由外向内逐渐变窄呈楔形。狭义会阴伸展性很大，妊娠后逐渐变软，有利于分娩，但分娩时需注意保护，以免发生会阴裂伤。

【邻近器官】

女性生殖器官与尿道、膀胱、输尿管、直肠及阑尾相邻，而且它们之间的血管、淋巴与神经也有密切联系。当某一器官病变时，易相互累及。

（一）尿道

尿道为肌性管道，位于阴道前，耻骨联合后，起源于膀胱三角尖端，穿过泌尿生殖膈，终止于阴道前庭部的尿道外口，长 4～5 cm。直而短，邻近阴道，易发生泌尿生殖系统感染。

（二）膀胱

膀胱为囊状肌性脏器。空虚膀胱位于子宫与耻骨联合之间，膀胱充盈时可突向盆腔甚至腹腔，影响妇科检查，且妇科手术时易误伤，故妇科检查及手术前必须排空膀胱。膀胱底部与子宫颈及阴道前壁相邻，若盆底肌肉及其筋膜受损，易致膀胱与尿道膨出。

（三）输尿管

输尿管为一对肌性圆索状管道，全长约 30 cm，粗细不一。起自肾盂，在腹膜后沿腰大肌前面偏中线侧下行，经髂外动脉起点的前方进入骨盆腔，继续沿髂内动脉下行，于阔韧带基底部向前内至宫颈外侧约 2 cm 处，下穿子宫动脉，经阴道侧穹隆，斜向前穿越输尿管隧道进入膀胱。故施行子宫切除术需高位结扎卵巢血管、结扎子宫动脉及打开输尿管隧道时，应避免损伤输尿管（图 1-17）。

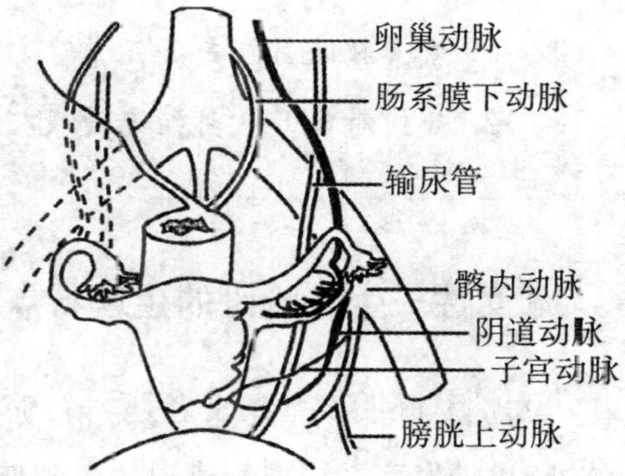

图 1-17 输尿管与子宫动脉的关系

（四）直肠

直肠位于盆腔后部，前为子宫及阴道，后为骶骨。上接乙状结肠，下接肛管，全长 15～20 cm，其中肛管长 2～3 cm。会阴体在其与阴道下段之间，若阴道分娩时会阴严重撕裂，常与阴道后壁一并膨出，重者可伤及肛管。

（五）阑尾

阑尾为盲肠内侧壁的盲端细管，长 7～9 cm，位于右髂窝内，形似蚯蚓，其下端有时可达右侧输卵管及卵巢，其位置、粗细、长短变化较大。妊娠期阑尾的位置可随增大的子宫逐渐向外上方移位。女性患阑尾炎时可累及子宫附件。

学而思1-1

护资考点1-1

第二节 女性生殖系统生理

案例导入

患者，女，14 岁月经初潮，月经周期 20～35 天，经期 7～12 天，经量多，经前有下腹坠胀感。

请思考：

1. 该女孩的月经是否正常？

2. 如何对其开展月经期健康指导？

【女性一生各阶段的生理特点】

思维导图1–2

女性从胚胎发育到衰老是一个渐变的生理过程，体现着下丘脑-垂体-卵巢轴发育、成熟和衰退的生理变化过程。根据年龄和内分泌变化特点分为胎儿期、新生儿期、儿童期、青春期、性成熟期、绝经过渡期和绝经后期 7 个时期。各阶段的生理特点不同，但无截然界限。

（一）胎儿期

从受精卵到胎儿娩出，称为胎儿期。受精卵是由父系和母系来源的 23 对（46 条）染色体组成的新个体，其中性染色体 X 与 Y 决定着胎儿的性别，XX 合子发育为女性，XY 合子发育为男性。胚胎 6 周后原始性腺开始分化，至胚胎 8～10 周性腺组织开始出现卵巢结构。卵巢形成后，由于无雄激素与副中肾管抑制因子，中肾管退化，两条副中肾管发育成女性生殖道。

（二）新生儿期

即出生后 4 周内。女性胎儿因在子宫内受母体性激素的影响，出生后数日乳房略肿大或少许泌乳，外阴较丰满。出生后因脱离母体环境，血中性激素水平迅速下降，可出现少量阴道出血，均属生理现象，短期内自然消退。

（三）儿童期

从出生后 4 周至 12 岁左右，称儿童期。儿童期早期即 8 岁之前，女童雌激素水平低，下丘脑、垂体对低水平雌激素的负反馈及中枢性抑制因素高度敏感，因此，下丘脑-垂体-卵巢轴的功能处于抑制状态。此期女童虽身体生长发育很快，但生殖器为幼稚型。阴道上皮薄，细胞内糖原少，阴道酸度低，抵抗力弱，容易发生婴幼儿外阴阴道炎；子宫小，宫颈长，子宫体、颈的比例为 1∶2；输卵管弯曲且细；卵巢长而窄，子宫、输卵管及卵巢位于腹腔内。儿童期后期即 8 岁之后，女童身体继续迅速生长发育，同时体内下丘脑促性腺激素释放激素（GnRH）抑制状态解除，有一定量的促性腺激素合成，卵巢内的卵泡受促性腺激素的影响有一定发育并分泌性激素，但仍不成熟，卵巢逐渐变为扁卵圆形，卵巢、输卵管及子宫逐渐向骨盆腔内下降。女性体征逐渐开始出现，皮下脂肪开始在胸、肩、髋及外阴沉积，乳房开始发育。

（四）青春期

青春期是指从乳房发育等第二性征出现至生殖器官逐渐发育成熟，是儿童到成人的过渡期。世界卫生组织（WHO）规定青春期为 10～19 岁。此期的发动多开始于 8～10 岁，此时中枢性负反馈抑制状态解除，GnRH 开始呈脉冲式释放，引起促性腺激素和卵巢性激素水平升高、第二性征出现等。青春期发动的时间与遗传因素、地理位置、气候、营养及心理精神因素有关。

此期的卵巢分泌的性激素促使内、外生殖器官由幼稚型转为成人型：阴阜隆起，大、小阴唇肥厚；阴道变长变宽，阴道黏膜增厚有皱襞；子宫明显增大，子宫体、颈的比例为 2∶1；输卵管变粗，弯曲度减小，黏膜出现许多皱襞与纤毛；卵巢皮质内有不同发育阶段的卵泡，使卵巢表面稍呈凹凸不平。此时虽初步具有生育能力，但生殖系统的功能尚未稳定与完善。

月经初潮即第一次月经来潮，为青春期的重要标志，提示卵巢产生的雌激素达到一定水平，足以使子宫内膜增生并引起子宫内膜脱落即出现月经。但由于下丘脑-垂体-卵巢轴功能尚未成熟，卵泡发育成熟却不能排卵，易发生无排卵性功血，月经周期常不规则，多需 5～7 年调整，建立规律的周期性排卵后，月经才逐渐正常。月经初潮平均晚于乳房发育 2.5 年时间。

乳房发育是女性第二性征的最初特征，为女性青春期启动的标志。一般女性约 10 岁时乳房开始发育，约经过 3.5 年的时间发育为成熟型。青春期肾上腺雄激素分泌增加引起阴毛和腋毛的生长，称为肾上腺功能初现。11～12 岁青春期少女体格生长呈直线加速，平均每年生长 9 cm，月经初潮后生长减缓。青春期生长加速是雌激素、生长激素和胰岛素样生长因子-Ⅰ分泌增加所致。此外，第二性征还包括音调变高，出现阴毛及腋毛，一般女孩乳房开始发育数月至 1 年后，阴毛开始生长，约 2 年后腋毛开始生长。胸、肩、髋部皮下脂肪增多，骨盆宽大，形成女性特有体态。

青春期女孩心理变化也很大，出现性意识，情绪容易波动，常产生自卑感或焦虑情绪，既认为自己已成熟，不喜欢受约束，想独立，又胆怯、依赖，容易与周围的事情发生冲突。应给予恰当的心理疏导，引导她们正确认识这一必经的生理过程。

（五）性成熟期

又称生育期，是卵巢生殖机能与内分泌功能最旺盛的时期，一般从18岁左右开始，历时约30年。此期因卵巢生殖功能成熟及性激素的分泌而表现为卵巢周期性排卵和月经，同时，生殖器官各部及乳房在卵巢性激素的作用下发生周期性变化。

（六）绝经过渡期

绝经过渡期是指从开始出现绝经趋势至最后一次月经的时期。可始于40岁，历时长短不一，短则1～2年，长则10～20年。此期由于卵巢内的卵泡自然耗尽或剩余的卵泡对垂体促性腺激素无反应，导致卵巢功能逐渐衰退，卵泡发育不全，无排卵，易出现无排卵性月经，表现为月经不规律。最终月经永久性停止，称绝经。我国妇女平均绝经年龄为49.5岁，80％在44～54岁之间。尽管人均寿命已明显延长，但绝经年龄却变化不大，提示人类绝经年龄主要取决于遗传。世界卫生组织（WHO）将卵巢功能开始衰退直至绝经后一年内的时期称围绝经期。此期因雌激素水平降低，许多妇女发生血管舒缩障碍及神经精神症状，表现为潮热、出汗、情绪不稳定、抑郁或烦躁、头痛及失眠等，称绝经综合征。

（七）绝经后期

绝经后期即绝经后的生命时期。初期，卵巢虽因卵泡耗竭而停止分泌雌激素，但卵巢间质仍能分泌少量在外周组织转化为雌酮的雄激素，维持体内较低雌激素水平。妇女60岁以后机能逐渐老化进入老年期，卵巢功能已完全衰竭，雌激素水平低落，不能维持女性第二性征，生殖器官进一步萎缩退化，易感染，易患萎缩性阴道炎；因骨代谢失常导致骨质疏松，易发生骨折。

【月经】

（一）概念

月经是指伴随卵巢周期性变化而出现的子宫内膜周期性脱落及出血。规律月经的出现是生殖功能成熟的重要标志之一。月经初潮年龄多为13～14岁，早至11～12岁或迟至16岁，16岁以后月经尚未来潮者应引起重视。月经初潮的早晚受遗传、环境、气候、营养等因素影响。

（二）特征

月经血一般呈暗红色，主要特点是不凝固。主要成分有血液、子宫内膜碎片、宫颈黏液及脱落的阴道上皮细胞等。经血中含有来自子宫内膜的大量纤溶酶，纤溶酶能溶解纤维蛋白，所以经血多不凝固，但在出血多或速度快时可有血凝块。

（三）临床表现

正常月经具有周期性，相邻两次月经第1日的间隔时间，称月经周期。一般为21～35日，平均28日。每次月经持续的时间，称月经期，一般为2～8日，平均4～6日。一次月经的总失血量为月经量，正常月经量为20～60 ml，超过80 ml为月经过多。月经期一般无特殊症状，但因盆腔充血以及前列腺素的作用，有些妇女可出现下腹及腰骶部下坠不适或酸胀感及腹泻等胃肠功能紊乱症状；少数妇女可有乳房胀痛、头痛及轻度神经系统不稳定症状（如头痛、失眠、疲倦、精神抑郁、易于激动）。一般不影响正常学习与工作，需要注意经期卫生和休息。

（四）健康指导

月经期应解除不必要的思想顾虑，保持精神平和愉快；注意盆腔卫生、避免盆腔压力加大；注意防寒保暖，避免淋雨、冷水浴；保持外阴清洁干燥，勤洗、勤换内衣裤；禁止阴道冲洗、盆浴、游泳及性生活；少吃寒凉、忌食辛辣等刺激性食物；避免举重、剧烈运动和重体力劳动。

知识链接

月经期性生活的危害

1. 使女性生殖器充血，导致月经量增多，经期延长。

2. 性冲动时子宫收缩，可将子宫内膜碎片挤入盆腔，引起子宫内膜异位症，甚至导致不孕症的发生。

3. 月经分泌物进入男子尿道，可能会引起尿道炎的发生。

4. 因精子在子宫内膜破损处和溢出的血细胞相遇，甚至进入血液，可诱发抗精子抗体的产生，从而导致免疫性不孕、不育症。

5. 男性生殖器可能会把细菌带入阴道内，细菌沿子宫内膜内破裂的小血管扩散，可能会导致盆腔炎性疾病的发生。

【卵巢的周期性变化及功能】

（一）卵巢的周期性变化

卵泡于胚胎形成后便开始自主发育与闭锁，此过程不依赖促性腺激素，机制不明。胚胎6～8周时，原始生殖细胞不断有丝分裂，细胞数增多，体积增大，称为卵原细胞，约 60 万个。胎儿11～12 周时，卵原细胞第一次减数分裂，并静止于前期双线期，称为初级卵母细胞。胎儿 16～20 周时生殖细胞数目达到高峰，两侧卵巢共含卵泡 600 万～700 万个（卵原细胞占 1/3，初级卵母细胞占 2/3）。在胎儿期及出生后，卵泡不断闭锁，出生时约剩 200 万个，至青春期只剩下约 30 万个。胎儿 16 周至生后 6 个月，单层梭形前颗粒细胞围绕着初级卵母细胞形成始基卵泡，这是女性的基本生殖单位，也是卵细胞储备的唯一形式。

微视频 1-2-1
卵巢的周期变化

从青春期开始至绝经前，卵巢在形态和功能上发生的周期性变化，称卵巢周期，包括卵泡的发育及成熟、排卵、黄体的形成及退化三个阶段。

1. 卵泡的发育及成熟　青春期后，卵泡在促性腺激素的刺激下生长发育，根据卵泡的形态、大小、生长速度和组织学特征，将卵泡生长过程分为始基卵泡、窦前卵泡、窦状卵泡和排卵前卵泡四个阶段。（图 1-18）排卵前卵泡为卵泡发育的最后阶段，卵泡液急骤增加，卵泡腔增大，卵泡体积显著增大，直径可达 18～23 mm，通过 B 型超声清晰可见，卵泡向卵巢表面突出，其结构从外到内依次包括卵泡外膜（为致密的卵巢间质组织，与卵巢间质无明显界限）、卵泡内膜（从卵巢皮质层间质细胞衍化而来，细胞呈多边形，较颗粒细胞大，含有丰富血管）、颗粒细胞（呈立方形，细胞间无血管存在，营养来自外周的卵泡内膜）、卵泡腔（腔内充满大量清澈的卵泡液和雌激素）、卵丘（卵细胞深藏其中，丘状突出于卵泡腔）、放射冠（围绕卵细胞的一层颗粒细胞，呈放射状排列）、透明带（在放射冠与卵细胞之间的一层很薄的透明膜）。性成熟期每月有一批卵泡发育，一般只有一个优势卵泡可以成熟并排出卵细胞。妇女一生中一般只有 400～500 个卵泡发育成熟并排卵。

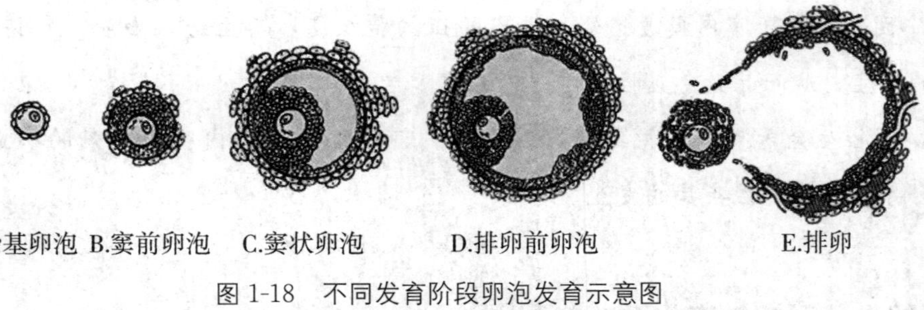

A.始基卵泡 B.窦前卵泡 C.窦状卵泡 D.排卵前卵泡 E.排卵

图 1-18　不同发育阶段卵泡发育示意图

从月经第 1 日到卵泡发育成熟，称为卵泡期，一般需 10～14 日。

2. 排卵　卵细胞和周围的卵丘颗粒细胞一起被排出的过程称排卵。排卵前，由于卵泡分泌的大量雌二醇正反馈作用于下丘脑，促使 GnRH 大量释放，继而促使垂体释放促性腺激素，出现黄体生成激素（LH）/促卵泡激素（FSH）峰。LH 峰是即将排卵的可靠指标，出现于卵泡破裂前36小时。在LH峰作用下排卵前卵泡黄素化，产生少量孕酮。LH/FSH排卵峰与孕酮协同作用，激活卵泡液内蛋白溶酶活性，促使卵泡壁的胶原消化，形成排卵孔。另外，排卵前卵泡液中前列腺素显著增加，可促进卵泡壁释放蛋白溶酶，有助于排卵。

排卵多发生在下次月经来潮前14日左右，多发生在两次月经之间。卵子排出到腹腔后，经输卵管伞部拾获至输卵管。一般两侧卵巢轮流排卵，一侧卵巢也可连续排卵。

3. 黄体的形成及退化　排卵后，卵泡液流出，卵泡腔内压下降，卵泡壁塌陷，卵泡颗粒细胞和卵泡内膜细胞向腔内侵入，在LH的作用下黄素化，胞浆内含黄色颗粒状的类脂质，分别形成颗粒黄体细胞及卵泡膜黄体细胞，卵泡外膜将其包围，外观色黄，黄体形成。排卵后7～8日（月经周期第22～23天）黄体成熟，直径达1～2 cm。若排出的卵子未受精，黄体在排卵后9～10日开始退化，其功能限于14日，机制不明。黄体退化时黄体细胞逐渐萎缩变小，逐渐由结缔组织所代替，组织纤维化，外观色白，称为白体。正常黄体功能的建立需要理想的排卵前卵泡发育，特别是FSH刺激，以及一定水平的持续性LH维持。若卵子受精，黄体在人绒毛膜促性腺激素作用下增大，转变为妊娠黄体，至妊娠3个月末退化。

从排卵日至月经来潮，称为黄体期，一般为14日。

（二）卵巢的功能

卵巢的主要功能是产生并排出卵子和分泌性激素，分别称为生殖功能与内分泌功能。卵巢主要合成及分泌的性激素有雌激素、孕激素和少量雄激素，均为甾体激素，属于类固醇激素。

1. 雌激素　雌激素是由卵巢的卵泡膜细胞和颗粒细胞在FSH和LH的共同作用下合成，主要有雌酮（E_1）、雌二醇（E_2）、雌三醇（E_3），在肝脏内分解，随尿排出。随着卵泡的生长发育，雌激素逐渐增加，于排卵前达第一次高峰。排卵后雌激素出现暂时下降，随着黄体的形成与发育，雌激素水平又逐渐上升，约在排卵后7～8日黄体成熟时，雌激素达到第二次高峰，此次峰值较排卵前稍低。此后，黄体萎缩，雌激素水平急剧下降，至月经来潮时达最低水平。其生理作用见表1-1。

2. 孕激素　卵泡期卵泡不合成孕激素，主要来自肾上腺；当LH排卵峰发生时，排卵前卵泡的颗粒细胞黄素化，开始分泌少量孕激素。排卵后，随着黄体的形成与发育，排卵后7～8日黄体成熟时，分泌量达最高峰，以后逐渐下降，至月经来潮时下降至卵泡期水平。在肝脏内分解，随尿排出。其生理作用见表1-1。

表 1-1 雌、孕激素的生理作用

	雌激素	孕激素
子宫平滑肌	促进细胞增生肥大，肌层增厚，增进血运，促使和维持子宫发育；增加子宫平滑肌对缩宫素的敏感性，增强子宫收缩力。	降低子宫平滑肌对缩宫素的敏感性，抑制子宫收缩。
子宫内膜	促进增生增厚呈增殖期改变。	促使增殖期子宫内膜呈分泌期改变，有利于晚期胚泡着床和胚胎、胎儿在子宫腔内生长发育，防止流产。
子宫颈	使宫颈口松弛、扩张，宫颈黏液增多、清亮、稀薄、有弹性、易拉成丝，有利于精子穿行。	宫颈黏液分泌减少、黏稠，形成黏液栓，可有一定阻止精子穿行与病原体入侵的作用。
阴道	促进阴道上皮细胞增生和角化，黏膜增厚，同时细胞内糖原增多，经乳酸杆菌分解成乳酸，维持阴道的自净作用。	促使阴道上皮细胞大量迅速脱落，多数为中层上皮细胞。
输卵管	促进输卵管肌层发育，使输卵管节律性收缩加强，使上皮细胞增多与纤毛生长，有利于受精卵的运行。	抑制输卵管收缩，调节孕卵运行。
卵巢	与 FSH 共同促进卵泡生长发育、成熟与排卵。	
第二性征	使乳腺导管增生，乳头、乳晕着色；促进第二性征发育，如使脂肪沉积于乳房、肩部、臀部等，音调较高，毛发分布呈女性特征。	在雌激素作用的基础上，促乳腺腺泡发育。
下丘脑及垂体	通过对下丘脑-垂体产生正、负反馈作用，促进与抑制促性腺激素的分泌。	排卵后，通过对下丘脑-垂体的负反馈作用，抑制促性腺激素的分泌。
代谢	促进高密度脂蛋白合成并抑制低密度脂蛋白合成，降低循环中胆固醇含量；促进醛固酮合成，使水、钠潴留；维持和促进骨基质代谢。	促进水、钠的排泄。
心血管系统	改善血脂成分，抑制动脉粥样硬化；维持血管正常的舒张与收缩功能等。	
神经系统	促进神经细胞与营养因子的分泌，绝经前后补充雌激素能有效改善神经症状。	

续表

	雌激素	孕激素
皮肤	促进表皮、真皮增厚，胶原分解减慢，有利于保持皮肤弹性与血供。	
基础体温		对体温调节中枢有兴奋作用，使基础体温在排卵后升高 0.3～0.5℃，使女性基础体温呈双相型。

3. 雌激素与孕激素的协同与拮抗

（1）协同作用：雌激素促进女性各生殖器官和乳房的发育，孕激素在雌激素作用的基础上，进一步促使它们发育。

（2）拮抗作用：雌激素促进子宫内膜增生及修复，而孕激素抑制了子宫内膜的增生幅度，并促使子宫内膜由增殖期转化为分泌期；其他拮抗作用还表现在子宫收缩兴奋性、输卵管收缩、宫颈黏液的分泌、阴道上皮细胞的角化与脱落、水钠潴留与排泄等。

4. 雄激素　由卵巢、肾上腺合成。主要有以下生理作用。

（1）生殖系统：适量雄激素与雌激素协同作用，促使阴蒂、阴唇和阴阜的发育，促进阴毛、腋毛的生长。但过多可致多毛症及男性化特征。与性欲有关。

（2）代谢：促蛋白质的合成，肌肉生长，并刺激骨髓中红细胞的增生。性成熟前，促使长骨骨基质生长和钙的保留；性成熟后，导致骨骺闭合，使生长停止。雄激素是合成雌激素的前体。

【其他生殖器官及乳房的周期性变化】

卵巢周期中，卵巢分泌的雌、孕激素发生了周期性波动，作用于各生殖器官和乳房使其发生周期性变化（图 1-19），其中以子宫内膜的变化最典型。

（一）子宫内膜

子宫内膜分为功能层和基底层。功能层是胚胎植入的部位，受卵巢激素变化的调节，呈周期性增殖、分泌和脱落；基底层在功能层脱落后再生并修复子宫内膜创面，重新形成子宫内膜功能层。以月经周期 28 日为例，根据子宫内膜的组织学变化将其周期性变化分为 3 期。

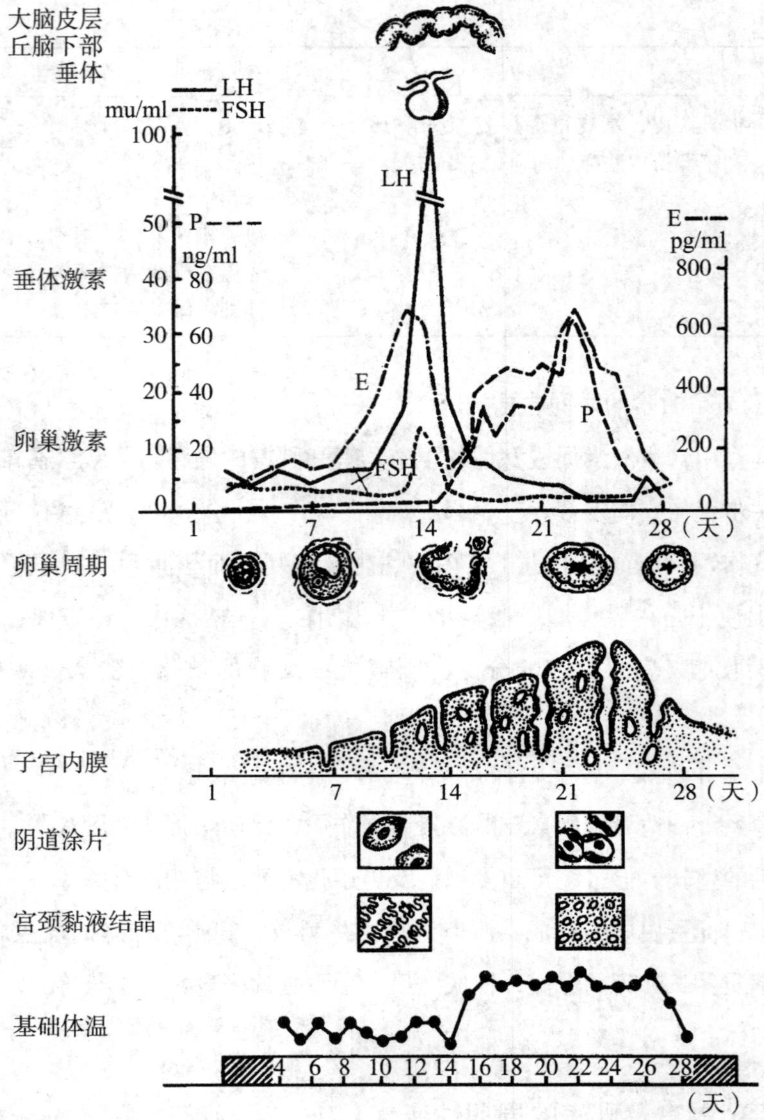

图 1-19　月经周期中激素、卵巢、子宫内膜、阴道涂片、宫颈黏液及基础体温的周期性变化

1. 增殖期　相当于月经周期第 5～14 日，与卵巢周期的卵泡发育成熟阶段相对应。在雌激素作用下，子宫内膜上皮、腺体、间质和血管不断增殖，腺上皮细胞由低柱状变为高柱状，腺体增长呈弯曲状；间质从致密变疏松，组织水肿明显；螺旋小动脉从壁薄、较直、较短增生变为弯曲状，管腔增大。这使得子宫内膜增厚，该期内膜厚度由 0.5 mm 增生至 3～5 mm，表面高低不平，略呈波浪形。子宫内膜的增殖与修复在月经期便已开始。

2. 分泌期　相当于月经周期第 15～28 日，与卵巢周期的黄体期相对应。雌、孕激素使内膜继续增厚，并使子宫内膜呈分泌反应，细胞内的糖原排入腺腔，子宫内膜的分泌活动在排卵后7～8日达高峰，恰与胚泡植入同步；分泌期间质高度水肿、疏松；螺旋小动脉继续进一步增生、超出内膜厚度，血管更加弯曲。子宫内膜增厚达10 mm，呈海绵状，此时内膜厚且松软，含丰富的营养物质，有利于胚泡植入。

3. 月经期　相当于月经周期第1～4日，是雌、孕激素撤退的结果。月经来潮前24小时，雌、孕激素水平骤然下降，内膜螺旋动脉节律性收缩及舒张，继而出现动脉持续痉挛性收缩，导致内膜血流减少，组织变性坏死，血管断裂出血，形成内膜底部血肿，促使内膜组织脱离，子宫内膜功能层从基底层脱落，脱落的内膜碎片及血液从阴道流出，形成月经。

（二）阴道黏膜

阴道上皮是复层鳞状上皮，分为底层、中层和表层。排卵前，阴道上皮在雌激素作用下，底层细胞增生，逐渐演变为中层细胞与表层细胞，使阴道上皮增厚，表层细胞角化，其程度在排卵期最明显；排卵后，在孕激素的作用下，促使表层甚至中层细胞脱落。以上周期性改变在阴道上段显著。阴道上皮细胞内含丰富糖原，糖原经乳酸杆菌分解为乳酸，使阴道保持一定酸度，防止致病菌的繁殖。临床上检查阴道脱落细胞的变化，可了解体内雌激素水平和有无排卵。

（三）宫颈黏液

宫颈黏液的物理、化学性质和分泌量在卵巢性激素的影响下，均产生明显的周期性改变。雌激素可刺激宫颈分泌细胞的分泌功能，排卵前（卵泡期），随着雌激素水平不断升高，宫颈黏液分泌量不断增加，黏液变稀薄、透明，至排卵期拉丝可达10 cm以上，此时宫颈外口变圆，增大约为3 mm，呈“瞳孔”样，利于精子穿行。此期行宫颈黏液涂片检查，镜下可见羊齿植物叶状结晶，这种结晶在月经周期第6～7日开始出现，到排卵期最典型。排卵后（黄体期），随孕激素水平不断升高，黏液分泌量逐渐减少，质地变黏稠且混浊，拉丝易断。涂片检查发现结晶逐渐模糊，至月经周期第22日左右结晶完全消失，可见排列成行的椭圆体。临床通过宫颈黏液检查，可了解卵巢功能。

（四）输卵管

卵巢周期中，受性激素影响，输卵管的周期性变化与子宫内膜相似，但不如子宫内膜明显。在雌激素的作用下，输卵管黏膜上皮纤毛细胞生长，体积增大；非纤毛细胞分泌增加，为卵子提供运输和植入前的营养物质。同时还促进输卵管肌层的节律性收缩振幅。孕激素则抑制输卵管黏膜上皮纤毛细胞的生长、非纤毛细胞的黏液分泌，抑制输卵管的节律性收缩振幅。输卵管在雌、孕激素的协同作用下，产生的周期性变化，保证了卵子受精和受精卵在输卵管内的正常运行。

（五）乳房

雌激素促进乳腺管增生，孕激素则促进乳腺小叶及腺泡生长。某些女性在月经来潮前有乳房肿胀和疼痛感，可能与乳腺管的扩张、充血以及乳房间质水肿有关，月经来潮后上述症状大多消退。

【月经周期的调节】

周期性变化是女性生殖器官特殊而重要的生理特点，月经是周期性变化最重要的外在标志。下丘脑、垂体、卵巢之间形成完整而协调的神经内分泌系统，统称为下丘脑-垂体-卵巢轴（H-P-O）（图 1-20），以调节月经周期。

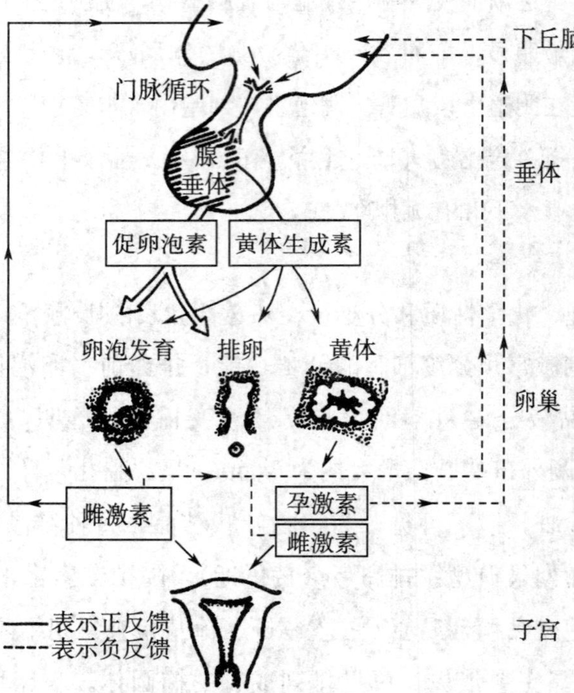

图 1-20　下丘脑-垂体-卵巢轴之间的相互关系示意图

1. 下丘脑的调节激素与功能　下丘脑是下丘脑-垂体-卵巢轴的启动中心。下丘脑呈脉冲式分泌促性腺激素释放激素（GnRH），促进垂体合成与分泌促性腺激素 LH 和 FSH。

2. 腺垂体的调节激素与功能　在 GnRH 的作用下，腺垂体分泌促性腺激素和催乳素。促性腺激素即促卵泡激素（FSH）和黄体生成激素（LH）。FSH 直接促进卵泡的生长发育并分泌雌激素；LH 促使卵泡成熟及排卵；促进黄体生长发育，并分泌雌激素与孕激素。

3. 卵巢分泌的激素与反馈作用　卵巢分泌的雌、孕激素在使子宫内膜及其他生殖器官发生周期性变化的同时，对下丘脑-垂体产生正负反馈作用。

(1) 雌激素：在卵泡期早期，一定水平的雌激素负反馈作用于下丘脑，抑制 GnRH 释放，并降低垂体对 GnRH 的反应性，从而实现对垂体促性腺激素脉冲式分泌的抑制。在卵泡期晚期，随着卵泡的发育成熟，当雌激素的分泌达到阈值（≥200 pg/ml）并维持 48 小时以上，雌激素即可发挥正反馈作用，刺激 LH 分泌达到高峰。在黄体期，协同孕激素对下丘脑有负反馈作用。

(2) 孕激素：排卵前，低水平的孕激素可增强雌激素对促性腺激素的正反馈作用。排卵后，高水平的孕激素对促性腺激素产生负反馈作用。

4. 月经周期的调节机制　月经来潮，此时低水平雌、孕激素解除对下丘脑、垂体的负反馈，下丘脑开始分泌 GnRH，GnRH 促使垂体分泌 FSH，FSH 使卵泡逐渐发育并分泌雌激素。在雌激素的作用下，子宫内膜发生增殖期变化，随着卵泡逐渐发育，接近成熟时卵泡分泌的雌激素达到第一次高峰值并持续 48 小时，对下丘脑和垂体产生正反馈作用，形成 LH 和 FSH 峰，两者协同作用，促使排卵前卵泡发育成熟。排卵后，LH 和 FSH 急剧下降，在少量 FSH、LH 作用下，卵巢黄体形成并逐渐发育，黄体分泌雌、孕激素，使子宫内膜由增殖期转为分泌期，排卵后第 7～8 日，黄体成熟，孕激素达到高峰，雌激素亦达到又一高峰，对下丘脑-垂体产生负反馈作用，垂体分泌的 LH 减少，黄体开始萎缩退化，雌、孕激素骤然减少，子宫内膜失去性激素的支持作用，

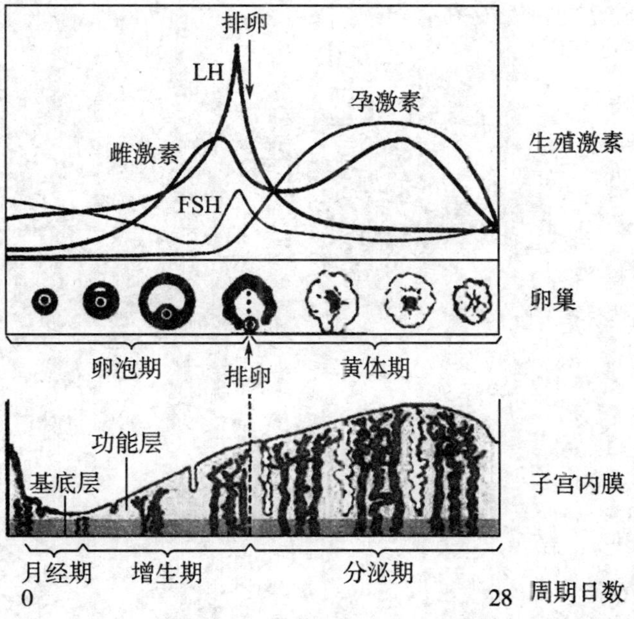

图 1-21　月经周期中激素、卵巢、子宫内膜周期性变化示意图

萎缩、坏死、脱落、出血，月经来潮。此时，雌、孕激素的减少解除了对下丘脑和垂体的负反馈抑制，FSH 分泌增加，卵泡又开始发育，下一个月经周期重新开始。（图 1-21）可见，月经来潮既是一个月经周期的结束，又是一个新周期的开始，如此周而复始。

学而思1–2

护资考点1–2

第二章

妊娠期妇女的护理

思维导图2

学习目标

1. 掌握胎儿附属物概念及胎盘功能，羊水量、性状、成分及功能，妊娠期母体的生理变化，妊娠早、中、晚期诊断，妊娠期常见症状的护理以及妊娠期的健康教育指导。

2. 熟悉卵子从受精到受精卵的发育、输送、着床过程，胎膜、脐带的功能，胎产式、胎先露、胎方位的概念，枕先露、臀先露的种类，四步触诊法实施的步骤、目的，骨盆内、外测量的方法及意义。

3. 了解胚胎、胎儿的发育及生理特点，妊娠期妇女的心理社会变化，减轻分娩不适的方法。

4. 能尊重、关心孕妇，为孕妇实施个性化的孕期指导。

5. 能坚持守正创新，不断提升临床决策能力。

第一节 妊娠发生

案例导入

某月经周期规律的女性，目前已怀孕，但对妊娠方面的知识缺乏。

请护士帮她解答以下问题：

1. 羊水的来源及作用是什么？

2. 胎盘由哪些成分组成，功能有哪些？

妊娠是指胚胎和胎儿在母体内发育成长的过程。成熟的卵子受精是妊娠的开始，胎儿及其附属物娩出是妊娠的终止，从末次月经的第 1 天算起，妊娠期约 40 周（280 天）。妊娠是一个非常复杂而又极其协调的生理过程，包括胎儿及其附属物的形成与母体各系统的适应性改变。

【受精】

获能精子和卵子结合形成受精卵的过程称为受精。精子进入阴道后，经宫颈管、子宫腔到输卵管腔时，被生殖道分泌物中的 α、β 淀粉酶水解，降低顶体膜的稳定性，使精子具备受精能力，此过程称为精子获能，需 7 小时左右。当获能精子与成熟卵子在输卵管壶腹部与峡部连接处相遇时，精子头部顶体外膜与精细胞膜破裂，释放出顶体酶，溶解卵子外围的放射冠和透明带，此过程称顶体反应。精子穿过放射冠和透明带，与卵子表面接触，开始受精，此时卵子释放溶酶体酶，改变透明带结构，阻止其他精子进入透明带，此过程称透明带反应。透明带反应保证了人类单精子受精。精子进入卵子后，卵原核与精原核融合，形成受精卵或称孕卵，新生命诞生，受精结束。受精一般发生在排卵后 12 小时内，一般不超过 24 小时。

【受精卵发育与输送】

受精卵进行有丝分裂的同时，借助输卵管蠕动和在输卵管上皮纤毛的推动下向宫腔移行，约于受精后 72 小时分裂为 16 个细胞的实心细胞团，称桑葚胚。随后细胞继续分裂并在细胞间隙集聚来自宫腔的液体形成早期胚泡。受精后第 4 日早期胚泡进入宫腔，继续分裂发育。受精后第 5～6 日早期囊胚的透明带消失，体积迅速增大，形成晚期胚泡。

【着床】

晚期胚泡逐渐埋入子宫内膜的过程，称受精卵着床或称受精卵植入。着床约在受精后6～7天开始，11～12天结束，着床部位多在子宫体上部的前壁、后壁、侧壁，需经过定位、黏附和穿透三个过程。子宫有一个极短的敏感期允许胚泡着床（图2-1），其着床必须具备以下条件：①透明带消失；②胚泡分化出合体滋养细胞；③胚泡和子宫内膜同步发育并相互协调；④孕妇体内需要有足量的雌激素和孕酮。子宫内膜在雌、孕激素支持下在月经周期第20～24日之间具有容受性，即窗口期。子宫只有在窗口期才允许受精卵着床。

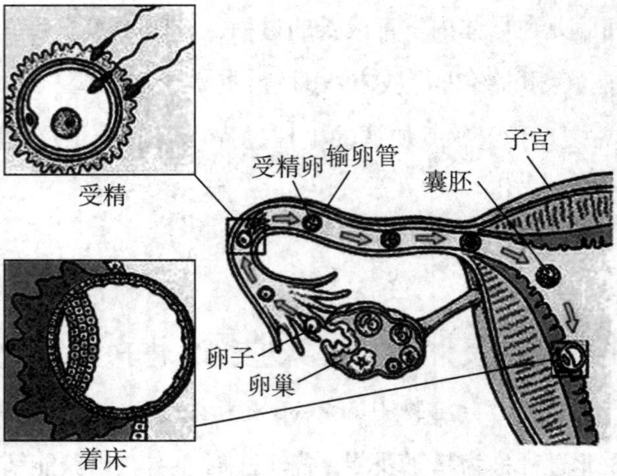

图2-1　卵子受精、发育、输送与孕卵植入

【胎儿附属物】

胎儿附属物包括胎盘、胎膜、脐带和羊水。对维持胎儿宫内的生长发育起重要作用。

（一）胎盘

1. 组成　胎盘是母体与胎儿间进行物质交换的重要器官，由羊膜、叶状绒毛膜和底蜕膜构成。

（1）羊膜：构成胎盘的胎儿部分，位于胎盘最内层，厚度为0.02～0.05 mm。为附着在绒毛膜板表面的半透明薄膜，光滑，无血管、神经及淋巴，具有一定弹性。

（2）叶状绒毛膜：构成胎盘的胎儿部分，是胎盘的主要结构。晚期胚泡着床后，滋养层细胞迅速分裂增殖并形成许多不规则突起，与胚外中胚层共同组成绒毛膜。与底蜕膜相接触的绒毛因营养丰富不断分支发育良好，称为叶状绒毛膜；其他绒毛因远离底蜕膜缺乏血液供应而萎缩退化，形成平滑绒毛膜。叶状绒毛之间形成绒毛间隙，大部分叶状绒毛膜悬浮于绒毛间隙中，称为游离绒毛；长入底蜕膜中的绒毛称为固定绒毛。受精后第2～3周为绒毛发育分化最旺盛的时期，约在受精后3周末，绒毛内血管形成，与胚胎血管相连接，胎儿-胎盘循环建立。

（3）底蜕膜：构成胎盘的母体部分。固定绒毛与底蜕膜共同形成绒毛间隙的底，称为蜕膜板。此板向绒毛膜伸出的分隔叫蜕膜间隔，将胎盘母体面分成肉眼可见的20个左右胎盘小叶，该间隔不超过胎盘厚度的2/3，故绒毛间隙是相通的。

2. 形态结构　足月胎盘呈盘状，多为圆形或椭圆形，重450～650 g，直径16～20 cm，厚1～3 cm，中央厚，边缘薄。分胎儿面和母体面。胎儿面被覆羊膜，灰白色，光滑半透明，中央或稍偏处有脐带附着；母体面呈暗红色，表面粗糙，有20个左右的胎盘小叶。

3. 血液循环　子宫的螺旋小动脉和螺旋小静脉均开口于绒毛间隙，压力高的动脉血把血液喷入绒毛间隙，使绒毛间隙充满母血，胎儿血液经脐动脉流至绒毛毛细血管网，通过绒毛间隙，隔着绒毛毛细血管壁、绒毛间质及绒毛表面细胞层，靠渗透、扩散以及细胞的选择方式与母血进行物质交换，交换后的胎血经脐静脉返回胎儿体内，交换后的母血经螺旋小静脉回流入母体血液循环。可见，母儿间物质交换隔有绒毛毛细血管壁、绒毛间质及绒毛表面细胞层，胎盘中母体和胎儿的血液互不相混、在各自封闭的管道内循环。（图2-2）

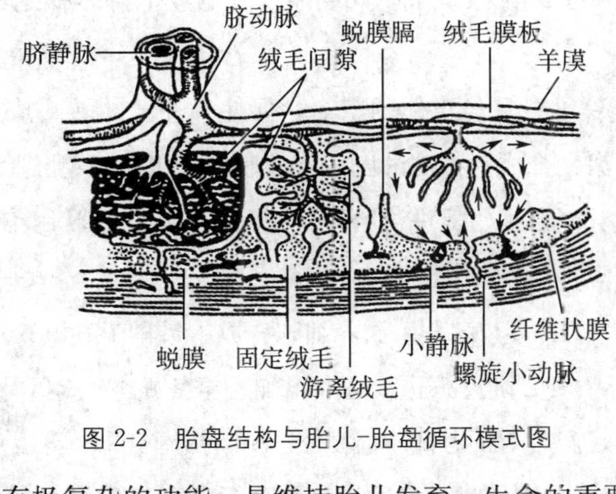

图2-2　胎盘结构与胎儿-胎盘循环模式图

4. 功能　胎盘有极复杂的功能，是维持胎儿发育、生命的重要器官，具有物质交换功能、防御功能、合成功能以及免疫功能。物质交换功能包括气体交换、营养物质供应、胎儿代谢产物排出。

（1）物质交换功能

①气体交换：母儿间 O_2、CO_2 在胎盘以简单扩散方式交换。若孕妇患有心脏病、严重贫血等导致母血 PO_2 明显降低的疾病，胎儿容易缺氧。

②营养物质供应：胎儿发育必需的三大营养物质均在胎盘进行交换。葡萄糖均来自母体，是胎儿代谢的主要能源，以易化扩散方式通过胎盘；胎血氨基酸浓度高于母血，氨基酸以主动运输方式通过胎盘；脂肪酸能较快地以简单扩散方式通过胎盘。氨基酸、钙、磷、碘和铁以主动运输方式通过胎盘。游离脂肪酸、水、钾、钠、镁，维生素 A、维生素 D、维生素 E、维生素 K 以简单扩散方式通过胎盘。

③胎儿代谢产物排出：胎儿代谢产物如尿素、尿酸、肌酐、肌酸，经胎盘送入母血，再由母体排出体外。

（2）防御功能：即胎盘屏障作用。胎盘能阻止母血中某些有害物质进入胎儿血液，起到一定保护作用，但很有限。各种病毒如流感病毒、风疹病毒、巨细胞病毒，均可通过胎盘，导致胎儿畸形甚至死亡。许多分子量小、脂溶性大的药物可通过胎盘，有些药物对胚胎及胎儿有毒性作用，可以致胎儿畸形、流产等，故孕妇慎重用药。母血中免疫抗体如 IgG 能通过胎盘，使胎儿在出生后即获得免疫力。

（3）合成功能：胎盘能合成多种激素和酶。包括人绒毛膜促性腺激素、人胎盘生乳素、雌激素、孕激素、多种酶与生长因子等。

①人绒毛膜促性腺激素（hCG）：由合体滋养细胞合成，受精后第 6 日开始分泌。以放射免疫法可在血清中测出 β-hCG，该法成为诊断早孕的最敏感方法。至妊娠 8～10 周达高峰，为 50～100 kU/L，持续 10 日左右迅速下降，低水平持续至分娩，产后 2 周消失。

hCG 的主要功能：维持月经黄体的寿命，促使月经黄体转化成妊娠黄体，维持早期妊娠；促进雌、孕激素合成；抑制淋巴细胞的刺激作用，以免胚胎被母体淋巴细胞攻击等；刺激胎儿睾丸分泌睾酮，促进男胎性分化；能与母体甲状腺细胞 TSH 受体结合，刺激甲状腺活性。

②人胎盘生乳素（HPL）：由合体滋养细胞合成，最早于妊娠 5～6 周，以放射免疫法可于血浆中可测出，HPL 随妊娠进展逐渐增加，至妊娠 39～40 周达高峰，并维持至分娩。产后迅速下降，产后 7 小时即不能测出。

HPL 的主要功能：促进乳腺腺泡发育，为产后泌乳做准备；促进胰岛素合成，促进将葡萄糖运送给胎儿，利于胎儿发育；抑制母体对胎儿的排斥作用。所以，人胎盘生乳素是胎儿发育的代谢调节因子。

③雌、孕激素：妊娠早期由妊娠黄体产生，妊娠8～10周后，由胎盘合成。两者含量均随妊娠进展逐渐增高，雌、孕激素主要的生理作用是共同参与妊娠期母体各系统的生理变化，维持妊娠。

④缩宫素酶：随妊娠进展逐渐增多，至妊娠末期达高峰。其生物学意义尚不十分明了，能灭活缩宫素分子，起到维持妊娠的作用。临床上动态测其数值，可以作为胎盘功能检查的一项指标。

⑤耐热性碱性磷酸酶：妊娠16～20周母血中可测出，随妊娠进展而增多，直至胎盘娩出后下降，产后3～6日消失。临床上动态测其数值，可以作为胎盘功能检查的一项指标。

⑥细胞因子与生长因子：在胚胎和胎儿营养及免疫保护中起一定作用。

（4）免疫功能：胎儿是同种半异体移植物。正常妊娠母体能容受、不排斥胎儿，其具体机制目前尚不清楚。

（二）胎膜

胎膜由平滑绒毛膜和羊膜组成。外层为平滑绒毛膜，妊娠晚期与羊膜紧贴，能与羊膜分开；内层为羊膜，是半透明薄膜，与覆盖胎盘、脐带的羊膜层相连，无血管膜，能转运溶质和水，以维持羊水平衡。胎膜的重要作用是维持羊膜腔的完整性，对胎儿起到保护作用；胎膜含大量花生四烯酸（前列腺素前身物质）的磷脂，且含有能催化磷脂生成游离花生四烯酸的溶酶体，有一定发动分娩的作用。

（三）脐带

脐带是连接胎儿与胎盘的条索状组织，一端连于胎儿腹壁的脐轮，另一端附着于胎盘的胎儿面，胚胎及胎儿借助脐带悬浮于羊水中。妊娠足月的脐带长30～100 cm，平均55 cm，直径0.8～2.0 cm。脐带表面有羊膜覆盖，呈灰白色，内有一条脐静脉和两条脐动脉，血管周围有保护脐血管的胚胎结缔组织，称华通胶。脐带是母体及胎儿物质交换唯一的重要通道，若脐带受压，可导致胎儿急性缺氧，甚至危及生命。

（四）羊水

羊水是充满在羊膜腔内的液体。

1. 来源　妊娠早期主要来自母体血清的透析液；妊娠中期以后，胎儿尿液成为羊水的主要来源，妊娠晚期胎儿肺参与羊水的生成；此外，有少量的羊水来源于羊膜、脐带华通胶及胎儿皮肤的渗出液。

2. 吸收　胎儿吞咽是羊水吸收的主要方式。妊娠18周开始胎儿出现吞咽动作，妊娠足月胎儿每日吞咽羊水500～700 ml，经消化道进入胎儿血循环，形成尿液再排至羊膜腔中，膜内运输可与胎儿吞咽协同作用，共同维持羊水量的稳定；脐带每小时能吸收羊水 40～50 ml；20 孕周前，胎儿皮肤角化前可吸收羊水，但量很少。

3. 量、性状及成分

（1）羊水量：随着妊娠进展，羊水的量逐渐增加，妊娠 38 周时约 1000 ml，以后逐渐减少，妊娠 40 周羊水量约为 800 ml。过期妊娠羊水量明显减少，可减少至 300 ml 以下。

（2）羊水性状与成分：妊娠早期，羊水为无色透明液体；足月妊娠时，羊水略混浊，不透明，内含胎脂、胎儿脱落的上皮细胞、毳毛、毛发、少量白细胞、白蛋白、尿酸盐等。足月妊娠时羊水比重为 1.007～1.025，pH 值约为 7.20，内含水分 98％～99％，1％～2％为无机盐和有机物。羊水中含有大量激素和酶，通过羊膜腔穿刺抽取羊水进行细胞染色体分析，测量其代谢物和酶，可帮助诊断某些先天性畸形与遗传代谢性疾病。

4. 功能

（1）保护胎儿：羊膜腔内恒温，适量的羊水对胎儿有缓冲作用，避免胎儿受到挤压，防止胎肢粘连，避免子宫肌壁或胎儿对脐带直接压迫所致的胎儿宫内窘迫；临产时，羊水直接受宫缩压力作用，能使压力均匀分布，避免胎儿局部受压。胎儿吞咽或吸入羊水可促进胎儿消化道和肺发育，孕期羊水过少可引起胎儿肺发育不良。

（2）保护母体：羊水具有缓冲作用，可减少胎动给母体带来的不适感；临产后，前羊水囊扩张子宫颈口及阴道，破膜后羊水对产道起润滑作用，羊水冲洗阴道可减少感染机会。

学而思2–1

护资考点2–1

第二节 胚胎、胎儿的发育特征及生理特点

案例导入

刘女士，提前分娩，娩出的新生儿身长 35 cm，体重 1000 g，皮下脂肪少，指（趾）甲已长出。

请思考：该新生儿娩出时孕周大约是多少？

【胚胎、胎儿的发育特征】

微视频 2-2-1

胎儿发育

妊娠 10 周（受精后 8 周）内的人胚称为胚胎，是主要器官结构分化的时期；自妊娠 11 周（受精后 9 周）起称为胎儿，这一时期是胎儿各器官进一步发育逐渐成熟的时期。临床上，以孕妇末次月经第 1 日作为妊娠的开始，全过程约 280 天，即 40 周，通常比受精与着床时间分别提前 2 周和 3 周；现以 4 周（一个妊娠月）为一个孕龄单位来描述胚胎与胎儿的发育，特征大致如下。

4 周末：胚胎可以辨认出胚盘与体蒂。

8 周末：胚胎初具人形，头大，约为整个胎体的一半，能分辨出眼、耳、鼻、口、手指与足趾。心脏已形成，B 型超声可见心脏搏动，易受外界不良刺激导致畸形。

12 周末：胎儿身长约 9 cm，顶臀长 6～7 cm，体重约 14 g。外生殖器已发育，部分可以初辨性别，四肢可活动。

16 周末：胎儿身长约 16 cm，顶臀长 12 cm，体重约 110 g。从外生殖器可以辨认胎儿性别。头皮长出毛发，出现呼吸运动。皮肤菲薄呈深红色，无皮下脂肪。部分孕妇能自觉胎动。

20 周末：胎儿身长约 25 cm，顶臀长 16 cm，体重约 320 g。听诊器检查能听到胎心音。皮肤暗红，出现胎脂，全身覆盖毳毛。出生后有心跳、呼吸、能吞咽、排尿。从 20 周起胎儿体重呈线性增长，胎动明显增加。

24 周末：胎儿身长约 30 cm，顶臀长 21 cm，体重约 630 g。各脏器已发育，出现眉毛和睫毛，皮下脂肪开始沉积，皮肤仍呈皱缩状，细小支气管和肺泡已经发育。出生后可有呼吸，但生存力极差。

28 周末：胎儿身长约 35 cm，顶臀长 25 cm，体重约 1000 g。皮下脂肪不多，皮肤粉红，四肢活动好，有呼吸运动，眼睛半张开。出生后可存活，但易患特发性呼吸窘迫综合征，加强护理可以存活。

32 周末：胎儿身长约 40 cm，顶臀长 28 cm，体重约 1700 g。皮肤深红，仍呈皱缩状。面部毳毛已脱落，睾丸下降，生活力尚可，注意护理能存活。

36 周末：胎儿身长约 45 cm，顶臀长 32 cm，体重约 2500 g。指（趾）甲已达指（趾）端，皮下脂肪较多，毳毛明显减少，面部皱褶消失。出生后能啼哭及吸吮，生活力良好，基本能存活。

40 周末：胎儿身长约 50 cm，顶臀长 36 cm，体重约 3400 g。胎儿发育成熟，皮肤粉红色，皮下脂肪多，男性睾丸已降至阴囊内，女性大小阴唇发育良好。出生后哭声响亮，吸吮力强，能很好存活。

【胎儿的生理特点】

（一）循环系统

1. 胎儿血液循环特点

（1）来自胎盘的血液经胎儿腹前壁进入胎儿体内分为 3 支：一支直接入肝，一支与门静脉汇合入肝，此两支血液经肝静脉入下腔静脉；另一支经静脉导管直接入下腔静脉。故进入下腔静脉的血液是混合血，有来自脐静脉含氧量较高的血液，也有来自胎儿下半身含氧量较低的血液，以前者为主。

（2）卵圆孔开口正对下腔静脉入口，下腔静脉进入右心房的血液绝大部分经卵圆孔进入左心房，但上腔静脉进入右心房的血液很少或不通过卵圆孔，多直接流向右心室，随后进入肺动脉。

（3）肺循环阻力较大，肺动脉血液绝大部分经动脉导管流入主动脉，只有部分血液经肺静脉进入左心房。左心房含氧量较高血液进入左心室，接着进入主动脉，供应头、心、肝及上肢直至全身后，经腹下动脉再经脐动脉进入胎盘，与母血进行气体及物质交换。

可见，胎儿体内无纯动脉血，而是动静脉混合血。进入肝、心、头部及上肢的血液含氧量较高及营养较丰富，以适应机体需要。注入肺及身体下部的血液含氧量及营养相对较少。（图 2-3）

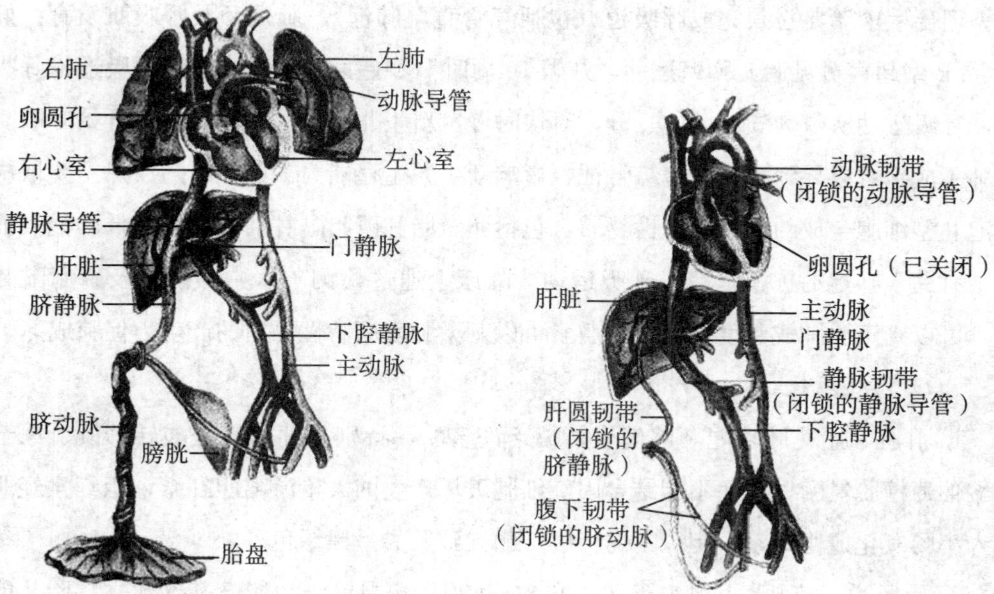

图 2-3　胎盘-胎儿及新生儿血液循环

2. 解剖学特点

（1）卵圆孔：位于左右心房之间，多于出生后 6 个月完全闭锁。

（2）动脉导管：位于肺动脉与主动脉弓之间，出生后 2～3 个月完全闭锁为动脉韧带。

（3）脐静脉一条：内含来自胎盘含氧量较高、营养较丰富的血液，进入胎体后供胎儿生长发育，其末支是静脉导管。出生后，脐静脉闭锁为肝圆韧带，静脉导管闭锁为静脉韧带。

（4）脐动脉两条：内含来自胎儿含氧量较低的混合血液，经胎盘与母血进行物质交换。脐动脉于出生后闭锁，与相连的闭锁的腹下动脉成为腹下韧带。

（二）血液系统

1. 红细胞　约在受精后 3 周末，主要由卵黄囊生成红细胞。妊娠 10 周肝脏是红细胞的主要生成器官，以后骨髓、脾逐渐有造血功能。妊娠足月时，约 90％红细胞由骨髓产生。胎儿红细胞的生命周期短，约为成人的 2/3，需要不断生成红细胞。

2. 血红蛋白　妊娠前半期均为胎儿血红蛋白，随妊娠的进展，成人血红蛋白增多，至临产时胎儿血红蛋白仅占 25％。

3. 白细胞　妊娠 8 周以后，胎儿血液循环出现粒细胞，形成第一道防线。妊娠 12 周后，胸腺、脾产生淋巴细胞，成为体内抗体的主要来源，构成第二道防线。妊娠足月时白细胞计数可高达（15～20）$\times 10^9$/L。

（三）呼吸系统

胎儿期的呼吸运动是由母儿血液在胎盘进行气体交换来完成的，胎盘代替了肺脏功能。但出生前胎儿必须完成呼吸道（包括气管直至肺泡）、肺循环及呼吸肌发育。妊娠11周B型超声可见胎儿胸壁运动，妊娠16周时B型超声可见羊水进出呼吸道的呼吸运动，呼吸运动次数为30～70次/分，时快时慢。新生儿出生后肺泡扩张，开始呼吸。若胎肺不成熟可以导致呼吸窘迫综合征，影响新生儿生存能力。胎儿肺的成熟主要取决于肺泡Ⅱ型细胞合成的肺表面活性物质，包括卵磷脂和磷脂酰甘油，其能降低肺泡表面张力，有助于肺泡的扩张以完成呼吸运动。临床上通过检测羊水中卵磷脂及磷脂酰甘油值，可以判定胎肺成熟度。糖皮质激素可以刺激肺表面活性物质的产生，促肺成熟。

（四）消化系统

1. 肝脏　胎儿肝功能不够健全，缺乏许多酶，特别是葡萄糖醛酸转移酶、尿苷二磷酸葡萄糖脱氢酶，因而不能结合因红细胞破坏产生的大量游离胆红素，胆红素经胆道排入小肠氧化成胆绿素，胆绿素的降解产物导致胎粪呈黑绿色。

2. 胃肠道　妊娠11周小肠即有蠕动，妊娠16周胃肠功能已基本建立，胎儿能吞咽羊水，吸收水分、葡萄糖、氨基酸等可溶性营养物质。

（五）泌尿系统

妊娠11～14周胎儿肾已有排尿功能，妊娠14周胎儿膀胱内已有尿液。胎儿通过排尿参与羊水的循环，控制羊水量。

（六）内分泌系统

甲状腺是胎儿最早发育的内分泌腺，于妊娠第6周开始发育，妊娠10～12周能合成甲状腺激素。甲状腺激素对胎儿各组织器官的正常发育均有作用，尤其是大脑的发育。妊娠12周开始，胎儿甲状腺对碘的蓄积高于母亲甲状腺。因此，孕期补碘要慎重。胎儿肾上腺发育最为突出，其重量与胎儿体重之比远远超过成人，胎儿肾上腺是活跃的内分泌器官，其皮质主要由胎儿带组成，能产生大量甾体激素，与胎儿肝、胎盘、母体共同完成雌三醇的合成。因此，孕期测定血或尿雌三醇值可了解胎儿、胎盘功能，是临床常用方法。妊娠12周胎儿胰腺开始分泌胰岛素。

（七）神经系统

胎儿大脑随妊娠进展逐渐发育。胚胎期脊髓已长满椎管，但随后生长缓慢。妊娠6个月开始，脑脊髓和脑干神经根的髓鞘形成，但主要发育在出生后1年内。妊娠中期胎儿内、外及中耳已形成，妊娠24～26周胎儿在宫内已能听见一些声音。妊娠28周胎儿眼对光开始出现反应，但对色彩及形象的视觉出生后才逐渐形成。

（八）生殖系统及性腺分化发育

胎儿的性别由性染色体决定，性染色体XX或XY在受精卵形成时已确定，胚胎6

周内胎儿的性别尚不能区分。此后在Y染色体的作用下，原始生殖细胞逐渐分化为睾丸。若胚胎细胞不含Y染色体，原始生殖细胞分化为卵巢，副中肾管系统发育形成阴道、子宫、输卵管。妊娠14周基本完成性别分化。

学而思2-2

护资考点2-2

第三节　母体的身心变化

案例导入

某孕妇，现孕39周，长时间仰卧后，出现血压低、心跳加快、面色苍白等症状。

请思考：

1. 该孕妇出现了什么样的情况？

2. 原因是什么？

妊娠期在胎盘激素和神经内分泌的作用下，母体全身各系统发生了一系列适应性、生理性的变化，以适应与满足胎儿生长发育，同时为分娩、哺乳做好准备。

【生理变化】

（一）生殖系统

1. 子宫

（1）子宫体：子宫明显增大变软。由非孕时（7～8）cm×（4～5）cm×（2～3）cm增大至妊娠足月时35 cm×25 cm×22 cm；宫腔容量由非孕时约5 ml增加至足月妊娠时约5000 ml，增加了约1000倍；子宫重量由非孕时约50 g增加至足月妊娠时约1100 g，增加了约20倍。子宫增大主要是肌细胞肥大、延长，也有少量肌细胞数目的增加及结缔组织增生。妊娠早期子宫略增大，呈球形且不对称（着床部位明显突出），妊娠12周后，子宫均匀增大超出盆腔，耻骨联合上方可触及宫底。妊娠晚期，由于盆腔左侧有乙状结肠占据，子宫略右旋，多呈纵椭圆形。子宫各部位增长速度不一。妊娠后期宫底增长最快，子宫下段次之，子宫颈最少，以此适应临产后子宫收缩力由宫底向下逐渐递减的特点，早期妊娠时，子宫会出现无痛性不规律收缩。其特点为稀发、不规律、不对称，随妊娠进展逐渐增加，宫缩时宫腔内压力通常为 5～25 mmHg，持续时间不足 30 秒，不伴有子宫颈扩张，这种无痛性生理性宫缩称为 Braxton Hicks 收缩。

妊娠期子宫血管扩张、增粗，子宫血流量增加，以满足胎儿-胎盘循环的需要。妊娠早期子宫血流量为 50 ml/min，妊娠足月时，子宫血流量达 450～650 ml/min，为非孕时 4～6 倍，子宫动脉由非孕时屈曲至足月时变直，适应了胎盘血流量增加的需要。子宫螺旋血管走行于子宫肌纤维之间，宫缩时子宫肌挤压血管，子宫血流量明显减少。

（2）子宫内膜：受精卵着床后，在孕激素、雌激素作用下，子宫内膜腺体增大，结缔组织细胞肥大，血管充血，子宫内膜细胞迅速增大变成蜕膜细胞，产生蜕膜样变，妊娠的子宫内膜即为蜕膜。按蜕膜与囊胚的关系，将蜕膜分为三部分：①底蜕膜：囊胚着床部位的蜕膜，与叶状绒毛膜相贴，以后发育成胎盘的母体部分；②包蜕膜：覆盖在胚泡表面的蜕膜，随着胚泡的发育成长逐渐凸向宫腔；③真蜕膜：除底蜕膜及包蜕膜以外，覆盖在子宫腔其他部分的蜕膜。妊娠 14～16 周羊膜腔明显增大，包蜕膜和真蜕膜贴近并融合，子宫腔消失，分娩时融合的蜕膜无法分开。（图 2-4）

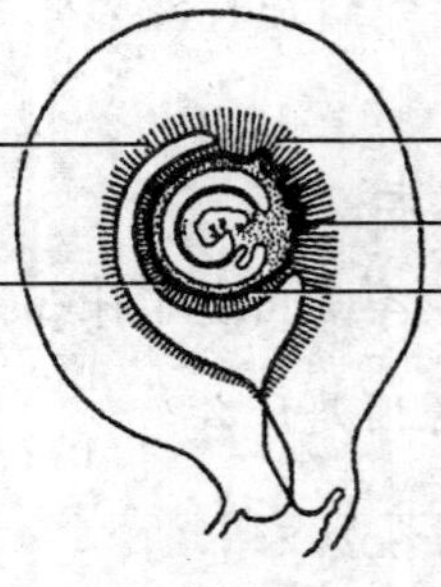

图 2-4　早期妊娠的子宫蜕膜与绒毛的关系

（3）子宫峡部：子宫峡部是子宫体与子宫颈之间最狭窄部位。妊娠 10 周左右明显变软；非孕时长约 1 cm，妊娠后逐渐伸展拉长变薄，临产时达 7～10 cm，扩展成宫腔的一部分，此时称为子宫下段。

（4）子宫颈：在性激素作用下，宫颈充血、水肿，外观变肥大、呈紫蓝色，质软。宫颈黏液增多，形成黏液栓，富含免疫球蛋白及细胞因子，有保护宫腔免受外来感染侵袭的作用。

2. 卵巢　略增大，停止排卵。一侧卵巢可见妊娠黄体，于妊娠 6～7 周前产生雌、孕激素，以维持早期妊娠。妊娠 8～10 周胎盘取代其功能，妊娠黄体开始萎缩。

3. 输卵管　输卵管伸长，肌层无明显增厚。

4. 阴道　在性激素作用下，阴道黏膜充血、水肿呈紫蓝色、变软；皱襞增多，结缔组织变松软，伸展性增加。阴道分泌物增多呈白色糊状。阴道上皮细胞增生，糖原丰富，乳酸含量增多，pH 值降低，不利于一般致病菌生长，有利于防止感染，但孕妇易患外阴阴道假丝酵母菌病。

5. 外阴 外阴部充血，皮肤增厚，大小阴唇色素沉着，大阴唇组织松软，伸展性增加，会阴厚而软，弹性增加，有利于分娩时胎儿的通过。由于增大的子宫的压迫，盆腔及下肢静脉血回流受阻，部分孕妇可有外阴静脉曲张，产后多自行消失。

（二）乳房

妊娠期间胎盘分泌大量雌激素与孕激素，分别刺激乳腺腺管、腺泡发育，同时在体内催乳激素、人胎盘生乳素、胰岛素、皮质醇、甲状腺激素等激素的共同作用下，乳房增大，充血；乳头、乳晕着色，乳头易勃起，乳晕皮脂腺肥大，形成散在的褐色结节，称为蒙氏结节。孕妇自觉乳房发胀，偶有触痛及麻刺感，这是早孕的常见症状。乳房增大为产后泌乳做好了充分准备，但妊娠期间并无乳汁分泌，可能与大量雌、孕激素抑制乳汁生成有关。仅在临近分娩时挤压乳房，有少量淡黄色稀薄液体溢出，称为初乳。产后胎盘娩出，雌、孕激素水平迅速下降，新生儿吸吮乳头，乳汁开始分泌。

（三）循环系统

1. 心脏 妊娠晚期因增大的子宫使膈肌升高，心脏向左、上、前方移位，故心尖搏动左移 1～2 cm，心浊音界稍扩大。心脏容量至妊娠末期约增加 10%，妊娠晚期孕妇在休息时心率增加 10～15 次/分。由于血流量增加、流动速度加快，心脏移位使血管扭曲，多数孕妇心尖区可以闻及Ⅰ～Ⅱ级柔和吹风样收缩期杂音，产后逐渐消失。

2. 心搏出量 妊娠 10 周起增加，妊娠 32～34 周达高峰，此水平一直持续至分娩。分娩时，尤其是第二产程，心搏出量显著增加。心搏出量增加为孕期循环系统最重要的改变，对胎儿生长发育至关重要。

3. 血压 妊娠早中期血压偏低，妊娠 24～26 周后血压轻度升高。一般收缩压无变化，舒张压因外周血管扩张、血液稀释及胎盘形成动静脉短路而会轻度降低，使脉压稍增大。孕妇血压受体位影响，坐位稍高于仰卧位。

4. 静脉压 妊娠期由于盆腔血液回流到下腔静脉的血液量增加，增大的子宫压迫下腔静脉使血液回流受阻，从而使下肢、外阴及直肠静脉压增高。加之妊娠期静脉壁扩张，孕妇容易发生下肢水肿、下肢与外阴静脉曲张、痔疮。若孕妇长时间仰卧，子宫压迫下腔静脉，导致回心血量减少，心搏量降低，血压下降，称仰卧位低血压综合征。

（四）血液系统

1. 血容量 妊娠期血容量必须增加，以适应子宫胎盘及各组织器官增加的血流量，对胎儿生长发育极为重要。血容量自妊娠 6～8 周起增加，妊娠 32～34 周达高峰，增加 40%～45%，平均增加约 1450 ml，维持此水平至分娩。其中血浆平均增加约 1000 ml，红细胞平均增加约 450 ml，血浆增加多于红细胞，故血液稀释，孕妇出现生理性贫血。

2. 血液成分

(1) 红细胞：妊娠期骨髓造血增加，但由于孕妇血液稀释，红细胞计数约为 $3.6\times10^{12}/L$（非孕妇女约为 $4.2\times10^{12}/L$），血红蛋白值约为 110 g/L（非孕妇女约为 130 g/L），血细胞比容 0.31～0.34（非孕妇女为 0.38～0.47）。

(2) 白细胞：妊娠期白细胞稍有增加，一般为（5～12）$\times10^9/L$，有时可达 $15\times10^9/L$，主要为中性粒细胞增多，淋巴细胞增加不明显，嗜酸性粒细胞及单核细胞无明显变化。

(3) 凝血因子：孕妇血液呈高凝状态。因妊娠期凝血因子Ⅱ、Ⅴ、Ⅶ、Ⅷ、Ⅸ、Ⅹ均增加，仅凝血因子Ⅺ、Ⅻ降低，有利于产后胎盘剥离面血管迅速形成血栓，减少产后出血。妊娠期血小板数轻度减少。

(4) 血浆蛋白：由于血液稀释，血浆蛋白在妊娠早期开始降低，至妊娠中期为60～65 g/L，主要是血清蛋白减少。

（五）呼吸系统

妊娠期胸廓横径及前后径加宽使周径加大，肺通气量约增加 40%，有利于供给孕妇及胎儿所需的氧，满足孕妇耗氧量增加之需。呼吸次数妊娠期变化不大，不超过 20 次/分，但呼吸较深。妊娠晚期以胸式呼吸为主。受雌激素影响，上呼吸道（鼻、咽、气管）黏膜增厚，轻度充血、水肿，易发生上呼吸道感染。

（六）泌尿系统

妊娠期肾脏略增大。妊娠期肾血浆流量（RPF）及肾小球滤过率（GFR）均增加，RPF 约增加 35%，GFR 约增加 50%，以适应孕期增多的代谢产物的排出，因此，肾负担加重。由于 GFR 增加，肾小管对葡萄糖重吸收能力没有相应增加，约 15%孕妇饭后出现生理性糖尿。RPF 与 GFR 均受体位影响，孕妇仰卧位时尿量增加，故夜尿量多于日尿量。

受孕激素影响，泌尿系统平滑肌张力降低，肾盂及输尿管轻度扩张。因而输尿管增粗，蠕动减弱，尿流缓慢，可以致肾盂积水，易患急性肾盂肾炎，以右侧居多，因右旋子宫压迫右侧输尿管而致。左侧卧位可以预防。

妊娠早期，增大的子宫压迫膀胱，孕妇出现尿频；妊娠 12 周后子宫增大超出盆腔，尿频症状消失；妊娠晚期随胎先露下降至盆腔，孕妇再次出现尿频症状，部分孕妇会出现尿失禁；产后消失。

（七）消化系统

由于妊娠期大量雌激素影响，齿龈充血、水肿、肥厚，易出血。孕激素使平滑肌张力降低、肌肉松弛，因而胃贲门括约肌松弛，胃酸性内容物可回流至食管，产生烧灼感；胃排空时间延长加上胃酸及胃蛋白酶分泌减少，易出现上腹部饱胀感；肠蠕动减弱，易出现便秘、痔疮或使原有痔疮加重。妊娠期胆囊排空时间延长，胆道平滑肌松弛，胆汁稍黏稠使胆汁淤积，容易诱发胆囊炎及胆石症。妊娠期增大的子宫可使胃、肠管向上及两侧移位。

（八）内分泌系统

妊娠期垂体稍增大，促性腺激素在大量雌、孕激素的负反馈作用下分泌减少，故妊娠期间卵巢内的卵泡不再发育成熟，也无排卵；催乳激素随妊娠进展逐渐增量，为非孕妇女的10倍，促进乳腺发育，为产后泌乳做准备。促肾上腺皮质激素、甲状腺激素分泌增多，但因游离含量不多，故孕妇没有肾上腺、甲状腺功能亢进表现。

（九）其他

1. 体重　妊娠早期体重无明显变化，妊娠13周起每周增加约350 g，妊娠晚期每周增加不超过500 g，整个妊娠期体重增加约12.5 kg，包括胎儿、胎盘、羊水、子宫、乳房、血液等。

2. 皮肤　孕妇黑色素增加，使孕妇面颊、乳头、乳晕、腹白线、外阴等处出现色素沉着，面部呈蝶状褐色斑，称为妊娠黄褐斑，于产后自行消退。妊娠期间，随着子宫的逐渐增大，孕妇腹壁皮肤张力加大，使皮肤的弹力纤维断裂，呈紫色或淡红色妊娠纹，见于初产妇。产后呈银白色。

3. 基础代谢率　妊娠早期稍下降，于妊娠中期略增高至妊娠晚期可增高15%～20%。妊娠期每日约增加300 kcal。

4. 碳水化合物代谢　妊娠期胰腺分泌胰岛素增多，胎盘产生的胰岛素酶、激素等拮抗胰岛素致其分泌相对不足。孕妇空腹血糖值略低，餐后高血糖和高胰岛素血症，以利于对胎儿葡萄糖的供给。妊娠期糖代谢的特点和变化可致妊娠期糖尿病的发生。

5. 脂肪代谢　妊娠期能量消耗增多，母体脂肪积存多，糖原储备减少。当能量消耗过多时，体内动用大量脂肪，使血中酮体增加，易发生酮血症。

6. 蛋白质代谢　孕妇对蛋白质的需要量明显增加，呈正氮平衡。妊娠期体内需储备足够的蛋白质，除供给胎儿生长发育及子宫、乳房增大的需要外，还为分娩期消耗做准备。若蛋白质储备不足，血浆蛋白减少，组织间液增加，会出现水肿。

7. 矿物质代谢　妊娠期总钾、钠储存增加，但由于血容量增加，血清中钾、钠浓度与非孕期相近。

8. 骨骼、关节及韧带变化　妊娠期骨质通常无改变，仅在妊娠次数过多、过密又不注意补充维生素 D 及钙时，引起骨质疏松。部分孕妇自觉腰骶部及肢体疼痛不适，可能与胎盘分泌松弛素使骨盆韧带及椎骨间关节、韧带松弛有关。部分孕妇耻骨联合松弛、分离致明显疼痛、活动受限，产后往往消失。妊娠晚期重心前移，为保持身体平衡，孕妇头部与肩部向后仰，腰部向前挺形成典型孕妇姿势。

【心理社会变化】

妊娠虽然是一种自然的生理现象，但对女性而言，仍是一生中最重要最具挑战的事件，是家庭生活的转折点，未来的父母在心理及社会方面需要重新适应和调整。因此，孕妇及家庭成员会产生不同程度的压力和焦虑。只有了解妊娠期孕妇的心理变化，护士才能给予恰当的护理照顾，并指导孕妇及家庭自主适应，迎接新生命的诞生。孕妇常见的心理反应包括：

1. 惊讶和震惊　在怀孕初期，不管是否为计划妊娠，几乎所有的孕妇都会产生惊讶和震惊的反应。

2. 矛盾心理　惊讶和震惊的同时，部分妇女会出现爱恨交加的矛盾心理。尤其是计划外妊娠的孕妇。可能是由于如下原因：对恶心、呕吐等生理性变化无所适从；觉得怀孕不是时候，感到工作、学习及经济等问题还未处理好；自己未做好为人父母的准备；希望怀孕是“将来的某一天”而非“现在”；缺乏社会支持系统等。通常表现为情绪低落、抱怨身体不适、认为自己在变丑且不再具有女性魅力等，甚至想终止妊娠。

3. 接受　妊娠早期，孕妇的感受可能多为妊娠的各种不适反应，没有真实地感受到“宝宝”的存在。妊娠中期，孕妇自觉胎儿在腹中活动，多数孕妇会改变怀孕初期的态度。此时，孕妇真正感受到“宝宝”的存在，开始接受“宝宝”，出现了“筑巢反应”，计划为孩子购买衣服、睡床等，关心孩子的喂养和生活护理方面的知识，给未出生的孩子起名字，猜测性别，甚至有些孕妇计划着孩子未来的职业。也有的孕妇担心婴儿的性别能否为家人接受等。

4. 情绪波动　由于体内激素的作用，孕妇的情绪波动起伏较大。往往表现为易激动，为一些极小的事情而生气、哭泣，常使配偶觉得茫然不知所措，严重者会影响夫妻间感情。

5. 内省　孕妇常以自我为中心，较关注自己的身体变化、穿着、体重和饮食及休息，喜欢独处，这使孕妇有时间去调节与适应。但内省可能会使配偶及其他家庭成员感觉受到冷落而影响相互之间的关系。

学而思2-3　　护资考点2-3

第四节 妊娠诊断

案例导入

张女士，30岁，平素月经规律，停经10周，晨起恶心、呕吐，到医院就诊，妇科检查：阴道壁和子宫颈充血，宫体与宫颈似不相连。

请思考：

1. 张女士的医疗诊断可能是什么？

2. 需进行哪些辅助检查？

根据妊娠不同时期的特点，将妊娠分为三个时期：妊娠未达14周称为早期妊娠，第14～27^{+6}周称为中期妊娠，第28周及其后称为晚期妊娠。

【早期妊娠诊断】

早期妊娠也叫早孕，是胚胎形成、胎儿器官分化的重要时期，早期妊娠主要是确定妊娠、胎数、孕龄，排除异位妊娠等病理情况。

（一）症状

1. 停经　停经是妊娠最早的症状，但不是特有的症状。平时月经规律，育龄期有性生活史的健康妇女，一旦月经过期10日以上，首先应考虑妊娠的可能；若停经8周以上，则妊娠的可能性更大。

2. 早孕反应　停经6周左右，约一半的孕妇出现恶心，晨起呕吐、流涎，缺乏食欲，喜食酸物，厌油腻，畏寒，头晕、乏力，嗜睡等症状，称为早孕反应。一般不影响生活与工作，多在停经12周左右自行消失。可能与人绒毛膜促性腺激素（hCG）的含量、精神紧张等因素有关。

3. 尿频　因不断增大的前倾子宫压迫膀胱所致，妊娠12周后，子宫增大超出盆腔，症状自然消失。

4. 乳房变化　乳房增大，充血；孕妇自觉乳房发胀、疼痛，偶有麻刺感；蒙氏结节形成。

5. 其他　部分患者出现不伴有子宫出血的子宫收缩痛或不适、腹胀、便秘等。

（二）体征

1. 妇科检查　阴道黏膜和子宫颈变软，充血呈紫蓝色。停经 6～8 周时，双合诊检查子宫峡部极软，感觉宫颈与宫体之间似不相连，称为黑加征。子宫增大变软，停经 8 周时，子宫约为非孕时的 2 倍，停经 12 周时约为非孕时的 3 倍，在耻骨联合上方可以触及。

2. 乳房检查　乳房增大，静脉充盈；乳头增大，乳头、乳晕着色加深；乳晕可见深褐色的蒙氏结节。

3. 其他　部分患者出现雌激素增多的表现，如蜘蛛痣、肝掌、皮肤色素沉着（面部、腹白线、乳晕等）。

（三）辅助检查

1. 妊娠试验　受精卵着床后不久，放射免疫法可以测出受检者血中 β-hCG，是临床上诊断早期妊娠最常用的检查方法。临床上常用早早孕试纸检测尿液，结果阳性结合临床表现可诊断早期妊娠。hCG 对诊断妊娠有很高的特异性，假阳性少见，若阴性者 1 周后复查。

2. 超声检查

是诊断妊娠快速、准确的方法。妊娠早期超声检查的主要目的是确定宫内妊娠，排除异位妊娠、滋养细胞疾病、盆腔肿块等病理情况；确定胎数；估计孕龄，停经 35 日时，能在宫腔内见到圆形或椭圆形妊娠囊；妊娠 6 周时，可见到胚芽和原始心管搏动。妊娠 $11～13^{+6}$ 周，测量胎儿头臀长度能较准确地估计孕周，妊娠 $9～13^{+6}$ 周超声检查，可以排除严重的胎儿畸形，如无脑儿。

【中晚期妊娠诊断】

中晚期妊娠是胎儿生长和各器官发育成熟的重要时期，主要是判断胎儿生长发育情况、宫内状况，和了解胎儿有无畸形。

（一）病史与症状

有早期妊娠的经过，感到腹部逐渐增大，可以感到胎动等。经产妇胎动感觉略早于初产妇。

（二）体征

1. 子宫增大　随着妊娠进展，子宫逐渐增大，宫底逐渐升高。手测子宫底高度或尺测耻上子宫长度，可初步估计胎儿大小及孕周，推断胎儿大小与孕周是否相符。（表2-1、图2-5）子宫底高度与长度因孕妇的脐部与耻骨联合上缘间的距离、胎儿发育、羊水量、多胎等而稍有差异。子宫长度一般在妊娠20周起开始测量，不同孕周的子宫底增长速度不同，妊娠20～24周时增长速度较快，平均每周增长1.6 cm，至36～40周增长速度减慢，每周平均增长0.25 cm，在妊娠36周时最高，妊娠足月时因胎先露入盆而略有下降。增长过速或过缓均可能提示异常。

表2-1　不同妊娠周数的子宫底高度及子宫长度

妊娠周数	手测子宫底高度	尺测子宫长度（cm）
12周末	耻骨联合上2～3横指	
16周末	脐耻之间	
20周末	脐下1横指	18（15.3～21.4）
24周末	脐上1横指	24（22.0～25.1）
28周末	脐上3横指	26（22.4～29.0）
32周末	脐与剑突之间	29（25.3～32.0）
36周末	剑突下2横指	32（29.8～34.5）
40周末	脐与剑突之间或略高	33（30.0～35.3）

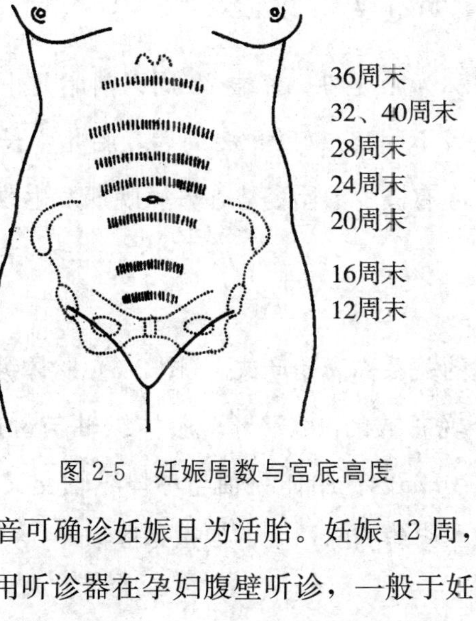

图2-5　妊娠周数与宫底高度

2. 胎心音　闻及胎心音可确诊妊娠且为活胎。妊娠12周，用多普勒胎心听诊仪经孕妇腹壁探测到胎心音；用听诊器在孕妇腹壁听诊，一般于妊娠18～20周开始可以听到，正常范围是每分钟110～160次。胎心音呈双音，似钟表“滴答”声，速度较快，注意与子宫杂音、腹主动脉音、脐带杂音相鉴别。子宫杂音是血液流经子宫血管时产生的柔和吹风样低音响，腹主动脉音为单调的咚咚样强音响，这两种杂音均与孕妇脉搏数一致；脐带杂音为脐带血流受阻时产生的与胎心率一致的吹风样低音响，改变体位后可消失。

3. 胎动　胎动是指胎儿的躯体活动，常因冲击子宫壁而使孕妇感觉到。正常的胎动是胎儿情况良好的表现。一般于妊娠 20 周左右开始自觉有胎动，正常胎动每小时3～5 次。初孕妇比经产妇略晚。胎动随妊娠进展逐渐增加，妊娠 32～34 周达高峰，妊娠 38 周后逐渐减少。胎动夜间和下午较为活跃，常在胎儿睡眠周期消失，持续 20～40 分钟。妊娠 28 周以后，正常胎动次数≥10 次/2 小时。

4. 胎体　妊娠 20 周经腹壁可触到胎体。妊娠 24 周后，经腹部触诊能辨别胎头、胎背、胎臀和胎儿肢体。胎头圆而硬，有浮球感；胎背宽而平坦；胎臀宽而软、不规则。随妊娠进展，通过四步触诊法能够查清胎儿在子宫内的位置，能帮助判断胎方位。

（三）辅助检查

超声检查　B 型超声能显示胎方位、胎心搏动、胎儿数目、胎盘位置及分级、羊水量等，还能测量胎头双顶径、股骨长等多条径线。在妊娠 20～24 周，可筛查胎儿有无结构畸形。彩色多普勒超声可以检测子宫动脉、脐动脉和胎儿动脉的血流速度波形，以评估有无子痫前期的风险，了解胎盘的血流、胎儿的贫血程度等。

【胎产式、胎先露、胎方位】

胎儿在子宫内的姿势称为胎姿势。妊娠 28 周以前胎儿小，羊水相对较多，胎儿在子宫内活动范围较大，位置不固定。妊娠 32 周后，胎儿生长迅速，羊水相对减少，胎儿姿势和位置相对恒定，亦有极少数胎姿势在妊娠晚期发生改变。胎方位甚至在分娩期仍可改变。

（一）胎产式

胎体纵轴与母体纵轴的关系称为胎产式。（图 2-6）胎体纵轴与母体纵轴平行者，称为纵产式，占足月妊娠分娩总数的 99.75%；胎体纵轴与母体纵轴垂直者，称为横产式，仅占足月分娩总数的 0.25%；胎体纵轴与母体纵轴交叉者，称为斜产式，斜产式属暂时性的，在分娩过程中多转为纵产式，偶尔转成横产式。

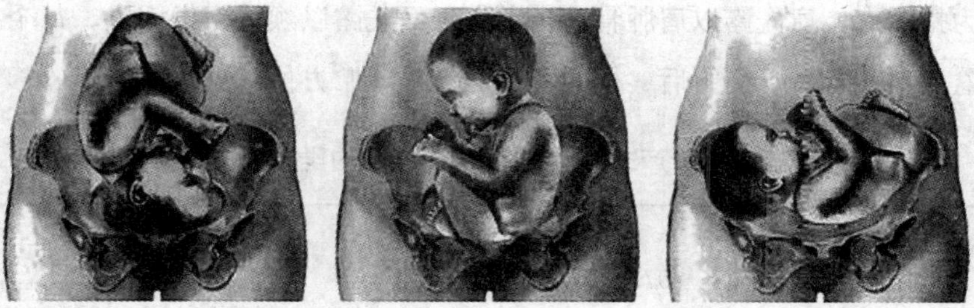

(1) 纵产式-头先露　(2) 纵产式-臀先露　(3) 横产式-肩先露

图 2-6 胎产式

(二) 胎先露

最先进入母体骨盆入口的胎儿部分称为胎先露。纵产式有头先露和臀先露，根据胎头屈伸程度，头先露分为枕先露、前囟先露、额先露及面先露。(图 2-7) 臀先露分为混合臀先露、单臀先露、单足先露、双足先露。(图 2-8) 横产式时最先进入骨盆的是胎儿肩部，为肩先露。

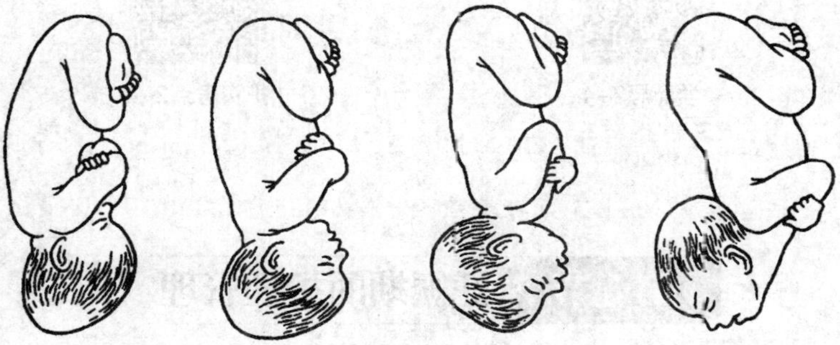

(1) 枕先露　(2) 前囟先露　(3) 额先露　(4) 面先露

图 2-7 头先露的种类

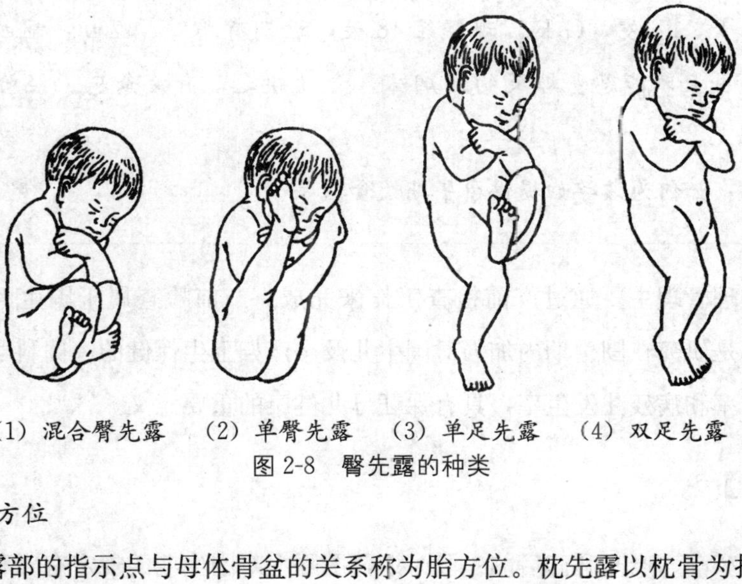

(1) 混合臀先露　(2) 单臀先露　(3) 单足先露　(4) 双足先露

图 2-8 臀先露的种类

(三) 胎方位

胎儿先露部的指示点与母体骨盆的关系称为胎方位。枕先露以枕骨为指示点，臀先露以骶骨为指示点，肩先露以肩胛骨为指示点，面先露以颏骨为指示点。每个指示点因与母体骨盆入口左、右、前、后、横的关系而有不同胎方位，见表 2-2。

表 2-2　胎产式、胎先露和胎方位的类型及关系

纵产式（99.75%）	头先露（95.75%～97.75%）	枕先露（95.55～97.55%）	枕左前（LOA）	枕左横（LOT）	枕左后（LOP）
			枕右前（ROA）	枕右横（ROT）	枕右后（ROP）
		面先露（0.2%）	颏左前（LMA）	颏左横（LMT）	颏左后（LMP）
			颏右前（RMA）	颏右横（RMT）	颏右后（RMP）
	臀先露（2%～4%）		骶左前（LSA）	骶左横（LST）	骶左后（LSP）
			骶右前（RSA）	骶右横（RST）	骶右后（RSP）
横产式（0.25%）	肩先露（0.25%）		肩左前（LSCA）	肩左后（LSCP）	
			肩右前（RSCA）	肩右后（RSCP）	

学而思2-4

护资考点2-4

第五节　妊娠期的护理管理

案例导入

李某，女，28 岁，G_1P_0。现停经 48 天，近期有恶心、呕吐，呕吐物为清水样，量少，并且不能忍受炒菜的油烟味，食欲缺乏，有疲惫感。经检查确诊为“早孕”。

请思考：如何为该孕妇提供孕早期饮食指导？

妊娠期护理管理主要通过产前检查工作来完成。产前检查属于围生医学研究的范畴。围生医学是研究在围生期内加强对围生儿及孕产妇卫生保健的一门科学，以降低围生期母儿死亡率和病残儿发生率，具有保证母儿健康的重要意义。

【围生期】

围生期是产前、产时和产后的一段时期，国际上对围生期的规定有 4 种：①围生期

Ⅰ：从妊娠满 28 周（即胎儿体重≥1000 g 或身长≥35 cm）至产后 1 周；②围生期Ⅱ：从妊娠满 20 周（即胎儿体重≥500 g 或身长≥25 cm）至产后 4 周；③围生期Ⅲ：从妊娠满 28 周至产后 4 周；④围生期Ⅳ：从胚胎形成至产后 1 周。我国现阶段采用围生期Ⅰ来计算围生期死亡率，它是衡量产科和新生儿科医疗质量的重要指标。

【产前检查】

（一）产前检查的目的

1. 确定孕妇和胎儿的健康状况。
2. 估计和核对孕期或胎龄。
3. 及时发现与治疗异常妊娠。
4. 孕期健康教育及指导。

（二）产前检查的时间与次数

合理的产前检查时间及次数不仅能保证孕期保健的质量，也能节省医疗卫生资源。针对发展中国家无合并症的孕妇，世界卫生组织（2016 年）建议产前检查次数至少 8 次，分别为：妊娠＜12 周、20 周、26 周、30 周、34 周、36 周、38 周和 40 周。根据我国《孕前和孕期保健指南（2018 年）》，目前推荐的产前检查孕周分别是：妊娠 6～13^{+6}周，14～19^{+6}周，20～24 周，25～28 周，29～32 周，33～36 周，37～41 周（每周 1 次），见表 2-3。有高危因素者，可酌情增加次数。

表 2-3　产前检查

检查次数	常规保健内容	必查项目	备查项目	健康教育及指导
第 1 次检查（6～13^{+6}周）	1. 建立孕期保健手册 2. 确定孕周、推算预产期 3. 评估孕期高危因素 4. 血压、体重与体重指数 5. 妇科检查 6. 胎心率（妊娠 12 周左右）	1. 血常规 2. 尿常规 3. 血型（ABO 和 Rh） 4. 空腹血糖 5. 肝肾功能 6. 乙型肝炎表面抗原 7. 梅毒血清抗体筛查和 HIV 筛查 8. 地中海贫血筛查（广东、广西、海南、湖南、湖北、四川、重庆等地）	1. HCV 筛查 2. 抗 D 滴度（Rh 阴性者） 3. 75 g OGTT（高危妇女） 4. 甲状腺功能筛查 5. 血清铁蛋白（血红蛋白＜110 g/L 者） 6. 宫颈细胞学检查（孕前 12 月未检查者） 7. 宫颈分泌物检测淋球菌和沙眼衣原体 8. 细菌性阴道病的检测 9. 早孕期非整倍体母体血	1. 流产的认识和预防 2. 营养和生活方式的指导 3. 避免接触有毒有害物质和宠物，慎用药物 4. 孕期疫苗的接种 5. 改变不良生活方式；避免高强度的工作、高噪音环境和家庭暴力 6. 保持心理健康

续表

检查次数	常规保健内容	必查项目	备查项目	健康教育及指导
第1次检查（6～13^{+6}周）		9. 早孕期超声检查（确定宫内妊娠和孕周）	清学筛查（10～13^{+6}周） 10. 妊娠11～13^{+6}周超声检查测量胎儿颈项透明层厚度 11. 妊娠10～13^{+6}周绒毛活检 12. 心电图	7. 继续补充叶酸0.4～0.8 mg/d至3个月，有条件者可继续服用含叶酸的复合维生素。 8. 妊娠期常见症状的健康指导
第2次检查（14～19^{+6}周）	1. 分析首次产前检查的结果 2. 测血压、体重、宫底高度、胎心率	无	1. 无创产前检测（NIPT）（12～22周） 2. 中孕期非整倍体母体血清学筛查（15～20周） 3. 羊膜腔穿刺检查胎儿染色体（16～22周）	1. 中孕期胎儿非整倍体筛查的意义 2. 补充元素铁 3. 开始常规补充钙剂 4. 妊娠期异常情况的识别与指导
第3次检查（20～24周）	测血压、体重、宫底高度、胎心率	1. 胎儿系统超声筛查（20～24周） 2. 血常规 3. 尿常规	阴道超声测量宫颈长度（早产高危）	1. 早产的认识和预防 2. 营养和生活方式的指导 3. 胎儿系统超声筛查的意义 4. 心理健康与家庭指导
第4次检查（25～28周）	测血压、体重、宫底高度、胎心率	1. 75 g OGTT 2. 血常规 3. 尿常规	1. 抗D滴度复查（Rh阴性者） 2. 宫颈阴道分泌物胎儿纤维连接蛋白（fFN）检测（宫颈长度为20～30 mm者）	1. 早产的认识和预防 2. 营养和生活方式的指导 3. 妊娠期糖尿病筛查的意义 4. 心理健康与家庭指导
第5次检查（29～32周）	测血压、体重、宫底高度、胎心率	1. 产科超声检查 血常规 尿常规	无	1. 分娩方式指导 2. 开始注意胎动 3. 母乳喂养指导 4. 新生儿护理指导 5. 孕妇体重与胎动检测 6. 心理健康与家庭指导

续表

检查次数	常规保健内容	必查项目	备查项目	健康教育及指导
第6次检查（33～36周）	测血压、体重、宫底高度、胎心率、胎位	尿常规	1. B族链球菌（GBS）筛查（35～37周） 2. 肝功、血清胆汁酸检测（32～34周，怀疑妊娠肝内胆汁淤积症的孕妇） NST检查（34孕周以后）	1. 分娩前生活方式的指导 2. 分娩相关知识 3. 新生儿疾病筛查 4. 孕妇体重与胎动检测 5. 抑郁症的预防
第7～11次检查（37～41周）	测血压、体重、宫底高度、胎心率、胎位	1. 产科超声检查 2. NST检查（每周1次）	宫颈检查（Bishop评分）	1. 分娩相关知识 2. 新生儿免疫接种 3. 胎儿宫内情况的监护 4. 孕妇体重与胎动检测 5. 抑郁症的预防 6. 产褥期指导

备注：超过41周，住院并引产

【护理】

（一）护理评估

1. 健康史

（1）年龄：年龄过小（<18岁）或过大（>35岁）均为高危妊娠。35岁以上高龄初孕妇易发生妊娠期特有疾病，如妊娠期糖尿病、妊娠期高血压疾病；分娩时易出现产力、产道异常等。

（2）职业：放射线可诱发基因突变导致染色体异常，长期接触铅、汞、苯、有机磷农药、一氧化碳等有毒物质，有可能导致流产、死胎、胎儿畸形等。

（3）月经史：详细询问末次月经日期、月经周期及其是否规律。月经周期的长短影响预产期的推算和胎儿生长发育的监测。月经周期延长的孕妇其预产期相应推迟，如月经周期40日的孕妇，其预产期应相应推迟10日。

（4）孕产史：了解孕次及分娩方式，询问有无流产、早产、难产、死胎、死产、产后出血史。

（5）本次妊娠过程：了解有无早孕反应、早孕反应出现的时间；妊娠早期有无病毒感染及用药；胎动开始时间；妊娠过程有无阴道流血、腹痛、发热、头晕、头痛、心悸、气短、下肢水肿等表现。询问饮食、职业及工作环境、运动（劳动）、大小便及睡眠情况。

（6）既往史和手术史：了解既往有无高血压、心脏病、糖尿病、甲状腺功能亢进（甲亢）、血液病、严重肝肾疾病等病史，注意其发病时间与治疗情况。了解手术史。

（7）家族史：询问家族中有无高血压、糖尿病、双胎妊娠、精神病、肺结核及其他遗传性疾病等病史。

（8）个人史：了解婚姻状况、受教育程度、宗教信仰、经济状况以及有无吸烟、吸毒、酗酒等资料。

（9）配偶情况：主要询问有无烟酒嗜好、传染病、遗传性疾病等。

2. 预产期的推算　预产期主要是通过末次月经来推算孕妇分娩的日期，计算方法为：从末次月经第一日算起，月份减 3 或加 9，日数加 7，例如：如末次月经第 1 日为 2020 年 1 月 15 日，预产期应为 2020 年 10 月 22 日。一般实际分娩日期在预产期前或后 1～2 周。若孕妇记不清末次月经日期或哺乳期尚未月经复潮而受孕者，可根据妊娠早期超声检测胎儿头臀长（CRL）、早孕反应出现时间、胎动开始时间、宫高及超声检查等估计。妊娠早期超声检测胎儿头臀长（CRL）是估计孕周最准确的指标。

3. 全身检查　评估孕妇发育、营养、精神、步态及身高，身材矮小（不足 145 cm）者常伴有骨盆狭窄；检查心、肺、肝、肾有无病变；检查乳房发育情况、乳头大小及有无凹陷；注意脊柱及下肢有无畸形；测量血压，孕妇正常血压不应超过 140/90 mmHg，或与基础血压相比不超过 30/15 mmHg；注意有无水肿，妊娠晚期仅踝部或小腿下部水肿，经休息后能消退者属于正常；测量体重，妊娠晚期体重增加每周不超过 500 g，超过者应考虑水肿或隐性水肿、羊水过多、双胎妊娠等。

4. 产科检查　包括腹部检查、骨盆测量、阴道检查和辅助检查。

（1）腹部检查：孕妇排尿后，仰卧于检查床上，头部略抬高，袒露腹部，双腿略屈曲分开，放松腹部。检查者站于孕妇右侧，动作轻柔，注意保暖与保护隐私。

①视诊：注意观察腹部形状和大小，有无手术瘢痕、妊娠纹和水肿。腹部呈横椭圆形（腹部两侧向外膨出伴宫底位置较低者）常提示肩先露。腹部过大，提示多胎妊娠、胎儿巨大、羊水过多的可能；腹部过小，提示胎儿生长受限（FGR）、孕周推算错误等。腹形呈悬垂腹（多见于经产妇）或尖形腹（多见于初产妇），考虑骨盆狭窄的可能。

②触诊：分四步完成，称为四步触诊法（图 2-9），是产科特有的检查。可检查子宫大小、胎产式、胎先露及是否衔接、胎方位等。触诊时注意腹壁紧张度、子宫敏感度、

羊水多少等情况。检查前，先用手测宫底高度或用软尺测子宫长度及腹围，子宫长度是从宫底到耻骨联合上缘的距离，腹围是下腹最膨隆处，通常是绕脐一周的周径。四步触诊法的前 3 步检查者面向孕妇头部，第 4 步面向孕妇足部。

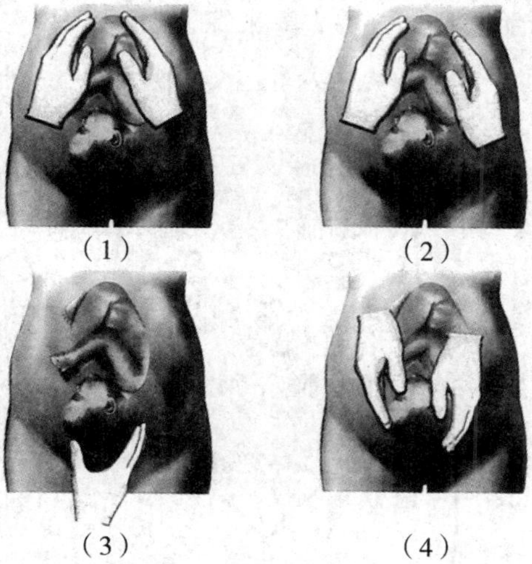

图 2-9　四步触诊法

第一步：检查者两手置于子宫底部，轻轻按压摸清子宫底高度，根据其高度估计胎儿大小与妊娠周数是否相符。然后以双手指腹相对轻推，判断在子宫底部的胎儿部分。若为胎头，则硬而圆且有浮球感；若为胎臀，则大而软且形状略不规则。若于子宫底部未触及胎头或胎臀，应考虑横产式的可能。通过第一步检查可判断胎产式，从而间接推断胎先露。

第二步：检查者两手分别置于腹部左右两侧，一手固定，另一手由上至下轻轻深按检查，左右手交替进行，分辨胎背及胎儿四肢的位置，触到平坦饱满部分为胎背，并了解胎背向前方、向侧方或向后。触到较空虚、高低不平可变形且活动的部分为胎儿的肢体，有时可感到胎儿肢体活动。

第三步：检查者右手置于耻骨联合上方，拇指与其余四指分开，握住胎先露部，进一步摸清是胎头或胎臀，圆而硬为胎头，宽而软为胎臀。然后左右推动以确定是否衔接，若胎先露部仍可左右推动，表示尚未衔接入盆；若不能被推动，则已衔接入盆。

第四步：检查者左右手分别置于胎先露部的两侧，沿骨盆入口方向向下深按，进一步核实胎先露部的诊断是否正确，并确定先露部入盆的程度。双手能伸入、左右推胎先露能动者，表示先露尚未入盆，临床上称为“浮”；手能伸入一点、胎先露稍活动，称为“半入盆”；手不能伸入、胎先露不能活动，称为“入盆”。

③听诊：胎心音在胎背上方的孕妇腹壁处听诊最清楚。妊娠 24 周后，枕先露的听诊部位在脐左或右下方；臀先露的听诊部位在脐左或右上方；肩先露的听诊在靠近脐部下方最清楚。（图 2-10）听诊部位取决于先露部和其下降程度。子宫敏感、腹壁紧张，胎方位不清时，可通过听胎心音结合胎先露来综合判断。

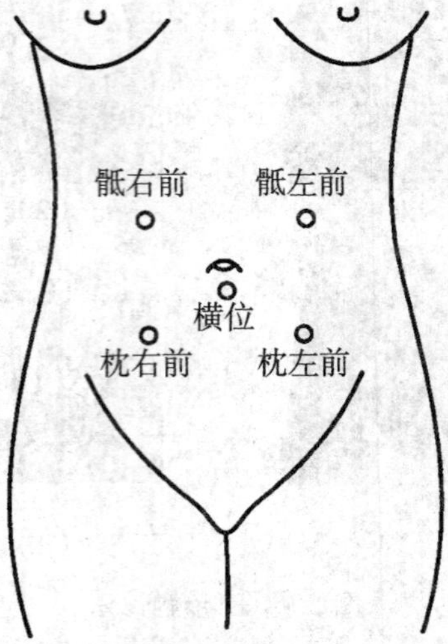

图 2-10　不同胎位胎心音的听诊部位

（2）骨盆测量：骨盆即骨产道，其大小及形状决定着胎儿能否顺利经阴道娩出。骨盆测量可以了解骨产道的情况，分为骨盆外测量和骨盆内测量两种方法。

1）骨盆外测量：用骨盆测量器测量以下径线：

①髂棘间径：孕妇取仰卧位，两腿伸直。测量两髂前上棘外缘间的距离（图 2-11），正常值为 23～26 cm。此径线可间接推测骨盆入口横径的长度。

②髂嵴间径：孕妇取仰卧位，两腿伸直。测量两髂嵴外缘间最宽的距离（图 2-12），正常值为 25～28 cm。此径线可间接推测骨盆入口横径的长度。

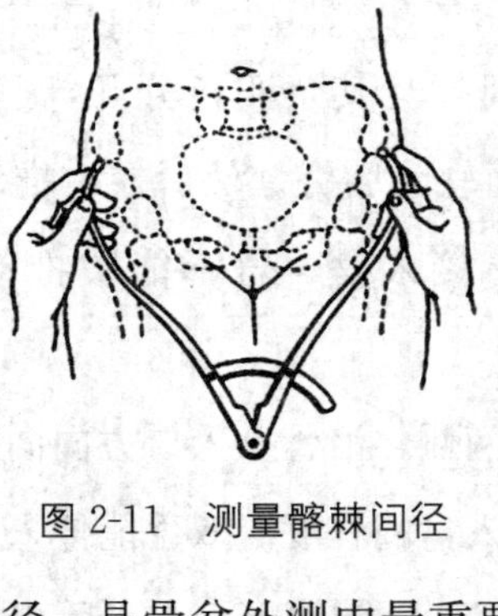

图 2-11　测量髂棘间径

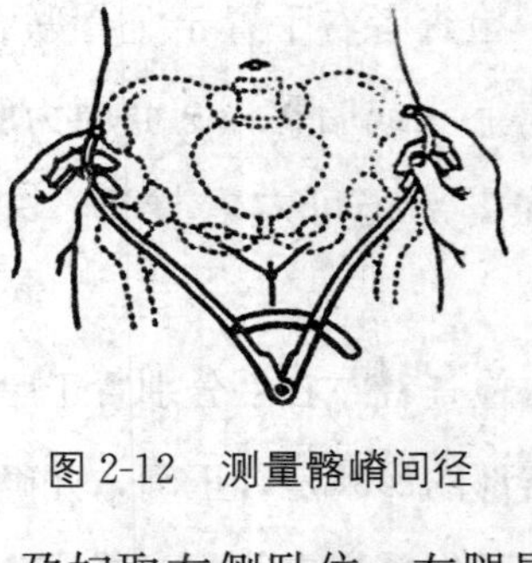

图 2-12　测量髂嵴间径

③骶耻外径：是骨盆外测中最重要的径线。孕妇取左侧卧位，左腿屈曲，右腿伸直。测量第 5 腰椎棘突下（相当于米氏菱形窝的上角，或相当于两髂嵴后连线中点下约

1～1.5 cm 处）至耻骨联合上缘中点的距离（图 2-13），正常值为 18～20 cm。此径线可间接推测骨盆入口前后径的长度。

④坐骨结节间径：又称出口横径，孕妇取仰卧位，两腿屈曲，双手抱膝，测量两坐骨结节内侧缘间的距离（图 2-14），正常值为 8.5～9.5 cm；也可用检查者手拳估计，若此径能容纳成人横置手拳属正常。如果出口横径＜8 cm，应进一步测量出口后矢状径。

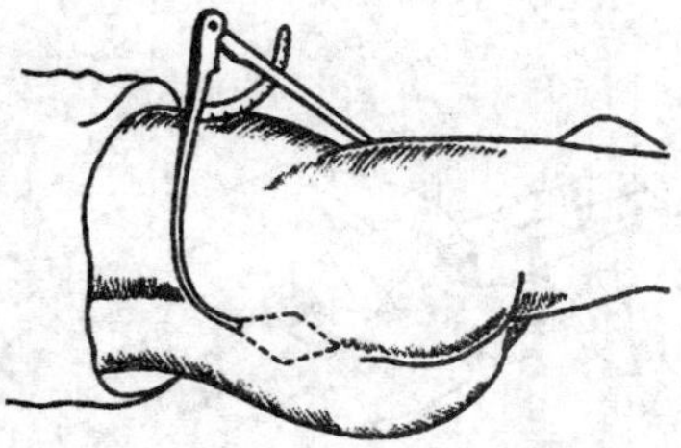

图 2-13　测量骶耻外径

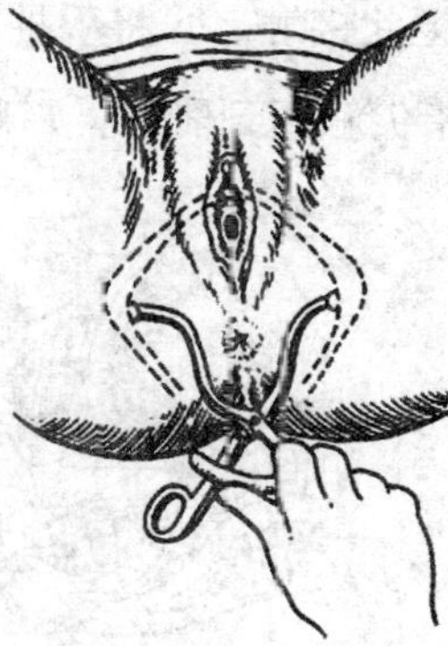

图 2-14　测量坐骨结节间径

⑤出口后矢状径：测量坐骨结节间径中点至骶骨尖端的长度。检查者右手戴手套，示指伸入肛门触及骶骨，拇指置于孕妇体外骶尾部，两指共同找到骶骨尖端，将骨盆出口测量器两端分别放在坐骨结节间径中点与骶骨尖端处，即可测量出口后矢状径（图 2-15），正常值为 8～9 cm。出口后矢状径与坐骨结节间径之和＞15 cm，表示骨盆出口狭窄不明显，一般足月大小的胎儿可经阴道娩出。

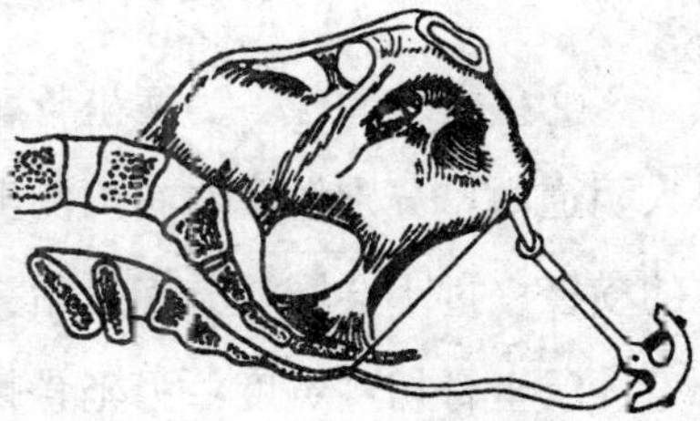

图 2-15　测量出口后矢状径

⑥耻骨弓角度：将两拇指指尖斜着对拢放于耻骨联合下缘，左右两拇指平放在耻骨降支上面，两拇指间的角度即为耻骨弓角度（图2-16），正常值为 90°，小于 80°为异常。该角度可反映骨盆出口横径的宽度。

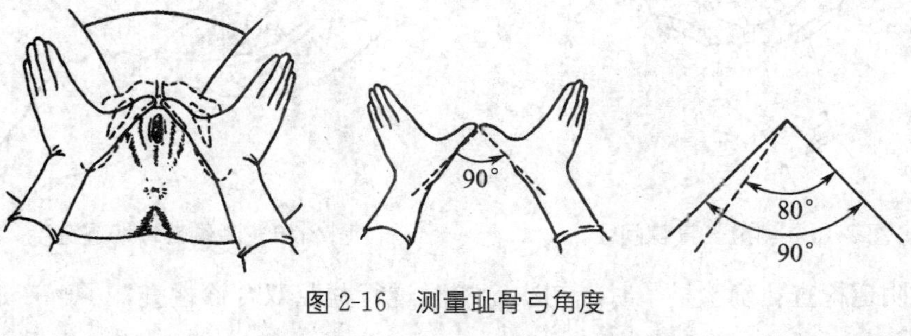

图 2-16　测量耻骨弓角度

2）骨盆内测量：适用于骨盆外测量有狭窄者，应于妊娠 24～36 周阴道松软时测量。过早测量阴道较紧，近预产期测量容易引起感染、胎膜早破。测量时，孕妇取膀胱截石位，严格消毒外阴，检查者须戴消毒手套并涂润滑油。

①骶耻内径：又称对角径，为骶岬上缘中点到耻骨联合下缘的距离，正常值为12.5～13 cm。此值减去1.5～2 cm为骨盆入口前后径的长度，称为真结合径，正常值为11 cm。当骶耻外径<18 cm时测量，可较精确推测骨盆入口前后径的长度。检查者将一手示指、中指伸入阴道，用中指指尖触及骶岬上缘中点，示指上缘紧贴耻骨联合下缘，另一手标记此接触点，将手抽出，测量中指尖到标记点的距离，即为对角径。（图2-17）若中指指尖触不到骶岬，一般表示对角径大于12.5 cm。

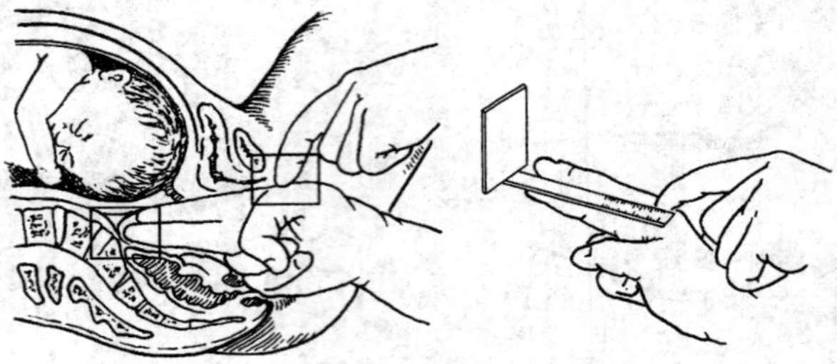

（1）　　（2）

图2-17　测量对角径

②坐骨棘间径：为两坐骨棘间的距离，正常值为10 cm。方法为一手示指、中指置入阴道内，分别触及左右两侧坐骨棘，估计其间的距离。（图2-18）此径线是骨盆最短的横径，过小会影响分娩时胎头的下降。

③坐骨切迹宽度：为坐骨棘与骶骨下部间的距离，即骶棘韧带宽度。可估计中骨盆的大小，方法为将阴道内的示指置于骶棘韧带上并移动（图2-19），估计能容纳3横指，相当于5.5～6 cm，属于正常；否则提示中骨盆狭窄。

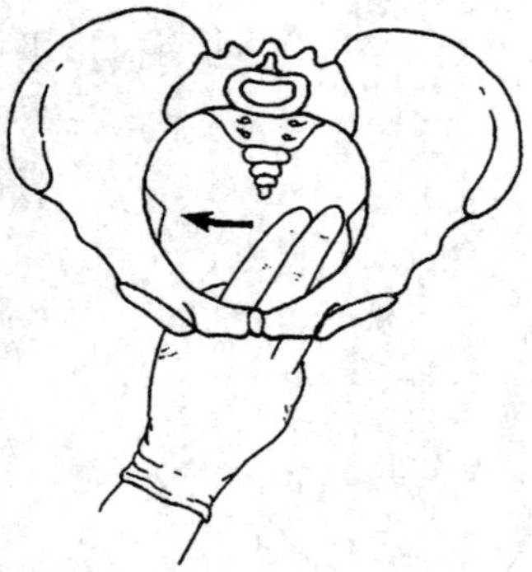

图2-18　测量坐骨棘间径

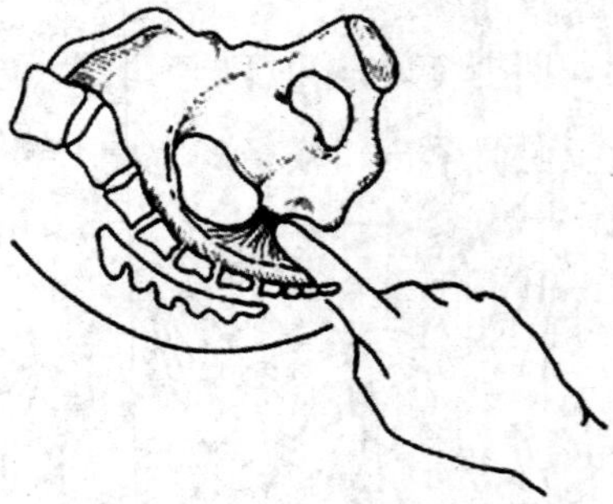

图2-19　测量坐骨切迹宽度

（3）阴道检查：确诊早孕时或初次产检时进行盆腔双合诊检查，了解产道、子宫、附件有无异常。妊娠24周左右首次产前检查时需测量对角径。妊娠最后一个月内应避免阴道检查。

5. 心理-社会支持情况　妊娠早期评估孕妇对妊娠的反应及接受程度，对此是积极还是消极的态度，有无矛盾心理。孕妇接受妊娠的程度，可以从孕妇能否主动谈论怀孕的不适、遵循产前指导的能力来评估。妊娠中期后，孕妇自感胎动，真实感受到胎儿的存在，开始关爱胎儿。妊娠晚期子宫明显增大，孕妇的体力负担加重，行动不便，出现腰背痛、水肿、睡眠障碍等症状，此时大多数孕妇都盼望分娩日期尽快到来；当小孩即将降生时，孕妇一方面感到高兴，同时，又因对分娩将产生的痛苦而焦虑、恐惧，担心能否顺利分娩、害怕出现危险或胎儿畸形。

6. 辅助检查　常规检查红细胞计数、血红蛋白值、血细胞比容、血小板数、血型、HBsAg、肝功能、肾功能、阴道分泌物、尿蛋白、尿糖等。必要时行超声检查、葡萄糖复查、唐氏筛查、HIV 筛查等。

（二）常见护理诊断/问题

1. 体液过多　与妊娠子宫压迫下腔静脉或水钠潴留有关。

2. 便秘　与妊娠引起肠蠕动减弱、增大子宫压迫肠道有关。

3. 知识缺乏：缺乏妊娠期保健知识。

4. 焦虑　与担心自己与胎儿健康、害怕分娩有关。

5. 有受伤的危险（胎儿）　与感染、中毒、遗传、胎盘功能减退有关。

（三）护理措施

1. 症状护理

（1）恶心、呕吐：约半数孕妇在孕 6 周左右出现恶心、呕吐、挑食、流涎等早孕反应症状，一般不影响生活与工作，孕 12 周左右自行消失，一般无须用药。必要时，按医嘱给予维生素 B_6、维生素 B_1 等。此期间指导孕妇清淡饮食，可以少食多餐，忌油腻、难消化和引起不舒服气味的食物，避免空腹或过饱，早晨起床后可以先吃几块饼干，喝点酸奶，两餐之间进液体食物。若恶心、呕吐频繁，应考虑妊娠剧吐，须就医入院补液，纠正水电解质紊乱。

（2）尿频、尿急：增大的子宫压迫膀胱所致，常发生在妊娠初 3 个月及末 3 个月。告知孕妇无须减少饮水，应及时排尿，憋尿易致泌尿系统感染。产后症状自行消失。

（3）便秘：孕期常见症状。因肠蠕动减弱，肠内容物排空时间延长，增大的子宫及胎先露压迫肠道引起。指导孕妇养成良好的生活习惯，按时排便。每日清晨饮一杯温开水，进食易消化粗纤维食物，多吃新鲜蔬菜和水果，多喝水，坚持每日适当运动。必要时在医生指导下口服缓泻剂，如车前番泻颗粒，不咀嚼，足量水冲服；或用开塞露、甘油栓；禁用峻泻剂，不可以灌肠，以免引起流产或早产。

(4) 白带增多：妊娠期性激素不断升高，阴道分泌物增加，于妊娠初3个月及末3个月明显，属妊娠期生理变化。嘱孕妇保持外阴清洁与干燥，每日清洗外阴，穿透气性好的棉质内裤，经常更换内裤或卫生巾，严禁阴道冲洗。孕期常规检查白带排除假丝酵母菌、滴虫、衣原体等感染。

(5) 仰卧位低血压综合征：妊娠晚期孕妇长时间仰卧，增大子宫压迫下腔静脉，使回心血量及心搏量突然减少，血压下降。孕妇转换左侧卧位，血压很快恢复，不必紧张。

(6) 下肢水肿：增大子宫压迫下腔静脉使下肢静脉血液回流受阻是水肿的主要原因，导致孕妇于妊娠后期常有踝部、小腿下半部轻度水肿，休息后消退，属正常现象；若下肢水肿明显，休息后不消退，应警惕妊娠期高血压疾病、妊娠合并肾脏疾病、低蛋白血症等。避免长时间站或坐，取左侧卧位休息，下肢垫高15°能使下肢血液回流改善，减轻水肿。需适当限制盐的摄入，水分不必限制。

(7) 下肢、外阴静脉曲张：下腔静脉受压使股静脉压升高所致，应避免长时间站立，穿弹力裤或下肢绑弹性绷带，左侧卧位睡眠同时垫高下肢以促进血液回流。

(8) 痔疮：因增大的子宫压迫或妊娠期便秘使痔静脉回流受阻，直肠静脉压升高引起。积极防治便秘，多喝水、多吃蔬菜和水果，少吃辛辣刺激性食物。肛门部位温水坐浴能缓解胀痛，按医嘱服用缓泻剂。

(9) 下肢痉挛：多为孕妇缺钙引起，小腿腓肠肌肌肉痉挛常见，常在夜间发作，多能迅速缓解。指导孕妇多晒太阳，饮食中适当增加钙的摄入，口服复方氨基酸螯合钙，避免腿部疲劳、受凉，走路时注意脚跟先着地。发作时局部热敷按摩，背屈肢体或站直前倾以伸展抽搐的肌肉，直至痉挛消失。

(10) 腰背痛：妊娠期间子宫向前隆起，为了保持平衡，孕妇体姿后仰，使背肌处于持续紧张状态，另妊娠时关节韧带松弛，导致孕妇腰背疼痛。指导孕妇穿平跟鞋，若俯拾地面物品，保持上身直立，屈膝，用两下肢力量起身；少抬举重物；休息时，腰背部垫枕头可缓解疼痛，必要时卧床休息（硬床垫）、局部热敷。疼痛严重者可服止痛药物。

(11) 贫血：孕妇于妊娠后期对铁的需求量增多，单靠饮食补充明显不足，易发生缺铁性贫血。应加强营养，从妊娠4个月起补充铁剂，可用温水或水果汁送服，或同时服用维生素C和钙剂增加铁的摄入，最好餐后20分钟服用，以减轻对胃肠道的刺激。多食动物肝脏、瘦肉、蛋黄、豆类、绿叶蔬菜等。告诉孕妇服用铁剂后大便可能会变黑，可能导致便秘或轻度腹泻。

(12) 失眠：加强心理护理，缓解焦虑、紧张，每日坚持户外散步，睡前喝杯热奶、温水洗脚或用木梳梳头，有助于入睡。

2. 心理护理　大量研究证明，情绪不良的孕妇易发生异常妊娠与分娩期并发症。孕妇心境不佳，经常抑郁、悲伤、焦虑、紧张、恐惧等，可致胎儿脑血管收缩，脑血流量减少，影响脑部发育，新生儿易激惹，严重时造成胎儿大脑畸形。严重焦虑的孕妇，往往恶心、呕吐加剧，流产、早产发生率高。过度紧张、恐惧，可致子宫收缩乏力，产程延长或难产。让孕妇了解以上知识，鼓励孕妇诉说，告诉孕妇妊娠中晚期可能出现的生理症状，共同解决问题，解除孕妇的担忧，帮助孕妇消除不良情绪，保持心情平和、轻松、愉快。

(四) 健康指导

1. 异常症状的判断　异常症状的出现意味着母儿有危险，首先让孕妇明白自觉与及时就诊的重要性。告知出现下列症状应立即就诊：阴道流血、腹痛、头痛、眼花、胸闷、心悸、气短、发热、阴道突然流液、胎动突然减少等。

2. 营养指导　指导进食含高热量、丰富蛋白质、适量脂肪与糖类、足够微量元素和维生素的食物。但要注意避免营养过剩引起巨大胎儿，和微量元素过剩引起中毒反应。

(1) 帮助孕妇制定合理的饮食计划：平衡膳食，指导高蛋白质、高维生素、高矿物质、适量脂肪及糖、低盐饮食。妊娠期热量随妊娠时间逐渐增加，每日增加 100～300 kcal热量。注意热量增加勿太高，以免胎儿过大，导致难产。建议孕妇从妊娠起，每日增加蛋白质的摄入，孕早期每日增加 5 g，孕中期每日增加 15 g，孕晚期每日增加 25 g。建议孕妇妊娠 16 周开始补充微量元素与矿物质，如：铁、钙、碘、锌及硒等。

(2) 饮食重质不重量：采用正确的烹饪方法，避免破坏营养素。选择易消化无刺激性的食物，避免烟、酒、浓咖啡、浓茶及辛辣食品。

(3) 定期测量体重：监测营养供给、记录体重增长情况。

3. 活动与休息　一般妊娠 28 周后孕妇应适当减轻工作量，妊娠期应避免长时间站立或重体力劳动、勿攀高或举重物、避免夜班或长时间紧张的工作；坚持适量运动，如散步、孕妇保健操。妊娠期孕妇身心负荷加重，容易疲劳，需保证足够的休息和睡眠，每日保证 8 小时睡眠，午休 1～2 小时，妊娠中期后取左侧卧位休息，以增加胎盘血供。

4. 衣着　以宽松、柔软、舒适为宜。不宜穿紧身衣，不要紧束腰腹部，以免影响乳房发育、胎儿发育与活动；选择舒适、合身胸罩，以减轻不适感；宜穿轻便舒适的低跟鞋，避免穿高跟鞋，以防身体失衡、腰背痛。

5. 个人卫生　养成良好的卫生习惯。勤刷牙，注意使用软毛牙刷。勤洗浴，勤更衣。清洗外阴，保持局部清洁干燥。

6. 性生活指导　妊娠期间适当减少性生活次数，注意身体姿势，原则上妊娠前 3 个月及末 3 个月，避免性生活，以防流产、早产、胎膜早破及感染。

7. 孕期自我监护　胎动计数和胎心音计数是孕妇自我监护的重要手段。教会家庭成员听胎心音、孕妇计数胎动，并做好记录，既可了解胎儿宫内情况，又可以促进家庭和谐。胎动计数是孕妇自我监护最常用且简单的方法，胎动在夜间和下午较为活跃，常在胎儿睡眠周期消失，持续 20～40 分钟。妊娠 28 周以后，正常胎动次数≥10 次/2 小时，若胎动次数＜10 次/2 小时，或突然下降 50％以上，提示胎儿缺氧，应立即就医。

8. 孕期用药　许多药物可通过胎盘进入胎体，对胚胎、胎儿不利的药物会影响胚胎分化和发育，导致胎儿畸形和功能障碍，孕 12 周内是药物的致畸期，用药应特别慎重，需在医生指导下合理用药。孕产妇用药原则是：能用一种药物，避免联合用药；能用疗效比较肯定的药物，避免用尚难确定对胎儿有无不良影响的新药；能用小剂量药物，避免用大剂量药物；严格掌握药物剂量和用药持续时间，注意及时停药。

9. 胎教　胎教能有目的、有计划地促进胎儿生长发育，现代科学研究发现，胎儿具有记忆、感知觉等能力，胎儿的眼睛会随送入的光亮而活动，触其手足可产生收缩反应，外界音响可引起心率的改变等。因此，孕妇生活规律，心境愉悦地与胎儿谈话，对胎儿进行抚摸和音乐训练等，有助于胎儿的生长发育。

10. 分娩前准备　指导准备新生儿和产妇用物。应为新生儿准备数套柔软、宽大、便于穿脱（衣缝在正面）的衣服，尿布宜选用柔软、吸水、透气性好的纯棉织品。产妇应准备足够大的卫生巾、毛巾、内裤、合适的胸罩、吸乳器等。另外，可采用上课、看录像等形式讲解新生儿喂养及护理知识，宣传母乳喂养的好处，示教如何给新生儿洗澡、换尿布等。指导教会孕妇做产前运动、分娩呼吸技巧等，有利于减轻分娩不适，促进顺产。

11. 识别先兆临产　随着预产期临近，孕妇出现不规则宫缩，阴道出现少量血性分泌物（俗称“见红”），预示孕妇即将临产，是先兆临产较可靠的征象；若孕妇出现间歇 5～6 分钟，持续 30 秒的规律宫缩，则为临产，应马上入院分娩。若阴道突然大量流液，估计胎膜早破，嘱孕妇平卧，由家属送往医院，以防脐带脱垂而危及胎儿生命。

学而思2-5

护资考点2-5

知识链接

叶酸与胎儿畸形

叶酸是一种水溶性的B族维生素，是胎儿生长发育不可缺少的营养元素。妊娠早期缺乏叶酸会影响胎儿大脑与神经管的发育，造成神经管畸形如无脑儿、脊柱裂等。小儿唇裂、先天性心脏病也与叶酸缺乏有关。

我国育龄妇女叶酸缺乏者高达30%左右，给孕妇补充叶酸可明显降低胎儿畸形的发生率。建议妇女从孕前3个月开始至末3个月，每天服用小剂量叶酸可以减少胎儿神经管畸形、唇裂及先天性心脏病的发生概率。

第三章

高危妊娠的识别与管理

思维导图3

学习目标

1. 掌握高危妊娠的筛查及护理措施。
2. 熟悉高危妊娠的定义。
3. 了解高危妊娠的范畴。
4. 能够对高危孕产妇实施整体护理。
5. 践行忠恕之道，学会换位思考，养成同理心、爱心及责任心。

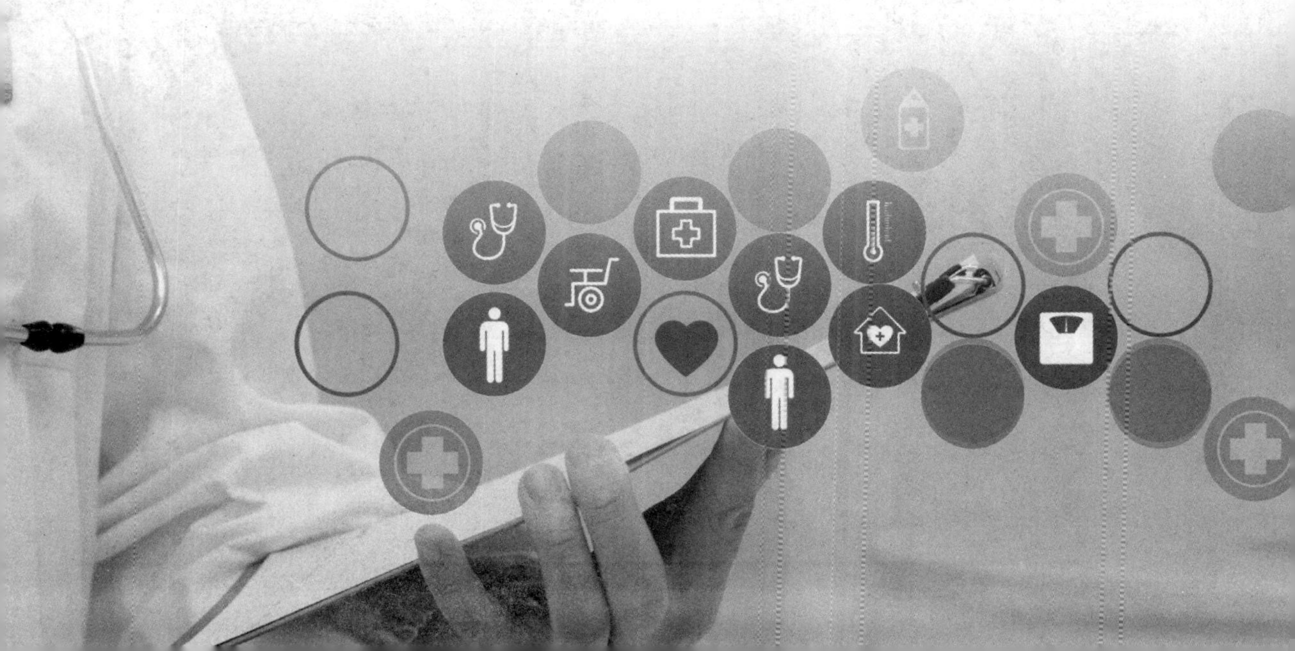

第一节 高危妊娠的识别

案例导入

孕妇，35岁，G_1P_0，因“停经38^{+3}周，头痛、头晕3天”来产科门诊就诊。该患者平时身体健康，今晨7时主诉头痛、头晕，并感到下肢胀痛。查体：血压160/110 mmHg，下肢水肿（＋），尿蛋白（＋＋）。

请思考：

1. 该孕妇存在哪些影响妊娠的高危因素？

2. 应该如何护理该女士？

高危妊娠是指妊娠期存在个人或社会不良因素及有某种并发症或合并症可能危害孕妇、胎儿及新生儿或者导致难产者。具有高危妊娠因素的孕妇称高危孕妇。出现：①孕龄＜37周或＞42周；②出生体重＜2 500 g；③小于孕龄儿或大于孕龄儿；④生后1分钟内Apgar评分0～3分；⑤产时感染；⑥高危妊娠产妇的新生儿；⑦手术产儿；⑧新生儿的兄姐有严重的新生儿病史或新生儿期死亡等情况为高危儿。

【范畴】

高危妊娠包括了所有的病理产科，导致高危妊娠的因素包括以下方面。

（一）社会经济因素及个人因素

孕妇的年龄、文化程度、经济状况、婚姻状况、营养状况等，都可能影响妊娠的进展。孕妇年龄＜18岁或者≥35岁，受教育时间＜6年，孕妇及其丈夫职业稳定性差，收入低下，居住条件差，未婚或独居，营养低下，孕前营养不良或肥胖，身高≤145 cm，孕期未做或极晚做产前检查，均会增加妊娠的风险。

（二）疾病因素

1. 不良妊娠史　如自然流产、异位妊娠、早产、死产、死胎、难产（包括剖宫产史及中位产钳）、新生儿死亡、新生儿溶血性黄疸、新生儿畸形，或有先天性、遗传性疾病，巨大儿等。

2. 妊娠合并症　如心脏病、糖尿病、高血压、肾脏病、肝炎、甲状腺功能亢进、血液病（如贫血）、病毒感染（风疹病毒、巨细胞病毒感染）、性病、恶性肿瘤、明显生殖器发育异常、智力低下、明显的精神异常。

3. 产科并发症　如妊娠期高血压疾病、前置胎盘、胎盘早期剥离、羊水过多或过少、胎儿宫内发育迟缓、过期妊娠、母儿血型不合、胎位异常、多胎妊娠、骨盆异常、软产道异常、妊娠期接触大量放射线或化学性毒物或服用过多对胎儿有影响的药物。

4. 不良生活方式　吸烟、饮酒、吸毒等，也是影响妊娠的危险因素。

【高危妊娠风险筛查】

在确定妊娠后第一次检查时应对所有的孕妇进行危险因素的初筛，以后每次检查或于妊娠早期、中期和晚期进行三次筛查，及时发现高危孕妇，以加强随访和管理。

对妊娠风险阳性的孕妇，医疗机构需要对照《孕产妇妊娠风险评估表》（见表 3-1）进行妊娠风险评估级分级。

表 3-1　孕产妇妊娠风险评估表

评估分级	孕产妇相关情况
绿色 （低风险）	孕妇基本情况良好，未发现妊娠合并症、并发症。
黄色 （一般风险）	1. 基本情况 （1）年龄≥35 岁或≤18 岁 （2）BMI>25 或<18.5 （3）生殖道畸形 （4）骨盆狭小 （5）不良孕产史（各类流产≥3 次、早产、围产儿死亡、出生缺陷、异位妊娠、滋养细胞疾病等） （6）瘢痕子宫 （7）子宫肌瘤或卵巢囊肿≥5 cm （8）盆腔手术史 （9）辅助生殖妊娠 2. 妊娠合并症 （1）心脏病（经心内科诊治无须药物治疗、心功能正常）：先天性心脏病（不伴有肺动脉高压的房缺、室缺、动脉导管未闭；法洛四联症修补术后无残余心脏结构异常等）、心肌炎后遗症、心律失常、无合并症的轻度的肺动脉狭窄和二尖瓣脱垂 （2）呼吸系统疾病：经呼吸内科诊治无须药物治疗、肺功能正常 （3）消化系统疾病：肝炎病毒携带（表面抗原阳性、肝功能正常） （4）泌尿系统疾病：肾脏疾病（目前病情稳定肾功能正常） （5）内分泌系统疾病：无须药物治疗的糖尿病、甲状腺疾病、垂体泌乳素瘤等

续表

评估分级	孕产妇相关情况
黄色 （一般风险）	（6）血液系统疾病：妊娠合并血小板减少（PLT 50～100×10^9/L）但无出血倾向、妊娠合并贫血（Hb 60～110g/L） （7）神经系统疾病：癫痫（单纯部分性发作和复杂部分性发作），重症肌无力（眼肌型）等 （8）免疫系统疾病：无须药物治疗（如系统性红斑狼疮、IgA 肾病、类风湿性关节炎、干燥综合征、未分化结缔组织病等） （9）尖锐湿疣、淋病等性传播疾病 （10）吸毒史 （11）其他 3. 妊娠并发症 （1）双胎妊娠； （2）先兆早产； （3）胎儿宫内生长受限； （4）巨大儿； （5）妊娠期高血压疾病（除外红、橙色）； （6）妊娠期肝内胆汁淤积症； （7）胎膜早破； （8）羊水过少； （9）羊水过多； （10）≥36 周胎位不正； （11）低置胎盘； （12）妊娠剧吐
橙色 （较高风险）	1. 基本情况： （1）年龄≥40 岁 （2）BMI≥28 2. 妊娠合并症 （1）较严重心血管系统疾病：心功能Ⅱ级、轻度左心功能障碍或者 EF40%～50%，需药物治疗的心肌炎后遗症、心律失常等，瓣膜性心脏病（轻度二尖瓣狭窄瓣口>1.5 cm^2，主动脉瓣狭窄跨瓣压差<50 mmHg，无合并症的轻度肺动脉狭窄，二尖瓣脱垂，二叶式主动脉瓣疾病，Marfan 综合征无主动脉扩张），主动脉疾病（主动脉直径<45 mm），主动脉缩窄矫治术后经治疗后稳定的心肌病、各种原因的轻度肺动脉高压（<50 mmHg），其他 （2）呼吸系统疾病：哮喘、脊柱侧弯、胸廓畸形等伴轻度肺功能不全 （3）消化系统疾病：原因不明的肝功能异常、仅需要药物治疗的肝硬化、肠梗阻、消化道出血等、 （4）泌尿系统疾病：慢性肾脏疾病伴肾功能不全代偿期（肌酐超过正常值上限） （5）内分泌系统疾病：需药物治疗的糖尿病、甲状腺疾病、垂体泌乳素瘤、肾性尿崩症（尿量超过 4 000 ml/d）等

续表

评估分级	孕产妇相关情况
橙色 （较高风险）	（6）血液系统疾病：血小板减少（PLT 30～50×10^9/L）、重度贫血（Hb 40～60 g/L）、凝血功能障碍无出血倾向、易栓症（如抗凝血酶缺陷症、蛋白C缺陷症、蛋白S缺陷症、抗磷脂综合征、肾病综合征等） （7）免疫系统疾病：应用小剂量激素（如强的松 5～10 mg/d）6月以上，无临床活动表现（如系统性红斑狼疮、重症IgA肾病、类风湿性关节炎、干燥综合征、未分化结缔组织病等） （8）恶性肿瘤治疗后无转移无复发 （9）智力障碍 （10）精神病缓解期 （11）神经系统疾病：癫痫（失神发作）、重症肌无力（病变波及四肢骨骼肌和延脑部肌肉）等 （12）其他 3. 妊娠并发症 （1）三胎及以上妊娠 （2）Rh血型不合 （3）疤痕子宫（距末次子宫手术间隔<18个月） （4）疤痕子宫伴中央性前置胎盘或伴有可疑胎盘植入 （5）各类子宫手术史（如剖宫产、宫角妊娠、子宫肌瘤挖除术等）≥2次 （6）双胎、羊水过多伴发心肺功能减退 （7）重度子痫前期、慢性高血压合并子痫前期 （8）原因不明的发热 （9）产后抑郁症、产褥期中暑、产褥感染等
红色 （高风险）	1. 妊娠合并症 （1）严重心血管系统疾病：各种原因引起的肺动脉高压（≥50 mmHg），如房缺、室缺、动脉导管未闭等，复杂先心（法洛四联症、艾森曼格综合征等）和未手术的紫绀型心脏病（SpO_2<90%）；Fontan循环术后，心脏瓣膜病：瓣膜置换术后，中重度二尖瓣狭窄（瓣口<），主动脉瓣狭窄（跨瓣压差≥50 mmHg）、马凡氏综合征等，各类心肌病，感染性心内膜炎，急性心肌炎，风心病风湿活动期，妊娠期高血压性心脏病，其他 （2）呼吸系统疾病：哮喘反复发作、肺纤维化、胸廓或脊柱严重畸形等影响肺功能者 （3）消化系统疾病：重型肝炎、肝硬化失代偿、严重消化道出血、急性胰腺炎、肠梗阻等影响孕产妇生命的疾病 （4）泌尿系统疾病：急、慢性肾脏疾病伴高血压、肾功能不全（肌酐超过正常值上限的1.5倍）

续表

评估分级	孕产妇相关情况
红色 （高风险）	（5）内分泌系统疾病：糖尿病并发肾病Ⅴ级、严重心血管病、增生性视网膜病变或玻璃体出血、周围神经病变等，甲状腺功能亢进并发心脏病、感染、肝功能异常、精神异常等疾病，甲状腺功能减退引起相应系统功能障碍，基础代谢率小于−50%，垂体泌乳素瘤出现视力减退、视野缺损、偏盲等压迫症状，尿崩症：中枢性尿崩症伴有明显的多饮、烦渴、多尿症状，或合并有其他垂体功能异常，嗜铬细胞瘤等 （6）血液系统疾病：再生障碍性贫血，血小板减少（$<30\times10^9$/L）或进行性下降或伴有出血倾向，重度贫血（Hb≤40 g/L），白血病，凝血功能障碍伴有出血倾向（如先天性凝血因子缺乏、低纤维蛋白原血症等），血栓栓塞性疾病（如下肢深静脉血栓、颅内静脉窦血栓等） （7）免疫系统疾病：活动期，如系统性红斑狼疮（SLE）、重症 IgA 肾病、类风湿性关节炎、干燥综合征、未分化结缔组织病等 （8）精神病急性期 （9）恶性肿瘤：妊娠期间发现的恶性肿瘤，治疗后复发或发生远处转移 （10）神经系统疾病：脑血管畸形及手术史，癫痫全身发作，重症肌无力（病变发展至延脑肌、肢带肌、躯干肌和呼吸肌） （11）吸毒 （12）其他严重内、外科疾病等 2. 妊娠并发症 （1）三胎及以上妊娠伴发心肺功能减退 （2）凶险性前置胎盘，胎盘早剥 （3）红色预警范畴疾病产后尚未稳定
紫色 （孕妇患有传染性疾病）	所有妊娠合并传染性疾病——如病毒性肝炎、梅毒、HIV 感染及艾滋病、结核病、重症感染性肺炎、特殊病毒感染（H1N7、寨卡等）

备注：除紫色标识孕妇可能伴有其他颜色外，如同时存在不同颜色分类，按照较高风险的分级标识。

学而思3-1

第二节 高危妊娠的护理管理

（一）护理评估

1. 健康史　评估孕妇年龄及孕前健康状况，包括疾病史、手术史、月经史、既往生育史，特别应评估有无不良孕产史。了解孕妇本次妊娠早期经过，是否接触过有害物质、放射线检查、病毒性感染等。

2. 身体评估

（1）体格状况：进行完整体格检查，了解孕妇体重、身高，计算体质指数，测量血压，评估心功能、下肢水肿程度等。身高＜140 cm 者容易头盆不称，体重＜40 kg 或＞85 kg者，危险性增加。血压＞140/90 mmHg，应评估尿蛋白，警惕妊娠期高血压疾病。

（2）产科情况

1）子宫长度及腹围：子宫长度是指耻骨联合上缘中点到宫底的弧形长度。腹围是指以塑料软尺经脐绕腹 1 周的数值，孕晚期每孕周腹围平均增长约 0.8 cm。每次产前检查，均需测量子宫长度和腹围，并绘制在妊娠图上，以评估胎儿生长发育与孕龄是否相符合。

2）妊娠图：以动态评估胎儿宫内生长情况。将每次产前检查所测的血压、体重、子宫长度、腹围、水肿、尿蛋白、胎位、胎儿心率等数值记录在妊娠图上，绘制成曲线，称为妊娠图。（图 3-1）妊娠图可以动态评估胎儿在子宫内的发育状况及孕妇的健康情况。其中，子宫长度曲线是妊娠图中最主要的曲线。

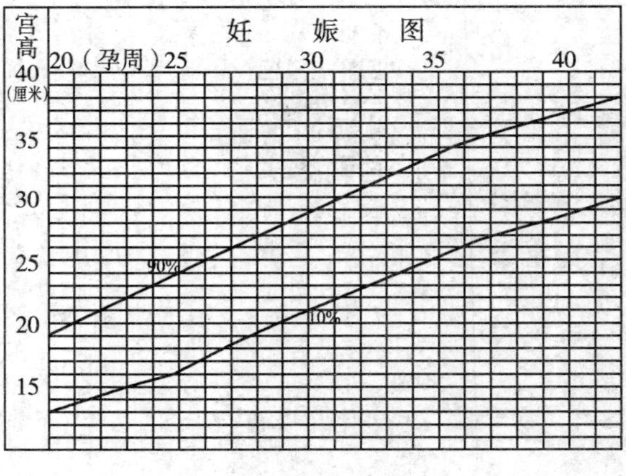

图 3-1　妊娠图

妊娠图中标有正常妊娠情况下人群的第 10 百分位线和第 90 百分位线检查值。每次检查的结果连成的曲线如果在上述两条线之间，提示正常。如果连续 2 次或间隔 3 次出现子宫长度低于正常同期妊娠子宫长度的第 10 百分位，提示可能为小于胎龄儿或胎儿生长受限（FGR），如果高于第 90 百分位，应考虑双胎、巨大儿、羊水过多。如果增长率出现不规则变异，应警惕有无先天畸形的可能。

（3）确定胎龄：胎龄在影响围生儿预后中起着决定性作用，确定胎龄可以准确评估胎儿生长发育是否正常并及时进行必要的检查，以了解妊娠过程中是否有危险因素。目前主要根据末次月经时间来计算胎龄。若末次月经记不清楚或月经不准，可根据早孕反应时间及胎动出现的时间来推算胎龄，但这可能会导致 2 周左右的误差，因此，需做超声扫描胎儿身体不同解剖部位的参数来确定胎龄。孕早期以胎儿顶臀长度（CRL）来评估胎龄，孕 12 周后，可通过测量胎头双顶径（BPD）来明确胎龄，孕晚期 32 周后，随着胎头增长缓慢，可同时测量胎儿腹围或头围/腹围比值（HC/AC）和股骨长度（FL）来评估胎龄。

（4）胎动计数：胎动是胎儿情况良好的一种表现，与胎盘功能状态直接相关，因此，胎动计数是判断胎儿安危最简便有效的方法之一。随着孕周增加，胎动逐渐由弱变强，至妊娠足月时，胎动又因羊水量减少和空间变小而逐渐减弱。妊娠 28 周后，若胎动计数＜10 次/2 小时或减少 50%提示胎儿可能缺氧。

（5）并发症及合并症评估：重视孕妇主诉，了解有无妊娠期并发症及合并症，如妊娠期高血压疾病、前置胎盘、胎膜早破。

3. 心理-社会支持情况　高危孕妇因为担心母儿健康及安全，妊娠早期担心流产或胎儿畸形，妊娠晚期担心早产、胎死宫内、死产等，常存在焦虑、恐惧、悲哀、失落及无助感，应评估产妇的心理变化、社会支持系统及应对策略。

4. 辅助检查

（1）实验室检查：了解孕妇血、尿常规检查；肝肾功能检查；血糖及糖耐量；凝血时间及血小板计数；血/尿雌三醇检查，血清胎盘生乳素及妊娠特异性 β 糖蛋白检查；羊水检查结果等。

（2）超声检查：超声检查提供胎儿状况的重要信息，可以确定子宫大小及是否与孕周相符。妊娠早期，超声检查在孕 5 周时可见到妊娠囊，孕 6 周时可见到胚芽和原始心管搏动，妊娠 $9\sim13^{+6}$ 周时可测量胎儿颈项透明层和胎儿发育情况。妊娠中晚期，超声可以测量双顶径、腹围及股骨长度，评估胎儿宫内生长发育情况，妊娠 18～20 周超声可以进行胎儿结构异常的筛查与诊断。此外，超声检查还能显示胎儿数目、胎位、有无胎心搏动，以及胎盘位置等。

(3) 胎心听诊：经腹壁进行胎心听诊是临床上普遍使用的了解胎儿在子宫内安危的最简单的方法。可用听诊器或超声多普勒胎心仪监测，可了解胎心的强弱、频率和节律，缺点是不能分辨瞬间变化。正常胎心率为110～160次/分，比较规律、有力。听诊时需与子宫杂音、腹主动脉音、胎动音、脐带杂音鉴别。

(4) 胎心电子监护：电子胎儿监护可以连续记录胎心率的变化，并可以观察胎心率与胎动、宫缩之间的关系，还可以连续监测妊娠晚期胎儿心率的动态变化，因此，成为筛选胎儿宫内窘迫、评判胎盘储备功能的首选方法。监护可以在妊娠34周开始，高危妊娠孕妇酌情提前。

电子胎儿监护有两种功能，监测胎心率及预测胎儿宫内储备能力。

1）监测胎心率：用电子胎儿监护仪记录胎心率，它有两种基本变化：胎心率基线及胎心率一过性变化。

胎心率基线（BHR）指在没有胎动及宫缩的情况下记录10分钟的胎心率平均值，即每分钟的心搏次数（bpm）。胎心率基线包括胎心基线率水平及胎心率变异。（图3-2）

胎心基线率水平：正常胎心率为110～160次/分，胎心率＞160次/分或＜110次/分，持续10分钟，称为心动过速或心动过缓。

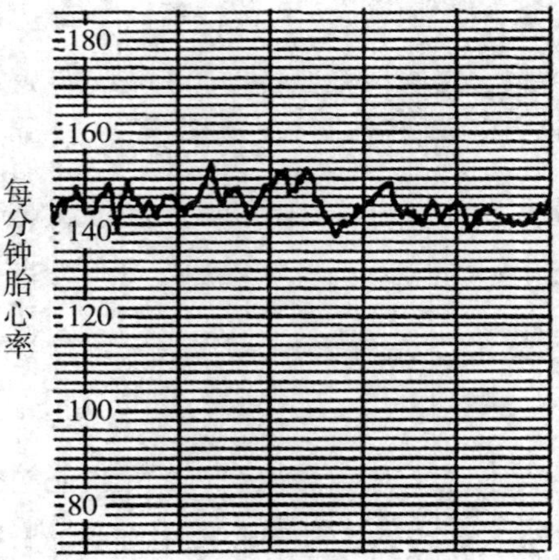

图3-2　胎心率基线及摆动

胎心率的基线摆动包括胎心率的摆动振幅及摆动频率，摆动振幅为胎心率上下摆动波的高度，正常范围为6～25 bpm。摆动频率为1分钟内波动的次数，正常≥6次。胎心率的基线摆动是判断胎儿宫内安危的最重要指标之一，胎心率基线摆动减少或消失最常见于胎儿慢性缺氧及酸中毒，胎心率基线摆动活跃可见于急性缺氧早期或脐带因素。

胎心率一过性变化：受胎动、宫缩、触诊及声响等刺激，胎心率发生暂时性加速或减慢，随后又恢复至基线水平，称为胎心率一过性变化，是判断胎儿宫内安危的重要指标。

加速：宫缩时胎心率暂时增加，>15 bpm，并且持续时间>15 秒。这表示胎儿有良好的心血管系统交感神经反应，可能是由于宫缩时胎儿躯干或脐静脉受压引起反射性心率加速。但若脐静脉受压时间过长，则可发展成减速。

减速：宫缩时胎心率出现短暂的减慢，分为三种情况。①早期减速（ED）：胎心率减速几乎与宫缩同时开始，胎心率最低点在宫缩的高峰，即波谷对波峰，宫缩结束胎心率恢复到原水平。（图 3-3）胎心率下降幅度<50 bpm，持续时间短，恢复快。早期减速常见于第一产程后期，宫缩时胎头受压引起脑血流一过性减少，反射性引起心率减慢。若持续出现早期减速、减速幅度过大，提示脐带因素或羊水过少。②变异减速（VD）：胎心率变异形态不规则，减速与宫缩无恒定关系，持续时间长短不一，下降幅度大，>70 bpm，恢复迅速。（图 3-4）变异减速通常由宫缩时脐带受压兴奋迷走神经引起的，嘱孕妇改变体位或给予吸氧可迅速改善或消失。③晚期减速（LD）：胎心率减速多在宫缩高峰后开始出现，即波谷落后于波峰，时间差在 30～60 秒，下降缓慢，下降幅度<50 bpm，持续时间长，恢复缓慢。（图 3-5）晚期减速通常提示胎盘功能不良，胎儿宫内缺氧。

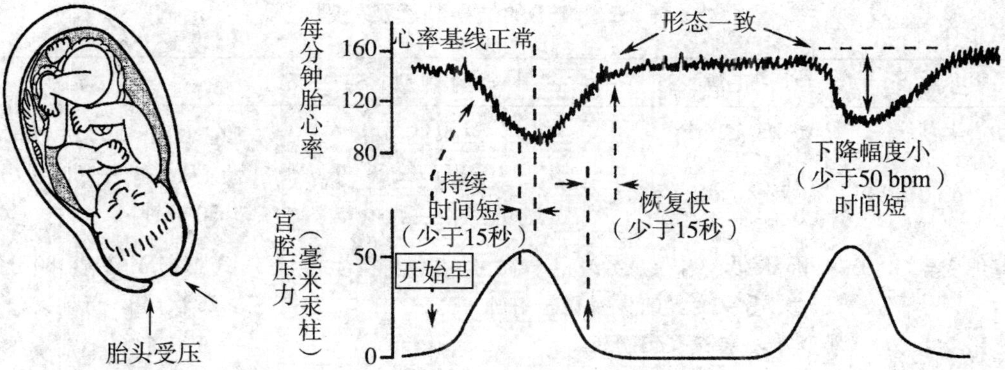

图 3-3　胎心率早期减速

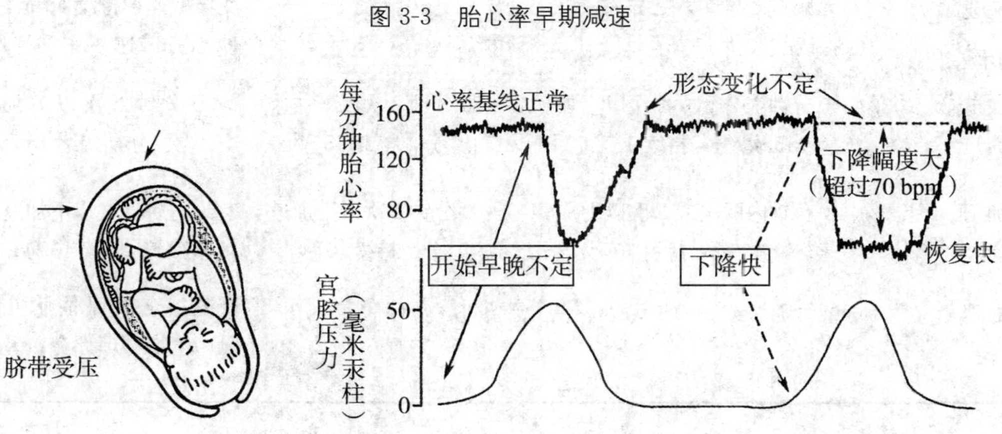

图 3-4　胎心率变异减速

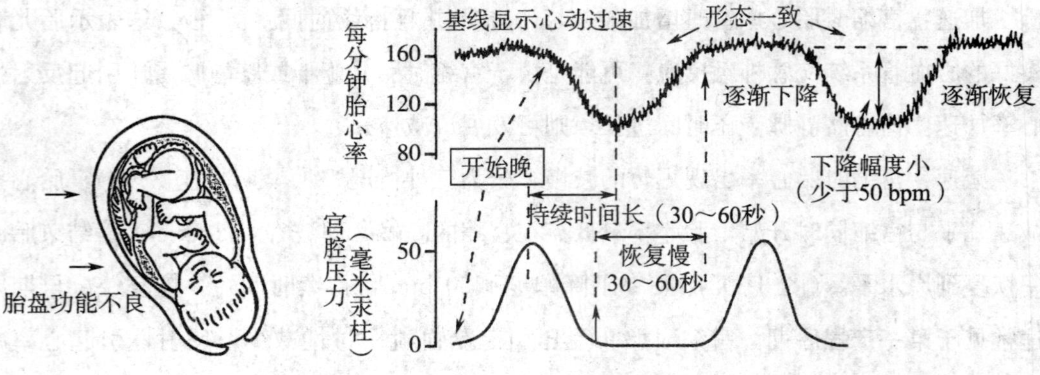

图 3-5　胎心率晚期减速

2）预测胎儿宫内储备能力：包括无应激试验和缩宫素激惹试验。

无应激试验（NST）：指在无宫缩、无外界负荷刺激下，对胎儿进行胎心率宫缩图的观察和记录，以了解胎儿在子宫内的储备能力。试验前 12 小时内一般不用镇静剂，以免影响胎心率试验结果。根据胎心率基线、胎动时胎心率变化（变异、减速和加速）等分为反应型 NST、可疑型 NST 和无反应型 NST。（表 3-2）

表 3-2　NST 的结果判读及处理

参数	正常 NST	不典型 NST	异常 NST
胎心率基线	110～160 次/分	100～110 次/分；＞160 次/分，＜30 分钟	胎心过缓＜100 次/分；胎心过速＞160 次/分，＞30 分钟
基线变异	6～25 次/分（中度变异）；≤5 次/分（变异缺失及微小变异），持续＜40 分钟	≤5 次/分，持续 40～80 分钟	＜5 次/分，持续≥80 分钟 ≥25 次/分，持续＞10 分钟 正弦波形
减速	无减速或偶发变异减速，持续＜30 秒	变异减速，持续 30～60 秒内	变异减速，持续时间＞60 秒 晚期减速
加速（≥32 周）	40 分钟内 2 次或 2 次以上加速≥15 次/分，持续 15 秒	40～80 分钟 2 次以下加速＞15 次/分，持续 15 秒	＞80 分钟 2 次以下加速＞15 次/分，持续 15 秒
加速（＜32 周）	40 分钟内两次或 2 次以上加速＞10 次/分，持续 10 秒	40～80 分钟 2 次以下加速＞10 次/分，持续 10 秒	＞80 分钟 2 次以下加速＞10 次/分，持续 10 秒
处理	继续随访或进一步评估	需要进一步评估	复查；全面评估胎儿状况；生物物理评分；及时终止妊娠

缩宫素激惹试验（OCT）：亦称宫缩应激试验（CST），是通过使用缩宫素诱导子宫

收缩，并用监护仪记录胎心率变化，观察 20 分钟内宫缩时胎心的变化，了解胎盘一过性缺氧的负荷变化，测定胎盘功能和胎儿的储备能力。通过两种方法可诱导宫缩产生，静脉内滴注缩宫素及乳头刺激法。主要基于是否出现晚期减速和变异减速：①阴性：没有晚期减速或重度变异减速；②可疑（有下述任一种表现）：间断出现晚期减速或重度变异减速，宫缩过频（>5 次/10 分钟），宫缩伴胎心减速，时间>90 秒，出现无法解释的监护图形；③阳性：50%的宫缩伴随晚期减速。

（5）胎儿生物物理评分：应用多项生物物理现象进行综合评定的方法，常用 Manning 评分法。通过观察无应激试验（NST）、胎儿呼吸运动（FBM）、胎动（FM）胎儿张力（FT）、羊水最大暗区垂直深度（ AFV）5 项指标综合判断胎儿宫内安危。每项指标 2 分，总分为 10 分，观察时间为 30 分钟，8～ 10 分提示胎儿健康；5～7 分提示可疑胎儿窘迫，4 分以下建议终止妊娠。（表 3-3）

表 3-3　Manning 评分法

指标	2 分（正常）	0 分（异常）
NST（20 分钟）	≥2 次胎动，FHR 加速，振幅≥15 次/分，持续≥15 秒	<2 次胎动，FHR 加速，振幅<15 次/分，持续<15 秒
FBM（30 分钟）	≥1 次，持续≥30 秒	无或持续<30 秒
FM（30 分钟）	≥3 次躯干和肢体活动（连续出现累计一次）	≤2 次躯干和肢体活动
FT	≥1 次躯干伸展后恢复到屈曲，手指摊开合拢	无活动，肢体完全伸展，伸展缓慢，部分恢复到屈曲
AFV	最大羊水池垂直直径≥2 cm	无或最大羊水池垂直直径<2 cm

（6）胎儿心电图监测：胎儿心电图监测是通过置电极于母体腹壁或胎儿体表记录胎儿心脏活动的电位变化及其在心脏传导过程的图形。通过胎儿心脏活动的客观指标，及早诊断胎儿宫内缺氧及先天性心脏病。

（7）胎盘功能监测：胎盘是供给胎儿营养和排泄胎儿代谢产物的器官，通过检查胎盘功能，可以间接了解胎儿在宫内的安危情况。

（8）胎肺成熟度的监测

1）孕周　妊娠满 34 周胎儿肺发育基本成熟。

2）卵磷脂储磷脂比值（L/S）：若羊水 L/S>2，提示胎儿肺成熟。也可用羊水振荡试验（泡沫试验）间接估计 L/S 值。

3）磷脂酰甘油（PG）阳性，提示胎肺成熟。

（二）常见护理诊断/问题

1. 焦虑及恐惧　与母儿健康受到威胁有关。

2. 知识缺乏：与对病情不了解，缺乏自我保健意识和能力有关。

3. 功能障碍性悲哀　与预感到妊娠失败或失去胎儿有关。

（三）护理目标

1. 母婴安全、健康。

2. 孕妇对病情了解，自我保健意识和能力增强。

3. 孕妇能正确面对自己和孩子可能存在的危险。

（四）护理措施

1. 一般护理

（1）筛查：孕妇在孕 12 周前进行系统的收集病史及全身检查，包括盆腔检查、实验室检查，评估是否有高危因素。属于高危者定期在高危门诊随访，对不适宜妊娠者适时终止妊娠。

（2）补充营养：对进食差、营养不良的高危孕妇，每日静脉补充能量，10％葡萄糖液 500 ml 中加入维生素 C 2 g，缓慢静脉滴注，可促进 ADP 转化为 ATP。在胎儿宫内生长受限或胎儿宫内缺氧恢复期，给母体补充葡萄糖有助于提高糖原储备，增强对缺氧的耐受力。指导孕妇摄入高蛋白、适当的脂肪和碳水化合物，并补充足够的维生素及钙、铁。对妊娠合并糖尿病的孕妇指导其控制饮食。

（3）加强休息：休息对高危孕妇尤其重要，休息可以改善子宫胎盘血流，增加雌三醇的合成。卧床休息时建议孕妇取左侧卧位，缓解右旋子宫对下腔静脉的压迫。妊娠后期避免仰卧位，以免子宫受压造成静脉回流受阻和心排出量降低。对先兆早产、前置胎盘和妊娠期高血压疾病孕妇，更应该增加卧床休息时间。

（4）间歇吸氧：孕妇贫血可严重损害母体的携氧能力和对胎儿胎盘的供氧能力，给母体吸氧可减轻胎儿的低氧症，增加胎儿组织的携氧能力，改善胎儿心率。因此，可给予孕妇吸氧，每日 3 次，每次 1 小时。

2. 产科监护

（1）产前监护：产前监护是对高危妊娠采取全程监护，其中以产前高危门诊定期检查、指导随访最重要，可及时发现孕妇的各种危险因素，及早采取各种措施，并监测胎儿在子宫内的生长发育情况及安危情况，预测胎儿的成熟度，为临床决策提供依据。

（2）分娩期监护：对采取阴道分娩的高危孕妇，产时监护至关重要，可采用产程图监测产程进展是否顺利，采用电子胎儿监护仪观察胎心与宫缩及胎动的关系，判断胎儿在子宫内是否缺氧，并定时观察产妇的全身情况、进食、睡眠及血压、心率等生命体征的变化，确保高危孕妇顺利度过分娩期。

（3）产褥期监护：高危产妇在产后应继续重视，必要时送高危病房进行监护，新生儿按高危儿处理。产后哺乳视产妇具体情况而定，对各种传染性疾病、严重心脏病等原则上不宜哺乳。

3. 对症护理

（1）遗传性疾病的产前诊断：对下列孕妇应在孕 16 周左右行羊水穿刺，进行产前诊断，有异常应及时终止妊娠：①孕妇年龄在 37～40 岁或以上；②上次妊娠为先天愚型或有家族史；③孕妇有先天性代谢障碍或染色体异常家族史；④孕妇曾娩出过神经管开放性畸形儿，如无脑儿、脊柱裂；⑤早期接触过可能导致胎儿先天缺陷的物质。

（2）妊娠期并发症和合并症的处理：监测血压、阴道流血或流水，预防和及时处理妊娠期并发症。对合并心脏病、糖尿病、肝炎、慢性肾炎等内科疾病的孕妇应加强产前检查，做好病情监测及胎儿监护。

4. 家庭自我监护指导　指导孕妇按期进行产前检查，并做好家庭自我监护。包括胎动计数、胎心听诊及测量体重、血压。特别是胎动计数，如果胎动频繁或者减少，应及时就诊。

5. 心理护理　评估孕妇的心理状态及应对方式，鼓励其倾诉内心的感受，支持家人的参与。及时告知相关信息和注意事项，减轻其焦虑和恐惧。

（五）护理评价

1. 孕妇的高危妊娠得到有效控制，母婴维持健康。

2. 孕妇保持良好心情。

3. 孕妇主动了解病情，配合治疗。

4. 孕妇能与医护人员讨论，表达自己的感受。

学而思3-2　　护资考点3-2

思政链接

仁爱之精髓——忠恕之道

二十大报告指出中华优秀传统文化源远流长、博大精深，是中华文明的智慧结晶。仁爱是医护人员必备的职业道德，且仁爱的精髓是忠恕。

子贡问曰：“有一言而可以终身行之者乎?”子曰：“其恕乎！己所不欲，勿施于人。”

——《论语·卫灵公》

[释义] 子贡问道：“有没有一句可以终身奉行的话呢?”孔子回答：大概是恕吧！自己不想要就不要强加给别人。

[延伸] 与人交往，最重要的莫过于“忠”“恕”二字。忠者，中与心的结合，指放在心里的中心地位。这自然指对人对事尽心竭力。我们常说的“受人之托，忠人之事”就是对忠字本意的体现。忠，乃是“仁”的客观表现，是仁爱思想的外化。仁爱，是对除自身之外的他人他物有关爱之心，有帮扶之意。忠，可以解释为“己欲立而立人”，含义为：自己有所作为，也要帮助别人有作为。这是博爱，是大爱，是仁心；当然，更是忠心。忠，还有一重含义：己欲达而达人，意为自己显达时，也要帮助别人显达。不知读者朋友们是否感觉这种思想很熟悉，其实这与共同富裕在精神内核上一脉相承。所以，忠，既是古代先人的追求，同样是现代化的我们的追求。恕，乃宽恕也。但是，其并非狭隘意义上的犯错之后的原谅那么简单。在《论语》中，恕与忠乃是一体两面。恕的含义可以用一句耳熟能详的话概括：“己所不欲，勿施于人。”所以，恕有着深厚的感情色彩，意在指向推己及人的将心比心，意在表明要以宽仁之心来对待人和事。忠恕二字，饱含为人处世之大智慧，其告诉世人在自己有所作为与成就之后，亦应帮助别人有所作为和取得成就；其还希望世人培养体谅他人、爱护他人之大格局。

第四章

妊娠期并发症妇女的护理

思维导图4

学习目标

1. 掌握妊娠期并发症的护理评估及护理措施。

2. 熟悉妊娠期并发症的辅助检查方法。

3. 了解妊娠期并发症的相关病因及病理生理。

4. 能关心孕妇并运用所学知识尽力帮助妊娠期并发症孕妇及其家庭安全度过妊娠期。

5. 培养科学的态度、追求真理的精神及大医精诚精神。

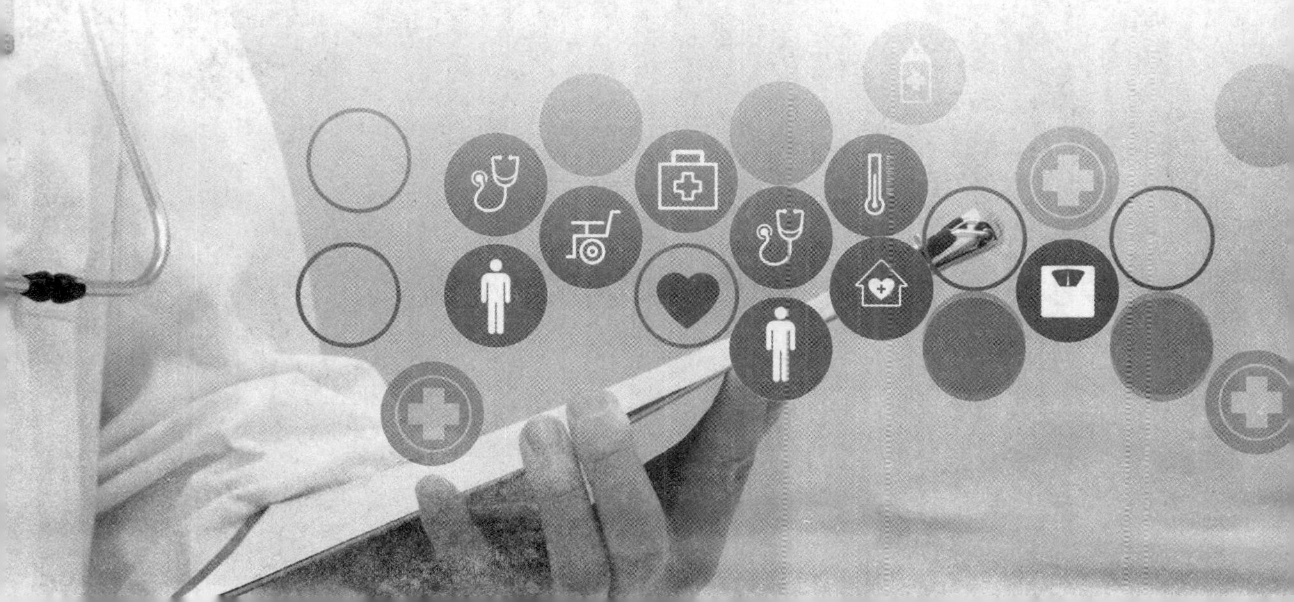

第一节 自然流产

案例导入

吴女士，30岁，已婚，因“停经13周，阴道多量流血伴下腹阵发性疼痛5小时”来院就诊。查体：宫口已开，有妊娠物堵塞宫口，宫体如孕8周大小。

请思考：

1. 该患者可能的医疗诊断是什么？
2. 该患者的护理问题有哪些？
3. 应采取哪些护理措施？

凡妊娠不足28周、胎儿体重不足1000 g而终止者，称为流产。流产发生在妊娠12周以前者称为早期流产。流产发生在妊娠12周或之后者称为晚期流产。流产分为自然流产和人工流产。自然流产占全部妊娠的31%左右，其中早期流产占80%。在早期流产中，约2/3为隐性流产，即发生在月经期前的流产，也称为生化妊娠。本节内容阐述自然流产。

【病因】

1. 胚胎因素　染色体异常是早期自然流产最常见的原因。50%～60%早期自然流产是染色体异常而导致。染色体异常包括数目异常和结构异常，多见的是数目异常，如X单体，3倍体及多倍体；结构异常，如染色体断裂、缺失、易位。除遗传因素外，感染、药物等因素也可引起染色体异常。染色体异常的胚胎多数发生流产，极少数发育成胎儿，出生后也会发生某些功能异常或合并畸形。

2. 母体因素

（1）全身性疾病：妊娠期任何疾病引起的高热，都可引起子宫收缩而致流产；细菌、病毒通过胎盘进入胎儿血液循环，导致胎儿死亡而流产；母体患严重贫血或心力衰竭可致胎儿缺氧，引起流产；慢性消耗性疾病、慢性肝肾疾病或高血压、内分泌功能失调、精神或身体创伤也可致流产；TROCH感染虽对孕妇影响不大，但可感染胎儿导致流产。

（2）生殖器官异常：子宫发育不良、子宫畸形、子宫肌瘤等可影响胚胎着床发育而导致流产；宫颈重度裂伤、宫颈内口松弛常致胎膜早破而发生晚期流产。

(3) 免疫因素：母胎双方发生免疫不适应，母体排斥胎儿发生流产；母体内有抗精子抗体，也可发生早期流产。

(4) 其他因素：母儿血型不合可引起晚期流产；妊娠期尤其妊娠早期腹部手术，过度疲劳、性交，过量吸烟、酗酒、吸毒等均可引起流产。

3. 胎盘因素　滋养细胞发育和功能不全是胚胎早期死亡的重要原因。

4. 环境因素　过多接触有害化学物质（汞、苯、铅、镉等）和物理因素（放射性、噪声、高温等），可直接或间接对胚胎或胎儿造成伤害而引起流产。

【病理】

妊娠 8 周前的早期流产，胚胎多先死亡，随后底蜕膜出血，造成绒毛与蜕膜分离，分离的胚胎组织如同异物，刺激子宫收缩，发生阵发性下腹痛，直至胚胎全部排出。因此时胎盘绒毛发育不成熟，易完整地与子宫壁分离而排出，出血不多。妊娠 8～12 周时，胎盘绒毛发育茂盛，与底蜕膜联系较牢固，若此时发生流产，妊娠产物往往不易完整分离排出，常有部分组织残留宫腔内，影响子宫收缩，致使出血较多。妊娠 12 周后胎盘已形成，流产往往先有腹痛，然后排出胎儿、胎盘。若胎儿在宫腔内死亡过久，被血块包围，形成血样胎块引起出血不止。也可因血红蛋白被吸收而形成肉样胎块，或钙化后形成石胎。

【护理】

（一）护理评估

1. 健康史　了解孕妇既往病史，评估有无导致自然流产的因素。

2. 身体评估　流产的主要临床症状为停经后阴道出血和腹痛。结合如下临床表现（表 4-1）判断流产阶段及类型，注意有无贫血及感染征象。

(1) 先兆流产：停经后先出现少量阴道流血，少于月经量，有时伴有轻微下腹痛、腰酸或坠胀感。妇科检查可见子宫颈口未开，胎膜未破，子宫大小与停经周数相符，经休息和治疗后症状消失，可继续妊娠。若阴道流血量增多或腹痛加剧，则可发展为难免流产。

(2) 难免流产：由先兆流产发展而来，流产已不可避免。表现为阴道流血量增多，常超过月经量，阵发性腹痛加重。妇科检查子宫大小与停经周数相符或略小，子宫颈口已扩张，但组织尚未排出；有时可有羊水流出或胚胎组织堵于宫颈口。

（3）不全流产：难免流产继续发展，部分妊娠物排出体外，部分残留于宫腔内，影响子宫收缩而致阴道持续流血，严重时可引起出血性休克。妇科检查子宫小于停经周数，宫颈口已扩张，可见持续性血液流出，妊娠物堵塞或部分妊娠物已排出于阴道内，有时宫颈口已关闭。

（4）完全流产：妊娠物已完全排出，阴道流血逐渐停止，腹痛消失。妇科检查子宫大小接近正常或略大，宫颈口已关闭。

自然流产的发展过程如下：

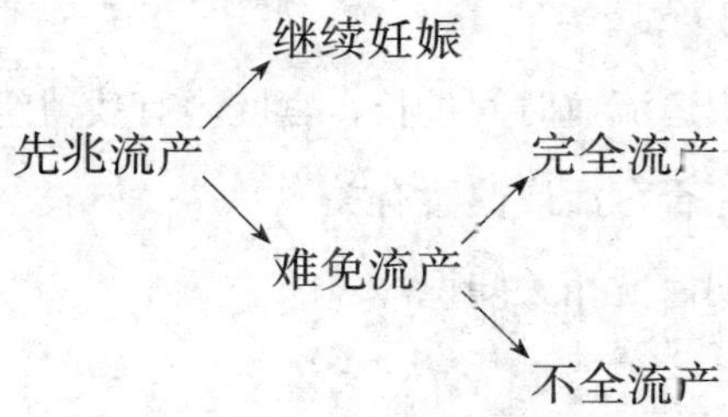

（5）稽留流产：稽留流产又称过期流产。指胚胎或胎儿已死亡，但滞留在宫腔内尚未自然排出者。胚胎或胎儿死亡后，宫体不再增大，反而缩小，早孕反应或胎动消失。可有反复阴道流血，量时多时少，色暗。妇科检查子宫小于停经周数，质地较硬，宫颈口关闭。

（6）复发性流产：是指同一性伴侣连续发生 3 次或 3 次以上的自然流产。每次流产多发生于同一妊娠月份。流产过程与偶发性流产相同。多数学者提出连续 2 次流产即应重视，因其再次流产的风险与 3 次者相近。

（7）流产合并感染：流产过程中，若出血时间过长、有组织残留宫腔等，均可能导致宫腔感染。严重者可扩散至盆腔、腹腔，并发盆腔炎、腹膜炎，甚至发生败血症及感染性休克，称感染性流产。

表 4-1　各型流产的临床表现

类型	症状			妇科检查		妊娠试验
	出血量	下腹痛	组织排出	宫颈口	子宫大小	
先兆流产	少	无或轻	无	未开	与妊娠周数相符	阳性
难免流产	中→多	加剧	无或堵于宫口	扩张	相符或略小	阳性或阴性
不全流产	少→多	减轻	部分排出	扩张	小于妊娠周数	阴性
完全流产	少→无	无	全部排出	关闭	接近非孕	阴性
稽留流产	少或无	无或轻	无	未开	小于妊娠周数	阴性

3. 心理-社会支持情况　流产孕妇常表现为焦虑、恐惧，对阴道流血不知所措，因担心胎儿安危而影响情绪，可表现出沮丧、郁闷、烦躁不安等；家属表现紧张。

4. 辅助检查

(1) 实验室检查：连续测定血β-hCG、人胎盘生乳素（HPL）、孕激素等动态变化，有助于妊娠诊断和预后判断。

(2) 超声检查：超声显像可显示有无胎囊、胎心、胎动等；通过超声检查可诊断并鉴别流产类型，指导正确处理。

(二) 常见护理诊断/问题

1. 有感染的危险　与阴道流血时间过长，宫腔内有残留组织等因素有关。

2. 焦虑　与担心胎儿能否存活或健康有关。

3. 知识缺乏：缺乏孕期保健相关知识。

(三) 护理目标

1. 孕妇体温正常，无感染征象。

2. 先兆流产孕妇能积极配合保胎措施，继续维持妊娠。

3. 孕妇能叙述流产的相关知识，心态稳定。

(四) 护理措施

流产的类型不同，处理和护理措施也不同。

1. 先兆流产的处理和护理

(1) 卧床休息，禁止性生活，减少各种刺激，加强营养。遵医嘱给予对胎儿危害小的镇静剂、孕激素等。

(2) 黄体功能不足者可遵医嘱给予黄体酮肌注保胎，用药至妊娠12周时可停药。及时协助超声检查，了解胚胎发育情况，避免盲目保胎。

(3) 注意孕妇情绪反应，提供心理支持，使其情绪稳定。增强保胎信心，同时争取家属的配合。

(4) 严密观察阴道流血的量、颜色及腹痛的情况。配合医师做好β-hCG测定及超声等检查，以监测胚胎发育情况。

2. 妊娠不能再继续者的处理和护理

(1) 难免流产一旦确诊，尽早协助医师排空宫腔内组织，严格无菌操作规程，加强会阴护理，防止出血与感染的发生。

(2) 不全流产一旦确诊，积极采取措施，协助医师及时行吸宫术或钳刮术清除宫腔内残留组织，同时做好输液、输血准备。有感染征象者遵医嘱给予抗感染治疗。

（3）完全流产若无感染征兆，一般不需特殊处理。

（4）稽留流产一旦确诊，协助医师尽早排出宫腔内容物，以防发生严重的凝血功能障碍及DIC。处理前应做凝血功能检查。有凝血功能障碍者应予以纠正后再予排空宫腔内组织。

（5）复发性流产以预防为主，查明原因、保胎至发生流产的月份。宫颈机能不全者应在妊娠12～14周行预防性宫颈环扎术，术后定期随诊，妊娠达到37周或以后拆除环扎的缝线。若环扎术后有阴道流血、宫缩，经积极治疗无效，应及时拆除缝线，以免造成宫颈撕裂。

（6）流产合并感染时，控制感染的同时尽快清除宫内残留物。若阴道流血不多，待感染控制后再行刮宫。若阴道流血量多，控制感染及输血的同时，用卵圆钳将宫腔内残留大块组织夹出，使出血减少，切不可用刮匙全面搔刮宫腔，以免造成感染扩散。待感染控制后再行刮宫术。若已合并感染性休克，应积极进行抗休克治疗，病情稳定后再行刮宫术。若感染严重或盆腔脓肿形成，应行手术引流，必要时切除子宫。

3. 预防感染　监测孕妇的体温、血象及阴道流血，分泌物的性质、颜色、气味等；严格无菌操作规程，加强会阴护理。指导孕妇保持会阴部清洁，维持良好卫生习惯。有感染征象者遵医嘱予抗感染治疗。

（五）护理评价

1. 出院时，孕妇体温正常，白细胞数及血红蛋白值正常，无出血、感染征象。

2. 先兆流产孕妇配合保胎治疗，继续妊娠。

（六）健康指导

由于失去胎儿，孕妇往往出现伤心、悲哀等不良情绪反应，护士应持以同理心态，帮助孕妇及家属度过悲伤期。与他们共同讨论流产的原因，讲解相关知识，帮助他们为再次妊娠做好准备。有习惯性流产史者下次妊娠确诊后应卧床休息、加强营养、禁止性生活，保胎至超过以往发生流产的妊娠月份。病因明确者应积极接受对因治疗。

学而思4-1

护资考点4-1

第二节 异位妊娠

案例导入

吴女士，32 岁，已婚，因“停经 50 天，右下腹撕裂样疼痛 1 小时”急诊入院。查体：体温 36.8℃，脉搏 110 次/分，呼吸 22 次/分，脉搏细速，血压 85/55 mmHg。妇科检查：宫颈举痛明显，阴道后穹隆穿刺抽出 10 ml 不凝固血。

请思考：

1. 该患者可能的医疗诊断是什么?
2. 该患者的护理问题有哪些?
3. 应采取哪些护理措施?

异位妊娠是指受精卵在子宫体腔以外着床发育。异位妊娠是妇产科常见急腹症，发病率约为 2%，是孕产妇死亡原因之一。近年来由于对异位妊娠的更早期诊断和处理的能力提升，患者的存活率和生育保留能力明显提高。

根据受精卵在子宫体腔外种植部位不同分为：输卵管妊娠、卵巢妊娠、腹腔妊娠、阔韧带妊娠、宫颈妊娠。异位妊娠中输卵管妊娠最常见（约占 95%），其中壶腹部最多见，约占 78%，其次为峡部，伞部，间质部妊娠较少见。本节内容主要介绍输卵管妊娠。

【病因】

1. 输卵管炎症　是输卵管妊娠的主要病因。炎症使黏膜皱襞粘连，管腔变窄，或纤毛功能受损，管壁与邻近器官粘连，致使输卵管扭曲，受精卵运行受阻而发生异位妊娠。

2. 输卵管妊娠史或手术史　曾有输卵管妊娠史，再次妊娠复发率达 10%。输卵管绝育或手术史，输卵管妊娠发生率为 10%～20%。

3. 输卵管发育不良或功能异常　输卵管过长、肌层发育差、黏膜纤毛缺乏、先天性憩室等都可影响受精卵正常运行。

4. 辅助生殖技术　近年辅助生殖技术的应用，使输卵管妊娠发生率增加。既往少见的卵巢妊娠、宫颈妊娠、腹腔妊娠的发生率亦有增加。

5. 避孕失败　宫内节育器避孕失败及口服紧急避孕药失败后，发生异位妊娠的概率较大。

6. 其他　精神因素、内分泌失调、输卵管子宫内膜异位、肿瘤压迫等因素均可引发输卵管妊娠史。

【病理】

输卵管管腔狭小，管壁薄且缺乏黏膜下组织，肌层远不及子宫肌壁厚与坚韧，妊娠时不能形成完好的蜕膜，不利于胚胎的生长发育，常出现以下结果。

微视频 4-2-1

输卵管妊娠流产

1. 输卵管妊娠流产　多见于 8～12 周输卵管壶腹部妊娠。由于蜕膜形成不完整，发育中的囊胚向管腔膨出，最终突破包膜而出血，囊胚与管壁分离，若整个囊胚落入管腔，刺激输卵管逆蠕动经伞端排出到腹腔，形成输卵管妊娠完全流产，出血一般不多。若囊胚剥离不完整，形成输卵管妊娠不全流产，此时滋养细胞继续侵蚀输卵管壁，导致持续或反复出血，形成输卵管血肿或输卵管周围血肿，血液不断流出积聚在直肠子宫陷凹形成盆腔血肿，甚至流入腹腔。（图 4-1）

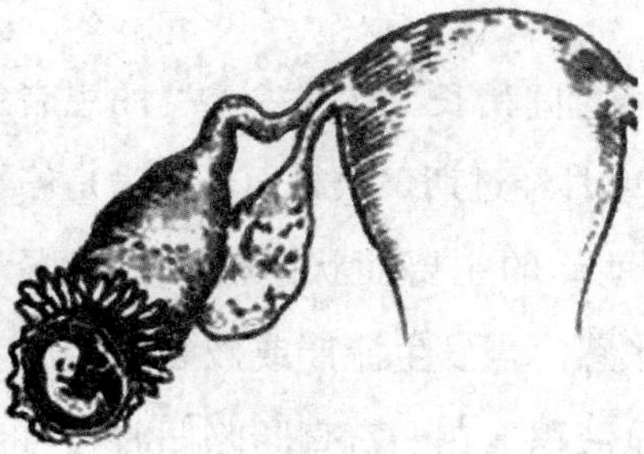

图 4-1　输卵管妊娠流产

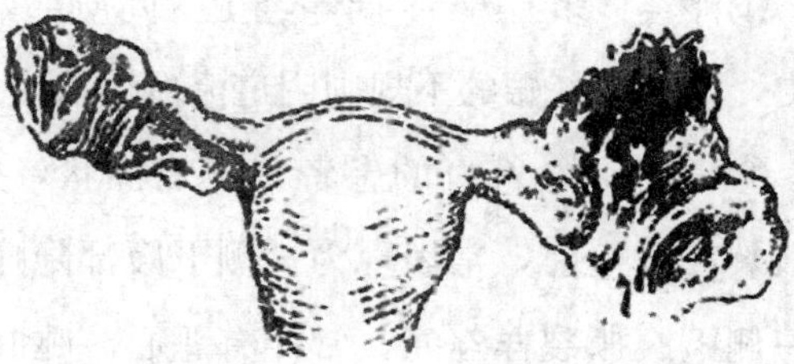

图 4-2　输卵管妊娠破裂

微视频 4-2-2

输卵管妊娠破裂

2. 输卵管妊娠破裂　多见于妊娠 6 周左右峡部妊娠，绒毛侵蚀管壁肌层及浆膜层，最终穿破管壁形成输卵管妊娠破裂。输卵管肌层血管丰富，短期内可大量出血致患者休克，出血量远较输卵管妊娠流产多，疼痛剧烈，也可反复出血，在盆腔、腹腔形成血肿。间质部妊娠虽不多见，但由于间质部管腔周围肌层较厚且血运丰富，因此，间质部妊娠破裂常发生于孕 12～16 周，一旦破裂，后果严重。（图 4-2）

3. 陈旧性宫外孕　输卵管妊娠流产或破裂，若长期反复内出血形成的盆腔血肿不消散，可机化变硬并与周围组织粘连，临床称为陈旧性宫外孕。

4. 继发性腹腔妊娠　无论输卵管妊娠流产或破裂，胚胎从输卵管排入腹腔后都会因重新种植而获得营养，继续生长发育形成继发性腹腔妊娠。

5. 输卵管妊娠胚胎停止发育并吸收　这种情况在临床上被忽略，要靠检测血 hCG 进行诊断。

输卵管妊娠时，子宫的变化和正常妊娠一样，合体滋养细胞产生 hCG 维持黄体生长，使甾体激素分泌增加，致使月经停止来潮，子宫增大变软，子宫内膜出现蜕膜反应。若胚胎受损或死亡，滋养细胞活力消失，蜕膜自宫壁剥离而发生阴道出血，蜕膜有时可完整剥离，有时呈碎片状排出，但排出组织中无绒毛、无滋养细胞，血 hCG 下降。

【护理】

（一）护理评估

1. 健康史　详细询问月经史，以往月经是否规则，以准确推算停经时间。评估有无导致输卵管妊娠发生的高危因素。

2. 身体评估

（1）症状

①停经：多有 6～8 周停经史，间质部妊娠停经时间稍长。20%～30%的患者无停经史，将异位妊娠的不规则阴道流血误认为月经，或月经过期仅数日而不认为是停经。

②腹痛：约 95%的患者有腹痛症状，是患者就诊的主要症状。输卵管妊娠流产或破裂在发生前，常表现为一侧下腹部隐痛或酸胀感。当发生流产或破裂后，患者突感一侧下腹撕裂样疼痛，常伴有恶心、呕吐。当血液积聚在子宫直肠陷凹时，可出现肛门坠胀感。病情继续发展，疼痛可向全腹扩散，甚至出现肩胛部放射性疼痛及胸部疼痛。

③阴道流血：约 60%～80%的患者可出现阴道不规则流血，色暗红或深褐，量少呈点滴状，一般不超过月经量，少数患者类似月经量。阴道流血可伴有蜕膜管型或碎片排出，是子宫内膜剥离所致。出血一般在病灶去除后方可停止。

④晕厥及休克：由剧烈腹痛及急性内出血所致，轻者出现晕厥，严重者出现休克，休克程度与出血量不成正比。

⑤腹部包块：输卵管妊娠流产或破裂所形成的血肿时间较长者，由于血液凝固、机化并与周围组织器官（子宫、输卵管、卵巢、肠管或大网膜等）粘连形成包块。

（2）体征

①一般情况：观察患者的体温、脉搏、血压、面色等。休克时体温略低，脉搏加快，血压下降；腹腔内血液吸收时体温略升高，但不超过 38℃；失血多时可呈贫血貌。

②腹部检查：输卵管妊娠流产或破裂者，下腹部有明显压痛和反跳痛，尤以患侧为甚，轻度腹肌紧张；出血多时，叩诊有移动性浊音；如出血时间较长，形成血凝块，在下腹可触及软性肿块。

③盆腔检查：输卵管妊娠未发生流产或破裂者，除子宫略大较软外，可能触及胀大的输卵管并有轻度压痛。输卵管妊娠流产或破裂者，阴道后穹隆饱满，有触痛。将宫颈轻轻上抬或左右摇动时引起剧烈疼痛，称为宫颈抬举痛或摇摆痛，是输卵管妊娠的主要体征之一。子宫稍大而软，腹腔内出血多时检查子宫呈漂浮感。

3. 心理-社会支持情况　由于剧烈腹痛和急性大量内出血，患者可有激烈的情绪反应，表现为无助、恐惧、悲伤及面临死亡的威胁；家属往往表现极度焦虑与恐慌。

4. 辅助检查

（1）超声检查：超声检查对异位妊娠诊断必不可少，有助于明确异位妊娠部位和妊娠囊大小。经阴道超声检查比经腹部超声检查准确性高。

（2）hCG 测定：尿或血 hCG 测定是早期诊断异位妊娠的重要方法。异位妊娠时患者体内 hCG 水平较宫内妊娠低。

（3）孕酮测定：输卵管妊娠时血清孕酮水平偏低，可以有参考价值。

（4）腹腔镜检查：目前很少将腹腔镜作为检查的手段，更多用于镜下手术治疗。

（5）阴道后穹隆穿刺：简单、可靠，适用于疑有腹腔内出血的患者。输卵管妊娠流产或破裂可抽出暗红色不凝血。陈旧性宫外孕时，可抽出小血块或不凝固的陈旧性血液。当无内出血、内出血少、血肿位置高或直肠子宫陷凹有粘连时，可能抽不出血液，但不能排除输卵管妊娠。

微视频 4-2-3

阴道后穹隆穿刺抽血

（6）诊断性刮宫：目前临床很少应用，仅适用于阴道流血多者，刮出物仅见蜕膜未见绒毛者有助于诊断异位妊娠。

（二）常见护理诊断/问题

1. 疼痛　与输卵管妊娠破裂有关。

2. 恐惧　与担心生命安危及担心不能再次妊娠有关。

3. 潜在并发症：出血性休克。

（三）护理目标

1. 生命体征平稳，休克能及时得到纠正。

2. 疼痛减轻或消失。

3. 患者情绪稳定，积极配合治疗与护理。

（四）护理措施

1. 手术治疗患者的护理

（1）配合医师积极纠正大出血、休克的同时做好术前准备：去枕平卧、吸氧、开通静脉、做好输血准备；按医嘱及时、准确给药；根据输卵管破裂的情况迅速做好术前准备，配合医师行患侧输卵管切除根治手术或保留输卵管的保守手术。

（2）密切观察病情变化：严密监测心率、脉搏、呼吸、血压以及神志、面色、尿量等，及时发现休克征象。

（3）提供心理支持：向患者及家属介绍疾病相关知识、治疗及手术过程，给予心理安慰；帮助术后患者正视现实，积极配合治疗，以利早日康复。

2. 非手术治疗患者的护理

（1）指导患者休息与饮食：患者应卧床休息，防止便秘，避免增加腹压，减少异位妊娠破裂的机会；指导患者摄入富含铁质、蛋白质的食物；护士应提供生活护理。

（2）严密观察病情：密切观察生命体征及一般情况；重视腹痛变化，有无突然加剧；有无肛门坠胀感，注意阴道流血的观察。

（3）加强药物治疗配合：化学药物治疗，主要适用于早期输卵管妊娠，要求保持生育能力的年轻患者，但需严格掌握适应证和禁忌证，注意观察药物疗效和毒副反应，若病情无改善，甚至发生急性腹痛或输卵管破裂症状，则应及时汇报医师，立即进行手术准备。对化疗药物引起的反应，按医嘱给予对症处理。

（4）监测治疗效果：及时正确留取送检血标本，监测治疗效果。

（五）护理评价

1. 生命体征平稳，休克症状得以及时发现并得到纠正。

2. 患者消除恐惧心理，积极配合治疗与护理。

（六）健康指导

介绍异位妊娠的相关知识，增强患者自我保健意识；注意经期卫生，预防流产、产后以及宫腔术后感染；积极防止、治疗盆腔炎症；再次妊娠时及时就医。

学而思4-2

护资考点4-2

第三节 早 产

案例导入

患者，28 岁，G_2P_1，孕 34 周。因“劳累后出现不规律下腹痛伴阴道少量血性分泌物 4 小时”急诊入院。孕期过程顺利，未间断田间劳动。查体：血压 120/80 mmHg，宫缩持续 40～45 秒，间隔 4～5 分钟，胎心 140 次/分。产科检查：骨盆外测量正常，外阴已婚已产型，阴道外口有少许暗红色出血，未见羊水流出，宫口开大 2 cm。胎膜未破，S—1。

请思考：

1. 该患者可能的医疗诊断是什么？

2. 该患者的护理问题有哪些？

3. 应采取哪些护理措施？

早产是指妊娠满 28 周至不足 37 周（196～258 日）期间分娩者。此时娩出的新生儿称为早产儿，体重为 1000～2499 g，各器官发育尚不够健全，出生孕周越小、体重越轻则预后越差。国内早产分娩率为 5%～15%。出生 1 岁以内死亡的婴儿约 2/3 为早产儿。近年早产儿的治疗及监护手段不断进步，使其生存率明显提高，伤残率明显下降。

【病因及类型】

1. 胎膜完整早产　是最常见的类型，约占 45%，发病机制主要为：①宫腔过度扩张，如双胎或多胎妊娠、羊水过多等；②母胎应激反应：孕妇精神、心理压力过大，导致胎盘-胎儿肾上腺-内分泌轴紊乱，过早、过多分泌促肾上腺皮质素释放激素和雌激素，使宫颈过早成熟并诱发宫缩；③宫内感染或全身感染。

2. 胎膜早破早产　高危因素有 PPROM 史、体重指数（BMI）$<19.0\ kg/m^2$、吸烟、营养不良、宫颈功能不全、子宫畸形（如纵隔子宫、单角子宫、双角子宫等）、宫内感染、细菌性阴道病、子宫过度膨胀、辅助生殖受孕等。

3. 治疗性早产　由于母体或胎儿的健康原因不允许继续妊娠，在未足 37 周引产或剖宫产终止妊娠，即为治疗性早产。常见终止妊娠的指征有子痫前期、胎儿窘迫、胎儿生长受限、胎儿先天缺陷、羊水过少或过多、胎盘早剥、前置胎盘及其他妊娠合并症、并发症等。

【护理】

（一）护理评估

1. 健康史　评估孕妇存在的高危因素及早产儿的类型。

2. 身体评估　即子宫收缩，初时为不规则宫缩，常伴有少许阴道流血或血性分泌物，继之发展为规则宫缩，其过程与足月临产相似，胎膜早破的发生较足月临产多。临床上早产分为先兆早产与早产临产两个阶段。先兆早产指有规则或不规则宫缩，伴宫颈管进行性缩短。早产临产指有规律宫缩（20 分钟≥4 次，或 60 分钟≥8 次），伴有宫颈进行性改变；宫颈扩张 1 cm 以上；宫颈容受≥80％。

（二）护理措施

1. 加强孕期监护　指导孕妇定期产检，积极治疗泌尿道、生殖道感染；多休息和睡眠，取左侧卧位以改善胎儿血氧供应；加强营养；保持心情愉快；避免诱发宫缩的活动，如性生活、抬举重物；慎做肛查和阴道检查；宫颈功能不全者应在 12～14 周行宫颈环扎术。

2. 药物治疗及护理　先兆早产的主要治疗措施是抑制宫缩，若胎膜完整，在母儿情况允许下，尽量保胎至 34 周。其次是积极控制感染、治疗合并症和并发症。常用抑制宫缩药物如下。

（1）β-肾上腺素能受体激动剂：作用为激动子宫平滑肌 β_2 受体，从而抑制宫缩，其有心跳加快、血压下降、血糖升高、血钾降低、恶心、出汗、头痛等副作用；常用药物有盐酸利托君片和注射液。用药期间要根据宫缩调整速度，密切观察孕妇主诉、心率、血压及宫缩变化。

（2）硫酸镁：镁离子直接作用于子宫平滑肌细胞，有较好的抑制宫缩作用。用法：硫酸镁 4～5 g 静脉注射或快速滴注，随后 1～2 g/h 缓慢滴注 12 小时，一般用药不超过 48 小时。用药过程中必须监测呼吸、膝反射、尿量和血镁离子浓度，并备好 10％葡萄糖酸钙。

（3）钙通道阻滞剂：阻滞钙离子进入细胞内而抑制宫缩。常用药物为硝苯地平，口服建议起始剂量 20 mg，然后每次 10～20 mg，每 6～8 小时 1 次，应密切观察孕妇心率及血压变化，已用硫酸镁者慎用，预防血压急剧下降。

（4）前列腺素合成酶抑制剂：能抑制前列腺素合成酶，减少前列腺素合成或抑制前列腺素释放，从而抑制宫缩。因其能通过胎盘，大剂量长期使用可致胎儿肺动脉高压、肾功能受损及羊水减少等副作用，目前临床已少用或不用。

3. 预防新生儿合并症　保胎过程中应每日进行胎心监护，教会孕妇自数胎动。若胎膜已破，早产不可避免时，尤其对妊娠不足35周的早产者，遵医嘱予糖皮质激素如地塞米松、倍他米松促胎肺成熟，降低新生儿呼吸窘迫综合征的发生率，提高早产儿存活率。

4. 做好分娩准备　若早产不可避免，应视孕妇及胎儿的具体情况，尽早决定合理的分娩方式；临产后慎用镇静剂，避免新生儿发生呼吸抑制；产程中给予氧气吸入；必要时经阴道分娩者施行会阴切开术以缩短产程，减少分娩过程中对胎头的压迫。

5. 心理护理　早产出乎意料，往往会给孕妇和家属带来负面的情绪及心理感受，护士应讲解早产的相关医疗、护理知识，允许家属陪伴，提供心理支持；帮助孕妇及家属以良好心态接受早产儿的出生。

（三）健康指导

向产妇传授早产儿喂养及相关护理知识，给予合适的早期健康干预指导；指导产妇采用避孕措施，如新生儿未存活者，至少半年后方可再孕；再孕时加强产前检查和卫生保健，积极防治前次早产的发生原因，以免再次发生早产。

学而思4-3　　护资考点4-3

第四节 过期妊娠

案例导入

患者，29岁，G_2P_0，宫内妊娠42^{+5}周就诊。腹部检查：宫高34 cm，腹围100 cm，枕右前位，胎头高浮，无子宫收缩，胎心音145次/分。骨盆外测量：髂棘间径25 cm，髂嵴间径27 cm，骶耻外径17 cm，坐骨结节间径8 cm。医生拟定择期剖宫产。

请思考：

1. 该患者的护理问题有哪些？

2. 应采取哪些护理措施？

平时月经周期规律，妊娠达到或超过 42 周（≥294 日）尚未分娩者，称为过期妊娠。其发生率占妊娠总数的 3%～15%。过期妊娠使胎儿窘迫、胎粪吸入综合征、过熟综合征、新生儿窒息、围产儿死亡、巨大儿以及难产等不良结局发生率增高，并随妊娠期延长而增加。

【胎盘病理类型】

过期妊娠的胎盘病理有两种类型。一种是胎盘功能正常，胎盘外观和镜检均与足月妊娠胎盘相似，只是重量略有增加。另一种是胎盘功能减退，影响胎儿氧和营养物质的供应，导致胎儿生长发育停止，严重时胎儿因缺氧、窒息而死亡。

【护理】

（一）护理评估

1. 健康史　评估孕妇的胎盘类型。

2. 羊水量　正常妊娠 38 周后，羊水量随妊娠推延逐渐减少，妊娠 42 周后羊水迅速减少约 30%，可减至 300 ml 以下，羊水粪染率明显增加，是足月妊娠的 2～3 倍，若同时伴有羊水过少，羊水粪染率达 71%。这使胎粪吸入综合征等围产儿发病率和死亡率明显增高。

3. 胎儿　过期妊娠胎儿生长模式与胎盘功能有关，可分为以下 3 种：

(1) 正常生长及巨大胎儿：胎盘功能正常者，能维持胎儿继续生长，巨大儿发生率约为 25%，颅骨钙化明显，不易变形，经阴道分娩困难，因而产程延长和难产率增高，胎儿颅内出血、手术产率和母体产道损伤机会也增多。

(2) 胎儿过熟综合征：表现为皮肤干燥、松弛、起皱、脱皮，脱皮尤以手心和脚心明显；身体瘦长，胎脂消失、皮下脂肪减少，表现为消耗状；头发浓密、指（趾）甲长；新生儿睁眼、异常警觉和焦虑，貌似“小老人”。与胎盘功能减退、胎盘血流灌注不足、胎儿缺氧及营养缺乏有关。

(3) 胎儿生长受限：小样儿可与过期妊娠共存，后者更增加胎儿的危险，约 1/3 过期妊娠死产儿为生长受限小样儿。

（二）护理措施

1. 一般护理　卧床休息，取左侧卧位，吸氧；定期监测生命体征，做好生活护理。

2. 加强胎儿监护　勤听胎心音，嘱孕妇妊娠后期尤其重视每日数胎动，必要时胎心电子监护，有异常及时报告医师。妊娠 41 周后，即应考虑终止妊娠。根据胎盘功能、胎儿大小、宫颈成熟度等进行综合分析，选择恰当的分娩方式。

3. 治疗配合

（1）促宫颈成熟：Bishop 评分≥7 分者，可直接引产；Bishop 评分<7 分者，引产前先促宫颈成熟。目前常用的促宫颈成熟的方法主要有 PGE_2 阴道制剂和宫颈扩张球囊。

（2）引产术：宫颈已成熟、胎盘功能及胎儿情况良好、无产科指征者行人工破膜，1 小时后开始静脉滴注缩宫素引产，在严密监护下经阴道分娩。

（3）剖宫产术：胎盘功能减退，胎儿储备能力下降，需适当放宽剖宫产指征。

4. 观察产程 临产后严密观察产程进展和胎心音变化，加强胎心电子监护；若发现胎心率异常，产程进展缓慢，或羊水粪染时，应立即报告医师；产程中应充分给氧并静脉滴注葡萄糖。胎儿娩出前做好抢救准备，胎头娩出后及时清除鼻腔及鼻咽部的黏液和胎粪。

5. 心理护理 向孕妇或家属说明过期妊娠的危害，解释终止妊娠的必要性，使孕妇能积极配合所采取的分娩处理。

（三）健康指导

加强孕期保健，督促孕妇按时产前检查，鼓励产前适当活动，如散步，以利胎先露下降；嘱超过预产期 1 周未临产者，来院就诊，及时住院处理。

学而思4-4

护资考点4-4

第五节 妊娠期高血压疾病

案例导入

李女士，因“妊娠 33 周，发现血压升高”来院就诊。自述产前检查以来第一次发现血压高达 165/115 mmHg，诊断为“妊娠期高血压疾病”。治疗期间突然出现抽搐、昏迷。

请思考：应对李女士采取哪些护理措施？

妊娠期高血压疾病是妊娠与血压升高并存的一组疾病，发病率约为 5%～12%。该病多发生于妊娠20周以后，临床表现为高血压、蛋白尿和水肿，严重时出现抽搐、昏迷甚至母婴死亡，是孕产妇和围生儿死亡的主要原因之一。

【病因及发病机制】

该病病因及发病机制至今尚未阐明，很多学者认为其病因是母体、胎盘、胎儿等众多因素共同作用的结果，提出了免疫、血管内皮功能障碍、营养缺乏和子宫胎盘缺血、缺氧等多种学说。其发病高危因素有：年轻孕产妇（≤18岁）或高龄孕产妇（≥35岁）；初产妇；有子痫前期病史者；精神过度紧张或受刺激致中枢神经系统功能紊乱者；寒冷季节或气温变化过大；有慢性高血压、慢性肾炎、糖尿病病史者；有营养不良，如贫血、低蛋白血症者；体形矮胖者；家族有高血压病史，尤其是孕妇之母有妊娠期重度高血压病史者；子宫张力过高者（如双胎妊娠、羊水过多等）。

【病理生理】

本病基本的病理生理变化是全身小血管痉挛和血管内皮损伤。造成血管管腔狭窄，周围阻力增高，内皮损伤致通透性增加，表现为血压上升、蛋白尿、水肿、血液浓缩。全身各组织器官因缺血、缺氧而受到不同程度的损害，严重时可引起脑水肿、脑出血、抽搐、昏迷、微血管病性溶血、心力衰竭、肝包膜下出血、少尿、肾衰、胎儿生长受限、胎儿窘迫甚至死亡、胎盘早剥以及DIC等严重并发症。

【护理】

（一）护理评估

1. 健康史　评估孕妇是否存在本病的高危因素，既往有无高血压病史及家族史，妊娠前有无肾病、糖尿病等病史和表现，妊娠后的血压变化情况，高血压、蛋白尿等症状的出现时间和严重程度。

2. 身体评估

(1) 症状与体征：不同的疾病类型其临床表现不尽相同。（表4-2、4-3）护士应重点评估孕妇血压、尿蛋白、水肿程度（见表4-4）以及有无头痛、眼花、胸闷、恶心、呕吐等自觉症状。评估注意事项：①血压评估前让孕妇安静休息5分钟，同一手臂至少测量2次，通常测量右上肢。初测血压升高者，需间隔4小时复测血压，若收缩压≥60 mmHg和（或）舒张压≥110 mmHg，间隔数分钟后即可复测。测量后注意将测得血压与孕妇基础血压进行对比，若血压较基础血压升高30/15 mmHg但低于

140/90 mmHg 时，虽不诊断为妊娠期高血压疾病，但仍需严密观察。②蛋白尿的出现及量的多少可反映病情严重程度，凡 24 小时尿蛋白定量≥0.3 g 或尿蛋白/肌酐比值≥0.3 或随机尿蛋白（+）均为蛋白尿。③水肿轻重虽不反映病情的严重程度，但水肿不明显者也可发展为子痫，应特别注意一周内体重增加超过 0.5 kg 的隐性水肿。④孕妇出现头痛、眼花、胸闷等自觉症状时，提示进入子痫前期阶段。⑤出现抽搐与昏迷时，还应评估意识状态、发作状态、间隔时间、持续时间和有无唇舌咬伤、吸入性肺炎等并发症。

（2）产科情况：评估胎儿发育情况及有无胎儿窘迫、早产迹象；评估孕妇有无发生胎盘早剥、肾功能衰竭、DIC 等并发症。

表 4-2 妊娠期高血压疾病分类与临床表现

分类	临床表现
妊娠期高血压	妊娠 20 周以后出现高血压，收缩压≥140 mmHg 和（或）舒张压≥90 mmHg，于产后 12 周内恢复正常；尿蛋白（一）；产后方可确诊。
子痫前期	妊娠 20 周后出现收缩压＞140 mmHg 和（或）舒张压＞90 mmHg，伴有尿蛋白＞0.3 g/24 h，或随机尿蛋白（+） 或虽无蛋白尿，但合并下列任何一项者： • 血小板减少（血小板＜100×10^9/L） • 肝功能损害（血清转氨酶水平为正常值 2 倍以上） • 肾功能损害（血肌 BF 水平大于 1.1 mg/dl 或为正常值 2 倍以上） • 肺水肿 • 新发生的中枢神经系统异常或视觉障碍
子痫	子痫前期孕妇抽搐，不能用其他原因解释。以产前子痫居多，发生前可有不断加重的重度子痫前期，也可发生于血压升高不显著、无蛋白尿病例。产后子痫少见，但病情严重。 典型发作过程：先眼球固定，瞳孔散大，牙关紧闭，继而口角及面部肌肉颤动，数秒后全身及四肢肌肉强直，双手紧握、双臂伸直，发生强烈的抽动。 抽搐期间意识丧失、面色青紫、口吐白沫、呼吸暂停，持续时间约 1～1.5 分钟，抽搐后很快苏醒，频繁抽搐且时间长者，患者可陷入深昏迷状态。
慢性高血压并发子痫前期	慢性高血压孕妇妊娠前无蛋白尿，妊娠 20 周后出现尿蛋白≥0.3 g/24 h 或随机尿蛋白≥（+）；或妊娠前有蛋白尿，妊娠后尿蛋白明显增加或血压进一步升高等上述重度子痫前期的任何一项表现。
妊娠合并慢性高血压	既往存在高血压或妊娠 20 周以前收缩压≥140 mmHg 和（或）舒张压≥90 mmHg，妊娠期无明显加重；或妊娠 20 周以后首次诊断高血压持续至产后 12 周后。

表 4-3　重度子痫前期的诊断标准

子痫	诊断标准
子痫前期伴有下面任何一种表现： • 收缩压≥160 mmHg，或舒张压≥110 mmHg（卧床休息，两次测量间隔至少 4 小时）； • 血小板减少（血小板<100×10^9/L）； • 肝功能损害（血清转氨酶水平为正常值 2 倍以上），严重持续性右上腹或上腹疼痛，不能用其他疾病解释，或二者均存在； • 肾功能损害（血肌酐水平大于 1.1 mg/dl 或无其他肾脏疾病时肌酐浓度为正常值 2 倍以上）； • 肺水肿； • 新发生的中枢神经系统异常或视觉障碍。	

表 4-4　妊娠水肿及分度

分度	部位
+	踝部及小腿有明显凹陷性水肿
++	水肿延及大腿
+++	水肿延及外阴和腹部
++++	全身水肿或伴腹水

3. 心理-社会支持情况　评估孕妇及家属对疾病的认知程度、应对机制，有无焦虑、恐惧情绪以及家庭支持系统是否完善。

4. 辅助检查

（1）常规检查：①血常规；②尿蛋白、尿常规；③凝血功能；④肝、肾功能；⑤胎心监测；⑥心电图；⑦产科超声。

（2）子痫前期及子痫者酌情增加以下检查：①眼底检查：视网膜小动脉变化是反映病情严重程度的一项重要指标。眼底检查可见小动脉痉挛，动静脉管径比例变为 1∶2 甚至 1∶4（正常为 2∶3），严重时可发生视网膜脱离；②凝血功能系列：纤维蛋白原、D_2聚体、鱼精蛋白副凝试验（3P 试验）等；③电解质、动脉血气分析；④超声检查肝、肾等脏器情况；⑤心脏彩超及心功能测定、头颅 CT 或 MRI 等检查。

（二）常见护理诊断/问题

1. 体液过多　与下腔静脉回流受阻或低蛋白血症有关。

2. 有受伤的危险　与硫酸镁治疗、子痫抽搐、胎儿宫内缺氧等因素有关。

3. 焦虑　与担心母体、胎儿预后有关。

4. 知识缺乏：缺乏疾病保健、治疗、自我监护等相关知识。

5. 潜在并发症：胎盘早剥、肾功能衰竭、脑出血、DIC 等。

（三）护理目标

1. 产妇营养改善，水肿程度减轻。

2. 产妇不发生跌倒、坠床和胎儿不发生缺氧等不良事件。

3. 产妇焦虑情绪减轻。

4. 产妇获得疾病相关知识及自我监护、胎儿监护知识。

5. 产妇不发生胎盘早剥、肾功能衰竭等严重并发症。

（四）护理措施

1. 一般护理

(1) 休息：轻症者可居家休息，子痫前期及病情严重者宜住院治疗。嘱孕妇多卧床休息，睡眠每天不少于 10 小时。休息时以左侧卧位为宜，以减轻增大右旋的子宫对下腔静脉的压迫，增加回心血量，维持有效的子宫胎盘血液循环。对精神紧张、焦虑或睡眠欠佳者可遵医嘱给予少量镇静剂。

(2) 饮食：指导孕妇进食富含蛋白质、维生素、铁、锌、钙的食物，减少脂肪摄入，全身水肿者应限制食盐摄入量。

(3) 间断吸氧：增加血氧含量，改善全身主要脏器和胎儿供氧。

2. 病情观察

(1) 监测血压：密切观察孕妇血压尤其是舒张压的变化，以判断病情变化。

(2) 重视孕妇自觉症状：询问孕妇有无头痛、恶心、呕吐、胸闷、视力下降、上腹不适等症状。一旦出现自觉症状或加重，须及时汇报医生进行处理。

(3) 监测体重：每日或隔日测量体重。

(4) 辅助检查：定期通过血液、尿常规及 24 小时尿蛋白定量、超声检查，了解病情进展和胎儿发育、胎盘功能；定期进行眼底检查，通过视网膜小动脉痉挛程度评估全身小动脉的痉挛程度。

(5) 并发症观察：重症孕妇可通过观察腹部体征、子宫肌张力变化等判断有无发生胎盘早剥；通过观察皮肤黏膜出血点和伤口、阴道流出血液不凝，早期发现 DIC；通过观察意识、瞳孔变化判断有无并发脑出血；通过观察肾功能检验结果、尿量变化判断有无发生急性肾功能衰竭。

(6) 胎儿监护：注意监测胎心、胎动，必要时行胎儿电子监护。间断吸氧，遵医嘱予 10%葡萄糖加维生素 C 静脉注射，提高胎儿对缺氧的耐受能力。

3. 用药护理

妊娠期高血压疾病基本的处理原则为解痉、镇静、有指征的降压和利尿治疗，适时终止妊娠，以预防母儿并发症的发生。

（1）硫酸镁：为妊娠期高血压疾病治疗的首选解痉药物。

1）用药方法。①静脉给药。首次负荷剂量：以25％硫酸镁20 ml加25％葡萄糖水20 ml缓慢静脉注射（15～20分钟）或25％硫酸镁20 ml加5％葡萄糖水100 ml快速静脉滴注。维持量：以1～2 g/h静脉滴注维持。②肌内注射。25％硫酸镁20 ml加2％利多卡因液2 ml，以细长针头作深部肌内注射，注射时严格无菌操作，防止注射部位感染。

2）用药观察：硫酸镁有效治疗浓度为1.8～3.0 mmol/L，若超过3.5 mmol/L即可发生镁离子中毒，其治疗有效浓度与中毒浓度非常接近。因此，用药期间必须确保：膝跳反射必须存在；呼吸每分钟不少于16次；24小时尿量不少于400 ml或每小时尿量不少于17 ml。用药同时应备有10％葡萄糖酸钙，同时还应注意定期监测血清镁离子浓度。向孕妇及家属说明药物常见的不良反应和中毒症状，便于早期发现、及时处理。

3）中毒抢救：当发生硫酸镁中毒时，依次出现的症状是膝跳反射减弱或消失、全身肌张力减退、呼吸抑制、严重者可出现心跳停止。一旦出现毒性反应，立即停药，遵医嘱以10％葡萄糖酸钙10 ml缓慢静脉推注（5～10分钟以上），必要时可重复给药，但24小时不宜超过8次。

（2）镇静药物：常用药物有地西泮、冬眠合剂（氯丙嗪、哌替啶、异丙嗪）、苯巴比妥钠。因氯丙嗪可使孕妇血压急剧下降，子宫胎盘血供减少、胎儿缺氧，必须用此药时应注意监测胎心。哌替啶及苯巴比妥钠可抑制胎儿呼吸中枢，估计6小时内可结束分娩者不宜使用。

（3）降压药物：常用拉贝洛尔、硝苯地平、酚妥拉明等药物口服或静脉滴注降压。用药注意事项：①观察孕妇有无头痛、心悸、心率加快等降压药物副作用。②严密观察血压，根据血压调节药物剂量或滴速，尤其注意降压幅度不可过大。若未并发器官功能损伤，收缩压、舒张压宜分别控制在130～155 mmHg、80～105 mmHg；有器官功能损伤者，收缩压、舒张压宜分别控制在130～139 mmHg、80～89 mmHg。降压后血压不可低于130/80 mmHg，以免影响子宫胎盘血流灌注。

（4）利尿药物：当孕妇出现全身水肿、肺水肿等症状时，常用呋塞米等快速利尿剂；甘露醇多用于并发脑水肿者，需快速静脉滴注。

4. 分娩管理

（1）终止妊娠时机：终止妊娠是彻底治疗妊娠期高血压疾病的主要手段。①妊娠期高血压、子痫前期患者可期待治疗至37周终止妊娠。②重度子痫前期患者：妊娠＜24

周经治疗病情不稳定者建议终止妊娠；孕 24～28 周根据母儿情况及当地的医疗水平决定是否期待治疗；孕 28～34 周，若病情不稳定，经积极治疗 24～48 小时病情仍加重，促胎肺成熟后应终止妊娠；若病情稳定，可考虑继续期待治疗，并建议提前转至早产儿救治能力较强的医疗机构；妊娠大于 34 周患者应考虑终止妊娠。

(2) 分娩方式：如无产科剖宫产指征，原则上考虑阴道分娩，若短期内不能分娩或病情可能加重者则考虑剖宫产。

(3) 分娩期：开放静脉通道并保持通畅，注意控制液体滴速和总量。密切观察孕妇血压（血压宜控制在<160/110 mmHg)、尿量、自觉症状、宫缩、产程进展，酌情给予氧气吸入。保持环境安静、保证充分休息。监测胎心，必要时行胎儿电子监护。以会阴侧切、胎头吸引或低位产钳助产缩短第二产程。胎肩娩出后及时给予宫缩剂，预防产后出血，禁用麦角新碱。

(4) 产褥期：安排安静的休养环境，继续监测血压、自觉症状。重度子痫前期孕妇，分娩后 24～48 小时需继续使用硫酸镁预防产后子痫。大量使用硫酸镁易致子宫收缩乏力，注意观察子宫收缩和阴道流血量，遵医嘱使用宫缩剂预防产后出血。加强会阴及切口护理，防止感染发生。

5. 子痫抢救配合

(1) 控制抽搐：遵医嘱立即缓慢静脉推注硫酸镁并应用有效镇静药物。

(2) 控制血压：当收缩压≥160 mmHg、舒张压≥110 mmHg 时遵医嘱给予降压药物，以防发生脑血管意外。

(3) 安全护理：床旁备好开口器、舌钳、压舌板、吸痰管、电动吸痰器等抢救用物。抽搐发作时立即为孕产妇取头低侧卧位，将开口器置于上下臼齿之间，以舌钳固定、牵拉舌头，防止舌咬伤或舌根后坠阻塞呼吸道。随时清理口、鼻分泌物与呕吐物，必要时给予吸痰，保持呼吸道通畅。床边加床档，防止坠床。有假牙者应取出，防止脱落阻塞气道。禁止强力按压抽搐肢体，防止骨折。孕产妇未完全清醒前应禁食、禁饮。

(4) 改善缺氧：给予吸氧，改善各组织器官缺氧或胎儿缺氧。

(5) 病情观察：专人看护，持续心电监护，密切观察并记录血压、脉搏、呼吸，重视孕产妇自觉症状；未分娩者注意观察产兆，监测胎心变化，必要时给予胎儿电子监护。留置尿管，观察尿量，准确记录 24 小时出入量。及时、正确地送检血、尿标本及配合进行各项特殊检查，尽早发现并发症。用药期间、用药后注意观察药物疗效与不良反应。

(6) 减少刺激：子痫孕产妇应安置于单间、暗室休息，避免声、光刺激，一切治疗、护理操作尽可能集中实施，动作轻柔，避免诱发抽搐。

(7) 终止妊娠：抽搐控制后，护士应配合医生做好未分娩者终止妊娠的准备工作。

6. 心理护理

妊娠期指导孕妇保持心情愉快，有助于抑制疾病的继续发展；告知孕妇疾病相关知识及配合治疗的重要性，告知其部分症状及体征在产后会逐渐减轻甚至消失，消除其思想顾虑。分娩期提供舒适的环境，关心、陪伴产妇，及时提供产程进展信息，助其顺利度过分娩期。产褥期协助产妇、家属与新生儿尽快建立亲子关系。

（五）护理评价

1. 产妇营养改善，液体出入平衡，水肿及病情得到有效控制。

2. 产妇未发生跌倒、坠床和胎儿未发生缺氧等不良事件，母婴安全。

3. 产妇心态平和，焦虑情绪减轻。

4. 产妇能积极配合产前检查，严格遵守饮食、活动、治疗方案；能正确说出先兆子痫表现和胎儿监护方法。

5. 产妇恢复良好，未发生胎盘早剥、肾功能衰竭等并发症。

（六）健康指导

1. 保健指导　合理饮食，食物应富含优质蛋白、维生素、钙、铁、锌，减少脂肪和过量食盐摄入。有本病高危因素者，补充钙剂可预防疾病的发生与发展。注意休息，休息时取左侧卧位，保持孕期心情愉快。

2. 自我监护　向其强调定期产前检查的重要性和必要性，注意体重变化，有无头晕、头痛、胸闷、视力改变、上腹不适等自觉症状；注意监测胎动，发现异常及时就医。

学而思4-5　　护资考点4-5

知识链接

妊娠期高血压疾病诊治指南（2020版）新观点

指南明确强调了妊娠期高血压疾病孕妇发病的背景复杂，尤其子痫前期-子痫存在多因素-多机制-多通路致病的综合征发病性质。不仅孕妇高血压的临床表现程度和表现形式复杂，子痫前期的首发症状也存在多样性。于此基础上，本指南在强调各种风险因素识别同时，提出应重视妊娠期的临床预警信息，强化产前检查，提高早期识别和早期诊断能力，在降压和预防抽搐等对症处理的基础上，注意各种诱发病因的诊治。

第六节 妊娠期肝内胆汁淤积症

案例导入

李某，30 岁，初产妇，孕 34 周，因“皮肤瘙痒 20 多天，加重 5 天”来院就诊。查体：全身可见散在抓痕，以脐周和四肢为主，无瘀斑、瘀点及丘疹，皮肤无明显黄染，巩膜稍黄，血清胆汁酸 18.5 μmol/L，胎心 130 次/分，孕妇及家属较紧张。

请思考：

1. 孕妇目前存在的护理问题有哪些？
2. 如何护理该孕妇？

妊娠期肝内胆汁淤积症是妊娠中、晚期特有的并发症，临床以皮肤瘙痒、黄疸和胆汁淤积为特征，主要危及胎儿，使围生儿发病率和死亡率增高。本病发病率为 0.1%～15.6%，有明显的地域和种族差异，以智利、瑞典和我国重庆、上海等地发生率较高。

【病因及发病机制】

妊娠期肝内胆汁淤积症的病因尚不清楚，可能与高雌激素水平、遗传和环境等因素有关。

1. 高雌激素水平　妊娠期肝内胆汁淤积症多发于双（多）胎妊娠、妊娠晚期、卵巢过度刺激及曾应用避孕药的妇女，而这些妇女均为高雌激素水平状态。雌激素可使肝细胞 Na^+、K^+-ATP 酶活性下降，能量提供减少，导致胆酸代谢障碍；雌激素也可使肝细胞膜流动性降低，使胆汁流出受阻；同时，雌激素也会改变肝细胞蛋白质的合成，导致胆汁回流增加，上述综合作用导致妊娠期肝内胆汁淤积症的发生。有学者认为雌激素不是导致妊娠期肝内胆汁淤积症的唯一因素，致病可能与雌激素代谢异常及妊娠期肝脏对生理性增加的雌激素敏感性过高有关。

2. 遗传与环境因素　遗传学研究发现，母亲或姐妹中有妊娠期肝内胆汁淤积症病史的孕妇发生妊娠期肝内胆汁淤积症的概率明显增加。流行病学研究提示，妊娠期肝内胆汁淤积症发病率冬季高于夏季，有明显的种族、地域差异。

【对母儿的影响】

1. 孕妇　妊娠期肝内胆汁淤积症孕妇并发明显脂肪痢时，脂溶性维生素 K 的吸收减少，致使凝血功能障碍，容易发生产后出血。

2. 胎儿　胆汁酸的毒性作用可造成流产、胎儿生长受限、胎儿宫内窘迫、早产、羊水胎粪污染、新生儿颅内出血和不能预测的胎儿突然死亡。

【护理】

（一）护理评估

1. 健康史　评估孕妇既往妊娠或家族中有无类似病史，口服避孕药后有无胆汁淤积发病史和既往有无流产、死胎、死产、围生儿死亡等不良孕产史。

2. 身体评估

（1）症状与体征：本病一般于妊娠晚期发生，首发症状为皮肤瘙痒，症状早于实验室检查结果异常平均约 3 周。病情特点为：瘙痒呈持续性，昼轻夜重，一般始于手掌和脚掌，渐向肢体近端延伸甚至到面部；少数孕妇伴有轻度黄疸和上腹部不适，有黄疸者新生儿窒息和围生儿死亡率显著增加。护士应重点评估孕妇首发症状、瘙痒发生时间、程度、顺序，评估有无黄疸、恶心、食欲减退等消化道症状，注意有无皮肤抓痕、尿色加深、肝区压痛等体征。

（2）产科情况：评估有无胎儿生长受限、胎儿窘迫、早产、胎死宫内等并发症。

3. 心理-社会支持情况　严重瘙痒会引起孕妇失眠和情绪改变，因此应评估孕妇的睡眠质量及情绪状态，有无焦虑，评估孕妇及家属对疾病的认知程度，评估家庭支持系统是否完善。

4. 辅助检查

（1）血清总胆酸测定：血清胆酸升高是妊娠期肝内胆汁淤积症最特异的指标，无诱因的皮肤瘙痒及血清总胆酸＞10 μmol/L 可诊断为妊娠期肝内胆汁淤积症。

（2）肝功能测定：多数孕妇门冬氨酸转氨酶（AST）、谷丙转氨酶（ALT）表现为轻至中度升高。

（3）无激惹试验检查：将基线胎心率变异消失作为预测妊娠期肝内胆汁淤积症胎儿宫内缺氧的指标。

（二）常见护理诊断/问题

1. 有皮肤完整性受损的危险　与皮肤瘙痒而致孕妇频繁抓挠有关。

2. 睡眠形态紊乱　与夜间瘙痒症状加重或全身严重瘙痒有关。

3. 焦虑　与担心胎儿预后有关。

4. 潜在并发症：产后出血、胎死宫内等。

（三）预期目标

1. 产妇瘙痒症状减轻，皮肤无损伤。

2. 产妇睡眠紊乱得到纠正，休息良好。

3. 产妇焦虑情绪减轻。

4. 产妇妊娠、分娩期间母婴健康，不发生并发症。

（四）护理措施

1. 一般护理

（1）适当卧床休息：保持病室安静、整洁、舒适。取左侧卧位休息，以增加胎盘血流量。夜间有计划地安排好护理活动，减少对孕妇睡眠的影响。

（2）皮肤护理：指导孕妇选择宽松、舒适、透气性强、吸水性好的纯棉内衣裤袜，保持良好的卫生习惯。避免搔抓皮肤，以免加重瘙痒和引起皮肤损伤，可通过压、拍局部等方法减轻痒感；禁用过热的水洗浴，勿使用肥皂等碱性物品清洁皮肤。如因瘙痒严重而影响睡眠时，可遵医嘱给予抗组织胺类或镇静、安眠类药物。

（3）饮食指导：指导孕妇饮食宜清淡，禁食辛辣刺激食物及蛋白含量过高的食物，多食水果和蔬菜，补充各种维生素及微量元素。

（4）间断吸氧：以提高胎儿血氧含量，必要时遵医嘱给予高渗葡萄糖、维生素 C，提高胎儿对缺氧的耐受性。

2. 病情观察

（1）孕妇监护：注意观察孕妇瘙痒程度，睡眠质量，有无黄疸及程度，有无恶心、食欲减退等消化道症状。胆汁酸含量过高可引起子宫平滑肌收缩导致流产、早产，注意观察有无宫缩及其强度。遵医嘱定期采血复查总胆酸、肝功能，观察治疗效果。

（2）胎儿监护：严密观察胎心、胎动，34 周后每周行 NST 检查；定期复查超声，了解羊水及胎盘功能，警惕突然胎死宫内。

（3）用药护理。①熊去氧胆酸：是治疗妊娠期肝内胆汁淤积症的一线药物，用药后注意观察有无腹泻、便秘等不良反应。②苯巴比妥：有增加新生儿呼吸抑制的危险，近临产前不宜使用。③地塞米松：可预防早产儿呼吸窘迫综合征，仅用于妊娠 34 周以前，估计 7 日内分娩者。长期使用此药有降低新生儿出生体重、增加母儿感染的风险。④维生素 K_1：于分娩前遵医嘱补充维生素 K_1，预防产后出血。

3. 分娩管理

（1）及时终止妊娠：多数学者主张妊娠期肝内胆汁淤积症孕妇妊娠至 37～38 周应引产终止妊娠。当孕妇出现黄疸，胎龄达 36 周；胎盘功能减退或胎儿宫内窘迫者，应及时终止妊娠，以降低围生儿病死率。

（2）分娩方式：妊娠期肝内胆汁淤积症不是剖宫产的指征，但阴道分娩会加重胎儿缺氧，以剖宫产为宜。

（3）分娩期：阴道试产者左侧卧位休息，给予间断氧气吸入。观察孕妇生命体征、宫缩和产程进展，产程时间不宜过长。密切观察胎心，必要时行胎心监护。注意缩短第二产程，胎肩娩出后立即为产妇注射止血药物、宫缩剂，预防产后出血。

（4）产褥期：注意观察子宫收缩、阴道流血情况；遵医嘱使用药物，预防出血和感染。加强基础护理，遵医嘱采血复查肝功能。

4. 心理护理　孕妇常因瘙痒、担心宝宝预后而焦虑。护理人员应耐心倾听孕妇主诉，详细讲解疾病相关知识和自我监护的重要性，及时提供病情信息，同时发挥家庭支持系统的作用，使其顺利地度过妊娠期和分娩期。

（五）护理评价

1. 产妇瘙痒症状减轻，舒适感增强，能正确实施皮肤护理，皮肤无损伤。

2. 产妇睡眠时间充足，精神状态良好。

3. 产妇能够面对现实，积极配合治疗，焦虑情绪减轻。

4. 产妇妊娠及分娩经过顺利，母婴健康，未发生产后出血等并发症。

（六）健康指导

1. 产前检查指导　增加产前检查次数，定期测定血中胆酸、转氨酸及胆红素水平，动态地了解病情变化。

2. 保健指导　对 32 周内发病的孕妇，伴有黄疸、妊娠高血压疾病或双胎妊娠者，或既往有死胎、死产等不良孕产史者，告知必须立即住院监护；告知孕妇配合治疗的重要性，指导孕妇正确进行自我监护，以防胎儿突然死亡。

3. 避孕指导　产后指导正确的避孕方法，不可服用含雌、孕激素的避孕药，以免诱发肝内胆汁淤积。

4. 复查指导　指导产后定期复查肝功能。

护资考点4-6

第五章

胎儿及胎儿附属物异常妇女的护理

思维导图5

学习目标

1. 掌握胎儿及胎儿附属物异常的护理评估要点、护理诊断、护理措施。
2. 熟悉胎儿及胎儿附属物异常的治疗。
3. 了解胎儿及胎儿附属物异常的病因与发病机制。
4. 尊重、关心产妇，实施整体护理。
5. 养成谦虚谨慎意识、慎独精神及责任心。

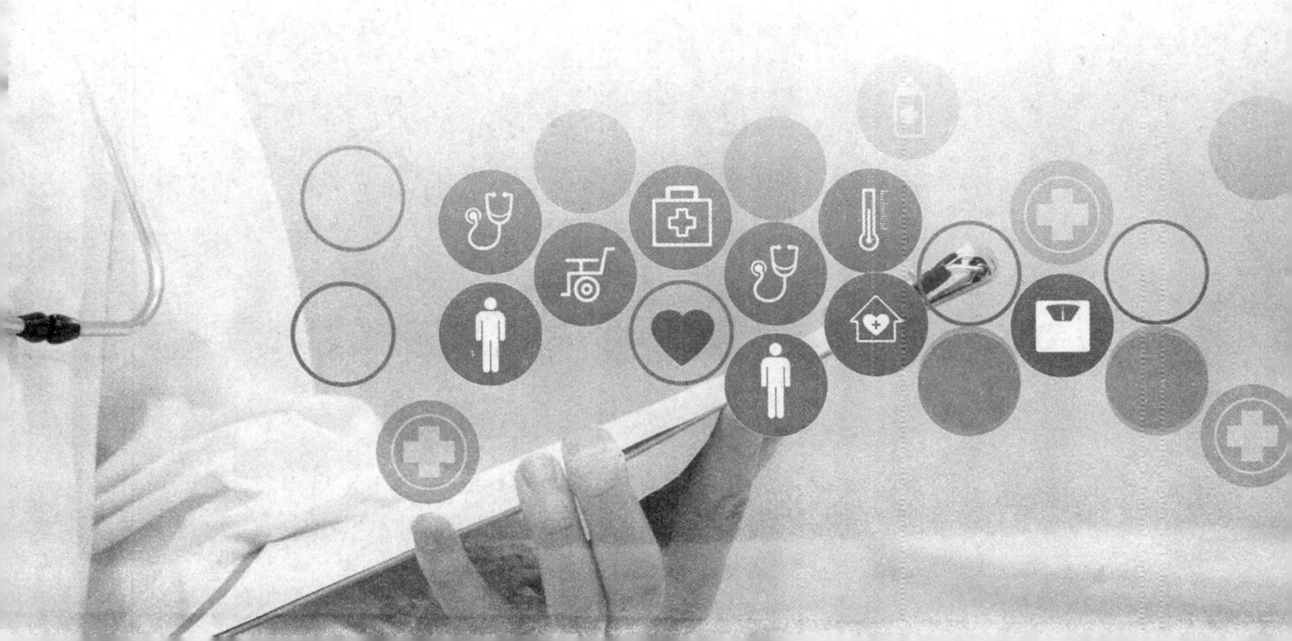

第一节　前置胎盘

案例导入

卢女士，26 岁，因“停经 34 周，阴道有少量流血 2 天”来院就诊。患者 2 天前无明显诱因出现少量阴道流血，下腹微痛，宫口未开。查体：体温 36.8℃，心率 90 次/分，呼吸 19 次/分，血压 100/57 mmHg，双下肢水肿（—），Hb 88 g/L。B 超提示：胎盘部分覆盖于宫颈口。孕妇和家属都表现焦虑。

请思考：

1. 该患者可能的医疗诊断是什么？

2. 该患者的护理问题有哪些？

3. 应采取哪些护理措施？

妊娠 28 周后若胎盘附着于子宫下段，下缘达到或覆盖宫颈内口，位置低于胎儿先露部，称为前置胎盘。前置胎盘是妊娠晚期的严重并发症，也是妊娠晚期阴道出血最常见的原因，若处理不当可危及母儿生命。其发病率国外报道为 0.3%～0.5%，国内报道为 0.24%～1.57%。

【病因】

1. 子宫内膜病变与损伤　子宫内膜损伤是前置胎盘的常见因素。损伤引起子宫内膜病变，再次受孕时子宫蜕膜血管形成不良而胎盘供血不足，致使胎盘面积增大延伸至子宫下段。辅助生殖技术促排卵药物改变了体内性激素水平，使子宫内膜与胚胎发育不同步等，亦可导致前置胎盘的发生。因此，需了解孕妇的孕产史、产次及既往分娩情况；有无子宫内膜病变与损伤史，如剖宫产史、人工流产史、子宫内膜炎及辅助生育治疗史。

2. 胎盘异常　多胎妊娠或巨大儿时胎盘面积过大；或副胎盘、大而薄的膜状胎盘扩展到子宫下段，均可发生前置胎盘。

3. 受精卵滋养层发育迟缓　受精卵到达子宫腔，而滋养层尚未发育到可以着床的阶段，受精卵继续向下游，着床于子宫下段发育成前置胎盘。

【类型】

依据胎盘下缘与子宫颈内口的关系，前置胎盘分为下列四种类型：

1. 完全性前置胎盘　又称中央性前置胎盘，胎盘组织完全覆盖子宫颈内口。

2. 部分性前置胎盘　胎盘部分覆盖子宫颈内口。

3. 边缘性前置胎盘　胎盘附着于子宫下段，胎盘边缘到达但未覆盖子宫颈内口。

微视频 5-1-1
前置胎盘的类型变化

4. 低置胎盘　胎盘附着于子宫下段，边缘距宫颈内口＜2 cm。

胎盘边缘与子宫颈内口的关系随着子宫下段的形成、子宫颈的消失和子宫颈口的扩张而改变，通常按处理前最后一次检查结果决定分类。（图 5-1）

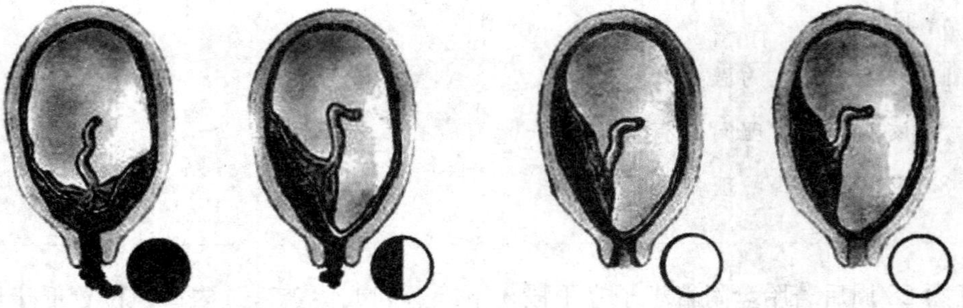

（1）完全性前置胎盘　（2）部分性前置胎盘　（3）边缘性前置胎盘　（4）低置胎盘

图 5-1　前置胎盘的类型

既往有剖宫产史或子宫肌瘤剔除术史，此次妊娠为前置胎盘，胎盘附着于原手术瘢痕部位者，发生胎盘粘连、植入和致命性大出血的风险高，称之为凶险性前置胎盘。

【护理】

（一）护理评估

1. 健康史　评估患者有无相关因素。

2. 身体评估

（1）症状：妊娠晚期或临产时突发无诱因、无痛性反复阴道出血为前置胎盘的典型症状。阴道流血时间的早晚、反复发作的次数、流血量的多少与前置胎盘的类型有关。完全性前置胎盘初次出血时间早，出血次数频繁，量较多。边缘性前置胎盘初次出血时间较晚，多于妊娠晚期或临产后，量也较少。部分性前置胎盘的出血情况介于两者之间。

（2）贫血、休克：由于反复或大量阴道流血，患者可出现贫血，贫血与出血量成正比，出血严重者可发生休克。

（3）腹部检查：子宫软，无压痛，轮廓清楚，大小与孕周相符。胎先露高浮，1/3

并发胎位异常，以臀先露多见。

3. 对母儿的影响

(1) 对母亲的影响：子宫下段蜕膜发育不良，胎盘绒毛穿透底蜕膜，侵入子宫肌层，发生植入性胎盘；由于子宫下段收缩力差，局部血窦不易闭合以及植入性胎盘导致胎盘剥离不全均易引发产后出血；胎盘剥离面靠近宫颈口，细菌易经阴道上行入侵，加之产妇出血过多导致体质虚弱，抵抗力下降，易引发产后感染。

(2) 对胎儿的影响：反复或大量阴道流血使胎儿宫内缺氧，发生窘迫；因病情需要提前终止妊娠使早产率增加，而早产儿生存能力低下，导致合并症、并发症发生率高，围生儿死亡率亦高。

4. 心理-社会支持情况　评估孕妇有无焦虑、恐惧，及对阴道流血不知所措等心理；评估孕妇有无因担心胎儿安危而表现出沮丧、郁闷、烦躁不安等情绪；评估家属有无紧张、烦躁不安等情绪。

5. 辅助检查

(1) 超声检查：根据胎盘下缘与子宫颈内口的关系确定前置胎盘的类型。阴道超声检查优于腹部超声检查。

(2) 磁共振检查：合并胎盘植入者，可选择磁共振检查，以了解胎盘植入子宫肌层的深度。对凶险性前置胎盘的诊断更有帮助。

(3) 产后检查胎盘与胎膜：胎盘前置部分可见陈旧性血块附着，呈黑紫色或暗红色，且胎膜破口处距胎盘边缘<7 cm，则前置胎盘诊断可成立。

(二) 常见护理诊断/问题

1. 有感染的危险　与胎盘剥离面靠近宫颈口，细菌易经阴道上行感染及贫血有关。

2. 有胎儿受伤的危险　阴道大量出血，可发生胎儿宫内窘迫，甚至死亡。

3. 潜在并发症：出血性休克、产后出血。

(三) 护理目标

1. 接受期待治疗者贫血得以控制，维持妊娠更接近足月。

2. 产妇产后未发生产后出血及产后感染。

3. 母儿顺利度过分娩期。

(四) 护理措施

1. 终止妊娠孕妇的护理

(1) 适用于孕妇反复发生出血甚至休克者及胎龄≥36 周者或胎龄未达 36 周而出现胎儿窘迫征象者。

（2）监测母儿生命体征，立即开放静脉通道，配血，做好输血准备。

（3）抢救休克的同时，做好术前准备。剖宫产术既能在短时间内娩出胎儿，又能迅速止血，是处理前置胎盘的主要手段。

（4）胎儿娩出后及早使用宫缩剂，以防产后出血，严密观察生命体征及阴道流血情况，发现异常及时报告医师处理。

（5）产褥期做好会阴护理，及时更换会阴垫，保持会阴部清洁、干燥。

2. 期待疗法孕妇的护理

（1）适用于全身情况良好、胎儿存活、孕周＜34 周或估计胎儿体重＜2000 g、阴道流血量不多的孕妇。在保证孕妇安全的前提下，尽可能延长胎龄，以提高胎儿存活率。

（2）严密观察并记录生命体征，遵医嘱及时完成各项实验室检测环节及治疗；观察阴道流血的时间、出血量，发现异常及时报告医师处理。

（3）给予孕妇定时间断吸氧，每日 3 次，每次 30 分钟，以提高胎儿血氧供应；注意胎心变化，指导孕妇自测胎动。

（4）孕 35 周前有早产风险者，遵医嘱给予糖皮质激素促胎肺成熟治疗。

（5）绝对卧床休息，以左侧卧位为佳，避免剧烈活动，阴道出血停止后可轻微活动；禁止阴道检查及肛查，以减少出血机会；避免便秘及腹泻，以防诱发宫缩。

（6）纠正贫血，多食高蛋白及含铁丰富的食物，口服硫酸亚铁，必要时输血。

3. 心理护理　向孕妇讲述前置胎盘的有关知识，耐心解答她们的提问，让其感到被关心和照顾，鼓励亲属陪伴，给予心理支持和安慰。

（五）护理评价

1. 接受期待治疗者胎龄接近或达到足月分娩。

2. 产妇产后未发生产后出血及产后感染。

（六）健康指导

指导孕妇定期进行产前检查，做到早发现，早处理；向患者讲解前置胎盘的相关知识，告知妊娠晚期若有阴道流血，及时就医。

学而思5-1

护资考点5-1

第二节 胎盘早期剥离

案例导入

某孕妇，30 岁，妊娠 35 周，既往健康。2 小时前因“腹部遭受外伤而出现持续性腹痛，进行性加剧，并伴有少量阴道流血”急诊入院。查体：血压80/50 mmHg，子宫硬如板状，有压痛，子宫大于妊娠月份，阴道无流血，胎心、胎动消失。

请思考：

1. 该患者可能的医疗诊断是什么?
2. 该患者的护理问题有哪些?
3. 应采取哪些护理措施?

妊娠 20 周以后或分娩期，正常位置的胎盘在胎儿娩出前，部分或全部从子宫壁剥离，称为胎盘早剥。胎盘早剥是妊娠晚期的一种严重并发症，起病急、进展快，若处理不及时，可危及母儿生命。其发病率约为 1%。

【病因】

1. 血管病变　妊娠合并妊娠期高血压疾病、慢性高血压、慢性肾脏疾病或全身血管病变时，底蜕膜螺旋小动脉痉挛或硬化，引起远端毛细血管缺血坏死以致破裂出血，血液流至底蜕膜层与胎盘之间形成血肿，致胎盘自子宫壁剥离；妊娠中晚期或临产后，妊娠子宫压迫下腔静脉，回心血量减少，血压下降，子宫静脉淤血，静脉压突然升高，蜕膜静脉床淤血或破裂，形成胎盘后血肿，导致胎盘自子宫壁剥离。

2. 机械性因素　外伤尤其腹部受到挤压或撞击，脐带过短（<30 cm）或因脐带绕颈、绕体相对过短，分娩过程中胎儿下降牵拉脐带，羊膜腔穿刺刺破前壁胎盘附着处血管，均可导致胎盘后血肿引起胎盘剥离。

3. 宫腔内压力骤然下降　妊娠足月前胎膜早破、双胎妊娠的第一胎儿娩出过快、羊水过多、人工破膜后羊水流出过快等导致宫腔内压力骤减，子宫骤然收缩，胎盘与子宫壁错位而剥离。

4. 其他高危因素　如：孕妇高龄、经产妇、吸烟、吸毒、孕妇代谢异常、有血栓形成倾向、子宫肌瘤。有胎盘早剥史者再次发生的风险比无胎盘早剥史者高 10 倍。

【病理】

胎盘早剥时的主要病理变化为底蜕膜出血，继而形成血肿，使胎盘自附着处剥离。(图 5-2）底蜕膜出血量少时，出血较快停止，多无明显的临床表现。继续出血，形成胎盘后血肿，若血液冲破胎盘边缘沿胎膜与子宫壁间经宫颈向外流出，形成阴道流血，即为显性剥离或外出血；若胎盘边缘仍附着于子宫壁或由于胎先露部固定于骨盆入口，使血液积聚于胎盘与子宫壁之间，无阴道流血，即为隐性剥离或内出血；当内出血逐渐增多，胎盘后血肿越积越大，血液也可冲开胎盘边缘与胎膜，向宫颈外流出，形成混合性出血。偶有出血穿破胎膜溢入羊水中，可形成血性羊水。

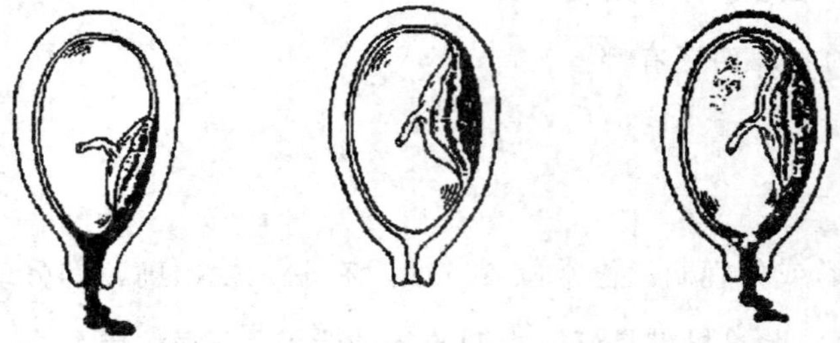

(1) 显性剥离　　(2) 隐性剥离　　(3) 混合性出血

图 5-2　胎盘早期剥离的类型

胎盘早剥内出血严重时，血液浸入子宫肌层，引起肌纤维分离、断裂甚至变性，当血液渗透至浆膜层时，子宫表面呈现紫蓝色瘀斑，称为子宫胎盘卒中。子宫肌层由于血液浸润，收缩力减弱，造成产后出血。严重的胎盘早剥导致大量的组织凝血活酶从剥离处进入母体血液循环，可引发弥散性血管内凝血（DIC）等一系列并发症。

微视频 5-2-1
子宫胎盘卒中

【护理】

（一）护理评估

1. 健康史　评估患者有无可能的相关因素。

2. 身体评估

（1）根据剥离面大小及剥离部位的位置评估胎盘早剥的严重程度：剥离面小于1/3，以外出血为主者为轻型；胎盘剥离面超过 1/3，伴有较大的胎盘后血肿，常为内出血或混合性出血者属于重型。

（2）临床表现

①腹痛：胎盘早剥的临床特点是妊娠晚期突发性腹部持续性疼痛。轻型胎盘早剥者疼痛轻微或无腹痛。重型胎盘早剥者主要症状为妊娠晚期或临产时突然发生的持续性腹痛、腰酸或腰背痛，疼痛程度与胎盘后积血多少呈正相关。严重时出现恶心、呕吐、面色苍白、四肢湿冷、脉搏细速及血压下降等休克症状。

②阴道流血：与前置胎盘不同，胎盘早剥的阴道流血多为有痛性出血，阴道流血量依早剥类型而不同，出血量与贫血程度不相符合。

③子宫强直性收缩：主要见于重型胎盘早剥。腹部检查可见子宫硬如板状，有压痛，以胎盘附着处最明显；子宫大于妊娠周数，宫底因胎盘后血肿增大而升高。子宫多处于高张状态，宫缩间歇期亦不能松弛，胎位因此而触不清。若胎盘剥离面积超过1/2，则胎儿因缺氧死亡而胎心消失。轻型胎盘早剥者子宫软，宫缩可有间歇期，腹部压痛不明显或仅局部压痛。

④出血倾向：重型胎盘早剥尤其是胎死宫内的患者可能发生弥散性血管内凝血。临床表现为子宫出血不凝，皮下、黏膜或注射部位出血，有时可发生血尿、咯血及消化道出血倾向。

3. 并发症　重型胎盘早剥可引发胎儿宫内死亡、子宫胎盘卒中、弥散性血管内凝血（DIC）、产后大出血、急性肾功能衰竭、羊水栓塞。

4. 对母儿的影响　剖宫产、贫血、产后出血、DIC 发生率均升高；胎儿急性缺氧的概率、新生儿窒息率、早产率、胎儿宫内死亡率、围产儿死亡率均明显上升，还可遗留新生儿神经系统发育缺陷。

5. 心理-社会支持情况　因胎盘早剥病情危急，孕妇及家属常表现为高度紧张和恐惧，对病情不理解。

6. 辅助检查

（1）超声检查：可协助了解胎盘的部位及胎盘早剥的类型，明确胎儿大小及存活情况。子宫与胎盘间有液性暗区，提示胎盘后血肿。

（2）胎心电子监护：协助判断胎儿宫内情况。

（3）血液检查：了解贫血程度及凝血功能；重症患者检查肾功能、二氧化碳结合力；必要时进行 DIC 筛选试验。

（二）常见护理诊断/问题

1. 恐惧　与胎盘早剥起病急、进展快，危及母儿生命有关。

2. 有受伤的危险　胎盘剥离面积大可导致胎儿宫内窘迫，死产。

3. 潜在并发症：产后出血、弥散性血管内凝血、急性肾功能衰竭、羊水栓塞。

（三）护理目标

1. 接受期待治疗者贫血得以控制，维持妊娠更接近足月。

2. 产妇未发生凝血功能障碍、产后出血及急性肾功能衰竭等并发症。

（四）护理措施

1. 纠正休克　迅速开放静脉，积极补充血容量及凝血因子，及时输新鲜血液。

2. 观察病情　严密监测孕妇生命体征；观察阴道出血情况；监测宫底高度，有无压痛、宫缩，有无皮下、黏膜或注射部位、子宫出血不凝等凝血功能障碍表现，有无少尿、无尿等急性肾衰竭表现；同时密切监测胎儿宫内状态。一旦发现异常情况，及时报告医师并配合处理。

3. 终止妊娠准备　一旦确诊，及时终止妊娠。依据孕妇一般情况，胎盘早剥类型、出血量多少决定分娩方式，做好相应的配合与新生儿抢救的准备。

4. 协助医生处理并发症

（1）产后出血：及时给予宫缩剂、按摩子宫等方法控制出血，必要时遵医嘱做好切除子宫的术前准备。未发生产后出血者，仍应加强生命体征观察，预防晚期产后出血。

（2）凝血功能障碍：协助医生迅速终止妊娠，同时遵医嘱给药纠正凝血功能障碍。

（3）肾功能衰竭：若患者尿量＜30 ml/h或无尿，提示血容量不足，遵医嘱及时补充血容量；若尿量＜17 ml/h，在血容量已补足的情况下，遵医嘱给予呋塞米静脉推注，必要时遵医嘱重复用药。注意维持电解质及酸碱平衡。出现尿毒症时，应及时行血液透析治疗。

5. 心理护理　快速、积极的抢救和护理的同时，向患者及家属讲述胎盘早剥的相关知识，给予心理上的支持，使其能有效配合各项急救治疗及护理。

（五）护理评价

1. 母亲分娩顺利，新生儿平安出生。

2. 患者未发生并发症。

（六）健康指导

嘱孕妇定期产前检查，告知预防并及时治疗妊娠期高血压疾病、慢性高血压、慢性肾病；告知避免仰卧位及腹部外伤。告知加强营养、纠正贫血及保持会阴清洁、防止感染的方法。指导母乳喂养或退乳。

学而思5-2　　护资考点5-2

第三节 胎膜早破

案例导入

李某，25岁，孕37周，$G_2P_0^{+1}$。因“无痛性阴道流液2小时”急诊入院。本次妊娠经过顺利，定期行产前检查，未见异常。查体：T36.7℃，P90次/分，R19次/分，BP110/75 mmHg，其他各系统未见异常。产科检查：宫高32 cm，腹围96 cm，无宫缩，宫体无压痛，胎方位LOA，未入盆，胎心率140次/分。肛查：触不到羊膜囊，上推胎儿先露部可见到阴道流液量增多。

请思考：李某出现了什么样的问题？

胎膜早破是指在临产前胎膜自然破裂。胎膜早破是分娩期常见的并发症，约占分娩总数的2.7%～17%，是引起早产、脐带脱垂及母儿感染的常见原因之一。

【病因】

导致胎膜早破的因素很多，目前认为主要与生殖道病原微生物上行感染、羊膜腔内压力增高、胎膜受力不均、营养缺乏及宫颈内口松弛等有关。

胎膜早破时孕妇多突感较多液体从阴道流出，而无腹痛等产兆。其处理取决于胎龄及是否存在宫内感染、胎儿窘迫等临床征象。

【护理】

（一）护理评估

1. 健康史　了解妊娠期诱发胎膜早破的病史，如是否有创伤史、妊娠后期性交史、妊娠期羊水过多的病史等。确定胎膜破裂的时间及妊娠周数、是否存在感染等征象。

2. 身体评估

（1）症状：孕妇突感有较多液体从阴道流出，不能控制，时断时续，咳嗽、打喷嚏、负重等腹压增加时液体流量可增多。

（2）体征：行肛诊检查，触不到前羊膜囊，上推胎先露见液体流量增多，有时可见流出液中有胎脂或被胎粪污染，伴感染时则有臭味。

3. 心理-社会支持情况　大多数孕妇担心羊水流尽致早产、宫内感染而危及胎儿生命。亦有少数孕妇可能认为羊水流出为正常现象而不太重视。

4. 辅助检查

(1) 阴道酸碱度的检查：正常阴道液呈酸性，pH 值为 4.5～6.0，羊水的 pH 值为 7.0～7.5。用 pH 试纸检查，若流出液 pH≥6.5，视为阳性，提示胎膜早破可能性大，诊断正确率可达 90%。

(2) 阴道液涂片检查：阴道液涂片干燥后，若在显微镜下见到羊齿植物叶状结晶提示为羊水。

(3) 羊膜镜检查：可直视胎先露部，看不到前羊膜囊即可确诊胎膜早破。

(二) 常见护理诊断/问题

1. 有感染的危险　与胎膜破裂后，下生殖道内病原体上行感染有关。

2. 有胎儿受伤的危险　与脐带脱垂和早产儿肺不成熟有关。

3. 焦虑　与未知的妊娠结局有关。

(三) 护理目标

1. 无腹痛、无发热等感染表现。

2. 不发生脐带脱垂和早产或脐带脱垂被及时纠正，胎儿平安出生。

3. 孕妇能充分认识到胎膜早破的预后，积极配合治疗和护理。

(四) 护理措施

1. 预防措施

(1) 孕期注意营养平衡，适量补充维生素 C 等。

(2) 积极预防和治疗生殖道感染，重视孕期卫生指导。

(3) 妊娠晚期禁止性生活，避免负重和腹部受外力撞击。

(4) 宫颈内口松弛者应于妊娠 12～14 周行宫颈环扎术。

2. 一般护理

(1) 胎先露未衔接者应绝对卧床休息，抬高臀部防止脐带脱垂。

(2) 保持外阴清洁，每日擦洗会阴部 2 次，避免不必要的肛诊及阴道检查。

(3) 指导孕妇使用吸水性好的消毒会阴垫，勤换会阴垫。

3. 病情观察

(1) 密切监测胎心变化，若发现胎心异常应及时行阴道检查确定有无脐带脱垂，若有脐带先露或脐带脱垂应立即报告医生进行抢救。

(2) 密切观察羊水性状、颜色、量及气味等。

(3) 严密观察孕妇生命体征，腹痛情况，及时追踪血常规结果，了解有无感染征象。

4. 医护治疗的配合

(1) 期待治疗：期待治疗适应于胎膜早破发生在妊娠28～35周，且不伴感染、胎儿宫内情况良好、羊水过少的患者。给予倍他米松12 mg，静脉滴注，每日1次，共2次；或地塞米松10 mg，每日1次，共2次。

(2) 胎膜破裂超过12小时者应预防性使用抗生素。

(3) 若妊娠已达35周或以上者，可适时终止妊娠。

5. 心理护理　注意观察孕妇的情绪变化，加强心理护理，稳定情绪。

(五) 护理评价

1. 母儿生命安全，未发生感染。

2. 无胎儿窘迫与脐带脱垂等并发症，胎儿平安出生。

3. 孕妇无焦虑，积极参与护理，对胎膜早破的处理感到满意。

(六) 健康指导

1. 重视妊娠期卫生保健，加强产前检查，尽早治疗下生殖道感染，及时矫正异常胎位。

2. 妊娠后期禁止性生活，避免负重及腹部受碰撞。

3. 宫颈内口松弛者，于妊娠12～14周行宫颈环扎术并卧床休息。

4. 注意营养平衡，补充充足的维生素、钙、锌、铜等营养素。

【附】脐带脱垂

脐带脱垂是指胎膜破裂后，脐带脱出于子宫颈口外，降至阴道甚至外阴。胎膜未破时脐带位于胎先露部前方或一侧称为脐带先露，也称隐性脐带脱垂。(图5-3)

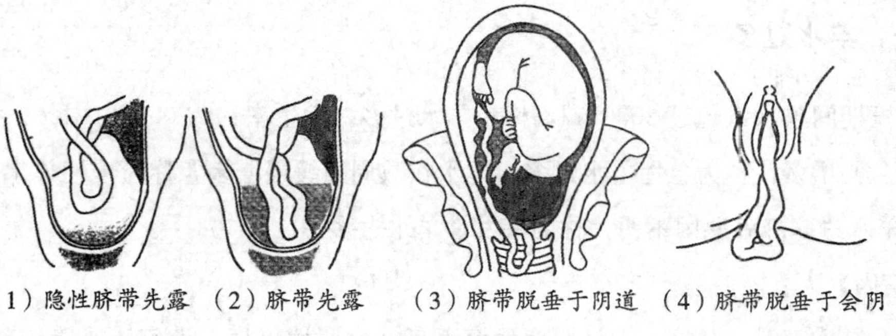

(1) 隐性脐带先露　(2) 脐带先露　(3) 脐带脱垂于阴道　(4) 脐带脱垂于会阴

图5-3　脐带先露与脐带脱垂

脐带脱垂常见的原因有胎位异常、胎头高浮或头盆不称、羊水过多或羊膜腔内压力过高、脐带过长等。

脐带脱垂多表现为突然胎心率变快或变慢，胎儿循环受阻时间过长（超过7～8分钟）可导致胎儿死亡。阴道检查或肛门检查可于胎儿先露部前方触及条索状物。

一旦确诊脐带脱垂，应抬高臀部，将胎先露上推，同时用抑制宫缩药物，并尽快终止妊娠。

学而思5-3　　护资考点5-3

第四节 羊水量异常

案例导入

袁女士，30岁，初产妇，因“妊娠23周，腹部明显胀大1周”入院就诊。病人近1周腹部明显增大，腹胀痛。查体：子宫大于妊娠月份，B超检查羊水量超过2000 ml，胎位触不清，胎心听不清。

请思考：

1. 该患者的护理问题有哪些？

2. 请拟定护理措施？

正常妊娠时羊水的产生与吸收处于动态平衡中，若羊水产生和吸收失衡，将导致羊水量异常。

一、羊水过多

妊娠期间羊水量超过2000 ml，称为羊水过多。发生率约为0.5%～1%。羊水量在数日内急剧增多，称为急性羊水过多；羊水在数周内缓慢增多，称为慢性羊水过多。约1/3的羊水过多患者原因不明，称为特发性羊水过多。

【病因】

胎儿结构畸形、肿瘤、神经肌肉发育不良、代谢性疾病、染色体或遗传基因异常，双胎妊娠（羊水过多的发病率约为10%，是单胎妊娠的10倍），胎盘绒毛血管瘤直径>1 cm（15%～30%合并羊水过多），巨大胎盘，脐带帆状附着，妊娠期糖尿病（羊水过多的发病率约为13%～36%）；母儿血型不合，胎儿免疫性水肿，妊娠期高血压疾病，重度贫血。

【护理】

（一）护理评估

1. 健康史　评估孕妇有无导致羊水过多的因素。

2. 身体评估

（1）急性羊水过多：较少见，多发生在妊娠20～24周。羊水在数日内迅速增多，子宫急剧增大，因横膈抬高而引起腹部胀痛、呼吸困难、不能平卧等症状。孕妇自觉行动不便，表情痛苦。腹部检查发现，子宫明显大于正常孕周，腹壁反肤发亮、变薄、张力大，触诊胎位不清，胎心遥远或听不清。常有下肢及外阴水肿或静脉曲张。

（2）慢性羊水过多：较多见，多发生于妊娠晚期。羊水在数周内缓慢增多，多数孕妇能适应，仅感腹部增大较快，临床上无明显不适或仅出现轻微压迫症状，如胸闷、气急，但能忍受。产检发现宫高及腹围增长过快，子宫底高度及腹围大于同期孕周，腹壁皮肤发亮、变薄。触诊感觉子宫张力大，有液体震颤感，胎位不清，胎心遥远。

3. 对母儿的影响　羊水过多易并发妊娠期高血压疾病，胎膜早破、早产发生率增加，因突然破膜宫腔内压力骤减易发生胎盘早剥，产后出血发生率亦明显增加。羊水过多还可引起胎位异常、胎儿窘迫，破膜时羊水流出过快可导致脐带脱垂。羊水过多的程度越重，围产儿病死率越高。

（二）护理措施

1. 妊娠期护理　嘱孕妇卧床休息，减少下床活动，以防胎膜早破。如急性羊水过多，有压迫症状者可取半卧位，改善呼吸情况；压迫症状不明显者可取左侧卧位，改善胎盘血液供应。指导孕妇低盐饮食，多食蔬菜、水果，保持大便通畅，防止用力排便增加腹压，导致胎膜早破。定期测量宫高、腹围和体重，监测羊水量变化及胎儿发育，及时评估病情进展。

2. 分娩期护理　分娩期严密观察胎心变化、羊水性状、子宫收缩、胎位及产程进展情况，做好早产儿抢救的准备。注意预防产后出血。

3. 协助相关检查　协助做好相关检查对羊水过多患者的诊断、治疗非常重要。超声测定羊水最大暗区垂直深度（AFV）≥8 cm和羊水指数（AFI）≥25 cm，为羊水过多诊断依据；羊水细胞培养、脐带血细胞培养可排除染色体疾病；羊水甲胎蛋白（AFP）测定，可协助诊断胎儿畸形；测定胎儿血型，可预测胎儿有无溶血性疾病；PCR技术检测病毒感染性疾病；其他还有孕妇血糖检测，及Rh血型不合者行母体抗体滴定度的检测。

4. 治疗配合　一旦诊断为羊水过多合并胎儿畸形者应及时终止妊娠；羊水过多但

胎儿正常者，则应根据羊水过多的程度与胎龄决定处理方法。

（1）经腹羊膜腔穿刺放羊水的护理：术前讲解穿刺过程，做好心理安抚；测量体温，脉搏、呼吸、血压，清洁腹部皮肤；嘱孕妇排空膀胱，取平卧位或半卧位，协助做超声检查，确定穿刺部位；控制羊水流出速度，每小时约 500 ml，一次放羊水量不超过 1500 ml；术中观察孕妇的生命体征，询问孕妇自觉症状，及时发现胎盘早剥、早产等情况。

（2）阴道破膜的护理：孕妇取膀胱截石位，消毒外阴部；羊水流出速度要缓慢，边放水边用腹带束紧腹部；观察并记录羊水的颜色、性状和量，注意胎心和胎位的变化。

（三）健康指导

向孕妇及家属介绍羊水过多的相关知识；鼓励孕妇积极查明原因，对病因进行积极治疗与预防；若是胎儿畸形，使孕妇了解并非其之过；向孕妇提供情感上的支持，使其保持心情愉快，指导孕妇再次受孕应作遗传咨询及产前诊断；嘱出院后注意休息，加强营养，增强抵抗力。

二、羊水过少

妊娠晚期羊水量少于 300 ml 者，称为羊水过少。羊水过少的发生率为 0.4%～4%。羊水过少时严重影响围产儿预后，胎儿畸形、死亡率均增高。轻度羊水过少时，围产儿病死率增高 13 倍；重度羊水过少时，围产儿病死率增高 47 倍；羊水量少于 50 ml，围产儿死亡率高达 88%。

【病因】

1. 胎儿畸形　以胎儿泌尿系统畸形为主，泌尿系统畸形引起胎儿少尿或无尿，导致羊水过少；染色体异常、脐膨出、膈疝、法洛四联症、水囊状淋巴管瘤、小头畸形、甲状腺功能减退等也可引起羊水过少。

2. 胎盘功能减退　过期妊娠、胎儿生长受限和胎盘退行性变均能导致胎盘功能减退；胎儿慢性缺氧引起血液重新分布，为保障胎儿脑和心脏血供，肾血流量减少，胎儿尿液生成减少，导致羊水过少。

3. 羊膜病变　某些感染性疾病使羊膜通透性改变，使羊水外漏速度超过生成速度，导致羊水过少。

4. 母体因素　妊娠期高血压疾病可致胎盘血流减少；孕妇脱水、血容量不足时，血浆渗透压增高，胎儿血浆渗透压亦相应增高，尿液形成减少。前列腺素合成酶抑制剂、血管紧张素转化酶抑制剂等药物有抗利尿作用，孕妇如服用时间过长，可发生羊水减少。

【护理】

（一）护理评估

1. 健康史 评估孕妇有无导致羊水过少的因素。

2. 身体评估 羊水过少的症状多不典型。检查见宫高、腹围小于同期正常孕周；孕妇于胎动时感腹痛，胎盘功能减退时常有胎动减少；子宫的敏感度较高，轻微刺激易引发宫缩；临产后阵痛明显，宫缩多不协调；阴道检查发现前羊膜囊不明显，人工破膜羊水流出极少。

（二）护理措施

1. 病情观察 观察孕妇的生命体征，定期测量宫高、腹围和体重，及时判断病情进展。依据胎盘功能测定结果，结合胎动、胎心监测和宫缩情况，及时发现并发症。密切关注超声，动态监测羊水量，并注意观察有无胎儿畸形。胎儿出生后应认真全面评估、识别畸形。

2. 一般护理 向孕妇及家属介绍羊水过少的相关知识；指导孕妇休息时取左侧卧位，以改善胎盘血液供应；教会孕妇自我检测胎儿宫内情况的方法；同时积极预防胎膜早破。

3. 协助相关检查 羊水过少者宫高、腹围增长缓慢。通过超声测定羊水最大暗区垂直深度（AFV）≤2 cm 为羊水过少，≤1 cm 为严重羊水过少；羊水指数（AFI）≥5 cm为羊水过少，≤8 cm 为羊水偏少。检测有无胎儿畸形。破膜时直接测量羊水量少于 300 ml 即可诊断。胎儿电子监护可观察胎盘储备功能。羊水细胞或胎儿脐带血细胞培养、PCR 等可检测胎儿染色体是否异常。

4. 配合治疗

（1）根据胎儿有无畸形及孕周大小选择治疗方案。羊水过少合并胎儿畸形应尽早终止妊娠。羊水过少合并胎儿正常者，寻找并去除病因；增加补液量，改善胎盘功能，抗感染；严密监测胎儿宫内情况。对妊娠已足月、胎儿可宫外存活者，应及时终止妊娠。对妊娠未足月、胎肺未成熟者，可行增加羊水量期待治疗，延长妊娠期。

（2）若合并胎盘功能不良、胎儿窘迫或破膜时羊水少且胎粪污染严重者，估计短时间内不能结束分娩时，做好剖宫产准备。无明显宫内缺氧、人工破膜羊水清亮者，可以阴道试产，需密切观察产程进展，连续监测胎心变化，有异常及时汇报医师处理。增加羊水量期待治疗者，若采用羊膜腔灌注液体法，应注意严格无菌操作，防止发生感染，同时按医嘱给予抗感染治疗。

学而思5-4　　护资考点5-4

第五节　多胎妊娠

案例导入

孕妇，35岁，孕32周，早孕反应重，有呼吸困难。检查：子宫体积明显大于正常孕周，下肢水肿，阴道静脉曲张。在子宫不同部位闻及频率相差10次/分以上的胎心音。

请思考：

1. 该患者的护理问题有哪些？

2. 请拟定护理措施？

一次妊娠子宫腔内同时有两个或两个以上胎儿时称为多胎妊娠，以双胎妊娠多见。近年辅助生殖技术广泛开展，多胎妊娠发生率明显增高。多胎妊娠易引起妊娠期高血压疾病、肝内胆汁淤积症、贫血等并发症，属高危妊娠范畴。本节主要讨论双胎妊娠。

【类型及特点】

1. 双卵双胎　两个卵子分别受精形成的双胎妊娠，称为双卵双胎。双卵双胎约占双胎妊娠的70%，与应用促排卵药物、多胚胎宫腔内移植及遗传因素有关。两个胎儿的遗传基因不完全相同，其性别、血型相同或不相同，但指纹、外貌、精神类型等多种

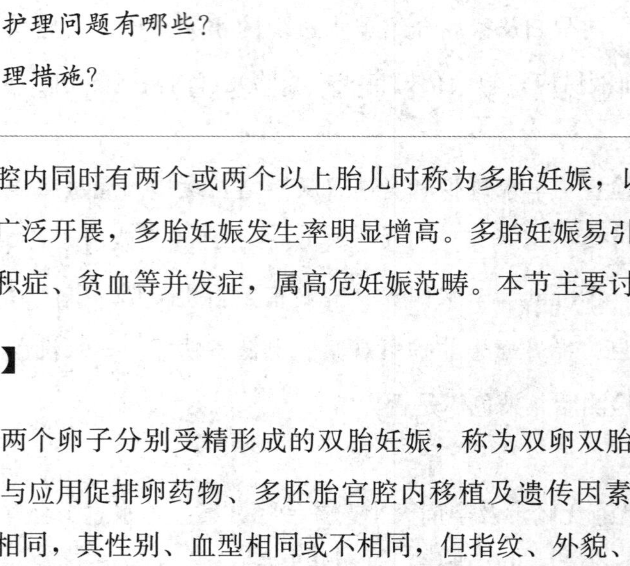

(1) 两个胎盘分开，两个绒毛膜，两层羊膜　　(2) 两个胎盘分开，两个绒毛膜已融合，两层羊膜

图5-4　双卵双胎的胎盘及胎膜示意图

表型不同。胎盘可融合成一个，但多为两个，血液循环各自独立。有两个羊膜腔，中间各有两层羊膜、两层绒毛膜。（图 5-4）

微视频 5-5-1

单卵双胎的胎膜类型

2. 单卵双胎　由一个受精卵分裂形成的双胎妊娠，称为单卵双胎。单卵双胎约占双胎妊娠的 30%，形成原因不明。其具有相同的遗传基因，故两个胎儿性别、血型及外貌等均相同。（图5-5）

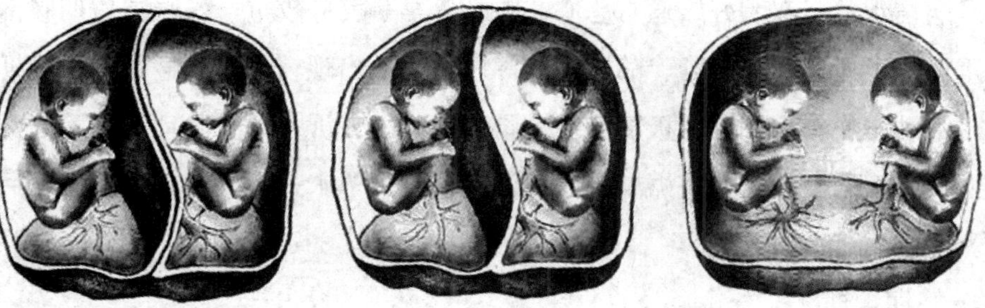

（1）发生在桑葚期前双绒毛膜囊双羊膜囊　（2）发生在胚泡期单绒毛膜囊双羊膜囊　（3）发生在羊膜囊已形成单绒毛膜囊单羊膜囊

图 5-5　受精卵在发育不同阶段形成单卵双胎妊娠的胎膜类型

【护理】

（一）护理评估

1. 健康史　有多胎妊娠家族史，孕前用过促排卵药及接受试管婴儿多胚胎植入治疗。

2. 身体评估　早孕反应重，子宫增大与妊娠月份不符，体重增加过多，胎动频繁。孕晚期由于子宫过度膨胀使腹部坠胀感增加。同时膈肌升高压迫心肺造成呼吸困难。由于静脉回流受阻，下肢及会阴可发生高度水肿甚至伴静脉曲张。中期妊娠后，子宫增大超过相应妊娠月份，腹部可于多处触及小肢体。孕 3 个月后和孕 5 个月后分别用多普勒和胎心听诊器可听到两个胎心。

3. 辅助检查

（1）实验室检查：由于双胎胎盘比单胎大，血绒毛膜促性腺激素（hCG）、人胎盘生乳素（HPL）、甲胎蛋白（AFP）、雌激素、碱性磷酸酶的平均水平及尿雌三醇和雌二醇高于单胎，但这些方法并无诊断价值。

（2）B 超检查：是诊断双胎的重要辅助手段，它还有鉴别胎儿生长发育，观察胎儿有无畸形及有无羊水过多或羊水过少的功能。

（二）护理措施

1. 妊娠期护理

（1）增加产前检查的次数，监测宫高、腹围和体重。

(2) 注意多休息：尤其是妊娠最后 2～3 个月，要求卧床休息，防止意外伤害，卧床时最好取左侧卧位，以增加子宫、胎盘的血液供应。休息还可以减轻水肿。

(3) 加强营养：进食高蛋白、高维生素食物，尤其注意补充铁、钙、叶酸等，以满足妊娠需要。鼓励孕妇少量多餐以缓解胃部受压导致的不适感。

(4) 监护胎儿生长发育情况及胎位变化，定期超声监测。

(5) 病情观察：双胎妊娠通常恶心、呕吐等早孕反应较重；妊娠中后期腹部增大明显，体重增加迅速；下肢水肿、静脉曲张等压迫症状出现较早且明显；妊娠晚期常有呼吸困难，活动不便。孕妇感觉极度疲劳和腰背疼痛，自诉多处有胎动。双胎妊娠孕妇易并发贫血、妊娠期高血压、妊娠期肝内胆汁淤积症、羊水过多、胎盘早剥、产后出血等并发症。

2. 分娩期护理

(1) 终止妊娠的指征：合并急性羊水过多，压迫症状明显，呼吸困难，严重不适；妊娠期严重并发症，不允许继续妊娠者；胎儿畸形；已到预产期尚未临产，胎盘功能减退者。

(2) 保证产妇有足够睡眠与食物摄入量。

(3) 多数双胎妊娠能经阴道分娩。注意严密观察产程进展和胎心变化，若有宫缩乏力与产程延长的情况，应及时处理。助产者与助手需密切配合，高度关注，防止胎头交锁导致难产，必要时采用阴道助产术。

(4) 第一胎儿娩出后，胎盘侧脐带必须立即夹紧，以防第二胎儿失血，同时助手应在腹部固定第二胎儿保持纵产式；通常等待 20 分钟左右第二胎儿自然娩出，若等待 15 分钟仍无宫缩，则可协助人工破膜或遵医嘱静脉滴注低浓度缩宫素促进宫缩。

(5) 产程中应严密观察胎心、宫缩及阴道流血情况，及时发现脐带脱垂或胎盘早剥等并发症。

3. 产褥期护理

(1) 预防产后出血　无论是阴道分娩还是剖宫产，均需积极防止产后出血。临产时应备血；胎儿娩出前开放静脉通道，做好输液、输血准备；第二胎儿娩出后立即肌内注射或静脉滴注缩宫素，并维持作用至 2 小时以上。腹部放置沙袋，并以腹带裹紧腹部，防止腹压骤降引起休克，产后严密观察子宫收缩及阴道流血情况，发现异常及时处理。

(2) 若系早产，产后加强对早产儿的观察与护理。

4. 心理护理　帮助双胎妊娠孕妇完成两次角色的转变，接受一次即成为两个孩子母亲的事实。告知双胎妊娠的相关知识，使其认识双胎妊娠属于高危妊娠范畴，但不必过分担忧母儿的安危，保持良好的心理状态，积极配合治疗对安全度过妊娠分娩期有着重要的意义。指导家属给予心理及生活照料等多方支持。

5. 健康指导　孕期应指导孕妇注意休息、加强营养，重视产前检查。指导产妇注意阴道流血量和子宫复旧情况，识别产后出血、感染等异常情况；指导正确进行母乳喂养及新生儿日常观察、护理；选择有效的避孕措施。

护资考点5-5

第六节　胎儿窘迫

案例导入

33岁，初产妇，孕40周，规则宫缩10小时，破膜1小时．宫口开6 cm，先露S+1，胎位LOT，羊水呈黄绿色，CST结果显示胎心率基线120次/分，出现两次晚期减速。

请思考：

1. 此案例诊断胎儿窘迫的依据是什么？

2. 该采取哪些护理措施？

胎儿窘迫是指胎儿在子宫内因急性或慢性缺氧危及胎儿健康和生命的综合征。急性胎儿窘迫常发生在分娩期，慢性胎儿窘迫多发生在妊娠晚期，在临产后常表现急性胎儿窘迫。

子宫胎盘单位提供胎儿氧气及营养，排出二氧化碳和胎儿代谢产物，胎儿对宫内缺氧有一定的代偿能力。分娩时，当子宫胎盘单位功能失代偿时，会导致胎儿缺血缺氧，从而引起胎儿全身血流重新分布，分流至心、脑、肾上腺等重要器官。胎心监护时会出现短暂的、重复的晚期减速或重度变异减速，出现呼吸性酸中毒。如果缺氧持续，则无氧糖酵解增加，发展为代谢性酸中毒，若不解除诱因，则可发展为混合性酸中毒，造成胎儿重要器官尤其是脑和心肌的进行性损害，甚至造成严重及永久性损害，如缺血缺氧性脑病，甚至胎死宫内。重度缺氧可导致胎儿呼吸运动加深，羊水吸入，出生后可出现新生儿吸入性肺炎。

【病因】

1. 急性胎儿缺氧　多为母胎间血氧运输及交换障碍，或脐带血液循环障碍所致。常见因素有：①前置胎盘、胎盘早剥；②脐带异常，如脐带绕颈、脐带真结、脐带扭转、脐带脱垂、脐带血肿、脐带过长或过短、脐带附着于胎膜；③母体严重血液循环障碍致胎盘灌注急剧减少，如各种原因导致休克；④缩宫素使用不当，造成过强或不协调宫缩，宫内压长时间超过母血进入绒毛间隙的平均动脉压；⑤孕妇应用麻醉剂或镇静剂过量，抑制呼吸。

2. 慢性胎儿缺氧

（1）妊娠期母体的慢性缺氧使子宫胎盘灌注下降，导致胎儿生长受限，肾血流减少引起羊水过少。常见因素有：①母体血液含氧量不足，如合并先天性心脏病或伴心功能不全、肺部感染、慢性肺功能不全、哮喘反复发作及重度贫血；②子宫胎盘血管硬化、狭窄、梗死，使绒毛间隙血液灌注不足，如妊娠期高血压疾病、慢性肾炎、糖尿病、过期妊娠。

（2）胎儿自身因素异常导致胎儿运输及利用氧能力下降。如：胎儿严重的心血管疾病、呼吸系统疾病、胎儿畸形、母儿血型不合、胎儿宫内感染、颅内出血及颅脑损伤。

【护理】

（一）护理评估

1. 健康史　了解孕妇的既往疾病史，如高血压、慢性肾炎、心脏病。了解是否有妊娠并发症，如妊娠期高血压疾病、前置胎盘、胎膜早破、羊水过多、多胎妊娠。

2. 身体评估

（1）急性胎儿窘迫：主要发生于分娩期。

①胎心率异常：胎心率的改变是急性胎儿窘迫最明显的临床征象。缺氧早期，胎心率加快>160次/分。缺氧严重时，胎心率减慢<110次/分。

②羊水胎粪污染：胎儿可在宫内排出胎粪，影响胎粪排出的最主要的因素是孕周，孕周越大羊水胎粪污染的概率越高，某些高危因素也会增加胎粪排出的概率，如妊娠期肝内胆汁淤积症。10%～20%的分娩中会出现羊水被胎粪污染，羊水中胎粪污染不是胎儿窘迫的征象。出现羊水被胎粪污染时，如果胎心正常，不需要特殊处理，如果胎心监

护异常，存在宫内缺氧情况，会引起胎粪吸入综合征，造成不良胎儿结局。

③胎动异常：初期表现为胎动频繁，继而转弱，胎动减少，进而消失。

④酸中毒：破膜后，检查胎儿头皮血进行血气分析，胎儿头皮血 pH<7.20（正常值 7.25～7.35），PO_2<10 mmHg（正常值 15～30 mmHg），PCO_2>60 mmHg（正常值 35～55 mmHg），可诊断酸中毒。

（2）慢性胎儿窘迫：多发生在妊娠晚期。

①胎动减少或消失：胎动减少是胎儿缺氧的重要表现，临床常见胎动消失 24 小时后胎心消失。若胎动计数≥10 次/2 小时为正常，<10 次/2 小时或减少 50%者提示胎儿缺氧。

②产前胎儿电子监护异常：胎动时胎心率加速不明显，基线变异频率<5 次/分，NST 无反应型，OCT 可见晚期或变异减速，提示胎儿窘迫。

③胎盘功能低下：24 小时尿 E_3 值若急骤减少 30%～40%，或于妊娠末期多次测定在 10 mg/24 h 以下，或随意尿雌激素/肌酐比值<10，提示胎盘功能不良。

3. 心理-社会支持情况　孕产妇可能因为胎儿生命有危险，而产生焦虑、恐惧、无助感。对胎儿不幸死亡的孕产妇，感情上可能会遭受创伤，会经历否认、愤怒、抑郁和接受过程。因此，应评估孕产妇的心理变化、社会支持系统及应对方式。

4. 辅助检查　行 NST、OCT、尿 E_3、E/C 比值、胎儿头皮血检查，了解胎盘功能及胎儿宫内状况。急性缺氧早期，胎儿电子监护可出现胎心基线代偿性加快、晚期减速或重度变异减速，随着产程进展，在较强宫缩刺激下，胎心基线下降到<110 次/分。当胎心基线<100 次/分，基线变异≤5 次/分，伴频繁晚期减速或重度变异减速时，提示胎儿缺氧严重，胎儿常结局不良，可以随时胎死宫内。

（二）常见护理诊断/问题

1. 气体交换受损（胎儿）与胎盘功能减退或血流改变有关。

2. 焦虑　与危及胎儿安全有关。

3. 预感性悲哀　与可能失去胎儿有关。

（三）护理目标

1. 胎儿宫内缺氧状况改善。

2. 孕产妇能够积极应对，焦虑程度减轻。

3. 孕产妇能够接受可能失去胎儿的事实。

（四）护理措施

1. 一般护理　急性胎儿窘迫者，应配合医师采取果断措施，迅速改善缺氧，包括改变体位、吸氧、停止使用缩宫素、抑制宫缩、纠正脱水及低血压，并配合医生迅速查找原因。慢性胎儿缺氧者，嘱孕妇卧床休息，取左侧卧位，给予低流量吸氧，每日3次，每次30分钟。严密监测胎心变化，每隔15～30分钟听胎心1次或给予胎心监护，注意胎动变化，积极配合医生治疗并发症及合并症。促进胎盘供血改善，尽量延长妊娠周数。

2. 终止妊娠准备　宫口未开全，估计短时间内不能结束分娩、胎心率<110次/分、OCT出现晚期减速、重度变异减速者，应以剖宫产为宜。若胎头双顶径已达坐骨棘平面以下，应尽快结束分娩。

3. 新生儿抢救和复苏准备　稠厚胎粪污染者应在胎头娩出后立即清理上呼吸道，胎儿活力差则要立即气管插管洗净气道后再行正压通气。

4. 心理护理　给孕产妇及家属提供病情信息，取得家属配合。对胎儿不幸死亡的孕产妇及家属，应提供支持和关怀，尽量给孕产妇安排单独房间。如果家属需要看望死婴，应提供必要的帮助，安排家属为婴儿做一些事情，以促进孕产妇和家属舒缓内心悲痛，面对及接受现实。

（五）护理评价

1. 胎儿缺氧情况改善，胎心率维持在110～160次/分。

2. 孕产妇焦虑减轻。

3. 孕妇能够面对胎儿可能有危险的现实。

学而思5-6

护资考点5-6

思政链接

慎独——一种护士必备的修行

二十大报告指出我们必须坚定历史自信、文化自信，坚持古为今用、推陈出新。对于护士来说，慎独永不过时，是护士必备的修养。

曾国藩说："自修之道，莫难于养心；养心之难，又在慎独。"慎独，贵在"三不欺"：内不欺己、外不欺人、上不欺天。慎独修炼的是内在的定力，即使是无人时、细微处，也从不逾矩，不越轨，在他人看来是坦荡，对自己来说是心安。

护理工作是一项理论和实践相结合，治疗、预防、伦理及道德相渗透的综合性服务工作，与病人的生命和健康息息相关。

护士的职业道德水准必须以高尚为准绳，以自律为基础，因为护士通常是在无人监督的情况下单独进行各项护理工作，准确无误地完成工作任务，在很大程度上要靠自己的道德修养和自律信念，靠自己的自觉性和责任心。“慎独”修养是护士持之以恒的修行，不是表现在一时一刻，而是体现于护理全过程；不是个别护士“慎独”即可，而是需要每一名从事护理工作的护理人员都必须具备这种优秀品质。“慎独”修养需要长期的培养和自身的持久坚持。因此，要加强护士慎独意识的培养，必须做到无论何时何地，护理行为都能始终如一地坚持高标准、严要求，在提高护理质量的同时，养成慎独修养。

第六章

妊娠合并症妇女的护理

思维导图6

学习目标

1. 掌握妊娠合并症的护理评估要点、护理诊断、护理措施，妊娠合并心脏病、早期心力衰竭的表现与抢救配合措施。

2. 熟悉妊娠、分娩与妊娠合并症的相互影响，心脏病孕妇心功能分级，HBV 血清病原学检测及意义。

3. 了解妊娠合并症的病因与发病机制。

4. 尊重、关心产妇，实施整体护理。

5. 增强人人有责、人人尽责意识，养成责任感和慎独精神。

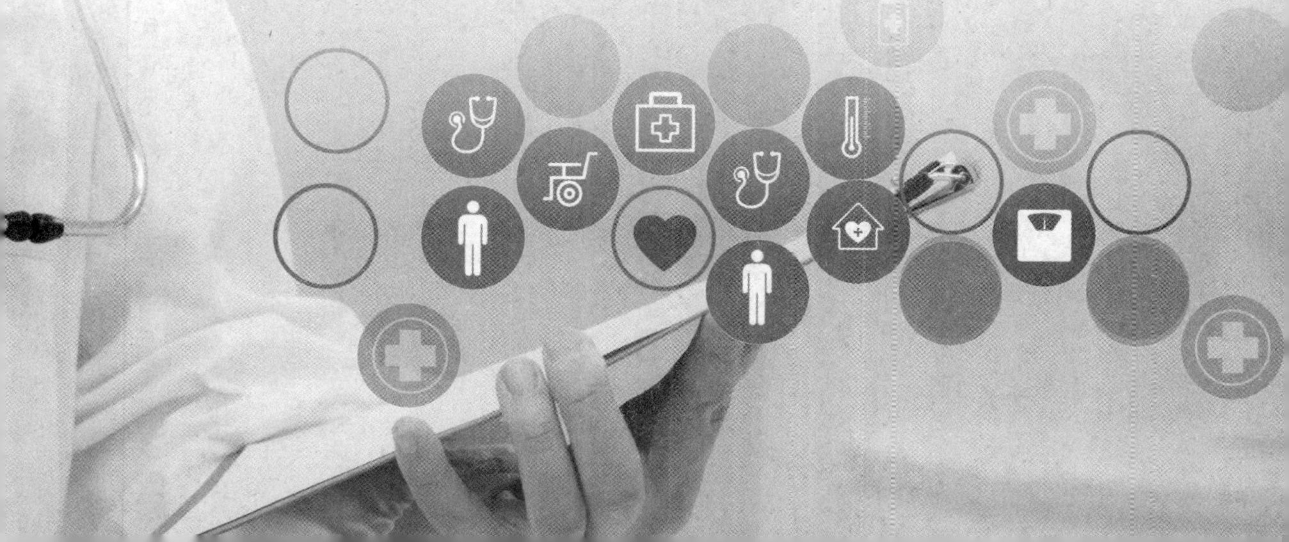

第一节 心脏病

案例导入

某孕妇，28 岁，G_1P_0，孕 38 周，既往有风湿性心脏病病史。近 2 周活动时感胸闷、心悸，休息时无不适。因“规律宫缩 1 小时”入院。

请思考：

1. 根据该患者的症状，考虑其心功能为几级？

2. 建议患者采取何种分娩方式？

妊娠合并心脏病是围生期严重的妊娠合并症，在我国发病率约 1%。妊娠期、分娩期、产褥期均可加重孕产妇心脏负担而诱发心力衰竭，占孕产妇死亡原因的第 2 位，为非直接产科死因的首位。种类以先天性心脏病、风湿性心脏病为主。

【妊娠、分娩对心脏病的影响】

1. 妊娠期　孕妇循环血容量于妊娠第 6 周开始增加，32～34 周达高峰，较妊娠前增加 30%～45%，直至产后 2～6 周逐渐恢复正常。血容量增加引起心排出量增加和心率加快。妊娠早期以心排出量增加为主，妊娠中晚期常通过增加心率以适应血容量的增多。至妊娠末期，心排出量较孕前平均增加 30%～50%，心率平均每分钟增加约 10～15 次。妊娠晚期因子宫增大、膈肌上升使心脏向左上方移位，心尖搏动向左移位 2.5～3 cm，致使大血管扭曲，心脏负荷进一步加重，易发生心力衰竭而危及生命。

2. 分娩期　分娩期为心脏负担最重的时期。第一产程：每次子宫收缩有 250～500 ml 血液被挤入体循环，回心血量增加，心排血量增加 24%；宫缩也会引起右心房压力增高，平均动脉压增高 10%，心脏负担加重。第二产程：子宫收缩强度加大，腹肌和骨骼肌的收缩使周围循环阻力增加；产妇屏气用力，使肺循环阻力升高，腹压增加的同时使内脏血流涌向心脏，此时心脏负担更重。第三产程：胎儿娩出后，腹腔压力骤减，大量血液流向内脏，回心血量减少；胎盘娩出后，胎盘循环停止，子宫血窦内血液进入体循环，回心血量骤增，造成血流动力学的急剧变化，极易诱发心力衰竭。

3. 产褥期　产后 1～3 天内，潴留于产妇组织间隙的大量液体和子宫收缩致大量血液短期回到体循环，使血容量再度增加，加之分娩疲劳、伤口和宫缩疼痛、哺乳等因素，此期仍应警惕心力衰竭的发生。

综上所述，妊娠 32～34 周、分娩期及产褥期最初 3 日内，是心脏病孕产妇最危险的时期，应严密监护，确保母婴安全。

【心脏病对胎儿的影响】

心脏病不影响妇女受孕。心功能良好者，母儿相对安全，但剖宫产概率升高。不宜妊娠者一旦受孕或妊娠后心功能不良者，可引起流产、早产、胎儿生长受限、死胎、胎儿宫内窘迫和新生儿窒息。另外，部分治疗心脏病的药物也对胎儿有潜在毒性反应，对胎儿发育和健康产生影响。

【护理】

（一）护理评估

1. 健康史

（1）全面了解孕妇心脏病史及与心脏病相关的疾病史（如风湿热病史）、心功能状态、诊疗经过。了解孕妇的孕产史、本次妊娠经过及对妊娠的适应状况、遵医行为，如日常活动、休息、营养、药物的使用、目前心功能状态等。

（2）判断孕妇有无呼吸道感染、贫血、妊娠合并症、过度疲劳等诱发心衰的潜在因素。

2. 身体评估

（1）症状和体征：评估孕妇有无心悸、心慌、气短、乏力、胸闷、劳力性呼吸困难、夜间阵发性呼吸困难、心律不齐、发绀等症状和体征。若孕妇进入早期心力衰竭阶段，则有：①轻微活动后即出现心悸、胸闷、气短。②休息时每分钟心率超过 110 次，呼吸每分钟超过 20 次。③夜间常因胸闷而坐起呼吸，或到窗口呼吸新鲜空气。④肺底部出现少量持续湿啰音，咳嗽后不消失。若已经发生心力衰竭，则有：①左心衰，咳嗽、咯血、端坐呼吸、劳力性呼吸困难、心律不齐、肺底湿啰音和心脏舒张期杂音。②右心衰，可有下肢水肿、颈静脉怒张、肝脾肿大、心脏病理性杂音等症状和体征。

（2）评估心功能状态

Ⅰ级：一般体力活动不受限制。

Ⅱ级：一般体力活动轻度受限，休息时无症状，活动后有心悸、轻度气短。

Ⅲ级：一般体力活动明显受限，休息时无不适，轻微日常活动即感不适、心悸、呼吸困难或既往有心力衰竭病史者。

Ⅳ级：一般体力活动严重受限，不能进行任何体力活动，休息时出现心力衰竭症状。

（3）产科情况：评估有无胎儿生长受限、胎儿窘迫、早产等并发症。

3. 心理-社会支持情况　评估孕妇及家人对疾病知识的认知程度，有无焦虑、恐惧心理，家庭支持系统是否完善。

4. 辅助检查

（1）心电图检查：可提示各种严重的心律失常，如心房颤动、Ⅲ度房室传导阻滞、ST段改变、T波异常等。

（2）X线检查：显示有心脏扩大，尤其个别心腔的扩大。

（3）超声心动图：能更精确地反映心脏大小变化、心脏瓣膜结构及功能情况。

（4）超声：评估胎儿生长发育、胎盘功能、羊水等。

（5）胎儿电子监护仪：预测宫内胎儿储备能力，评估胎儿健康。

（二）常见护理诊断/问题

1. 活动无耐力　与妊娠增加心脏负荷、心排出量下降有关。

2. 有感染的危险　与心脏病导致机体缺氧、抵抗力下降有关。

3. 焦虑/恐惧　与担心自身及胎儿生命安全有关。

4. 潜在并发症：心力衰竭、洋地黄中毒。

（三）护理目标

1. 产妇病情缓解，活动耐力增加。

2. 产妇不发生发热、白细胞升高等感染征象。

3. 产妇焦虑、恐惧减轻。

4. 产妇不发生心力衰竭、洋地黄中毒等并发症。

（四）护理措施

1. 一般护理

（1）充分休息：心脏病孕妇应保证每天至少10小时的睡眠且中午休息2小时，休息时宜采取左侧卧位或半卧位，以增加胎儿血供，减轻孕妇心脏负担。避免过度劳累及情绪激动。

（2）合理饮食：既要控制孕期体重过度增加（以不超过12 kg为宜），也要注意防止营养不良如贫血、低蛋白血症的发生。指导孕妇摄入高热量，高维生素，低盐低脂，富含钙、铁等矿物质和多种微量元素的食物，少量多餐，多食蔬菜和水果，防止因便秘而加重心脏负担。适当限制食盐摄入量，自妊娠16周起，每日食盐量不超过4～5 g。

(3) 间断吸氧：增加血氧含量，改善全身主要脏器和胎儿的供氧。

2. 病情观察

(1) 产前检查时间：孕妇确定妊娠即应开始产前检查，一般孕20周前每两周检查1次，孕20周后每周1次，也可按病情确定产前检查时间与次数。

(2) 孕妇监护：重点观察孕妇有无心悸、胸闷、夜间阵发性呼吸困难等自觉症状，了解孕妇体重、血压、水肿情况、心率、心律、宫高、腹围，注意液体出入量的平衡，必要时监测尿量。每次产前检查同时应进行内科检查，以评估心功能状况，有无早期心衰体征。心功能Ⅲ级或以上时，立即入院治疗、观察，心功能Ⅰ～Ⅱ级者可于36～38周提前入院待产。

(3) 胎儿监护：严密观察胎心、胎动，34周后每周行NST检查；定期复查超声，了解胎儿发育情况、羊水及胎盘功能。

3. 分娩管理

(1) 阴道分娩指征：心功能Ⅰ～Ⅱ级、胎位正常、胎儿不大、宫颈条件较好者可在严密监护下行阴道分娩，其余可选择剖宫产术。

(2) 分娩期

①第一产程：专人陪护，协助孕妇取左侧头高位休息，给予氧气吸入。监测胎儿宫内情况，每30分钟听诊胎心音1次（或做胎儿电子监护），早期发现宫内窘迫并处理；观察产程进展，每15分钟观察并记录产妇生命体征、自觉症状、宫缩情况；动态监测心功能变化，早期发现心力衰竭征象。严格执行无菌操作，遵医嘱给予抗生素预防感染。有条件时提供无痛分娩支持，缓解孕妇紧张情绪，必要时遵医嘱给予镇静剂。加强基础护理，及时更换会阴垫，通过按摩、放松技术、催眠等方式减轻孕妇生理上的不适。鼓励孕妇进食，保证充足体力。

②第二产程：做好抢救新生儿的准备；指导产妇勿屏气用力，积极配合行会阴侧切、产钳术（胎头吸引术）助产以缩短第二产程，减轻心脏负担。

③第三产程：胎肩娩出后予缩宫素10～20 U预防产后出血，禁用麦角新碱类药物，预防静脉压升高诱发心力衰竭。胎儿娩出后，立即于产妇腹部放置1 kg沙袋，持续24小时，以防腹压骤降诱发心力衰竭。

(3) 产褥期

①休息：取半卧位休息，必要时遵医嘱给予镇静剂，保证充足睡眠。

②病情观察：产后3日尤其是24小时内，应卧床休息并严密观察产妇生命体征，

早期识别心衰、感染征象；严密观察产妇子宫收缩、阴道流血情况，警惕产后大出血。使用强心药物治疗者，注意观察药物疗效和不良反应。

③预防并发症：保持皮肤、外阴、乳房、口腔清洁，加强伤口护理，严格无菌操作，遵医嘱应用抗生素至产后1周。饮食清淡，富含纤维素，预防产后便秘。心功能允许时，鼓励产妇早期下床适度活动，以预防下肢静脉血栓形成，不能下床者行肢体被动活动。

④新生儿喂养：心功能Ⅰ～Ⅱ级的产妇可以母乳喂养，但应避免过劳，协助家属做好乳房护理，保持泌乳通畅。

4. 心力衰竭抢救配合

（1）抢救措施

①体位：立即为孕产妇取端坐位，双腿下垂。

②改善缺氧：给予高流量、酒精湿化后面罩吸氧，将50％乙醇置于湿化瓶中，氧流量调至6～8 L/min。

③药物治疗：遵医嘱使用强心、利尿、扩血管、镇静等药物，用药时注意控制液体滴速与液量，严密观察药物疗效与不良反应。

④病情观察：专人护理，予持续心电监护，留置尿管，严密观察并记录孕产妇的血压、脉搏、呼吸、出入量。孕妇发生心衰者，还应注意监护胎儿宫内情况。

⑤预防并发症：绝对卧床休息，为孕产妇取舒适体位。保持床铺清洁干燥，定时翻身，做好口腔、皮肤、眼睛、会阴护理，预防压疮与继发感染。

（2）预防措施：心力衰竭和感染是导致孕产妇死亡的主要原因。指导孕妇注意个人卫生，注意保暖，预防上呼吸道感染；定期产前检查，早期发现诱发心力衰竭的各种潜在危险因素。一旦有感染，及时选用有效抗生素控制感染。注意纠正贫血，积极治疗心律失常，防治妊娠期高血压疾病等并发症。

5. 心理护理　向孕妇及家属讲解疾病相关知识、监护方法、治疗护理方法，以减轻孕妇及家人的心理焦虑。为产妇提供安静的休养环境，陪伴产妇，给予支持及鼓励，及时提供信息；新生儿出生后，若心功能尚可，鼓励产妇适度参与照护新生儿，促进亲子关系的建立。

（五）护理评价

1. 产妇心功能好转，能根据自身情况正确进行日常活动，活动耐力增加。

2. 产妇出院时体温正常，白细胞数正常，恶露正常，无感染征象。

3. 产妇心态平和、情绪稳定。

4. 产妇能积极配合并发症预防措施、遵医嘱正确服药，妊娠与住院期间未发生并发症。

（六）健康指导

1. 妊娠指导　心功能Ⅰ～Ⅱ级、无心力衰竭病史且无其他并发症者，可在严密监护下妊娠。不宜妊娠者，指导患者严格避孕，一旦受孕，应于12周前行治疗性人工流产；发生心衰者，宜在心衰控制后终止妊娠。

2. 保健指导　注意休息、保暖、合理营养，避免劳累及上呼吸道感染，保持心功能状态稳定。严格遵医嘱检查、用药，告知自我监护方法及早期识别心衰表现，出现不适及时就医。

3. 喂养指导　指导母乳喂养方法，心功能Ⅲ～Ⅳ级者不宜哺乳，及时采用生麦芽、芒硝等回乳，禁用雌激素类药物。

4. 计划生育指导　不宜再妊娠且心功能良好者，应于产后1周做绝育手术（剖宫产术中可同时行输卵管结扎术）。未做绝育手术者需采取正确方式避孕，避免采用口服药物、宫内节育器避孕。

5. 复查指导　产后除常规复查外，遵医嘱定期复查心脏功能。

学而思6-1　　护资考点6-1

知识链接

WHO 妊娠期心血管疾病风险分级

Ⅰ级：非复杂的、小而轻的肺动脉瓣狭窄，PDA，二尖瓣脱垂，已成功修复的简单病变：房缺、室缺、PDA、肺静脉异常引流，孤立的房早或室早。

Ⅱ级（良好，无并发症）：无手术的房缺、室缺，法四修复术后，大部分心律失常。

Ⅱ级～Ⅲ级：轻度左室功能不全、肥厚型心脏病、自体或外源性心瓣膜病、已修复的主动脉瓣狭窄。

Ⅲ级：机械瓣、发绀型心脏病（未修复）

Ⅳ级（妊娠禁忌）：任何原因的肺动脉高压、严重心功能不全、既往围生期心脏病并残留左室功能受损、重度二尖瓣及主动脉瓣狭窄。

第二节 糖尿病

案例导入

李女士，32岁，G_3P_1，孕28周，诊断为妊娠期糖尿病。孕妇十分担心对胎儿的影响。

请思考：

1. 该患者的护理问题有哪些？

2. 应采取哪些护理措施？

妊娠期间的糖尿病分两种：一种系妊娠前已有糖尿病的患者妊娠，又称糖尿病合并妊娠；另一种为妊娠前糖代谢正常，妊娠期才出现糖尿病，又称妊娠期糖尿病(GDM)。糖尿病孕妇中90%以上为GDM，我国GDM发生率为1%～5%，近年有明显增高的趋势，母婴死亡率较高。多数GDM孕妇产后糖代谢可恢复正常，但将来患2型糖尿病的概率增加。

【妊娠、分娩对糖尿病的影响】

妊娠可使原有糖尿病的患者病情加重、隐性糖尿病显性化、既往无糖尿病的孕妇发生GDM。孕早期孕妇空腹血糖较低，常用的胰岛素用量可使孕妇出现低血糖。随妊娠进展，胎盘分泌的抗胰岛素样物质增加，需不断增加胰岛素用量才能有效控制血糖。分娩过程中产妇进食量少，体力消耗较大，需要减少胰岛素用量。胎盘排出后，抗胰岛素样物质迅速消失，胰岛素用量应立即减少。由于妊娠期糖代谢的复杂变化，各期若不及时调整胰岛素用量，可导致部分患者血糖过低或过高，严重者甚至发生低血糖性昏迷、酮症酸中毒。

【糖尿病对妊娠、分娩的影响】

（一）对孕妇的影响

1. 受孕率降低　糖尿病患者因代谢紊乱、卵巢功能障碍、月经不调，不孕症发生率约为2%。

2. 流产率增加　高血糖可致胚胎发育异常甚至死亡，流产率达15%～30%。

3. 妊娠期并发症发病率高　妊娠期高血压疾病发生率为正常妇女的3～5倍，并发肾脏疾病时，发生率高达50%以上。主要原因为糖尿病可致广泛血管病变，小血管内皮细胞增厚，管腔狭窄，组织供血不足。胎盘早剥、子痫、脑血管意外等发生率也较高。

4. 羊水过多　较非糖尿病孕妇高10倍以上，可能与胎儿高血糖、高渗性利尿导致胎尿排出增多有关，而羊水过多又可增加胎膜早破和早产的发生率。

5. 感染率增加　GDM孕妇白细胞的吞噬、杀菌等作用明显降低，极易发生泌尿系统感染，产后发生子宫内膜炎和伤口感染的现象也较常见。

6. 产后出血发生率高　因胰岛素缺乏，机体对葡萄糖利用不够，子宫收缩乏力，易致产程延长、产后出血。

7. 易引发酮症酸中毒　由于胰岛素相对或绝对不足，体内葡萄糖不能被利用，脂肪分解加速致血清酮体急剧升高。

（二）对胎儿的影响

1. 巨大儿发生率高　胎儿长期处于高胰岛素环境中，促进胎儿在宫内过度生长，发生率高达25%～42%。

2. 胎儿畸形发生率高　可能与母体妊娠早期高血糖、酮症酸中毒、缺氧、糖尿病药物的毒性有关，发生率为6%～8%。

（三）对新生儿的影响

1. 新生儿呼吸窘迫综合征发生率高　高血糖刺激胎儿胰岛素分泌增加，形成高胰岛素血症，使胎儿肺表面活性物质分泌减少，导致胎儿肺成熟延迟。

2. 新生儿低血糖发生率高　新生儿出生后母体血糖供应中断，但仍存在高胰岛素血症，易发生低血糖。

【护理】

（一）护理评估

1. 健康史　评估孕妇有无糖尿病病史及家族史，有无羊水过多或胎儿偏大等潜在高危因素，有无反复发生外阴阴道假丝酵母菌病，有无不明原因的反复流产、巨大儿或分娩足月新生儿呼吸窘迫综合征史、死胎、胎儿畸形等不良孕产史。了解本次妊娠经过、病情控制及用药情况，有无并发肾、心血管及视网膜等并发症。

2. 身体评估

(1) 症状与体征：多数GDM孕妇无明显的临床表现。评估孕妇体重、有无“三多”症状（多饮、多食、多尿）及反复发作的外阴瘙痒等症状，病情严重者还应评估有无恶心、呕吐、视力模糊、呼出伴有烂苹果味的气体等酮症酸中毒的症状和体征。

(2) 产科情况：评估有无并发羊水过多或巨大胎儿、有无胎儿畸形，有无并发流产、早产、妊娠期高血压疾病等并发症。

3. 心理-社会支持情况

评估孕妇及家人对疾病知识的认知程度，有无焦虑、恐惧心理，社会及家庭支持系统是否完善。

4. 辅助检查

(1) 糖尿病合并妊娠：第一次产前检查时检测血糖，达到以下任何一项标准为糖尿病合并妊娠。①空腹血糖（FPG）≥7.0 mmol/L。②糖化血红蛋白≥6.5%。③任意血糖≥11.1 mmol/L 伴有典型的高血糖或危象症状。

(2) GDM 诊断：在排除糖尿病合并妊娠后，于妊娠 24～28 周进行筛查。

①葡萄糖耐量试验（OGTT）：实验前连续 3 日正常活动、正常饮食（每日进食碳水化合物不少于 150 g）。禁食至少 8 小时后，将 75 g 葡萄糖液体 300 ml 于 5 分钟内服完，分别抽取空腹、服后 1 小时、服后 2 小时静脉血送检（从开始服用葡萄糖水计时）。诊断标准：空腹、服后 1 小时、服后 2 小时血糖值分别为 5.1 mmcl/L、10.0 mmol/L、8.5 mmol/L。任何一点血糖值达到或超过上述标准即可诊断为 GDM。

②FPG：若 FPG>5.1 mmol/L，诊断为 GDM；4.4 mmol/L≤FPG<5.1 mmol/L，尽早做 75 g OGTT；FPG<4.4 mmol/L，暂不行 OGTT（医疗资源缺乏地区适用）。

(3) 其他：进行肝肾功能、24 小时尿蛋白定量、尿酮体及眼底等相关检查。

(二) 常见护理诊断/问题

1. 营养失调：低于或高于机体需要量　与血糖代谢异常有关。

2. 知识缺乏：缺乏糖尿病饮食控制等相关知识。

3. 焦虑　与担心胎儿预后有关。

4. 有胎儿受伤的危险　与血糖控制不良致胎盘功能低下、巨大儿、手术产等有关。

5. 有感染的危险　与白细胞多功能缺陷有关。

(三) 护理目标

1. 产妇血糖控制在正常或接近正常水平。

2. 产妇及家属掌握血糖控制、低血糖表现与处理等方法。

3. 产妇妊娠、分娩各期情绪良好。

4. 产妇妊娠、分娩过程顺利，母婴健康。

5. 产妇不发生感染。

（四）护理措施

1. 一般护理

（1）控制饮食：是 GDM 孕妇的基础治疗手段。理想的饮食控制目标是既能保证胎儿发育所需，又要避免发生危害胎儿健康的餐后高血糖或饥饿性酮症。营养分配：碳水化合物、蛋白质、脂肪占总热量比例分别为 50%～60%、20%～25%、25%～30%。每餐热量分配：早、中、晚餐各为 10%、30%、30%，3 次餐间点心占 30%。食物选择：碳水化合物以血糖指数较低的粗粮为主，如荞麦、薯类、玉米面等；蛋白质以优质蛋白为主，如鱼、虾、蛋、豆类、牛奶等；选择植物油烹调食物；加餐时少量选食核桃、杏仁等油脂较多的坚果；食用水分较多的蔬菜、瓜果，若选择苹果、橘子、梨子等水果时必须限量并相应减少主食量；提倡低盐饮食。控制饮食的同时，遵医嘱补充钙、叶酸、铁、维生素等微量元素。

（2）适度运动：可改善糖、脂代谢紊乱，提高机体对胰岛素的敏感性，避免体重增加过快。运动方式应以有氧运动为主，如散步、打太极拳，适宜于餐后 30 分钟进行，每日至少运动 1 次，持续时间 20～40 分钟。通过饮食控制和适度运动，使孕期体重增加控制在 10～12 kg 范围内。注意事项：运动以不引起心悸、宫缩、胎心变化为宜；不宜在酷热或寒冷天气做室外运动；有先兆流产或合并其他严重并发症者不宜采取运动疗法。

（3）注意休息：过度劳累或长期精神紧张可引起血糖升高，因此 GDM 孕妇应保持足够的睡眠和适当的午休，休息时以左侧卧位为宜。

（4）预防感染：指导孕妇注意个人卫生；住院治疗者，护士严格实施无菌操作，预防感染的发生。

2. 病情观察

（1）孕妇监护：对 GDM 孕妇应进行严密的内分泌及产科监护。孕早期每周产前检查 1 次至第 10 周，孕中期每 2 周检查 1 次，孕 32 周后每周检查 1 次。严格遵医嘱定期监测血糖。每次产前检查做尿常规，监测尿酮体和尿蛋白，同时注意观察孕妇血压与水肿情况。每月进行 1 次肾功能测定及眼底检查。连续动态地测定孕妇血、尿雌三醇及血胎盘生乳素的值，判定胎盘功能。

（2）胎儿监护：定期行超声检查，监测胎头双顶径、羊水量、胎盘成熟度、了解胎儿发育情况及有无畸形。妊娠 28 周起，指导孕妇自我监测胎动。妊娠 32 周开始，每周行无激惹试验检查 1 次，36 周后每周 2 次，了解胎儿宫内储备能力，及时发现宫内窘迫并尽早处理。

（3）用药观察：GDM 孕妇禁用硫脲类、双胍类口服降糖药。对饮食不能控制的妊娠期糖尿病，胰岛素是最主要的治疗药物，由内分泌科、产科医师根据其孕周、病情、血糖值调整药物剂量，使血糖值接近正常水平。用药后注意观察有无出汗、脉搏加快、心慌等低血糖症状，有症状者立即服用糖水或遵医嘱予静脉注射50%葡萄糖40～60 ml，以预防母儿严重并发症。

(4) 并发症观察：GDM孕妇一旦感染则会加重病情甚至诱发酮症酸中毒，因此应通过监测体温等方法判断孕妇有无发生感染。病情严重者应注意观察孕妇有无恶心、呕吐、视力模糊、呼吸快且呼出气体有烂苹果味、尿量减少、皮肤干燥无弹性等酮症酸中毒的表现。

3. 分娩管理

(1) 终止妊娠时间：原则是在血糖控制良好、保证母儿安全的情况下，尽量延迟孕周至近预产期（38～39周）。血糖控制不良，伴有严重的合并症及并发症，则在促胎肺成熟后，立即终止妊娠。

(2) 分娩方式：GDM不是剖宫产的指征，若有胎位异常、巨大儿、病情严重需终止妊娠时，常选择剖宫产。若胎儿发育正常、宫颈条件较好者可行阴道试产。

(3) 分娩期：使用胰岛素者由皮下注射改为小剂量持续静脉滴注，密切监护孕妇生命体征、血糖、尿糖、尿酮及自我症状。鼓励产妇左侧卧位休息，观察胎心、胎动，必要时行胎心监护、氧气吸入。观察产程进展，产程时间不宜超过12小时，过长易导致酮症酸中毒、感染和胎儿缺氧。严格实施无菌操作，预防感染。加强基础护理、心理护理，维持产妇身心舒适。必要时阴道助产缩短第二产程，胎肩娩出后及时给予宫缩剂，预防产后出血。

(4) 产褥期：胎盘排出后，产妇体内抗胰岛素物质迅速减少，产前使用胰岛素治疗者仅少数需用胰岛素继续治疗。需继续使用胰岛素者，用量应减少至分娩前的1/3～1/2，产后1～2周胰岛素用量恢复至孕前水平。严密观察子宫复旧、恶露量与性质。加强基础护理和伤口护理，预防产后感染。指导病情较轻者实施母乳喂养。

(5) 新生儿护理：新生儿出生后立即取脐血监测血糖、血钙、胆红素等指标；无论孕周、出生状况、体重如何，均按高危新生儿进行护理，注意保暖、吸氧，观察新生儿有无低血糖、呼吸窘迫综合征及其他并发症症状；出生后30分钟滴服葡萄糖液，以防止新生儿低血糖。多数新生儿出生6小时内血糖值恢复正常。

4. 酮症酸中毒抢救配合

(1) 快速补液：酮症酸中毒时，机体常有重度失水，护士应迅速建立静脉通道，在无并发心力衰竭的情况下，遵医嘱快速输入液体，以改善组织灌注。液体通常使用生理盐水。

（2）纠正缺氧：给予氧气吸入。

（3）药物治疗：遵医嘱准确给予小剂量胰岛素静脉滴注或泵入（0.1 U/kg·h），控制高血糖；给予氯化钾、碳酸氢钠等药物，纠正电解质及酸碱平衡失调。严重感染是酮症酸中毒的常见诱因，遵医嘱予广谱、肾脏毒性小的抗生素控制感染。用药期间、用药后注意观察药物疗效与不良反应。

（4）正确采集标本：采集血、尿标本进行血糖、尿糖、尿酮体、CO_2CP、血 pH、血钾等检测，便于医生判断病情和治疗效果。

（5）病情观察：安排专人护理，予持续心电监护，留置尿管，严密观察并记录孕产妇的生命体征、意识状态、瞳孔、出入量、有无发生脑水肿等并发症。孕妇还应注意监护胎儿宫内情况。

（6）预防并发症：绝对卧床休息，为孕产妇取舒适体位。保持床铺清洁干燥，定时翻身，做好口腔、皮肤、眼睛、会阴护理，预防压疮与继发感染。昏迷期间禁食、禁饮，防止窒息。

（7）酮症酸中毒的预防：指导孕妇注意预防感染，一旦感染应及时就医；胰岛素治疗者勿随意减少剂量或终止治疗；勿暴饮暴食。

5. 心理护理　GDM 孕妇通常会有焦虑、自尊低下等负性情绪，向孕妇及家属详细讲解饮食控制、运动方法，告知只要能严格遵守饮食、运动计划，一般血糖控制较为理想，不致对母儿健康造成严重危害。分娩期提供舒适环境，关心产妇，及时提供产程进展信息，助其顺利度过分娩。产褥期协助产妇、家属与新生儿尽快建立亲子关系。

（五）护理评价

1. 产妇能自觉遵守饮食、运动计划，血糖控制较好。

2. 产妇及家人能正确列举血糖控制、低血糖表现与处理的具体方法。

3. 产妇能正确进行自我调节和放松，情绪良好。

4. 产妇能正确进行自我监护、胎儿监护，积极配合医疗护理措施，未发生胎儿缺氧、母儿低血糖等不良事件。

5. 产妇能积极配合、实施感染预防措施，体温及白细胞计数正常，恶露正常，未发生感染。

（六）健康指导

1. 备孕指导　糖尿病患者应当避孕，妊娠前应详细咨询内分泌科、产科医师，待血糖严格控制在正常范围后再妊娠。

2. 保健指导 向孕妇及家属讲解糖尿病的基本知识，让其了解饮食控制、适度运动、血糖监测的意义。使用胰岛素治疗者指导孕妇掌握正确注射方法，勿随意减少剂量或终止治疗；讲解各种预防感染、缓解心理压力的方法以及发生低血糖的症状、紧急处理措施，提高其自我管理、自我护理能力。

3. 喂养指导 胰岛素治疗者母乳喂养不会影响胎儿健康，轻症患者可坚持母乳喂养。

4. 复查指导 指导产后定期接受产科、内科复查，尤其GDM产妇应重新确诊，如血糖正常也需每3年复查1次。

5. 避孕指导 产后长期避孕，最好不用药物及宫内避孕器具。

学而思6-2

护资考点6-2

第三节 病毒性肝炎

案例导入

张女士，29岁，孕35周，孕期常感恶心、呕吐，食欲下降，近期发现巩膜黄染，上腹部胀痛，检查：丙氨酸氨基转移酶300 U/L，血清胆红素37 μmol/L。

请思考：

1. 该孕妇可能的医疗诊断是什么？

2. 为孕妇进行健康宣教时应包含哪些内容？

急性病毒性肝炎是由肝炎病毒引起的、以肝脏病变为主的传染性疾病。根据病毒类型分为甲、乙、丙、丁、戊5种肝炎，其中以乙型肝炎最为常见；根据病程及演变情况将其分为急性肝炎、慢性肝炎、重症肝炎。文献报道本病发病率为0.8%～17.8%，是妊娠期妇女肝病和黄疸的主要原因，死亡率占非产科因素的第2位，仅次于妊娠合并心脏病。

【妊娠、分娩对病毒性肝炎的影响】

妊娠本身不增加对肝炎病毒的易感性，但因孕妇产生的多量雌激素需在肝内灭活、胎儿部分代谢产物需在母体肝内完成解毒，加之分娩期的疲劳、缺氧、出血、麻醉、手术等原因，均可加重孕妇的肝脏负担。同时，因孕妇新陈代谢增加，肝内糖原储备减少，不利于病情的恢复。另外，孕期细胞免疫功能增强，重症肝炎的发生率较高，尤其是乙型、乙型重叠丁型、戊型肝炎多见，死亡率高达60%。

【病毒性肝炎对母儿的影响】

（一）对母体的影响

1. 妊娠期　孕早期可使孕妇早孕反应加重；孕晚期因肝脏对醛固酮灭活能力下降，妊娠期高血压疾病的发生率升高。

2. 分娩期　由于肝功能受损，凝血因子合成障碍，易发生产后出血。

3. 孕产妇死亡率高　妊娠合并肝炎易发展为重型肝炎，重症肝炎易并发DIC；在肝功能衰竭基础上，一旦并发产后出血、感染等并发症，更易诱发肝性脑病、肝肾综合征而危及产妇生命。

（二）对胎儿的影响

1. 围生儿病死率增高　孕早期感染病毒性肝炎易导致胎儿畸形、流产；孕晚期则易发生早产、胎儿窘迫、死胎，围生儿死亡率明显增高。

2. 慢性病毒携带状态　肝炎病毒通过母婴垂直传播使胎儿感染，出生后可转为慢性病毒携带状态，以乙肝病毒（HBV）较为常见，且HBV感染时年龄越小，成为慢性携带者的概率越高。

（三）母婴传播

1. 甲型肝炎　不通过胎盘，但分娩时新生儿可经消化道接触母血、羊水而感染。

2. 乙型肝炎　母婴传播是其主要传播途径。①宫内感染：是产后免疫接种失败的主要原因。②产时感染：是母婴传播的主要途径。胎儿通过软产道接触母血、羊水、阴道分泌物而感染。另外，子宫收缩时导致胎盘绒毛破裂，母血进入胎儿循环也可使胎儿感染HBV。③产后感染：新生儿通过接触母亲唾液、乳汁而感染。

3. 丙型肝炎　约2/3发生母婴传播。

4. 丁型肝炎　母婴传播较少见。

5. 戊型肝炎　传播途径类似甲型肝炎。

【护理】

（一）护理评估

1. 健康史　了解孕妇有无肝炎家族史及肝炎流行地区生活史，半年内是否有输血、血液制品注射史，有无急性病毒性肝炎病史及诊治情况，近期有无与肝炎患者密切接触史等。

2. 身体评估

（1）症状：评估孕妇有无乏力、恶心、食欲不振、腹胀等症状及其程度，有无畏寒、发热、黄疸及皮肤一过性瘙痒等症状。妊娠晚期应警惕有无重症肝炎倾向：如出现食欲极度减退、尿色深黄、皮肤巩膜黄染迅速、频繁呕吐等症状，提示病情较为严重，还应评估意识、尿量及有无出血倾向等严重并发症表现。

（2）体征：腹部检查了解肝脏大小、有无触痛。

（3）产科情况：评估孕妇早孕反应发生时间、症状、有无妊娠剧吐；评估胎儿发育情况，有无畸形、流产、早产、胎儿窘迫、母体妊娠期高血压疾病等征象。

3. 心理-社会支持情况　评估孕妇及家人对疾病的认知程度，有无焦虑、矛盾及自卑等心理反应；了解孕妇家庭-社会支持系统是否完善。

4. 辅助检查

（1）肝功检查：包括血清 ALT、AST、血清胆红素等。

（2）病原学检查：甲型肝炎：抗 HAV-IgM 阳性。乙型肝炎：检查血清 HBV 标志物。（表 6-1）丙型肝炎：HCV 抗体阳性。丁型肝炎：需同时检测抗 HDV 抗体和乙肝两对半。戊型肝炎：抗原检测较困难，抗 HEV 出现较晚，阴性也不排除诊断，需反复测定。

（3）重型肝炎：凝血酶原时间百分活度（PTA）$<40\%$；血清总胆红素$>171\ \mu mol/L$或黄疸迅速加重，每日上升 $17\ \mu mol/L$ 有助诊断。

（4）影像学检查：超声检查，必要时行 MRI。

表 6-1　HBV 血清病原学检测及意义

项目	意义
HBsAg	HBV 感染的特异性标志
抗 HBs	保护性抗体，机体已具有免疫力
HBeAg	肝细胞内有 HBV 复制，滴度高低反映传染性的强弱
抗 HBe	病毒颗粒减少或消失，传染性降低
抗 HBc-IgM	肝细胞内有 HBV 复制，肝炎急性期
抗 HBc-IgG	肝炎恢复期和慢性感染
HBV-DNA	判断传染性大小和疗效检测指标

（二）常见护理诊断/问题

1. 知识缺乏：缺乏疾病传播、自我保健与监护等知识。

2. 潜在并发症：产后出血、肝性脑病等。

3. 预感性悲哀　与肝炎病毒感染导致的不良妊娠、分娩结局有关。

4. 营养失调：低于机体需要量　与恶心呕吐、食欲不振、摄入不足有关。

（三）护理目标

1. 产妇熟悉疾病传播方式、自我保健与监护等相关知识。

2. 产妇不发生肝性脑病、产后出血等并发症。

3. 产妇焦虑、自卑等负面情绪减轻。

4. 产妇营养状况得到改善。

（四）护理措施

1. 一般护理

（1）休息、营养：每日至少保证9小时睡眠和适当午休，休息时以左侧卧位为宜，避免重体力劳动。进食高蛋白、高维生素、富含碳水化合物、低脂饮食，多摄入新鲜蔬菜和水果，保持大便通畅。

（2）预防交叉感染和感染：肝炎孕妇应隔离就诊，严格执行消毒隔离制度，防止交叉感染；经粪-口途径传播者应注意餐具、排泄物等的消毒处理。加强基础护理，防止因感染而加重肝脏负担。

（3）阻断母婴传播：乙肝表面抗原阳性的孕妇从妊娠28周起，遵医嘱每4周肌注乙肝免疫球蛋白200 IU。

2. 病情观察

（1）孕妇监护：加强产前检查，定期进行肝功能、肝炎病毒血清病原学标志物的检查，及时发现各种并发症。乙肝孕妇注意观察有无恶心、厌油、黄疸、大便颜色变浅、小便呈茶水样等急性期表现。病情严重者应密切观察孕妇精神状态、神志、有无全身出血倾向、黄疸迅速加深、肝臭气味等重症肝炎表现。

（2）胎儿监护：严密监测胎心、胎动，注意有无畸形、流产、早产、胎儿窘迫等情况。

3. 预防并发症

（1）肝性脑病：遵医嘱给予保肝药物；严格限制蛋白质摄入量（＜0.5 g/日），适当增加碳水化合物的摄入；保持大便通畅，遵医嘱口服新霉素，以抑制大肠杆菌、减少血氨的产生，严禁使用肥皂水灌肠；观察孕妇有无性格改变、行为异常、扑翼样震颤等肝性脑病的前驱症状。

（2）肝肾综合征：严密观察孕妇生命体征、尿色、尿量；严格限制入量并准确记录出入量；应用肝素治疗时，应注意观察有无出血倾向。

（3）DIC：注意观察孕妇有无口鼻、皮肤黏膜出血倾向，遵医嘱监测出凝血时间及凝血酶原等指标；分娩前 1 周遵医嘱肌内注射维生素 K_1，备新鲜血液备用。

（4）感染：注意无菌操作，口腔及会阴部护理；遵医嘱使用广谱抗生素，对抗生素使用时间超过 2 周以上者，注意观察有无并发真菌感染的征象。

4. 分娩管理

（1）终止妊娠时机：对治疗效果欠佳、肝功能与凝血功能继续恶化者或重症肝炎者病情控制 24 小时后，积极配合医生做好终止妊娠的准备。

（2）分娩方式：以产科指征为主，病情较严重或血清胆汁酸升高者可考虑剖宫产，重症肝炎者选择剖宫产结束分娩。

（3）分娩期：将产妇安置在隔离待产室和产房，加强自身防护，避免交叉感染。严格执行各项操作程序，避免产道损伤、新生儿产伤、羊水吸入，防止母婴传播。严密观察孕妇生命体征、产程进展和胎心，避免产程过长，酌情给予氧气吸入。缩短第二产程，必要时配合医师行阴道助产。遵医嘱使用维生素 K_1，胎肩娩出后立即予缩宫素 20 U 肌内注射或静脉滴注，预防产后出血。

（4）产褥期

①产妇护理：密切观察子宫收缩及阴道出血情况，遵医嘱继续使用药物预防产后出血。加强伤口及会阴护理，选用对肝功能损害较小的抗生素预防感染。严密观察肝功能变化，遵医嘱继续使用保肝药物和对症治疗，防止演变为慢性肝炎。

②新生儿护理：新生儿出生后 24 小时（最好 12 小时内）分别于不同部位注射重组酵母乙肝疫苗 10 μg、乙肝免疫球蛋白 100～200 IU，1 个月、6 个月再次注射乙肝疫苗 10 μg，可显著提高阻断效果。

③喂养指导：HBsAg（＋）孕妇所分娩的新生儿，联合使用乙肝疫苗、乙肝免疫球蛋白后，可以母乳喂养。HBsAg、HBeAg、抗 HBc（＋）三项阳性和后两项阳性者、HBV-DNA（＋）均不宜哺乳，尽早采用生麦芽、芒硝回乳，不宜使用对肝脏功能有损害的雌激素。

5. 心理护理　向孕妇及家属讲解病毒性肝炎的相关知识、常用隔离方法，争取家属的理解和孕妇的配合；告知孕妇可通过接种乙肝疫苗、乙肝免疫球蛋白等方式让胎儿得到较好保护，消除其自卑、焦虑等不良情绪。

（五）护理评价

1. 产妇能够正确列举疾病传播方式、自我保健与监护等知识。

2. 产妇分娩顺利，母婴健康，未发生肝性脑病、产后出血等并发症。

3. 产妇能够积极配合治疗，母亲角色适应良好，焦虑、自卑等负面情绪减轻。

4. 产妇食欲改善、摄入增加，营养状况改善。

（六）健康指导

1. 孕前指导　孕前常规检测乙肝两对半，无抗体者应接种乙肝疫苗。感染 HBV 的妇女孕前应检测肝功、血清 HBV-DNA 及肝脏 B 超，受孕的最佳时机是肝功正常、低 HBV-DNA 水平、肝脏超声无特殊改变。使用干扰素治疗者，停药半年后可考虑妊娠。

2. 孕期指导　孕期注意休息、营养，避免过劳；告知孕妇及家属定期复查的重要性和必要性，当出现食欲极度减退、尿色深黄、皮肤巩膜黄染迅速、频繁呕吐等症状时应及时就医。

3. 喂养指导　告知不宜哺乳的几种情况，指导正确的人工喂养方法。

4. 接种指导　指导产妇按时完成婴儿的主动、被动免疫计划。

5. 产后避孕　勿选用对肝功能有损害的雌激素类药物。

6. 产后复查　除常规复查内容外，定期复查肝功能。

学而思6-3

护资考点6-3

第四节　缺铁性贫血

案例导入

孕妇，32 岁，G_1P_0，孕 33 周，近 10 天自觉头晕、乏力、心悸及食欲减退。查体：面色苍白，心率 100 次/分，胎位、胎心及骨盆测量均正常，血红蛋白 80 g/L，血细胞比容 0.25，孕妇及家属较为紧张。

请思考：

1. 孕妇目前存在的护理问题有哪些？

2. 如何护理该孕妇？

贫血是临床较常见的妊娠合并症。WHO最近的资料表明：50％以上孕妇合并有贫血，其对妊娠期贫血的诊断标准为：血红蛋白＜110 g/L或血细胞比容＜0.33。根据血红蛋白水平分为轻度贫血（100～109 g/L）、中度贫血（70～99 g/L）、重度贫血（40～69 g/L）和极重度贫血（＜40 g/L）。以缺铁性贫血最为常见，约占妊娠期贫血的95％。

【病因】

妊娠期铁的需要量增加是孕妇缺铁的主要原因。妊娠妇女因血容量增加需铁650～750 mg，胎儿生长发育需铁250～350 mg，妊娠期约需铁1000 mg，即每日至少吸收4 mg铁方能满足需要。一般孕妇每日能从食物中摄取铁10～15 mg，但铁的吸收率仅10％（即1.0～1.5 mg），妊娠晚期铁的吸收率虽有增加（最高可达40％），但仍不能满足需求，如不及时给予补充铁剂，容易造成贫血。

【贫血对妊娠的影响】

1．对母体的影响　轻度贫血影响不大，重度贫血可因心肌缺氧、胎盘缺氧、对失血耐受性降低、机体抵抗力降低等原因分别导致贫血性心脏病、妊娠期高血压疾病性心脏病、失血性休克、产褥感染等并发症。贫血也会使孕妇产生倦怠感，而长期倦怠会使孕妇将妊娠视为一种负担而影响亲子感情及产后心理康复。

2．对胎儿的影响　母体和胎儿在竞争摄取孕妇血清铁的过程中，通常以胎儿组织占优势，并且铁通过胎盘为单向性运输，因此胎儿一般缺铁程度不会太严重。当母体严重缺铁时，会影响其骨髓造血功能致重度贫血，胎儿生长发育所需的氧与营养物质缺乏，造成胎儿生长受限、胎儿窘迫、早产、死胎、死产等不良后果。

【护理】

（一）护理评估

1．健康史　评估孕妇既往有无月经过多或消化道疾病引起的慢性失血病史，有无妊娠剧吐、不良饮食习惯、胃肠道功能紊乱导致的营养不良病史。

2．身体评估

（1）症状：评估孕妇面色、精神状态及自我感受。如有无面色苍白、倦怠、头晕、乏力、耳鸣、心悸、气短、食欲不振、腹胀、腹泻等症状。

（2）体征：评估孕妇皮肤黏膜颜色、毛发、指（趾）甲。贫血孕妇皮肤黏膜苍白，毛发干燥、无光泽易脱落，指（趾）甲扁干、脆薄易裂或反甲，并可伴发口腔炎、舌炎等，部分可出现脾脏轻度肿大。

（3）产科情况：评估有无胎儿生长受限、胎儿窘迫、死胎、早产和母体贫血性心脏病、妊娠期高血压疾病性心脏病等并发症。

3. 心理-社会支持情况　评估孕妇有无长期疲倦引起的倦怠心理，孕妇及家人对缺铁性贫血疾病的认知情况以及家庭、社会支持系统是否完善等。

4. 辅助检查

（1）外周血象：涂片呈小细胞低色素性贫血。

（2）血清铁测定：血清铁能灵敏反映缺铁情况，孕妇<6.5 μmol/L 为缺铁性贫血。

（二）常见护理诊断/问题

1. 活动无耐力　与贫血导致的疲劳有关。

2. 有受伤的危险　与贫血引起的头晕、眼花等症状有关。

3. 有感染的危险　与贫血导致机体抵抗力低下有关。

（三）护理目标

1. 产妇活动耐力增加。

2. 产妇不发生跌倒等意外事件。

3. 产妇不发生感染。

（四）护理措施

1. 一般护理

（1）饮食护理：指导孕妇选择高铁、高蛋白、富含维生素C的食物，多进食动物瘦肉、肝脏、家禽、蛋类、动物血、菠菜、紫甘蓝、木耳等含铁丰富的食物。一般动物铁吸收优于植物铁，蔬菜、谷类、茶叶的磷酸盐、植酸可影响铁的吸收，应注意食物的搭配和烹调方法。建立良好的用餐环境，注意菜式的多样化及色、香、味，帮助孕妇改变偏食、厌食的不良习惯。

（2）充分休息：轻度贫血孕妇可下床活动，适当减轻工作量，行动要注意安全，避免因乏力、头晕而发生意外；重度贫血者需绝对卧床休息，减少机体耗氧量。

2. 病情观察　产前检查时常规进行血常规检查，及时发现贫血并积极处理。定期复查，了解贫血程度及改善程度；注意监测胎儿宫内发育情况、胎心、胎动计数；贫血孕妇抵抗力低，注意观察有无感染征象。

3. 治疗护理

（1）服药护理：从妊娠4个月起遵医嘱补充铁剂，口服硫酸亚铁300 mg，同时补充维生素 C 300 mg，3 次/日，以促进铁的吸收。服用铁剂后有恶心、呕吐等副反应，宜饭后服用，服用后大便呈黑色。如口服疗效差、不能耐受或病情较重时，可遵医嘱予右旋糖酐铁作深部肌内注射，注射时选用细长针头以减轻疼痛。

（2）输血护理：当血红蛋白≤70 g/L、接近预产期或短期内行剖宫产者，宜少量多次输血，以浓缩红细胞最好。输血时按输血规范实施操作，严格控制输血总量与滴速，以防发生急性左心衰竭；输血中、输血后密切观察孕妇反应，及早发现问题并及时处理。

4. 分娩管理

（1）分娩期：临产前遵医嘱给予安络血、维生素 K_1 及维生素 C 治疗，并配鲜血备用。鼓励孕妇进食，加强母儿监护，严密观察胎心、产程进展，避免产程过长引起产妇疲倦，予低流量吸氧。产程中严格实施无菌操作，预防感染。配合医师行阴道助产以缩短第二产程，减少产妇体力消耗。胎儿前肩娩出后，及时给予宫缩剂，预防产后出血；出血多者遵医嘱输血。

（2）产褥期：增加休息和营养，避免过劳。继续补充铁剂纠正贫血，必要时输血。遵医嘱予抗生素预防感染，注意观察产妇体温、脉搏、恶露量与性状、宫底有无压痛等感染征象。严重贫血产妇不宜哺乳，避免使用对肝功能有损害的雌激素回乳。加强亲子互动，避免产后抑郁。

5. 心理护理　护理人员多与孕妇交流，鼓励孕妇表达内心真实感受，告知孕妇一般贫血对胎儿影响不大，减轻孕妇及家属担忧；分娩后创造条件，鼓励产妇积极参与亲子互动，增加母婴感情。

（五）护理评价

1. 产妇活动耐力有效改善，能参与自我护理和新生儿照护。

2. 产妇妊娠、分娩经过顺利，未发生胎儿、母体受伤。

3. 产妇出院时体温正常，白细胞数正常，恶露正常，无感染征象。

（六）健康指导

1. 孕前指导　妊娠前积极治疗失血性疾病（如月经量过多、消化道出血）、胃肠功能紊乱，以增加铁的储备。严重贫血者待贫血纠正后考虑妊娠。

2. 营养指导　孕期及产后加强营养，多进食动物瘦肉、肝脏、家禽、蛋类、动物血等含铁丰富的食物，纠正偏食、厌食等不良习惯。

3. 用药指导　正确补充铁剂，服用后大便呈黑色，告知孕妇不必紧张。

4. 复查指导　遵医嘱定期复查，了解治疗效果，妊娠晚期需重复检查。

5. 喂养指导　重度贫血不宜哺乳，及时采用生麦芽、芒硝等回乳；指导人工喂养方法。

学而思6-4

护资考点6-4

第七章

正常分娩期妇女的护理

思维导图7

学习目标

1. 掌握影响分娩的因素，分娩各产程的临床经过及处理。
2. 熟悉分娩先兆与临产，枕左前位的分娩机制。
3. 了解正常产程图。
4. 具有高度责任心，能尊重、关心产妇，并实施整体护理。
5. 能坚持问题导向，养成同理心、爱心和慎独精神。

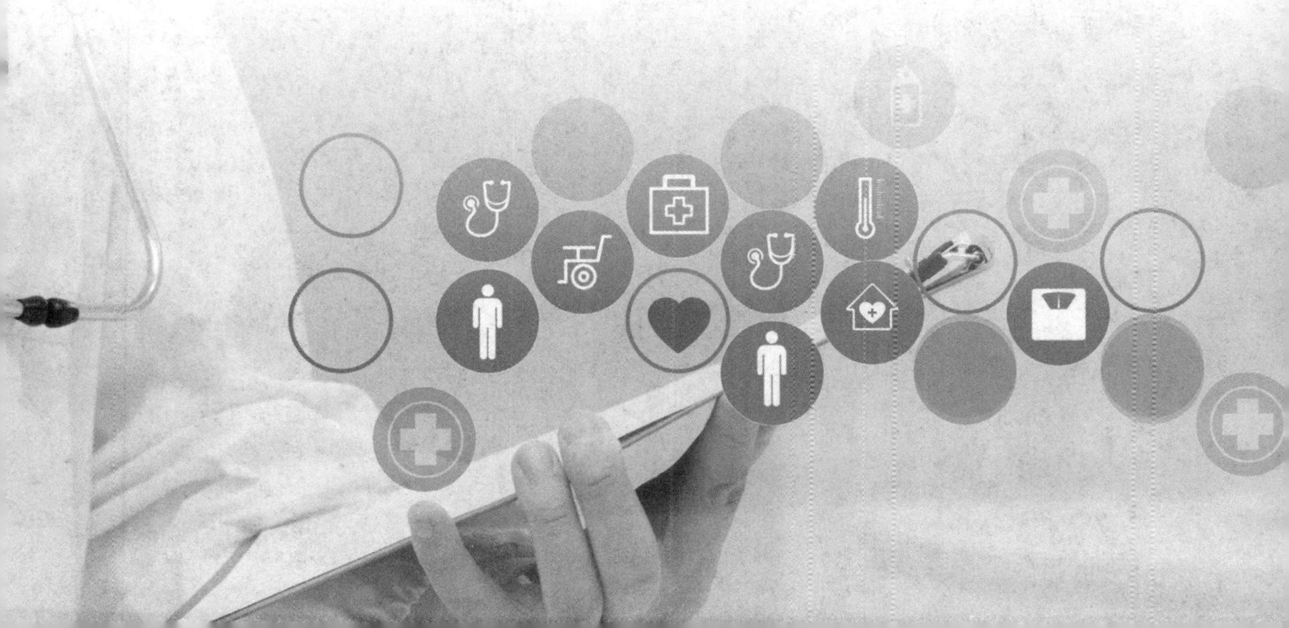

妊娠满28周（196日）及以上，胎儿及其附属物自临产开始到由母体娩出的全过程，称为分娩。妊娠满28周至不满37足周（196～258日）期间分娩，称为早产；妊娠满37周至不满42足周（259～293日）期间分娩，称为足月产；妊娠满42周（294日）及以上分娩，称为过期产。

第一节 决定分娩的因素

案例导入

高女士，28岁，G_1P_0，孕40周，临产10小时入院。孕期检查骨盆及胎儿均为正常，平素身体健康。肛查：宫口开大2 cm，先露S-1，宫缩持续25～30秒，间隔时间6～8分钟，宫缩强度弱，胎心音正常。初步诊断为子宫收缩乏力。医生与她交谈时发现，产妇非常害怕疼痛及担心不能顺利度过分娩期，变得十分焦虑。

请思考：

1. 此案例导致分娩过程受阻的主要原因是什么？

2. 作为护理人员对该产妇应如何护理？

影响分娩的因素为产力、产道、胎儿和产妇精神心理状态。如四个因素均正常且能相互协调，胎儿可顺利经过阴道自然娩出；如四个因素有异常或不能相互协调，则会造成难产。

【产力】

分娩时将胎儿及附属物从宫腔内逼出的力量称产力，包括子宫收缩力（简称宫缩）、腹肌及膈肌收缩力（简称腹压）、肛提肌收缩力。

（一）子宫收缩力

子宫收缩力是临产后的主要产力，贯穿于分娩全过程。临产后的宫缩能迫使宫口扩张、胎先露下降、胎儿及附属物娩出。正常宫缩具有以下几个特点。

1. 节律性　宫缩的节律性是临产的重要标志。临产后的宫缩是子宫肌不随意、节律性的阵发性收缩伴有疼痛，亦称阵缩或阵痛。每次宫缩由弱渐强（进行期），维持一定的时间（极期），随后由强渐弱（退行期），直至消失进入间歇期（图7-1），如此反复直至分娩结束。随着产程的进展，间歇时间渐短，而持续时间渐长，强度也逐渐增强。至宫口开全时，阵痛持续时间长达60秒，间隔时间仅1～2分钟。宫缩时肌纤维间血管被挤压，血流量减少，胎盘血液循环暂时受到影响，间歇时子宫壁放松，血液循环恢复。这种节律性宫缩有利于胎儿血氧供应。

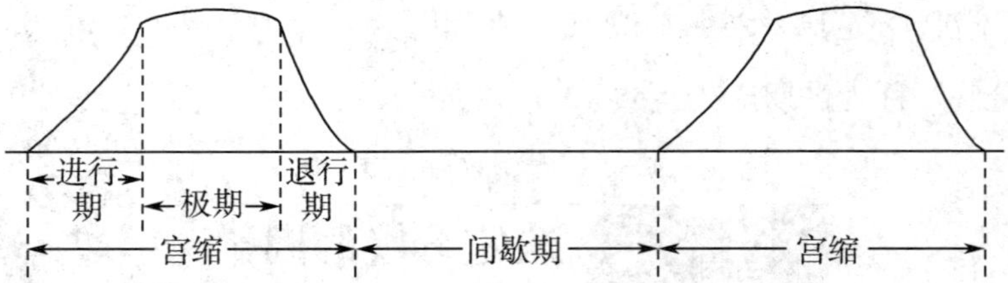

图 7-1　正常宫缩节律性

2. 对称性与极性　正常宫缩起自两侧子宫角，左右对称，向宫底中线集中，再向子宫下段扩散，约 15 秒可均匀遍布整个子宫，称为宫缩的对称性。宫缩以子宫底部最强、最持久，向下逐渐减弱，宫底收缩力的强度是子宫下段的 2 倍，称为宫缩的极性。（图 7-2）

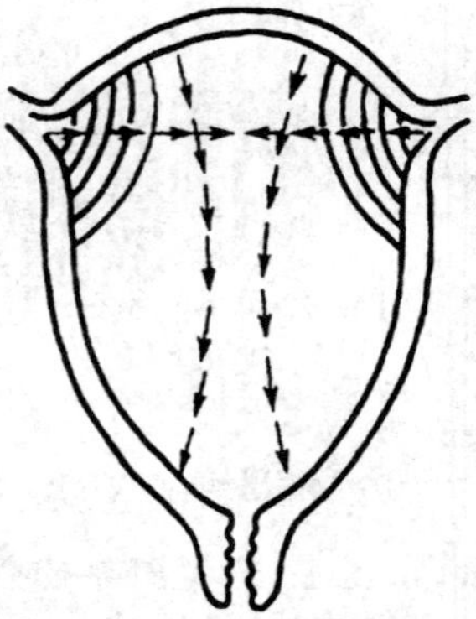

图 7-2　正常子宫收缩的对称性与极性

3. 缩复作用　宫缩时子宫体部的肌纤维缩短变粗，间歇时肌纤维放松，但不能完全恢复到原来的长度，经过反复收缩，子宫肌纤维越来越短，称为缩复作用。在分娩过程中，由于子宫肌纤维的缩复作用，子宫腔的容积逐渐缩小，迫使胎先露逐渐下降，宫颈管逐渐缩短至消失，宫口逐渐扩张。

（二）腹肌和膈肌收缩力

宫口开全后，胎先露下降至阴道，宫缩时，胎先露或前羊水囊压迫盆底组织和直肠，反射性引起腹肌和膈肌强力收缩，使产妇产生“排便”感而主动屏气用力，腹腔内压增高，促使胎儿娩出，是第二产程重要的辅助力量。在第三产程还可促使已剥离的胎盘娩出。

（三）肛提肌收缩力

肛提肌收缩力协助胎先露在骨盆腔内进行内旋转。当胎头枕部露出耻骨弓下时，协助胎头仰伸及娩出。胎儿娩出后，此力还有助于胎盘娩出。

【产道】

产道是胎儿娩出的通道，为一纵行的管道，可分为骨产道和软产道两部分。

（一）骨产道

骨产道为真骨盆部分，其大小、形态影响分娩能否顺利进行。在产科学上骨盆划分为 3 个假想平面，分别是入口平面、中骨盆平面、出口平面。骨盆轴是连接骨盆各平面中点的假想曲线，上段向下向后，中段向下，下段向下向前，分娩时，胎儿沿此轴娩出。妇女直立时，骨盆入口平面与地面形成的角度为骨盆倾斜度，一般为 60°，如角度过大，会影响胎头衔接和娩出。胎儿只有适应骨盆各平面的形态特点才能够顺利的经阴道分娩，否则就会造成分娩受阻。

（二）软产道

软产道是由子宫下段、子宫颈、阴道和骨盆底软组织所组成的弯曲管道。

1. 子宫下段　由非孕时的子宫峡部形成，妊娠 12 周后，子宫峡部逐渐扩展为宫腔的一部分，妊娠晚期逐渐被拉长形成子宫下段，临产后的规律宫缩进一步使子宫下段拉长达 7～10 cm，肌壁变薄成为软产道的一部分。由于子宫肌纤维的缩复作用，子宫上段的肌壁越来越厚，子宫下段的肌壁被牵拉越来越薄，子宫上下段的肌壁厚薄不同，在两者间的子宫内面有一环状隆起，称为生理缩复环。（图 7-3）正常情况下，此环不能在腹部见到。

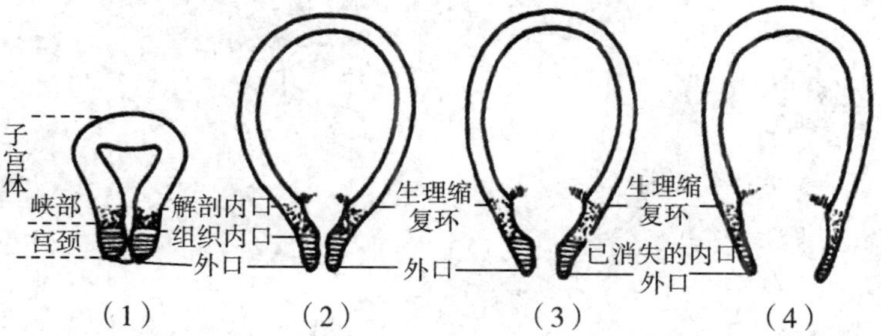

注：（1）非妊娠子宫；（2）足月妊娠子宫；（3）分娩第一产程妊娠子宫；（4）分娩第二产程妊娠子宫。

（1）宫口扩张、子宫下段形成

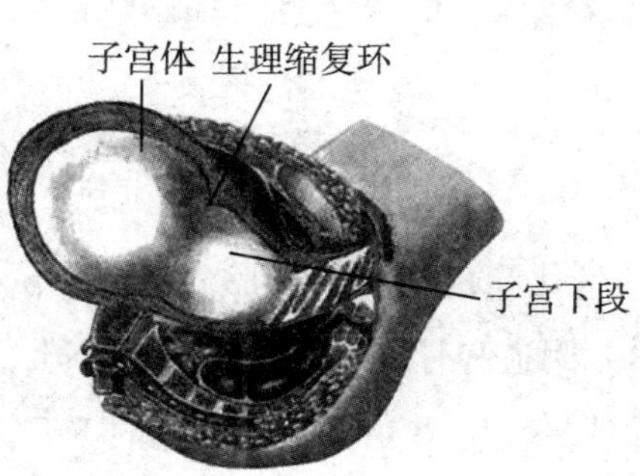

（2）生理缩复环

图 7-3　宫口扩张、子宫下段及生理缩复环形成

2. 宫颈的变化

（1）宫颈管消失：临产前的宫颈管长约 2～3 cm，初产妇较经产妇稍长。临产后规律宫缩牵拉宫颈内口的子宫肌纤维及周围韧带，同时，胎先露部支撑使前羊水囊呈楔

状，使宫颈内口向上向外扩张，宫颈管形成漏斗形，随后宫颈管逐渐变短直至消失。初产妇多是宫颈管先消失，宫颈口后扩张；经产妇则多是宫颈管消失与宫颈口扩张同时进行。(图 7-4)

(2) 宫口扩张：临产前，初产妇宫颈外口仅可容纳一指尖，经产妇容纳一指。临产后，子宫收缩及缩复向上牵拉使宫口扩张。胎儿先露部的衔接使前羊水在宫缩时不能回流，加之子宫下段蜕膜发育不良，胎膜容易与该处蜕膜分离而向宫颈管突出形成前羊水囊，协助扩张宫颈口。胎膜多在宫口近开全时自然破裂，破膜后，胎先露直接压迫宫颈，宫口扩张更明显。随着产程进展，宫口开全（10 cm）时，妊娠足月的胎头方能通过。

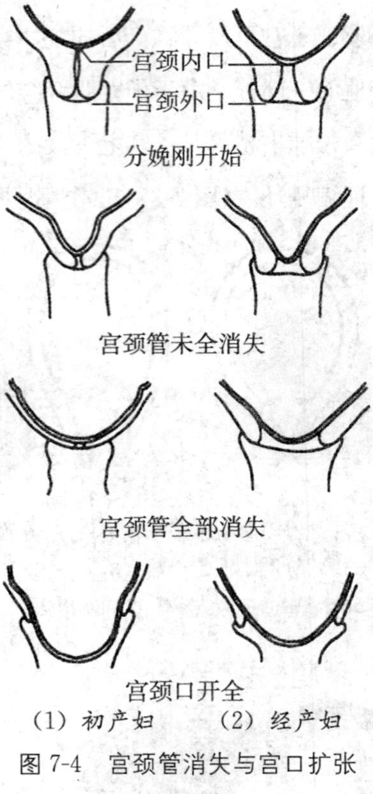

图 7-4　宫颈管消失与宫口扩张

3. 盆底、阴道及会阴的变化　前羊水囊和胎先露的下降使软产道逐渐扩张，破膜后胎先露下降直接压迫并扩张阴道和骨盆底，使软产道下段形成一个向前弯的长筒，前壁短后壁长，阴道黏膜皱襞展平，管道变宽。肛提肌向下及向两侧扩展，肌纤维拉长，会阴体变薄有利于胎儿通过。阴道及骨盆底的结缔组织和肌纤维增生肥厚，血管变粗，血运丰富。分娩时如没有保护好会阴，容易造成会阴裂伤。

【胎儿】

胎儿因素主要指胎位、胎儿大小及有无发育异常。

（一）胎儿大小

胎头是成熟胎儿身体最大的部分，由 7 块扁骨构成，即顶骨、额骨、颞骨各两块，枕骨一块。颅骨之间的缝隙称颅缝，缝与缝会合处的空隙称囟门。（图 7-5）颅缝和囟门均有软组织覆盖，分娩时可以重叠，使头颅体积缩小，有利于娩出。

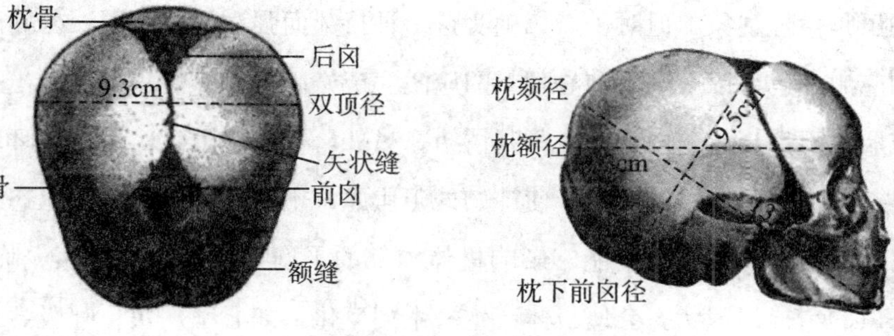

图 7-5　胎头颅骨、颅缝、囟门及径线

1. 颅缝　矢状缝位于两顶骨之间；冠状缝位于顶骨与额骨之间；人字缝位于顶骨与枕骨之间。

2. 囟门　两额骨与两顶骨之间的空隙为前囟（大囟门），呈菱形；两顶骨与枕骨之间的空隙为后囟（小囟门），呈三角形。临床上常以矢状缝、囟门与骨盆的关系来判断胎位。

3. 胎头径线

（1）双顶径：两顶骨隆突间的距离，是胎头最大的横径，足月时平均 9.3 cm。

微视频 7-1-1

胎头径线

（2）枕额径：鼻根上方至枕骨隆突下方的距离，足月时平均 11.3 cm。

（3）枕下前囟径：前囟中央至枕骨粗隆下方的距离，足月时平均 9.5 cm。

（4）枕颏径：颏骨下方中央至后囟顶部的距离，足月时平均 13.3 cm。

（二）胎位

胎儿以头的周径最大，肩次之，臀最小。头先露时，分娩过程中颅骨轻度重叠，胎头变形，周径变小，有利于胎头娩出。胎头娩出后，产道经过扩张，胎肩和臀部娩出一般不会困难。臀先露时，比胎头周径小而软的胎臀先娩出，产道没有得到充分扩张，当胎头娩出时又无变形机会，导致胎头娩出困难。产道为一纵行管道，纵产式胎体纵轴与母体骨盆纵轴一致，胎儿容易通过产道。横产式胎体纵轴与母体骨盆纵轴垂直，妊娠足月活胎不能通过产道，对母儿威胁极大。

（三）胎儿畸形

胎儿某一部分发育异常，如脑积水、连体儿等，胎头或胎体过大，造成难产。

【产妇精神心理状态】

分娩虽是生理现象，但对于产妇确实是一种持久而强烈的应激源。分娩既可以产生生理上的应激，也可以产生精神心理上的应激。产妇因担心疼痛、难产、出血、母婴生命危险或胎儿不理想等，以致产生紧张情绪。另外，待产室陌生、不适的环境，产房噪音刺激，逐渐频繁、增强的宫缩，使产妇处于焦虑、不安与恐惧的心理状态。现代医学研究证明，产妇精神心理因素能够影响机体内部的平衡、适应力和健康。临产后焦虑、不安和恐惧的精神心理状态会使机体产生一系列变化，如心率加快、呼吸急促、肺内气体交换不足等，致使子宫缺氧、收缩乏力、宫口扩张缓慢、胎先露部下降受阻，产程延长；产妇体力消耗过多，同时也促使产妇神经内分泌发生变化，交感神经兴奋，释放儿茶酚胺，血压升高，导致胎儿缺血缺氧，出现胎儿窘迫等。

在分娩过程中，助产人员应采取针对性措施，尽可能消除产妇的焦虑和恐惧状态，开展家庭式产房，允许丈夫或家属陪伴，以便顺利度过分娩阶段。

学而思7–1

护资考点7–1

第二节 枕左前位分娩机制

案例导入

初产妇，24岁，孕40周，规律性宫缩10小时。检查：胎心145次/分，宫口开大8 cm，胎膜已破，阴道检查，胎头矢状缝与骨盆入口右斜径一致，小囟门在1.5点处。

请思考：

1. 判断该产妇的胎头方位？

2. 正常分娩时，该胎儿胎头枕部的内旋转方向是什么？

分娩机制指胎儿先露部在通过产道时，为适应骨盆各平面的不同形态，被动地进行一系列适应性转动，以其最小径线通过产道的过程。临床上枕左前位最多见，故以枕左前位的分娩机制为例说明。

【衔接】

胎头双顶径进入骨盆入口平面，胎头颅骨最低点接近或达到坐骨棘水平，称为衔接（入盆）。胎头呈半俯屈状态以枕额径进入骨盆入口，由于枕额径大于骨盆入口前后径，胎头矢状缝坐落在骨盆入口右斜径上，胎头枕骨在骨盆左前方。经产妇多在分娩开始后胎头衔接，部分初产妇在预产期前1～2 周内胎头衔接。（图 7-6）

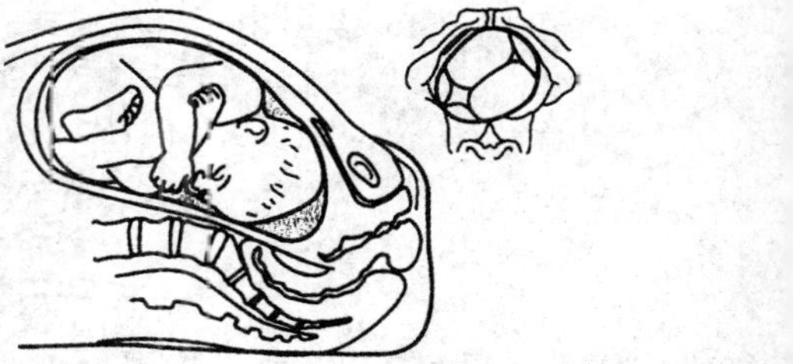

图 7-6 胎头衔接前胎头尚浮

【下降】

下降是胎儿娩出的首要条件，胎头沿骨盆轴前进的动作称为下降。下降动作贯穿于分娩全过程。促使胎头下降的因素有：宫缩时通过羊水传导，压力经胎轴传至胎头；宫缩时宫底直接压迫胎臀；胎体伸直伸长；腹肌收缩使腹压增加。

【俯屈】

当胎头以枕额径进入骨盆腔降至骨盆底时，原处于半俯屈的胎头枕部遇肛提肌阻力，借杠杆作用进一步俯屈，使下颌接近胸部，变胎头衔接时的枕额周径为枕下前囟周径，以适应产道，有利于胎头继续下降。（图 7-7）

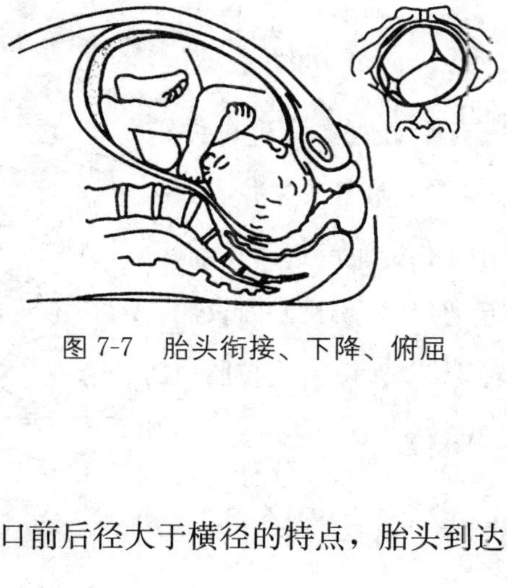

图 7-7 胎头衔接、下降、俯屈

【内旋转】

根据中骨盆及骨盆出口前后径大于横径的特点，胎头到达中骨盆时为适应骨盆纵轴而旋转，使其矢状缝与中骨盆及骨盆出口前后径相一致，称内旋转。胎头于第一产程末完成内旋转动作。内旋转使胎头适应中骨盆及骨盆出口前后径大于横径的特点，有利于胎头进一步下降。枕先露时，胎头枕部位置最低，枕左前位时遇到骨盆肛提肌阻力，肛提肌收缩将胎儿枕部推向阻力小、部位宽的前方，胎头枕部自骨盆左前方向右旋转 45°至正枕前位，小囟门转至耻骨弓下方。（图 7-8）

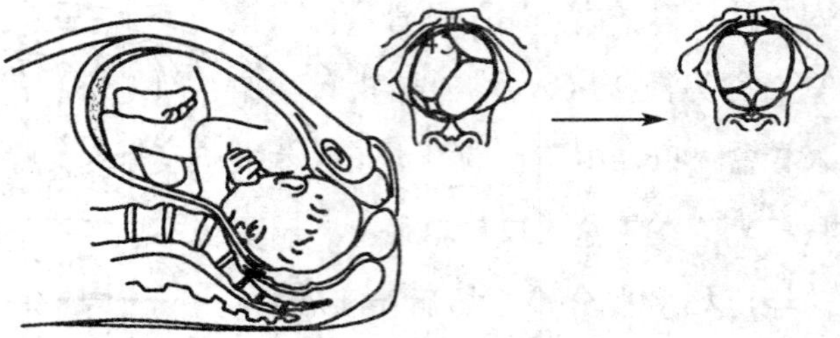

图 7-8　下降、内旋转

【仰伸】

当完全俯屈的胎头下降达阴道外口时，宫缩和腹压继续迫使胎头下降，而肛提肌收缩力又将胎头向前推进。两者的共同作用使胎头沿骨盆轴下段向下向前的方向转向前，胎头枕骨下部达耻骨联合下缘时，以耻骨弓为支点，使胎头逐渐仰伸，胎头的顶、额、鼻、口、颏由会阴前缘相继娩出。当胎头仰伸时，胎儿双肩径沿左斜径进入骨盆入口。（图 7-9）

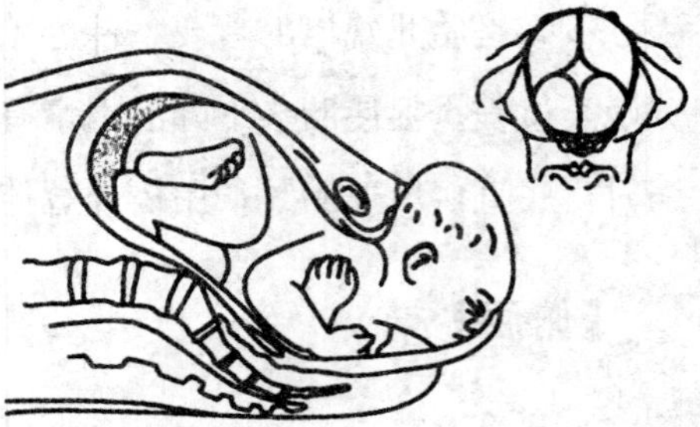

图 7-9　下降、仰伸

【复位及外旋转】

胎头娩出后，为使胎头与胎肩恢复正常关系，胎头枕部向左旋转 45°称为复位。胎肩在盆腔入口继续下降，前（右）肩向前向中线旋转 45°时，胎儿双肩径转成骨盆出口前后径相一致的方向，胎头枕部需在外继续向左旋转 45°以保持胎头与胎肩的垂直关系，称为外旋转。（图 7-10）

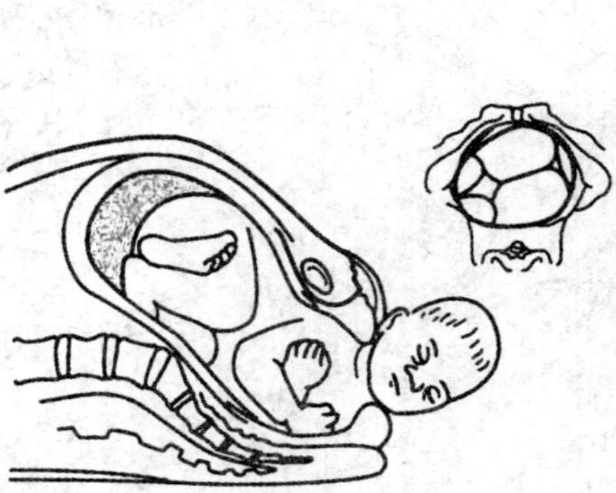

图 7-10　下降、复位、外旋转

【胎儿娩出】

胎头完成外旋转后，胎儿前（右）肩在耻骨弓下先娩出，随即后（左）肩从会阴前缘娩出。胎儿双肩娩出后，胎体及胎儿下肢随之取侧位顺利娩出。至此，胎儿娩出过程全部完成。（图 7-11）

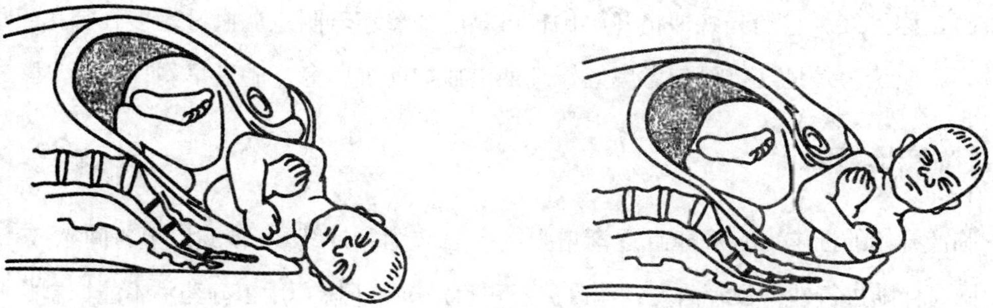

（1）前肩娩出　　　　（2）后肩娩出

图 7-11　下降、胎肩娩出

学而思7-2

护资考点7-2

第三节　先兆临产及临产诊断

案例导入

初产妇，24 岁，孕 40 周，最近 1 周时常感觉腹部一阵阵发紧，每次持续 3～5 秒，间隔时间不等。今天早上发现阴道有少量血性分泌物，急诊入院。检查：胎心 140 次/分，枕左前位，胎先露已衔接。

请思考：该孕妇现在出现的有可能是什么情况？

【先兆临产】

分娩发动前，出现预示不久即将临产的症状，称为先兆临产。

1. 假临产　又称“假阵缩”。特点是宫缩持续时间短（＜30 秒）且不恒定，间歇时间长且不规律，宫缩强度不增加；经常在夜间出现清晨消失；宫缩时宫颈管不缩短，宫口也不扩张；强镇静剂可抑制这种不规律的宫缩。

2. 轻松感　又称胎儿下降感。随着胎先露部下降进入骨盆入口，子宫底也随之下降。孕妇感到上腹部较前舒适，进食量较前增多，呼吸较前轻快，同时可伴有尿频症状。

3. 见红　大多数孕妇在临产前 24～48 小时内（少数 1 周内），因宫颈内口附近的胎膜与该处的子宫壁剥离，毛细血管破裂致少量出血并与宫颈管内的黏液栓混合，经阴道排出，称见红。它是分娩即将开始比较可靠的征象。若阴道流血量较多，超出平时月经量，不应认为是见红，而应考虑妊娠晚期出血如前置胎盘、胎盘早剥。

【临产诊断】

临产开始的标志为有规律且逐渐增强的子宫收缩，持续 30 秒或以上，间歇 5～6 分钟，同时伴随进行性宫颈管消失、宫口扩张和胎先露部下降，用镇静药物不能抑制临产。

学而思7-3　　护资考点7-3

第四节　分娩期的护理管理

案例导入

孕妇，G_1P_0，孕 39 周，因“宫缩痛和见红”就诊。产科检查：孕妇有规律宫缩，宫颈管消失，宫颈口扩张 2 cm，胎先露头位，胎头最低点在坐骨棘上 2 cm，胎心音 150 次/分。

请思考：

1. 该产妇处于哪个产程？
2. 护理的主要措施有哪些？

【产程分期】

分娩全过程是从规律宫缩开始至胎儿胎盘娩出为止，简称总产程。临床上一般分三个阶段。

第一产程：又称宫颈扩张期，指从规律宫缩开始到宫颈口开全（10 cm）。第一产程又分为潜伏期和活跃期：①潜伏期为宫口扩张的缓慢阶段，初产妇一般不超过 20 个小时，经产妇不超过 14 个小时。②活跃期为宫口扩张的加速阶段，可在宫口开至 4～5 cm 时进入活跃期，最迟至 6 cm 时进入活跃期，直至宫口开全（10 cm）。此期宫口扩张速度应≥0.5 cm/h。

第二产程：又称胎儿娩出期，指从宫口开全至胎儿娩出。未实施硬膜外麻醉者，初产妇最长不应超过 3 个小时，经产妇不应超过 2 个小时；实施硬膜外麻醉镇痛者，可在此基础上延长 1 个小时，即初产妇最长不应超过 4 个小时，经产妇不应超过 3 个小时。值得注意的是，第二产程不应盲目等待至产程超过上述标准方才进行评估，初产妇第二产程超过 1 个小时即应关注产程进展，超过 2 个小时必须由有经验的医师进行母胎情况全面评估，决定下一步的处理方案。

第三产程：又称胎盘娩出期，指从胎儿娩出到胎盘娩出。一般约 5～15 分钟，不超过 30 分钟。

【第一产程妇女的护理】

（一）护理评估

1. 健康史

（1）一般情况：了解产妇的姓名、年龄、职业、文化程度、身高、体重等。

（2）此次妊娠情况：询问并查阅产前检查记录，了解本次妊娠经过，包括末次月经、预产期、妊娠期有无阴道流血，高血压等异常情况。本次就诊时的主要不适及程度，如腹痛、见红、阴道流液。

（3）过去妊娠情况：包括妊娠次数，是否顺产，有无妊娠并发症，新生儿出生情况及体重等。

（4）既往病史及家族史：如高血压、心脏病，有无药物过敏史、遗传病史等。

2. 身体评估

（1）宫缩规律：第一产程开始时，子宫收缩力弱，持续时间较短约 30 秒，间歇期较长约 5～6 分钟。随产程进展，宫缩强度增加，持续时间延长，间歇期缩短。当宫口开全时，宫缩持续时间可长达 1 分钟，间歇仅 1～2 分钟。

（2）宫口扩张：表现为宫颈管逐渐变软、变短、消失，宫颈展平并逐渐扩大。开始宫口扩张速度较慢，后期速度加快。当宫口开全（10 cm）时，子宫下段、宫颈及阴道共同形成桶状的软产道。

(3) 胎先露下降：是决定能否经阴道分娩的重要指标。随着产程进展，先露部逐渐下降，并在宫口开大4～6 cm后快速下降，直到先露部达到外阴及阴道口。

(4) 胎膜破裂：胎儿先露部衔接后，将羊水分隔为前后两部，在胎先露部前面的羊水称前羊水。当宫缩时，羊膜腔内压力增加到一定程度时胎膜自然破裂，前羊水流出。自然分娩胎膜破裂多发生在宫口近开全时。

(5) 胎儿宫内情况：可用胎心听诊器或多普勒胎儿监护仪于宫缩间歇期严密监测胎心变化。正常胎心率为110～160次/分，平均135次/分。

3. 心理-社会支持情况

(1) 心理状况：由于第一产程时间较长，子宫收缩痛加上对分娩的担心和害怕，产妇尤其是初产妇容易产生焦虑、恐惧、紧张等不良情绪。由于子宫收缩痛影响进食和休息，产妇甚至出现恶心、呕吐等消化道症状，使精力和体力严重消耗，导致宫缩乏力影响产程进展。

(2) 社会支持系统：评估产妇的年龄、产次、婚姻情况、社会经济地位、文化层次等资料。了解产妇对于丈夫、父母等社会支持系统的期望值。评估产妇可能得到的社会支持系统。

4. 辅助检查　通过胎心监护仪、超声、胎儿头皮血等进一步检查评估胎儿在宫内的安危情况。并做好血尿常规、血型、凝血常规及交叉配血试验、肝肾功能、心电图等各项必备的检查。

(二) 常见护理诊断/问题

1. 疼痛　与子宫收缩有关。

2. 舒适度改变　与子宫收缩、环境等有关。

3. 焦虑　与担心本身及胎儿安危，害怕分娩不顺利有关。

(三) 护理目标

1. 产妇表示疼痛程度减轻。

2. 产妇能配合助产士改变不适情况。

3. 产妇焦虑程度减轻。

(四) 护理措施

1. 一般护理

(1) 观察生命体征：测体温、脉搏、呼吸每日2次。产程中每隔4～6小时测量血压1次。因宫缩时血压可能上升5～10 mmHg，应在宫缩间歇时测量血压。若产妇血压升高或有妊娠高血压疾病，应增加测量次数，并予以相应的处理。

（2）活动和休息：若产妇宫缩不强，胎膜未破，可在病室内适当活动，有助于加速产程进展。若胎膜已破，应嘱产妇卧床休息，抬高臀部并左侧卧位防止脐带脱垂。若初产妇宫口近开全或经产妇宫口已扩张至 4 cm 时，进产房准备接生。

（3）补充液体和热量：在宫缩间歇期，鼓励产妇少量多次进食高热量易消化的流质或半流质食物，以保持足够的精力和体力。对产程较长、进食少、出汗多甚至呕吐者，应遵医嘱予以静脉补液，防止发生脱水和衰竭。

（4）清洁与舒适：产程中由于子宫收缩导致出汗，加上阴道分泌物、羊水破裂等会弄湿产妇的衣服和床单、床垫，护理人员应及时帮助产妇擦汗，更换污染床垫和床单，大小便后给予会阴冲洗或擦洗，保持会阴部的清洁和干燥以增进舒适，预防感染。

（5）排尿和排便：临产后，为避免膀胱充盈影响宫缩及胎先露下降，应鼓励产妇每 2～4 小时排尿 1 次，排尿困难时，应警惕有无头盆不称，必要时可行导尿术。产妇有便意时，需判断直肠是否有大便及宫口扩张程度，前往卫生间排便需有人陪伴，嘱产妇避免长时间屏气用力排便，以免加重宫颈水肿，或接产不及时而发生无保护性自产。

2. 产程观察

（1）子宫收缩：将手掌平放于产妇腹壁上，宫缩时宫体部隆起变硬，间歇期松弛变软，观察宫缩的持续时间、间歇时间、强度及其规律性。一般每隔 1～2 小时观察 1 次，连续观察 3 次宫缩并予以记录。也可用胎儿监护仪描记出宫缩曲线，观察其强度、频率和每次持续时间，这是反映宫缩的客观指标。

（2）胎心：常用普通听诊器、木质听诊器、电子胎心听诊器或者胎儿监护仪于宫缩间歇时听取胎心。潜伏期每隔 1～2 小时听 1 次，活跃期每隔 15～30 分钟听 1 次，每次听 1 分钟，注意胎心的频率、节律和心音强弱。若胎心率超过 160 次/分或少于 110 次/分，或节律不规则，提示胎儿宫内窘迫。应立即给产妇吸氧，左侧卧位，并报告医生及时处理。

（3）宫口扩张及先露部下降曲线：通过肛门检查或阴道检查判断宫口扩张及胎头下降情况，检查后描绘产程图，记录宫口扩张曲线和胎头下降曲线，观察产程进展，指导产程的处理。

①宫口扩张曲线：分为潜伏期和活跃期：①潜伏期为宫口扩张的缓慢阶段，初产妇一般不超过 20 小时，经产妇不超过 14 小时。②活跃期为宫口扩张的加速阶段，可在宫口开至 4～5 cm 即进入活跃期，最迟至 6 cm 才进入活跃期，直至宫口开全（10 cm）。

微视频 7-4-1

胎头高低判断

②胎头下降曲线：胎头下降程度成为决定能否经阴道分娩的重要观察指标，以颅骨最低点与坐骨棘平面的关系作为标志。颅

骨最低点平坐骨棘平面时，以“0”表示；在坐骨棘平面上 1 cm 时，以“－1”表示；在坐骨棘平面下 1 cm 时，以“＋1”表示，以此类推。（图 7-12）潜伏期胎头下降不明显，活跃期下降加快。一般宫口开大至 4～5 cm 时，胎头达坐骨棘水平。

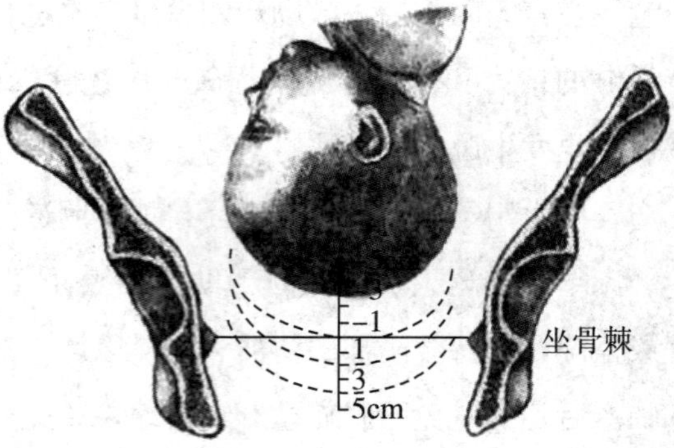

图 7-12　胎头下降的判断

③绘制产程图：以临产时间（小时）为横坐标，以宫口扩张程度（cm）和先露下降程度（cm）为纵坐标，画出宫口扩张曲线和胎头下降曲线。（图 7-13）一般在临产后开始绘产程图，用“O”表示宫颈扩张，“X”表示胎先露部最低点所处的水平，分别用线连接“O”和“X”，所绘成的两条曲线分别为宫颈扩张曲线和胎头下降曲线。通过产程图，可以对产程进展一目了然。

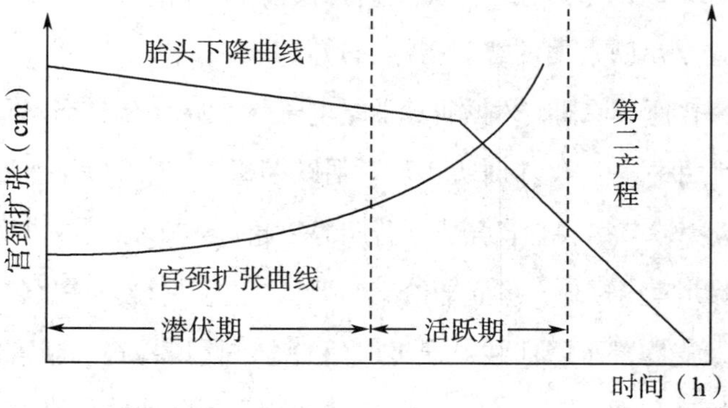

图 7-13　产程图

（4）胎膜破裂：胎膜多在宫口近开全时自然破裂，前羊水流出。一旦胎膜破裂，应立即听取胎心，同时注意观察羊水性状、颜色、液量，并记录破膜时间。若胎头未入盆，应抬高臀部，防止脐带脱垂。

3. 疼痛护理

（1）产前，使产妇及家属掌握妊娠分娩的相关知识，了解整个分娩过程及疼痛产生的原因，并教会减轻分娩疼痛的方法，如呼吸训练和放松技巧、轻抚腹部和骶骨加压法。

（2）产时，鼓励产妇下床活动，采用舒适体位，用音乐、图片、谈话等方法分散产妇对分娩阵痛的注意力，也可以用按摩、淋浴、热敷等方法减轻疼痛。有条件的医院进行家属陪伴分娩，导乐分娩，水下分娩，提供家庭化分娩室等。

4. 心理护理

（1）让产妇说出焦虑的感受，并及时给予指导和帮助，耐心解释产妇提出的有关分娩和胎儿安危问题，指导产妇认识分娩的生理过程，树立分娩的信心。

（2）护士随时陪伴产妇，告诉产程进展的信息，增加其信心。关心体贴产妇，协助产妇擦汗、喂水、更衣等，满足其身心需要，让产妇心情舒畅。

（五）护理评价

1. 产妇不适程度减轻。

2. 产妇能积极参与和配合分娩过程，适当休息和活动、饮食与排泄。

3. 产妇情绪稳定，有信心正常分娩。

（六）健康指导

1. 告知产妇尽量不要紧张和焦虑，要有充足的信心迎接新生命的到来。

2. 指导产妇采取一些减痛的措施，比如正确呼吸、放松的方法。如果宫缩过强不能忍受可以选择分娩镇痛。

3. 告知产妇不可用力过早，以免引起宫颈水肿，宫缩间歇时注意休息及水分、热量补充。

4. 嘱家属准备待产用物，如产妇产垫、卫生纸，新生儿包被、上衣、尿片等。

【第二产程妇女的护理】

（一）护理评估

1. 健康史　了解产妇第一产程的经过及处理情况，评估胎儿宫内安危。

2. 身体评估

（1）子宫收缩增强：宫口开全后，胎膜多已破裂，如仍未破膜，会影响胎头下降，应行人工破膜。破膜后，宫缩常暂时停止，产妇略感舒适，随后宫缩重新出现且增强，宫缩更加频繁，约1～2分钟一次，每次持续时间可达1分钟或以上。

（2）胎儿下降及娩出：胎头下降至盆底并压迫直肠，使产妇有排便感和不自主的向下用力屏气的动作，会阴逐渐膨隆变薄，肛门括约肌松弛，并逐渐在阴道口可见胎头。开始时，宫缩时胎头露出于阴道口外，间歇期又缩回，称为胎头拨露。（图7-14）随着产程继续进展，胎头的双顶径越过骨盆出口，在宫缩间歇时也不缩回，称胎头着冠。

（图 7-15）此时，会阴极度扩张变薄，应注意保护会阴。当胎儿枕骨到达耻骨弓下方后，宫缩时胎头仰伸，依次将额、鼻、口和颏部相继娩出。胎头娩出后发生复位和外旋转，此时胎肩到达阴道口处，随之前肩和后肩以及胎体也相继娩出，后羊水涌出。

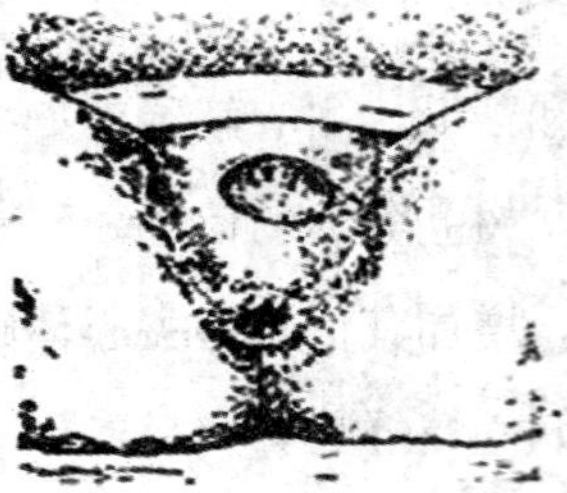

图 7-14　胎头拨露

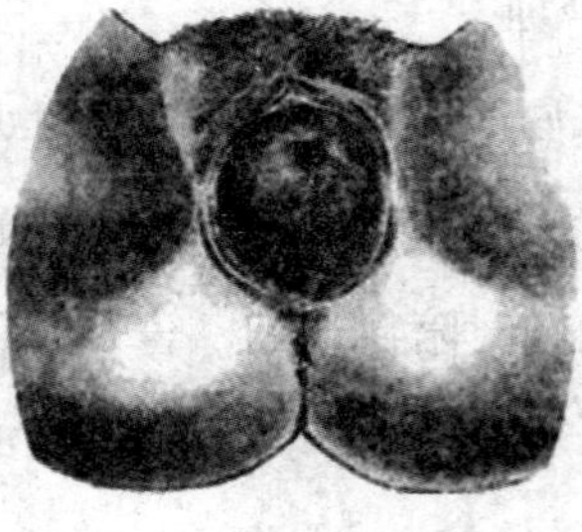

图 7-15　胎头着冠

3. 心理-社会支持情况　进入第二产程，产妇的体力消耗更大，宫缩持续时间更长、腰骶部酸痛和会阴部胀痛加剧，大多表现焦躁不安、精疲力竭；产妇家属也因产妇疼痛喊叫而焦虑不安；护理人员应给予安慰和鼓励，并密切关注生命体征的变化。

4. 辅助检查　可以使用胎儿监护仪动态监测宫缩和胎心的变化。

（二）常见护理诊断/问题

1. 疼痛　与子宫收缩有关。

2. 有受伤的危险　与可能发生会阴撕裂和新生儿产伤有关。

3. 焦虑　与担心分娩是否顺利和胎儿是否健康有关。

（三）护理目标

1. 产妇及新生儿没有受伤。

2. 产妇情绪稳定，正确使用腹压，积极配合，分娩经过顺利。

（四）护理措施

1. 密切观察产程　第二产程宫缩频而强，密切关注胎头下降情况，同时严密监测胎儿有无急性缺氧，勤听胎心，通常每 5 分钟 1 次，必要时可用胎儿监护仪持续动态监测。若发现第二产程延长或胎心异常，应立即给予氧气吸入，报告医生，进行阴道检查，尽早结束分娩。

2. 指导产妇屏气　宫口开全后，正确指导产妇运用腹压，以减少体力消耗。方法是让产妇双足蹬在产床上，两手分别握住产床旁的把手，一旦出现宫缩，先深吸一口气屏住，然后向下用力屏气以增加腹压。宫缩间歇时，嘱产妇全身肌肉放松休息。宫缩再次出现时，重复做同样的屏气动作，如此反复直至胎头着冠。胎头着冠后，宫缩时应让产妇哈气，宫缩间歇时稍微用力，使胎头缓慢娩出，防止胎头娩出过快造成会阴裂伤。

3. 接产准备：初产妇胎头拨露 3～4 cm、经产妇宫口近开全、会阴膨隆紧张时，应做好接产准备工作。护士或助产士做好物品准备，指导产妇仰卧位于产床上，两腿屈曲分开，露出外阴部，用温水清洁外阴部，并用聚维酮碘溶液进行消毒，顺序依次是大阴唇、小阴唇、阴阜、大腿内 1/3、会阴及肛门周围（图 7-16）。WHO 建议正常分娩只需要清洁外阴部，不必常规进行消毒，但需根据医院和产妇个人条件而定。此外，不建议常规剃除阴毛。接产者按要求洗手、戴手套、穿手术衣，准备接产。

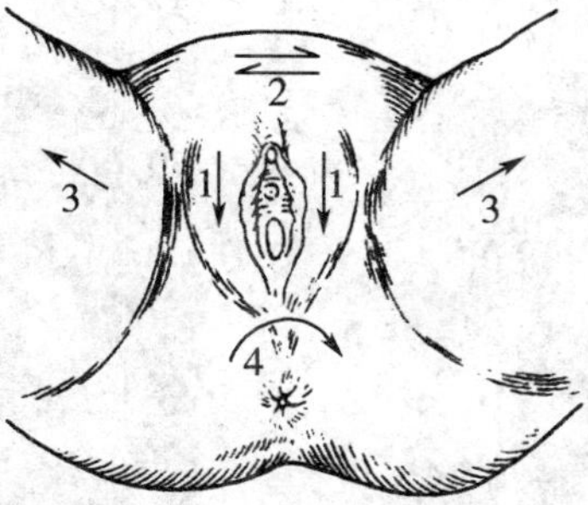

图 7-16　外阴消毒顺序

4. 接产

(1) 接产要领：正确保护会阴，协助胎头俯屈，让胎头以最小径线（枕下前囟径）在宫缩间歇期缓慢通过阴道口，这是预防会阴撕裂的关键，产妇屏气必须与接产者配合。胎肩娩出时也要注意保护好会阴。

(2) 接产步骤：接生者站在产妇右侧，当胎头拨露使阴唇后联合紧张时，开始保护会阴。方法是在会阴部盖上消毒巾，接产者右肘支在产床上，右手拇指与其余四指分开，利用手掌大鱼际肌顶住会阴部。每当宫缩时应向上向内方托压，同时左手应轻轻下压胎头枕部，协助胎头俯屈和使胎头缓慢下降。宫缩间歇时，保护会阴的右手稍放松，以免压迫过久过紧引起会阴水肿。当胎头枕部在耻骨弓下露出时，左手应按分娩机制协助胎头仰伸，右手仍需保护会阴。此时若宫缩强，应嘱产妇呼气解除腹压，宫缩间歇时则让产妇稍向下屏气，使胎头缓慢娩出。胎头娩出后，右手还要继续保护会阴，不要急于娩出胎肩，应以左手自鼻根向下颏挤压，挤出口鼻内的黏液和羊水，然后协助胎头复位和外旋转，使胎儿双肩径与骨盆出口前后径相一致。接产者的左手向下轻压胎儿颈部，使前肩自耻骨弓下娩出，继而再托胎颈向上，使后肩从会阴前缘缓慢娩出。（图 7-17）双肩娩出后，松开保护会阴的右手，双手协助胎体及下肢以侧位娩出。记录胎儿娩出时间。胎儿娩出后，在产妇臀下放置弯盘，以计算阴道流血量。

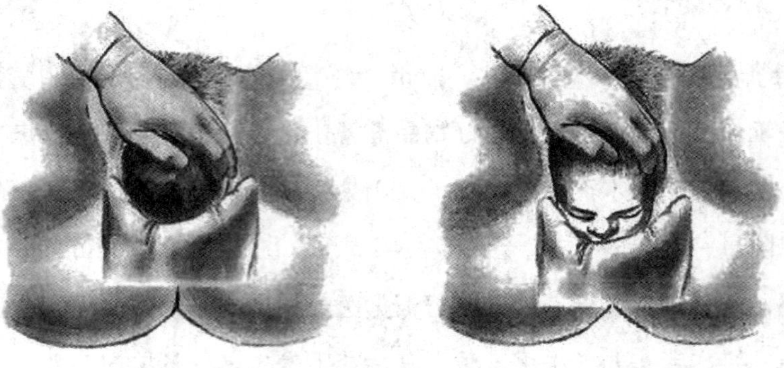

（1）保护会阴，协助胎头俯屈　（2）协助胎头仰伸

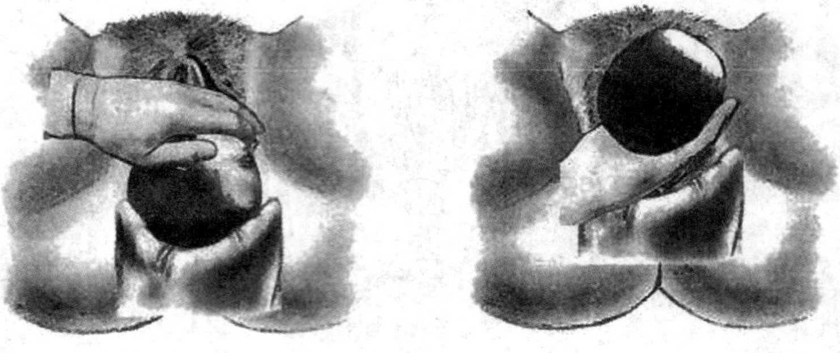

（3）助前肩娩出　（4）助后肩娩出

图 7-17　接生步骤

5. 心理护理　医护人员要有仁爱之心，态度和蔼。第二产程应有助产士陪伴，给予产妇更多的安慰和支持，消除其紧张和恐惧感。出汗多时给予毛巾擦拭，宫缩间歇期说服并协助产妇饮水。

（五）护理评价

1. 产妇没有会阴撕裂。新生儿没有头颅血肿、锁骨骨折等产伤。

2. 产妇情绪稳定，能正确使用腹压，积极配合，分娩过程顺利。

（六）健康指导

1. 消除紧张恐惧心理，配合医务人员顺利娩出胎儿。

2. 正确运用屏气法增加腹压。

3. 告知有会阴侧切指征的产妇，会阴侧切对产程的推进作用和对有些孕妇会阴组织的保护作用，减轻产妇对侧切的抗拒心理。

【第三产程妇女的护理】

（一）护理评估

1. 健康史　了解第一、第二产程分娩经过，及产妇、新生儿情况。

2. 身体评估　胎儿娩出后，子宫底降至脐平，产妇略感轻松，宫缩暂停几分钟后再次出现。由于宫腔容积突然明显缩小，而胎盘不能相应缩小，胎盘与子宫壁发生错位而剥离，剥离面出血形成胎盘后血肿。随着子宫继续收缩，剥离面积不断扩大，直至胎盘完全剥离娩出。

（1）胎盘剥离征象

①子宫体收缩变硬呈球形，子宫下段被扩张，子宫体被推向上，宫底升高达脐上。（图 7-18）

②剥离的胎盘降至子宫下段，阴道口外露的一段脐带自行延长。

③阴道少量流血。

④用手掌尺侧在产妇耻骨联合上方轻压子宫下段时，子宫体上升而外露的脐带不再回缩。

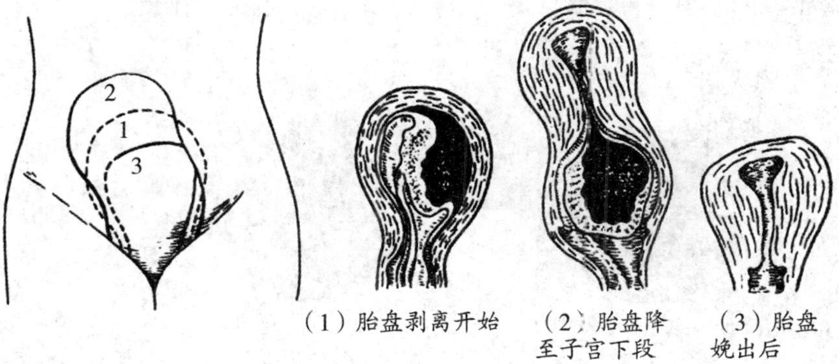

图 7-18　胎盘剥离时子宫的形态

（2）胎盘剥离娩出方式

①胎儿面娩出式：胎盘从中央开始剥离，而后向周围剥离扩大。其特点是胎盘胎儿面先排出，随后见少量阴道流血，这种方式多见。

②母体面娩出式：胎盘从边缘开始剥离，血液沿剥离面流出，其特点是胎盘母体面先排出，胎盘排出前有较多量的阴道流血，这种方式少见。

3. 心理-社会支持情况　评估产妇的心理状态，观察产妇对新生儿的第一反应，能否接受新生儿性别，评估亲子间的互动。

（二）常见护理诊断/问题

1. 组织灌注量不足　与产后出血有关。

2. 有亲子依恋改变的危险　与产后疲惫，会阴伤口疼痛，或新生儿性别与期望不符有关。

（三）护理目标

1. 产妇不发生产后出血。

2. 产妇情绪稳定，接受新生儿并开始亲子间的互动。

（四）护理措施

1. 产妇护理

（1）协助胎盘娩出：接生者切忌在胎盘未完全剥离之前，按揉及挤压宫底或牵拉脐带，以免胎盘部分剥离而造成产后出血或拉断脐带，甚至造成子宫内翻等并发症。当确认胎盘已完全剥离时，于宫缩时让产妇向下屏气略用腹压，接生者以左手握住宫底（拇指置于子宫前壁，其余四指放于子宫后壁）并按压，同时右手轻拉脐带，协助胎盘娩出。当胎盘娩出至阴道口时，接生者用双手捧住胎盘，向一个方向旋转并缓慢向外牵拉，协助胎膜完全剥离排出。（图 7-19）若胎膜排出过程中发现有部分断裂，可用血管钳夹住断裂上段的胎膜，再继续向原方向旋转，直至胎膜完全排出。

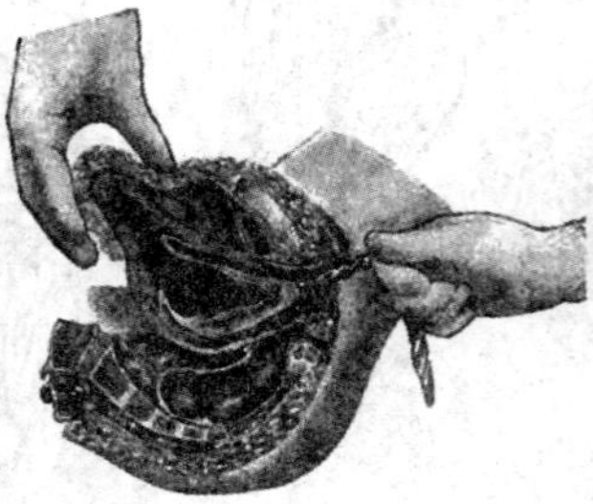
（1）

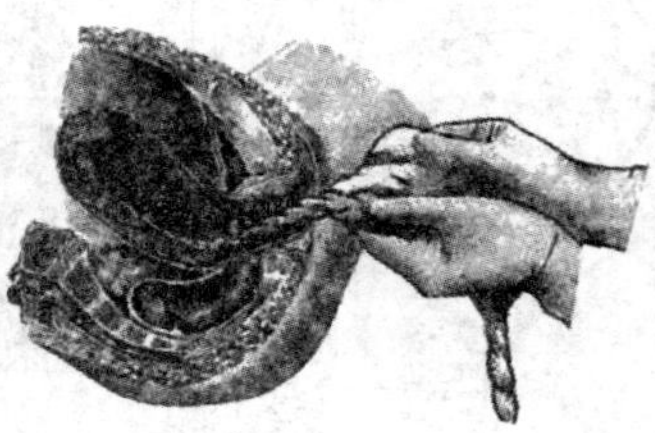
（2）

图 7-19　协助胎盘、胎膜娩出

（2）检查胎盘胎膜：将胎盘铺平，先检查胎盘母体面的胎盘小叶有无缺损，疑有缺损用牛乳测试法，从静脉注入牛乳，若见牛乳自胎盘母体面溢出，则溢出部位为胎盘小叶缺损部位。然后将胎盘提起，检查胎膜是否完整，胎膜破裂口距胎盘边缘距离，脐带长度及附着部位。再检查胎盘胎儿面边缘有无血管断裂，以便及时发现副胎盘。副胎盘为一小胎盘，与正常胎盘分离，但两者间有血管相连。（图 7-20）若有副胎盘、部分胎盘残留或大部分胎膜残留时，应在无菌操作下，徒手入宫腔取出残留组织。若收取胎盘有困难，用大号刮匙清宫。若确认仅有少许胎膜残留，可给予子宫收缩剂，待其自然排出。

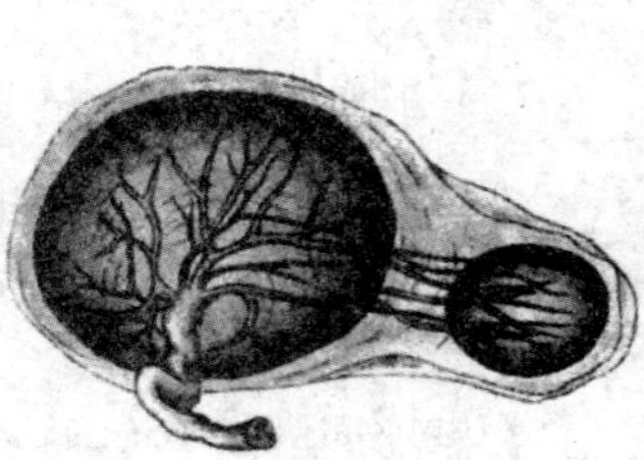
图 7-20　副胎盘

（3）检查软产道：胎盘娩出后，应仔细检查会阴、小阴唇内侧、尿道口周围、阴道、阴道穹隆部及宫颈有无裂伤，若有裂伤应立即缝合。

(4) 预防产后出血：胎盘胎膜娩出以后，应立即按摩子宫刺激其收缩以减少出血。对估计有产后出血可能的产妇，可在胎儿前肩娩出时，给予缩宫素10～20 U或麦角新碱0.2 mg肌内注射。若胎盘未完全剥离而出血多时，应在严密消毒下行徒手剥离胎盘术。若胎儿娩出已30分钟，胎盘仍未排出而出血不多时，应注意排空膀胱，再轻轻按压子宫底及注射宫缩剂，仍不能使胎盘排出时，再行徒手剥离胎盘术。

(5) 产后观察：产后2小时是产后出血的高发时段，又称为第四产程。胎盘娩出后，产妇留在产房观察2小时，注意监测血压、脉搏、子宫收缩、宫底高度、膀胱充盈情况、阴道流血量、会阴、阴道有无血肿等。若阴道流血量虽不多，但子宫收缩乏力、宫底上升，按之有血块涌出，提示宫腔内有积血；若产妇自觉有肛门坠胀感，多提示有阴道后壁血肿，应行肛查确诊，并报告医生及时处理。

(6) 促进舒适：产程结束后，及时更换产妇臀下的污染床单，为产妇温水擦身，垫好消毒会阴垫，更换被褥和床单，使产妇感到清洁舒适。产妇应及时饮水补充水分，进食易消化营养丰富的食物，促进体力恢复。

(7) 促进亲子互动：产后初期，产妇虽然身体上感到疲惫，然而情绪上却兴奋，若新生儿情况稳定，护理人员应协助产妇与新生儿尽早开始交流互动，如皮肤与皮肤的接触，目光交流，产妇触摸和拥抱新生儿，协助新生儿在产后30分钟内进行早吮吸。

(8) 填写好分娩记录单和产妇交接单。

2. 新生儿护理

(1) 清理呼吸道：新生儿娩出断脐后，应继续清除呼吸道的黏液和羊水，用吸痰管或导管吸净新生儿口鼻腔的黏液和羊水，以免发生吸入性肺炎。若呼吸道黏液和羊水确已吸净而仍未啼哭时，可以用手轻拍新生儿足底。新生儿大声啼哭，表示呼吸道已畅通。

(2) 阿普加评分：此评分法用于判断有无新生儿窒息及窒息的严重程度，是以新生儿出生后1分钟内的心率、呼吸、肌张力、喉反射及皮肤颜色5项体征为依据，每项为0～2分，满分为10分。8～10分属正常新生儿；4～7分属轻度窒息（青紫窒息），需清理呼吸道、人工呼吸、吸氧等处理；0～3分属重度窒息（苍白窒息），需紧急抢救，行喉镜直视下气管内插管、吸痰并给氧。新生儿评分异常者应在出生后5分钟、10分钟再次评分。1分钟阿普加评分评估出生时状况，反映宫内的情况，但窒息新生儿不能等1分钟后才开始复苏。5分钟阿普加评分则反映复苏效果，与近期和远期预后关系密切。脐动脉血气代表新生儿在产程中血气变化的结局，提示有无缺氧、酸中毒及其严重程度，反映窒息的病理生理本质，较阿普加评分更为客观、更具有特异性。我国新生儿窒息标准：①5 分钟阿普加评分≤7，仍未建立有效呼吸；②脐动脉血气 pH<7.15；③排除其他引起低阿普加评分的病因；④产前具有可能导致窒息的高危因素。以上①～③为必要条件，④为参考指标。新生儿阿普加评分法，见表 7-1。

表 7-1　新生儿阿普加评分法

体征	0 分	1 分	2 分
每分钟心率（次/分）	0	<100	≥100
呼吸	0	浅慢且不规则	佳
肌张力	松弛	四肢稍屈曲	四肢活动好
喉反射	无反射	有些动作	咳嗽、恶心
皮肤颜色	全身苍白	躯干红，四肢青紫	全身红润
总评分	0 分	5 分	10 分

（3）脐带处理：新生儿娩出后，先清理呼吸道，若无脐带绕颈，在距脐带根部15～20 cm 处用两把血管钳夹住脐带，两钳相距 2～3 cm，从中间剪断。先将气门芯套在血管钳上，在距离脐轮 0.5 cm 处夹住脐带，并在血管钳上 0.5 cm 处剪断脐带，挤出残余血液，将气门芯拉过脐带断面，套于血管钳下脐带根部，注意不可将脐轮皮肤套在气门芯内。断面用 20%高锰酸钾或 5%聚维酮碘消毒，消毒时药液切不可接触新生儿皮肤，以免灼伤皮肤。以无菌纱布或无菌婴儿护脐贴覆盖固定。目前还有用双棉线、脐带夹、血管钳等结扎脐带的方法。注意脐带必须扎紧，防止脐带出血。若为早产儿，视母儿具体情况延迟 30～45 s 断脐，若新生儿发生窒息或产妇有大出血风险，应立即断脐对新生儿及产妇进行紧急处理。

（4）一般护理：在新生儿断脐后，应立即用无菌巾擦干皮肤注意保暖，必要时置入新生儿保暖处理台，以防体热迅速散失。将新生儿抱给产妇，让产妇看清孩子性别。擦净足底胎脂，将新生儿足印及产妇拇指印印于新生儿病历上，于新生儿右手腕系上标明新生儿性别、体重、出生时间、母亲姓名和床号的腕带。测量新生儿的身长和体重，检查身体外观，观察有无兔唇、腭裂、尿道下裂、无肛门、手脚多指症或脑脊膜膨出及有无产伤等检查。

（五）护理评价

1. 产妇在分娩中及分娩后出血量少于 500 ml。

2. 产妇能接受新生儿，并开始与新生儿目光交流、皮肤接触和早吮吸。

（六）健康指导

1. 指导产妇产后注意休息与营养，吃易消化、富含蛋白质、高维生素、高热量的饮食，尽量避免辛辣、刺激性的食物，促进体力恢复。

2. 做好并教会产妇及家属新生儿护理，如婴儿皮肤及脐部护理。宣传母乳喂养好处，坚持 4～6 个月纯母乳喂养。

3. 指导做产后保健操，促进骨盆肌及腹肌张力恢复。

4. 注意保持外阴部清洁卫生，预防感染。若血性恶露较多，时间较长，应及时到医院就诊。

5. 产后 42 日，带孩子一起去医院接受母婴健康检查。

6. 产褥期禁止性生活，顺产 42 日后可行上环术，剖宫产 6 个月方可上环，6 个月内可行工具避孕，非哺乳者可以选用药物避孕。哺乳期即使月经未恢复，也会有排卵而导致怀孕。

学而思7–4

护资考点7–4

知识链接

WHO 正常分娩监护实用守则

1996 年 WHO 总结了 10 多年各国对产时技术的研究，提出了正常分娩监护实用守则。①有用的、鼓励使用的措施：陪伴分娩、全面支持、自由体位、非药物镇痛、心理保健；②常用但不适宜的措施：产程中饮食控制、常规输液、全身镇痛、硬膜外麻醉、电子胎心监护、催产素滴注、常规侧切、产后冲洗宫腔、家属戴口罩；③无效的措施：剔除阴毛、灌肠、强迫体位、肛查；④需研究的措施：常规人工破膜、加腹压。

第八章

异常分娩妇女的护理

思维导图8

学习目标

1. 掌握异常分娩的定义及影响因素，产力异常的分类、护理评估和护理措施。
2. 熟悉产道异常、胎位及胎儿异常的护理评估、护理措施。
3. 了解产道异常、胎位及胎儿异常的分类。
4. 能尊重、关心产妇，为患者实施整体护理。
5. 坚持守正创新，增强问题意识、创新思维及系统思维。

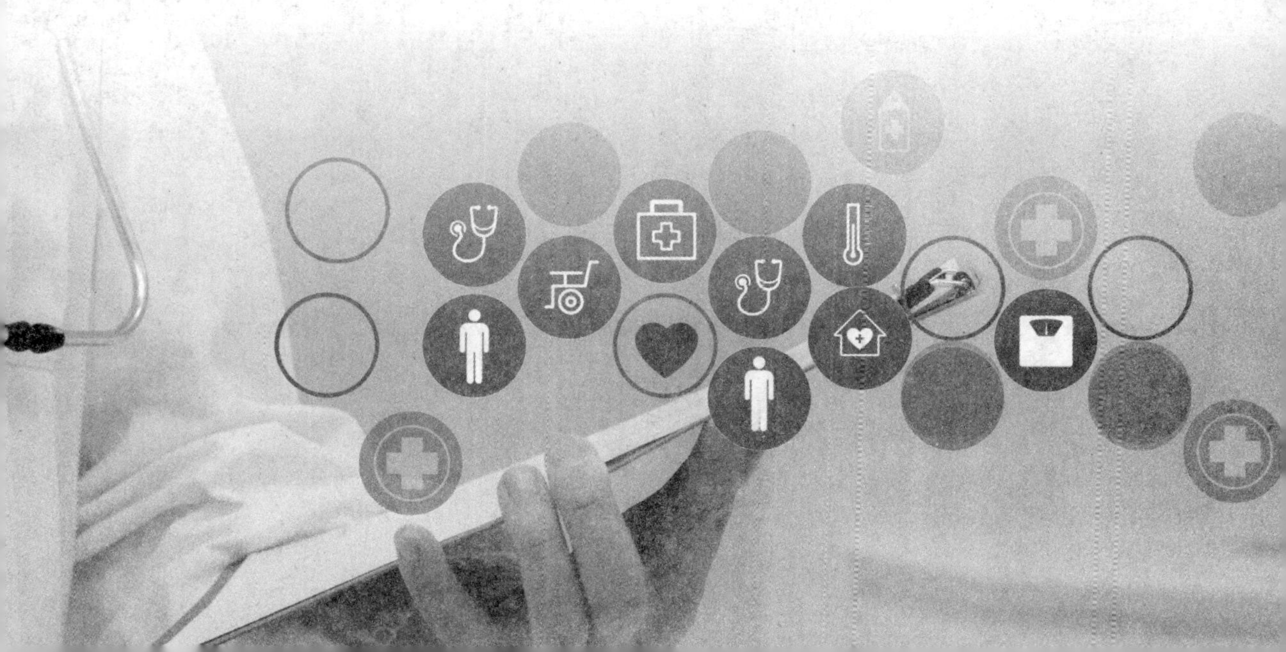

影响分娩能否顺利进行的因素是产力、产道、胎儿和精神心理因素。其中任何一个或一个以上因素发生异常，且各因素之间不能相互适应而使分娩进展受到阻碍时，称为异常分娩，俗称难产。难产处理不当会给母儿造成严重的危害。若处理得当，难产也可转为顺产。因此，在处理难产时，必须严密观察产程，认真收集资料，综合分析影响分娩的各个因素及它们之间的关系，及时正确处理，确保母婴安全。异常分娩主要包括产力异常、产道异常、胎位及胎儿发育异常。

第一节　产力异常

案例导入

初产妇，足月妊娠，临产 10 小时，产妇烦躁不安，疼痛难忍。查体：子宫收缩弱，宫缩间歇时宫壁不放松，宫高 33 cm，腹围 102 cm，胎心 140 次/分，宫口开大 4 cm，胎头最低点平坐骨棘，骨盆测量正常。

请思考：该产妇产程有无异常？有何异常？

产力包括子宫收缩力、腹肌和膈肌收缩力及肛提肌收缩力，其中以子宫收缩力为主。在分娩过程中，子宫收缩失去节律性、对称性、极性或频率及强度有改变，称为子宫收缩力异常。（图 8-1）临床上分为子宫收缩乏力（简称宫缩乏力）和子宫收缩过强（简称宫缩过强）两类，每类又分为协调性与不协调性两种。临床上以协调性宫缩乏力多见。

- 子宫收缩力异常
  - 子宫收缩乏力
    - 协调性（低张性）
      - 原发性
      - 继发性
    - 不协调性（高张性）
  - 子宫收缩过强
    - 协调性（急产）
    - 不协调性
      - 子宫痉挛性狭窄环
      - 强直性子宫收缩

图 8-1　子宫收缩力异常的分类

一、子宫收缩乏力

子宫收缩乏力可发生在产程初期，也可当产程进展至某一阶段时才出现。若产程一开始就出现子宫收缩乏力，称为原发性宫缩乏力。原发性宫缩乏力使宫口不能如期扩张，胎先露部不能如期下降，使产程延长，多发生在潜伏期。若产程开始时子宫收缩正常，而当产程进展到某阶段时子宫收缩力转弱，产程进展缓慢，甚至停滞，称继发性宫缩乏力，多发生在活跃晚期或第二产程。

【病因】

引起宫缩乏力的原因较复杂，往往是多种因素的综合，常见的有：

1. 产道与胎儿因素　临产后，当骨盆异常或胎位异常时，胎先露不能紧贴子宫下段和压迫宫颈部，因而不能刺激子宫阴道神经丛引起有力的反射性子宫收缩，是继发性子宫收缩乏力最常见的原因。

2. 子宫因素　多胎妊娠、羊水过多、巨大胎儿等可使子宫肌纤维过度伸展，失去弹性；经产妇、子宫肌纤维变性、子宫肌瘤、子宫发育不良、子宫畸形等，均能引起子宫收缩乏力。

3. 精神因素　多见于初产妇，尤其是35岁以上的高龄初产妇，对分娩产生强烈的恐惧心理，致大脑皮层功能紊乱而影响子宫收缩力。

4. 药物影响　妊娠末期，尤其是临产后不适当地使用大剂量镇静剂或镇痛剂，如哌替啶、苯巴比妥、硫酸镁等，可以使子宫收缩受到抑制。

5. 内分泌失调　临产后，产妇体内雌激素、缩宫素、前列腺素、乙酰胆碱等分泌不足，孕激素下降缓慢，子宫对乙酰胆碱的敏感性降低而影响子宫兴奋阈，易致子宫收缩乏力。

6. 其他因素　营养不良、贫血和其他慢性全身性疾病所致体质虚弱者；临产后进食与睡眠不足、过多的体力消耗；过早使用腹压或直肠、膀胱充盈等均可致宫缩乏力。

【护理】

（一）护理评估

1. 健康史　通过详细询问病史，了解患者年龄、孕产史，既往有无慢性、全身性疾病及子宫病变，本次妊娠有无合并症，产妇心理状态，骨盆大小、胎儿情况以及临产后是否使用大量镇静剂或止痛剂等。

2. 身体评估

(1) 协调性宫缩乏力：其特点是子宫收缩具有正常节律性、对称性和极性，但收缩力弱，持续时间短、间歇时间长且不规律，宫缩<2次/10分钟。当子宫收缩达极期时，子宫体部不隆起变硬，用手指按压子宫底部肌壁仍可出现凹陷，宫内压力低，故又称低张性宫缩乏力，对胎儿影响不大。产妇随着产程延长可出现疲劳、肠胀气、尿潴留等。

(2) 不协调性宫缩乏力：其特点是子宫收缩失去正常的节律性、对称性，极性倒置。宫缩不是起自两侧子宫角部，兴奋点来自子宫的一处或多处，节律不协调。宫缩时宫底部不强，而是子宫下段强。宫缩间歇期子宫壁也不完全松弛，宫腔内压力处于持续性高张状态，故又称高张性宫缩乏力。因宫内压高，胎位触不清，下腹部有压痛，产妇自觉腹部疼痛难忍，拒按、烦躁不安。严重者可出现脱水、电解质紊乱、肠胀气、尿潴留等，胎儿可因胎盘循环障碍较早出现宫内窘迫。

(3) 产程异常：无论何种宫缩乏力，均可使宫口扩张及胎先露下降缓慢甚至停滞，从而使产程进展受阻，主要表现为以下几种：

①潜伏期延长：初产妇潜伏期>20 小时、经产妇潜伏期>14 小时称为潜伏期延长。

②活跃期异常：包括活跃期延长和活跃期停滞。活跃期延长是指活跃期宫颈口扩张速度<0.5 cm/h。当破膜且宫颈口扩张>6 cm 后，若宫缩正常，宫颈口停止扩张>4 小时；若宫缩欠佳，宫颈口停止扩张≥6 小时称为活跃期停滞。

③第二产程异常：包括胎头下降延缓、胎头下降停滞和第二产程延长。第二产程初产妇胎头先露下降速度<1 cm/h，经产妇<2 cm/h，称为胎头下降延缓。第二产程胎头先露停留在原处不下降>1 小时，称为胎头下降停滞。初产妇>3 小时，经产妇>2 小时（硬膜外麻醉镇痛分娩时，初产妇>4 小时，经产妇>3 小时），产程无进展（胎头下降和旋转），称为第二产程延长。

3. 心理-社会支持情况　主要评估产妇精神状态及其影响因素。初产妇临产时往往有紧张情绪，加之产程延长，分娩结果难以预料以及害怕手术等，产妇更加焦虑与恐惧。经产妇若以前有妊娠分娩失败的经历，则心情也极为恐惧与悲观。倘若家属对异常分娩认识不足、对新生儿性别存在偏爱、家庭经济拮据等，则更增加了产妇的心理压力。

4. 辅助检查　血液生化检查了解有无 CO_2CP 下降、低血钾，胎儿电子监护仪能准确监测子宫收缩及胎心音的变化。

(二) 常见护理诊断/问题

1. 疲乏　与产程延长、进食少、睡眠少及体力消耗有关。

2. 焦虑　与产妇担心自身和胎儿安危，害怕手术有关。

3. 有体液不足的危险　与产程延长、过度疲乏影响摄入有关。

4. 有感染的危险　与产程延长，多次阴道检查或手术产有关。

5. 潜在并发症：产后出血。

(三) 护理目标

1. 产妇精力充沛，自诉疲劳感减轻，舒适感增加。

2. 产妇情绪稳定，安全度过分娩期。

3. 产妇不发生发热、恶露臭等感染征象。

4. 产妇不发生产后出血或护士通过观察能及时发现产后出血征象，并配合医生进行处理，使病情得以控制。

（四）护理措施

1. 积极预防

（1）做好产前宣教，使孕妇了解精神因素在分娩过程中的重要性。

（2）定期产前检查，尽早发现病理妊娠及异常胎位，并及时处理。

（3）临产前后鼓励多进食，保证睡眠。

（4）及时排空大小便，避免直肠、膀胱充盈影响宫缩。

（5）临产后勿过多使用镇静剂、镇痛剂，以免抑制宫缩。

2. 一般护理

（1）补充营养：鼓励产妇多进易消化、高热量的饮食，不能进食者每日液体摄入量不少于2500 ml，可将维生素C 1～2 g加入5%～10%葡萄糖液500～1000 ml中静脉滴注。

（2）保证休息：嘱产妇左侧卧位休息，保证睡眠，避免过多消耗体力。过度疲劳时，可给地西泮10 mg缓慢静脉注射，或哌替啶100 mg肌内注射，经过一段时间的休息或睡眠，精神及体力得到恢复，有利于宫缩的好转。

（3）保持膀胱或直肠空虚：临产后督促产妇每2～4小时排尿一次，避免膀胱充盈影响宫缩。初产妇胎膜未破、宫口开大不足3 cm时，可用温肥皂水灌肠，既可排气排便，避免分娩时污染，又可促进肠蠕动，刺激子宫收缩。

3. 病情观察

（1）严密观察产程进展：观察宫缩的频率、强弱；勤听胎心音；检查宫口扩张及胎先露下降的程度；是否破膜、羊水性状；注意有无头盆不称。

（2）观察产妇一般情况：定时测生命体征，观察产妇精神状况，注意有无酸中毒。检查膀胱是否充盈，有无肠胀气等。发现异常及时报告医师。

4. 医护治疗配合

（1）第一产程：如经以上一般处理仍子宫收缩乏力，且确诊为协调性宫缩乏力，产程无明显进展，排除头盆不称、胎位异常、骨盆狭窄、前置胎盘、胎儿窘迫、瘢痕子宫等，则遵医嘱选用下列方法加强宫缩。

①针刺穴位：通常针刺合谷、三阴交、太冲、支沟等穴位，有增强宫缩的效果。

②刺激乳头：可加强宫缩。

③人工破膜：宫口扩张≥3 cm、无头盆不称、胎头已入盆者，可行人工破膜。破膜后，胎头直接紧贴子宫下段及宫颈内口，引起反射性子宫收缩，加速产程进展。破膜时必须检查有无脐带先露，破膜应在宫缩间歇、下次宫缩将要开始前进行。破膜后术者手指应停留在阴道内，经过1～2次宫缩待胎头稍下降后，术者再将手指取出。

④地西泮静脉推注：地西泮能使宫颈平滑肌松弛、软化宫颈、促进宫口扩张，适用于宫口扩张缓慢及宫颈水肿时。常用剂量为10 mg，间隔2～6小时可重复应用，与缩宫素联合应用效果更佳。

⑤缩宫素静脉滴注：适用于协调性宫缩乏力、胎心良好、胎位正常、头盆相称者；有明显产道梗阻或伴瘢痕者不宜应用。原则以最小浓度获得最佳宫缩，一般将缩宫素2.5 U加入0.9%的生理盐水500 ml内，从4～5滴/min即1～2 mU/min开始，根据宫缩强弱进行调整，调整间隔时间15～30 min，每次增加12 mU/min为宜，最大剂量通常不超过60滴（20 mU/min），维持宫缩时宫腔内压力50～60 mmHg，子宫收缩持续40～60 s，间隔2～3 min。对不敏感者，可酌情增加缩宫素给药的剂量。缩宫素静脉滴注时，必须专人监护，监测宫缩、胎心、血压及产程进展等状况。

通过触诊子宫、电子胎心监护和宫腔内导管测量子宫收缩力的方法，评估宫缩强度，随时调节剂量浓度和滴速，若10 min内宫缩>5次。宫缩持续1 min以上或胎心率异常，应立即停止滴注缩宫素。避免因子宫收缩过强而发生子宫破裂或胎儿窘迫等严重并发症。

不协调性宫缩乏力者，先用适当的镇静剂，如地西泮、哌替啶等肌注，让产妇充分休息，经睡眠后多能恢复为协调性子宫收缩，未恢复之前禁用缩宫素。恢复后若子宫收缩仍弱，再按以上方法加强宫缩。

通过以上处理，若宫缩仍无好转，产程延长或停滞，或出现胎儿宫内窘迫，应做好剖宫产的术前准备工作。

（2）第二产程：若此时子宫收缩乏力，在无头盆不称的前提下，也应用缩宫素静脉滴注加强宫缩。若胎先露S≥+3，可等待自然分娩或做好阴道助产术准备；若胎先露在坐骨棘以上或伴胎儿窘迫，应做好剖宫产术前准备及抢救新生儿的准备工作。

（3）第三产程：当胎肩娩出时，可给缩宫素10 U肌注或静注，同时严密观察血压、脉搏、呼吸、面色，并注意阴道出血量、子宫收缩情况，以预防产后出血。凡破膜超过12小时、总产程超过24小时、肛查或阴道检查过多者，应遵医嘱使用抗生素，预防感染。

5. 心理护理　首先耐心听取产妇的诉说，分析心理焦虑恐惧的原因及其程度。向产妇介绍周围环境及有关异常分娩的知识，消除因陌生而产生的紧张焦虑情绪；耐心地解答产妇提出的有关问题，解释目前产程进展及治疗护理计划；说明精神因素对分娩的影响，并教会其放松术，使其保持愉快的心情。手术时说明手术的必要性及可靠性，增加其安全感，使其乐意接受手术。鼓励家属陪伴分娩，给予关爱、体贴。对产妇疼痛时拒绝触摸腹部要理解、同情，要用温和的语气劝说，以增加其对医护人员的信任感，并积极配合处理。

（五）护理评价

1. 产妇无水、电解质失衡与酸中毒问题，且舒适感增加。

2. 产妇情绪稳定，积极配合医师处理。

3. 产妇体温正常、伤口无红肿，恶露无臭味，血象正常。

4. 产妇子宫收缩良好，阴道流血少，生命体征正常。

（六）健康指导

1. 做好产前宣教，使孕妇了解精神因素在分娩过程中的重要性。

2. 定期产前检查，尽早发现妊娠合并症及胎位异常，及时给予处理。

二、子宫收缩过强

【病因】

根据子宫收缩特点的不同，分为协调性子宫收缩过强与不协调性子宫收缩过强两种。病因目前尚不明确，可能与下列因素有关。

1. 急产几乎都发生于经产妇，主要原因为软产道阻力变小。

2. 缩宫素使用不当　如剂量过大、用药途径错误、个体对缩宫素很敏感等。

3. 分娩发生梗阻或胎盘早剥血液浸润肌层，可导致强直性子宫收缩。

4. 待产妇精神过度紧张、产程延长、多次粗暴地产科检查，均可引起子宫某部位肌肉痉挛性不协调性宫缩过强。

【护理】

（一）护理评估

1. 健康史　了解既往有无急产史，本次妊娠胎儿及骨盆是否异常，临产后是否行粗暴地产科检查及不适当地使用缩宫素。

2. 身体评估

(1) 协调性子宫收缩过强：其特点为子宫收缩的节律性、对称性和极性均正常，仅子宫收缩力过强、过频（10 分钟内有 5 次以上宫缩）。

①急产：在产道无阻力时，可使宫口迅速开全，胎先露迅速下降，分娩在短期内结束。总产程不足 3 小时者称急产，经产妇多见。急产时因产程进展过快，软产道未充分

扩张以及来不及保护会阴，可致软产道损伤；接产时来不及消毒可致产褥感染；胎儿娩出后子宫肌纤维缩复不良可致胎盘滞留或产后出血；胎儿娩出过快，胎头在产道内受到的压力突然解除可致新生儿颅内出血；来不及接产可致新生儿坠地外伤、产后感染等。

②病理性缩复环：在产道梗阻时，过强过频的宫缩使子宫体部肌肉增厚缩短，而子宫下段被拉长变薄，两者间形成明显环状凹陷，此凹陷逐渐上升达脐部或脐部以上，称为病理性缩复环。检查腹部呈现葫芦状，子宫下段有压痛，并出现血尿。可致宫口扩张缓慢，胎先露下降受阻，产程延长或停滞，严重者引起子宫破裂。

（2）不协调性宫缩过强：其特点为子宫收缩失去其正常的特点，表现为强直性子宫收缩与子宫痉挛性狭窄环。

①强直性子宫收缩：几乎均是外界因素异常造成。例如临产后由于分娩发生梗阻，或不适当地应用缩宫素，或胎盘早剥血液浸润子宫肌层，均可引起宫颈内口以上的子宫肌肉全部出现强烈收缩，宫缩间歇期短或无间歇。产妇出现持续而剧烈的腹痛，烦躁不安，拒按。胎位、胎心不清，有时可出现病理性缩复环、血尿等先兆子宫破裂征象。

②子宫痉挛性狭窄环：是指子宫体部的某局部肌肉处于强烈的收缩状态，持续不放松，形成痉挛性狭窄环，而环上下肌肉放松。此环可发生在宫颈、宫体的任何部分（图8-2），多在子宫上下段交界处，也可围绕在胎体某一狭窄部，如胎颈、胎腰处，将胎体紧紧卡住，致产程停滞。此环位置不随宫缩而上升，腹型无改变，阴道检查在宫腔内可扪及紧张无弹性的环。此环若发生在第三产程，可导致胎盘滞留。

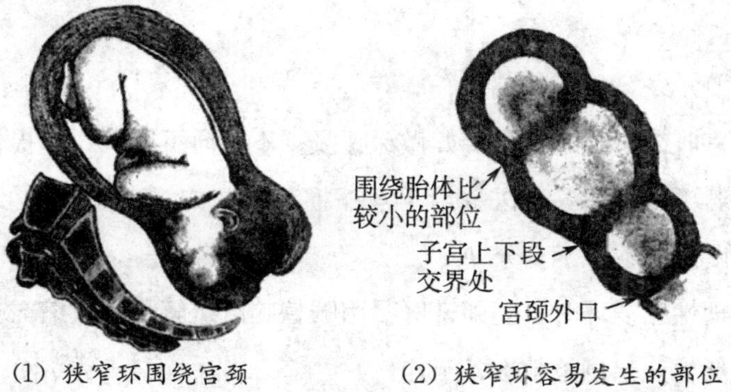

（1）狭窄环围绕宫颈　　（2）狭窄环容易发生的部位

图8-2　子宫痉挛性狭窄环

3. 心理-社会支持情况　因宫缩过频过强，产妇精神过度紧张、情绪急躁，与医护人员极不合作，呼叫疼痛难忍，盼望尽早结束分娩。家属对此也盲目焦虑、恐惧。倘若家庭经济拮据，未能配合医院及时处理，耽误了时间，则更加重了产妇的不良情绪。

（二）常见护理诊断/问题

1. 疼痛　与过强过频、痉挛性的子宫收缩有关。

2. 有受伤的危险（母儿双方）与急产、手术产有关。

3. 潜在并发症：子宫破裂。

（三）护理目标

1. 产妇能应用减轻疼痛的技巧，疼痛减轻。

2. 分娩顺利，产妇未受伤，新生儿健康。

3. 未发生子宫破裂等并发症。

（四）护理措施

1. 预防措施　有急产史者，应嘱其提前两周住院待产，以防院外分娩引起意外。经常巡视孕妇病房，嘱孕妇勿远离病房。一旦临产，提前做好接产准备，不宜灌肠，嘱左侧卧床休息。需解大小便时，先查宫口大小及先露高低情况，以防分娩在厕所内造成意外伤害。临产后不施行粗暴地产科检查。掌握应用缩宫素的指征，正确使用缩宫素。

2. 一般护理　嘱产妇疼痛时不要大声喊叫，宫缩间歇时注意休息，保证良好的体力与精力。鼓励多进食，协助产妇擦汗与喂水。产后提供产妇一个舒适、安静的休息环境。加强会阴护理，预防产褥感染。协助母乳喂养。

3. 病情观察　严密观察宫缩的频率及其强度，勤听胎心音。检查宫口扩张及胎先露下降的程度。注意有无破膜及羊水性状，有无胎头水肿。定时测生命体征，仔细观察产妇腹部有无病理缩复环，子宫下段有无压痛，有无血尿，发现异常及时报告医师。

4. 医护治疗配合

（1）出现子宫收缩过强时，嘱产妇做深呼吸、不要向下屏气，并提供背部按摩，以减慢分娩过程。若不能缓解，遵医嘱给予宫缩抑制剂，如25%硫酸镁 20 ml 加入 25%葡萄糖 20 ml 缓慢推注不少于 5 分钟。

（2）出现病理性缩复环时，立即遵医嘱用哌替啶以缓解子宫收缩与镇痛，同时积极做好剖宫产术及新生儿窒息抢救准备工作。

（3）出现痉挛性狭窄环时，立即停止产科操作，避免刺激。协助医师查明原因，遵医嘱用镇静解痉药，如哌替啶、阿托品、0.1%肾上腺素等，使狭窄环缓解，多能自娩或阴道助产娩出。如经上述处理无效且伴胎儿窘迫，应做好剖宫产术的术前准备。

5. 急救护理　发生急产时，护士要沉着、冷静，动作敏捷。鼓励产妇做深呼吸，嘱其不要向下屏气，以免胎儿娩出过快来不及消毒及保护会阴。尽快做好接产准备，协助接产人员尽可能在消毒完善或比较完善条件下娩出胎儿，避免发生母儿损伤。产后协助检查软产道并协助缝合裂伤的部位。认真观察新生儿有无外伤、颅内出血的表现，遵医嘱常规肌注维生素 K_1 和维生素 C。

6. 心理护理

（1）向产妇耐心解释疼痛的原因，分散并转移其注意力，必要时触摸腹部或按摩腰部，缓解疼痛。

（2）介绍医院医疗设施及技术水平，说明各种处理的必要性及可靠性，消除其紧张、恐惧感，增加其安全感，使其乐意接受治疗。

（3）多与产妇沟通，详细解答产妇问题，以良好的服务态度，赢得产妇的信任。同时鼓励其家属陪伴分娩，给予关爱与体贴，增加产妇分娩时的信心。

（五）护理评价

1. 产妇能应用减轻疼痛的技巧，舒适感增加。

2. 产妇分娩经过顺利，无分娩并发症，母子平安。

（六）健康指导

告知产妇保证睡眠，加强营养，多进汤类食物，保持心情愉快等均有助于乳汁分泌。产后 42 天到产科门诊检查。哺乳期不用药物避孕。阴道分娩产后 3 个月，剖宫产后半年可放置宫内节育器。

学而思8-1　　护资考点8-1

第二节 产道异常

案例导入

初产妇，26 岁，G_1P_0，孕 39 周，临产 2 小时，骨盆外测量：髂棘间径 24 cm，髂嵴间径 26 cm，出口横径 7.5 cm，宫口开大 2 cm，坐骨棘较突，坐骨切迹 2 横指。

请思考：

1. 该产妇有何异常？

2. 如有异常属于哪种类型？

产道是胎儿经阴道娩出的通道，包括骨产道（骨盆腔）和软产道（子宫下段、宫颈、阴道、外阴及盆底）两部分。产道的异常可使胎儿娩出受阻，致使分娩发生困难。临床上以骨产道异常较为常见。

一、骨产道异常

骨产道异常又称狭窄骨盆，是指骨盆的径线过短或形态异常，致使骨盆腔小于胎儿先露部可通过的限度，阻碍胎儿先露部下降，影响产程顺利进展。狭窄骨盆多因先天性骨盆发育不良，既往患有佝偻病、结核病以及骨质软化症，外伤引起。狭窄骨盆可分为临界性、相对性和绝对性三级。（见表 8-1）

表 8-1　骨盆三个平面狭窄的分级

分级	入口平面狭窄 对角径	中骨盆平面狭窄 坐骨棘间径	出口平面狭窄		
			坐骨棘间径＋中骨盆后矢状径	坐骨结节间径	坐骨结节间径＋出口后矢状径
Ⅰ级（临界性）	11.5 cm	10 cm	13.5 cm	7.5 cm	15.0 cm
Ⅱ级（相对性）	10.0～11.0 cm	8.5～9.5 cm	12.0～13.0 cm	6.0～7.0 cm	12.0～14.0 cm
Ⅲ级（绝对性）	≤9.5 cm	≤8.0 cm	≤11.5 cm	≤5.5 cm	≤11.0 cm

【类型】

临床上通常将狭窄骨盆分为四种类型。

1. 骨盆入口平面狭窄　入口平面呈横扁圆形，其前后径短，骶耻外径小于 18 cm，对角径小于 11.5 cm，前后径小于 10 cm。常见有单纯扁平骨盆（图 8-3）和佝偻病性扁平骨盆两种（图 8-4）。

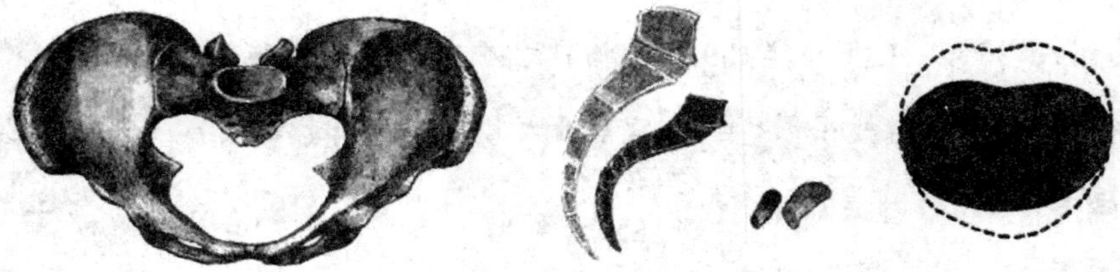

图 8-3　单纯扁平骨盆

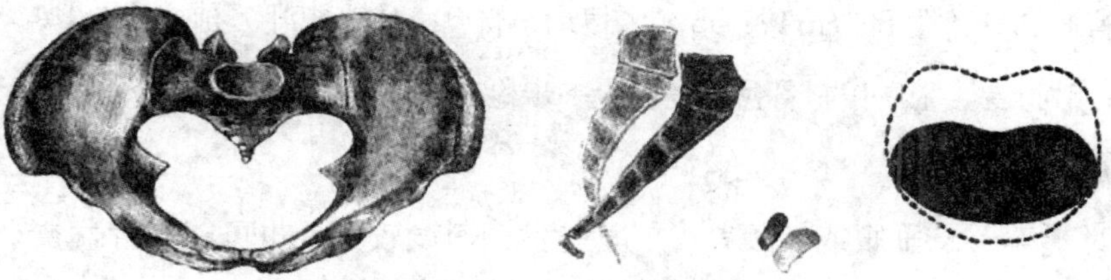

图 8-4　佝偻病性扁平骨盆

2. 中骨盆平面及出口平面狭窄

（1）漏斗骨盆：入口平面各径线均正常，由于骨盆两侧壁自上而下向内倾斜呈漏斗状，中骨盆及出口平面明显狭窄。坐骨棘间径小于 10 cm，坐骨结节间径小于 8 cm，常见于男型骨盆。（图 8-5）

（2）横径狭窄骨盆：与类人猿骨盆类似，骨盆各个平面的横径均缩短，入口平面呈纵椭圆形。（图 8-6）

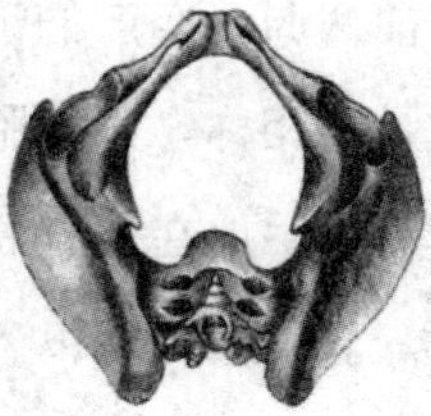

图 8-5　漏斗骨盆

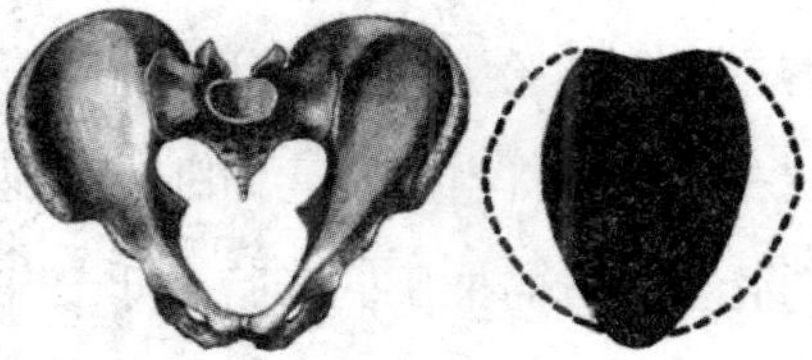

图 8-6　横径狭窄骨盆

3. 骨盆三个平面狭窄　骨盆形态正常，各平面径线均小于正常值 2 cm 以上，又称均小骨盆。多见于身材矮小、体型匀称的妇女。

4. 畸形骨盆　骨盆失去正常形态及对称性，如骨质软化症骨盆及偏斜骨盆。（图8-7）

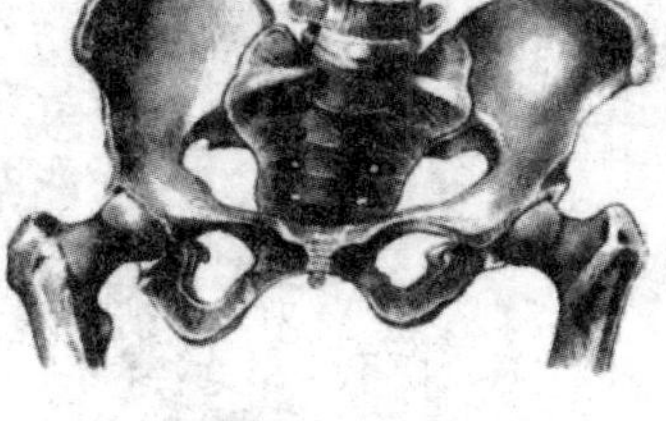

图 8-7　畸形骨盆

【护理】

（一）护理评估

1. 健康史　询问产妇幼年有无佝偻病、脊髓灰质炎、脊柱和髋关节结核以及外伤史。若为经产妇，应了解既往有无难产史及其难产原因，新生儿有无产伤等。

2. 身体评估

（1）一般检查：特别注意产妇的身高、体形、步态、脊柱弯曲度、米氏菱形窝是否对称等情况。若产妇身高在145 cm以下者，警惕均小骨盆；体形粗壮、颈部较短者，警惕男性化漏斗骨盆；跛行者，警惕偏斜骨盆。尚应进一步检查产妇脊柱、髋关节及下肢有无异常。

（2）腹部检查

①腹部形态：悬垂腹或尖腹，可能是骨盆倾斜度较大，也可能是骨盆狭窄。

②胎儿大小及胎位：估计胎儿大小，可测量宫高和腹围。B型超声测量胎头双顶径、胸径、股骨长度等多项指标，预测胎儿体重，以判断胎儿能否通过产道。在妊娠末期或临产后，初产妇若骨盆入口平面狭窄，常影响胎先露的衔接，容易发生胎位异常，如肩先露、臀先露等。由于胎先露部在骨盆入口之上，常引起宫缩乏力，导致产程延长或停滞。若为中骨盆平面狭窄，则影响胎头内旋转，容易发生持续性枕横位或枕后位。胎头长时间嵌顿于产道内，压迫软组织引起局部缺血、水肿、坏死、脱落，于产后形成生殖道瘘。严重梗阻性难产若不及时处理，可导致先兆子宫破裂，甚至子宫破裂，危及产妇生命。

③估计头盆关系：正常情况下，部分初孕妇在预产期前两周，经产妇于临产后，胎头应入盆。若已临产，胎头仍未入盆者，应充分估计头盆是否相称，可行胎头跨耻征检查。检查方法是：孕妇排空膀胱、仰卧、两腿伸直，检查者将手放在耻骨联合上方，将浮动的胎头向骨盆腔方向推压。若胎头低于耻骨联合平面，表示胎头可以入盆，头盆相称，称胎头跨耻征阴性；若胎头与耻骨联合在同一平面，表示可疑头盆不称，称胎头跨耻征可疑阳性；若胎头高于耻骨联合平面，表示明显头盆不称，称胎头跨耻征阳性。胎头跨耻征阳性者（图8-8），应让产妇取两腿屈曲半卧位，再以同法检查胎头能否入盆。倘若能入盆，表示骨盆倾斜度异常，并非头盆不称。

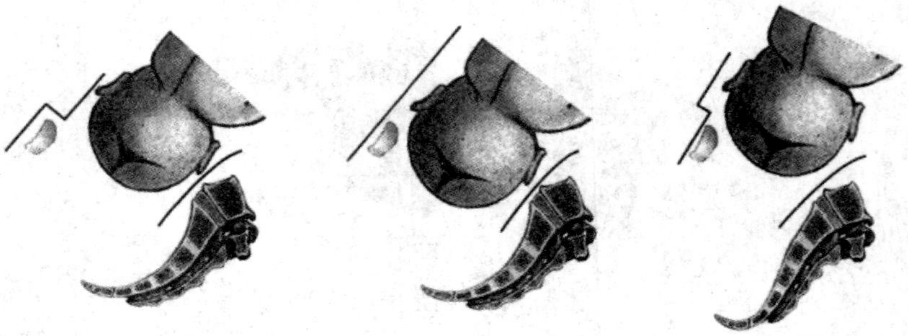

（1）头盆相称　　（2）头盆可能相称　　（3）头盆不称

图8-8　胎头跨耻征

3. 骨盆测量

（1）骨盆外测量：骨盆外测量骶耻外径＜18 cm为扁平骨盆；坐骨结节间径＜8 cm，耻骨弓角度＜90°，为漏斗骨盆；各径线小于正常值2 cm或以上为均小骨盆；骨盆两侧斜径（从一侧骨盆髂前上棘至对侧髂后上棘间的距离）与同侧直径（从骨盆髂前上棘至同侧髂后上棘间的距离）相差>1 cm为偏斜骨盆。

（2）骨盆内测量：骨盆外测量发现异常，应进行骨盆内测量，宜于妊娠24～36周阴道松软时进行。若对角径<11.5 cm，骶岬突出为骨盆入口平面狭窄，属扁平骨盆。中骨盆平面狭窄及骨盆出口平面狭窄往往同时存在，应测量骶骨前面弯曲度、坐骨棘间径、坐骨切迹宽度（即骶棘韧带宽度）。若坐骨棘间径<10 cm，坐骨切迹宽度<2横指，为中骨盆平面狭窄。若坐骨结节间径<8 cm，应测量出口后矢状径及检查骶尾关节活动度，估计骨盆出口平面的狭窄程度。若坐骨结节间径与出口后矢状径之和<15 cm，为骨盆出口平面狭窄。

4. 心理-社会支持情况　产妇与家属临产前对狭窄骨盆的危害认识不够，思想准备不充分，临产后表现为紧张、焦虑及恐惧的心理。

5. 辅助检查　B型超声检查能较准确测量胎头双顶径、股骨长度，估计胎儿大小，帮助判断胎先露与骨盆的关系。

（二）常见护理诊断/问题

1. 焦虑　与分娩过程的结果未知及害怕手术有关。

2. 有感染的危险　与胎膜早破、产程延长、手术助产有关。

3. 有受伤的危险　与难产、手术产有关。

4. 潜在并发症：子宫破裂。

（三）护理目标

1. 产妇情绪稳定，积极配合医师处理。

2. 产妇的感染征象获得预防和控制。

3. 母儿不出现产伤。

4. 护士通过观察能及时发现难产及子宫破裂的先兆，并配合医师处理，使病情得以控制，不出现各种并发症。

（四）护理措施

1. 预防措施

（1）幼年时注意多晒太阳，补充鱼肝油、钙剂，防止佝偻病的发生；加强营养，勿与结核患者接触，防止结核病的发生。

（2）避免患脊髓灰质炎、外伤等。

（3）加强产前检查，发现有骨盆狭窄者嘱适当提前来医院待产。

2. 一般护理

（1）产道异常者往往产程延长，故在生活上多关心、体贴产妇，充分供给营养和水分，必要时静脉滴注葡萄糖液，补充电解质、维生素C，以保证良好精力与体力。

（2）产道异常容易引起胎膜早破、脐带脱垂。临产后应嘱产妇卧床休息，少做肛查，勿灌肠，避免胎膜破裂。若胎膜已破，头先露未衔接或胎位异常者应抬高床尾，防止脐带脱垂。

（3）产后加强会阴护理，并指导母乳喂养。

3. 病情观察　对于骨盆入口平面狭窄、胎头跨耻征可疑阳性者，应在严密监护下试产。试产时应有专人守护，密切观察宫缩及胎心音变化，检查宫口扩张及胎先露下降的程度，评估产程进展。必须以宫口开大3～4 cm，胎膜已破为试产的开始，胎膜未破者可在宫口开大3 cm时行人工破膜。若破膜后宫缩加强，产程进展顺利，多数能经阴道分娩。试产过程中若出现子宫收缩乏力，可用缩宫素静脉滴注加强宫缩。试产中不宜使用止痛、镇静剂。试产时间一般为2～4小时，破膜较早者，试产时间可适当缩短。若发现有不协调性子宫收缩，胎头下降受阻，产妇腹部呈葫芦形，立即报告医师，并遵医嘱使用宫缩抑制剂，防止子宫发生破裂。

4. 医护治疗配合

（1）骨盆入口平面狭窄：明显头盆不称、胎头跨耻征阳性者，足月活胎不能经阴道分娩，应做好剖宫产术的术前准备工作。

（2）中骨盆平面狭窄：宫口开全后，若胎头双顶径仍在坐骨棘水平以上者，应做好剖宫产术前准备；若胎头双顶径已达坐骨棘水平以下，应做好会阴侧切、阴道助产术的准备，同时做好新生儿窒息抢救的准备工作。

（3）骨盆出口平面狭窄：出口平面是产道最低部位，应在临产前对胎儿大小、头盆关系做充分估计，决定分娩方式，出口平面明显狭窄者不宜试产。若出口横径与后矢状径之和大于15 cm，胎儿体重＜3500 g者，多数可经阴道分娩；若胎儿体重＞3500 g，或伴胎位异常者，应做好剖宫产的术前准备。

（4）三个平面狭窄：若胎儿不大，胎位正常，头盆相称，宫缩好，可以试产；若胎儿较大，明显头盆不称，尽早做好剖宫产准备。

（5）畸形骨盆：若畸形严重，明显头盆不称，应及时做好剖宫产术前准备。

以上胎儿娩出后，应及时给产妇注射缩宫素，防止产后出血。保持外阴清洁。胎先露长时间压迫阴道或出现血尿者，应留置导尿管8～12日，且保持导尿管通畅，定时更换橡皮管及接尿瓶，遵医嘱用抗生素防治感染。

5. 心理护理

（1）提供有关资料，说明骨盆狭窄对母儿的影响，提高产妇对骨盆狭窄造成危害的认识。

(2) 向产妇解释病情，详细讲解有关阴道助产术或剖宫产术的必要性及可靠性，增加其安全感，消除其恐惧心理。

(3) 多与产妇接触，与产妇建立良好的护患关系。教会产妇放松术，使产妇心情舒畅，对分娩充满信心。

(五) 护理评价

1. 产妇心情平静，能复述狭窄骨盆对分娩的影响。

2. 产妇定期做产前检查，对阴道助产术或剖宫产术有足够的思想准备。

3. 新生儿健康，无颅内出血、产伤等。

4. 产妇生命体征正常，未出现子宫破裂、生殖道瘘等并发症。

(六) 健康指导

幼年时多注意晒太阳，补充鱼肝油、钙剂，防止佝偻病的发生；加强营养，勿与结核患者接触，防止结核病的发生。

二、软产道异常

【概述】

软产道包括子宫下段、宫颈、阴道及骨盆底软组织构成的弯曲管道。软产道异常主要分为外阴异常、阴道异常及子宫颈异常三种。主要表现为会阴坚韧或水肿、阴道纵隔、横隔、阴道瘢痕及子宫颈瘢痕、水肿等。临床上软产道异常导致难产者少见，易被忽略。其处理原则是：妊娠早期常规行妇科检查，了解软产道有无异常，尽早处理。临产后根据异常的软产道阻碍分娩的程度，选择适当分娩方式。

【护理】

(一) 护理评估

1. 健康史　了解产妇年龄，分娩史，既往有无妇科手术、感染史及阴道内用药史等。

2. 身体评估

(1) 产程进展慢　软产道异常主要阻碍胎儿先露部下降和影响宫口扩张，导致产程延长，多为活跃晚期及第二产程的延长。

(2) 妇科检查

1) 外阴异常。①会阴坚韧：初产妇，尤其是高龄初产妇较多见。由于组织坚韧，缺乏弹性，会阴伸展性差，使阴道口狭小，在第二产程阻碍胎头娩出，致第二产程延长。②外阴水肿：多见于妊娠期高血压疾病、重度贫血、心脏病、慢性肾炎及营养不良的产妇。重度外阴水肿，分娩时妨碍胎先露下降，造成组织损伤、感染和愈合不良等情况。③外阴瘢痕：外伤、烧伤、手术或感染等遗留瘢痕挛缩，外阴失去伸展性或阴道口狭窄而影响胎先露下降。

2）阴道异常。①先天性阴道横隔、纵隔：横隔较坚韧，多位于阴道上段。在横隔中央或稍偏一侧常有一小孔，易被误认为宫颈外口。若仔细进行阴道检查，在小孔上方可触及逐渐开大的宫口边缘，而该小孔的直径并不变大，阻碍胎先露下降。阴道纵隔多较薄弱，当胎先露下降时，往往使其自行断裂或被挤向一侧而不影响胎儿娩出。②阴道瘢痕性狭窄：由产伤、药物腐蚀、手术感染致使阴道瘢痕挛缩形成狭窄，影响第二产程的进展。③阴道囊肿和肿瘤：阴道壁囊肿较大或实质性肿瘤可妨碍胎先露下降。

3）宫颈异常。①宫颈外口粘连：多在分娩受阻时发现。宫颈管已消失而宫口却不扩张，仍为一个很小的孔，通常用手指稍加压力分离黏合的小孔后，宫口即可在短时间内开全。②宫颈坚韧：常见于高龄初产妇，宫颈缺乏弹性或精神过度紧张使宫颈挛缩，宫颈不易扩张。③宫颈水肿：多见于滞产或枕后位，产妇过早运用腹压，子宫颈前唇长时间受压于胎头与耻骨联合之间，引起水肿。④宫颈瘢痕：宫颈锥形切除术后、宫颈裂伤修补术后等所致，使宫口扩张缓慢或停滞。⑤宫颈癌：宫颈组织硬而脆，缺乏伸展性，临产后影响宫口扩张，若经阴道分娩，有发生大出血、裂伤、感染及癌细胞扩散等危险。⑥宫颈肌瘤：位于子宫下段或子宫颈部位的较大肌瘤，阻塞产道，影响胎头入盆与下降。

3. 心理-社会支持情况　产妇对软产道异常的原因认识不够，故而有羞耻感、忧虑感。另产程延长，害怕手术及担心自身与胎儿安危，产妇心情尤为紧张、恐惧。

（二）常见护理诊断/问题

1. 焦虑　与产程延长、担心难产及胎儿安全有关。

2. 有新生儿受伤的危险　与产程延长及手术产有关。

3. 组织完整性受损　与外阴、阴道、宫颈不同程度的裂伤有关。

（三）护理目标

1. 产妇焦虑程度减轻。

2. 新生儿健康，未受损伤。

3. 未发生软产道的损伤或仅有轻度损伤。

（四）护理措施

1. 一般护理　临产前后鼓励多进食、多休息，宫缩痛时不高声喊叫，以保证良好体力与精力。及时排空大小便，避免引起宫缩乏力。产后多巡视病房，随时解决产妇的生活需要。加强会阴护理，协助指导母乳喂养。

2. 病情观察 临产后密切观察胎心音、宫缩、胎先露下降及宫口扩张情况，发现异常及时报告医师。

3. 医护治疗配合

（1）胎儿窘迫时，遵医嘱吸氧、用药，增加胎儿对缺氧的耐受性及纠正酸中毒等处理。

（2）外阴水肿影响组织弹性，可用50%硫酸镁湿热敷。临产后仍有严重水肿时可在严格消毒下，用针多点穿刺放液，分娩时协助医师行会阴切开术，产后加强局部护理，严防伤口感染。

（3）外阴坚韧、阴道瘢痕较轻者，做好会阴侧切缝合术及阴道助产术的准备工作。

（4）阴道横隔较薄者，协助医师在直视下将横隔做“X”形切开，待胎儿娩出后，再用肠线将切缘间断缝合。

（5）宫颈水肿者用1%普鲁卡因或阿托品宫颈注射，或用手上推宫颈，使宫颈逐渐扩张越过胎头，常可经阴道分娩。

（6）各种严重的软产道异常，明显阻碍胎先露下降者，应做好剖宫产术的术前准备以及新生儿窒息抢救准备工作。术后保持外阴清洁卫生，遵医嘱用抗生素防治感染。

4. 心理护理

（1）向产妇及家属说明阴道分娩的可能性及优点，增强其自信心。

（2）解释有关检查及治疗的必要性与可靠性，增加其安全感。

（3）鼓励家属多关心、体贴产妇，并劝产妇配合医师处理。

（五）护理评价

1. 产妇焦虑情绪明显减轻。

2. 新生儿健康，未受损伤。

3. 未发生软产道的损伤或仅有轻度损伤。

（六）健康指导

告知孕妇发现软产道异常及时处理，避免分娩时阻碍产程进展。

学而思8-2

护资考点8-2

第三节 胎位异常

案例导入

初孕妇，28岁，孕39周，自诉肋下有块状物。腹部检查：子宫呈纵椭圆形，胎先露部较软且不规则，胎心在脐上偏左听的最清楚。

请思考：

1. 该产妇的胎位正常吗？

2. 如有异常是属于哪一种类型？

分娩时除枕前位（约占90%）为正常胎位外，其余均为异常胎位，是造成难产的常见原因之一。临床上所见的胎位异常：①胎先露的异常（臀先露、肩先露等）。②胎头衔接不良（高直位、前不均倾位）。③胎头俯屈不良（面先露、额先露、前囟先露）。④胎头内旋转异常（持续性枕后位和枕横位）。此外还有复合先露，即除胎头或胎臀为主要先露之外，同时伴有小肢体为先露者。胎儿发育异常指胎儿发育过大及胎儿畸形。以上各种胎儿异常，若诊断不及时，处理不恰当，常给母儿造成严重危害，应予重视。以下仅介绍几种常见的异位胎位及胎儿发育异常。

一、持续性枕后位、枕横位

【概述】

在分娩过程中，胎头以枕后位或枕横位衔接。在下降过程中，胎头枕部因强有力的宫缩绝大多数能向前转135°或90°自然分娩。仅有5%～10%胎头枕骨不能转向前方，直至分娩后期仍持续位于母体骨盆后方或侧方，致使分娩发生困难者，称持续性枕后位或持续性枕横位。（图8-9）多因骨盆异常、胎头俯屈不良、子宫收缩乏力等影响胎头内

(1) 枕左后位　　(2) 枕右后位

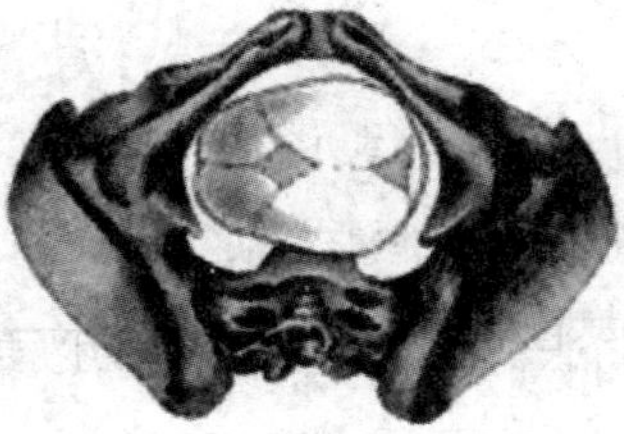

（3）枕左横位

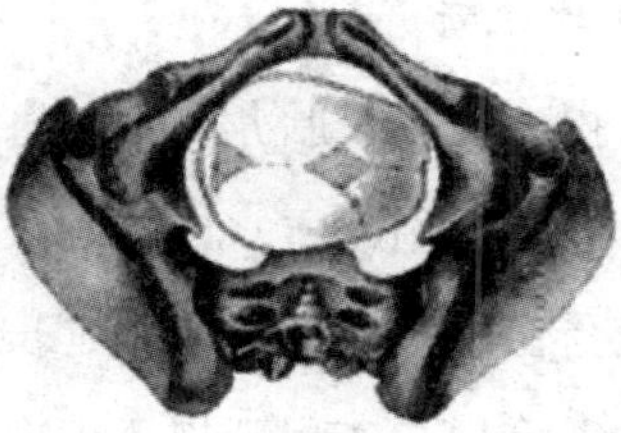

（4）枕右横位

图 8-9 持续性枕后位或持续性枕横位

旋转所致。其处理原则应根据产程的进展，结合产力、产道、产妇精神状况进行综合分析，采用适当的分娩方式结束分娩。

【护理】

（一）护理评估

1. 健康史 了解产妇骨盆有无异常。既往孕产史中，有无异常胎位、难产、死产及手术产史。

2. 身体评估

（1）产程进展慢：由于枕后位、枕横位的胎先露部不易紧贴子宫颈及子宫下段，常导致协调性宫缩乏力及宫颈扩张缓慢，致产程延长。多见于活跃晚期及第二产程延长。若在阴道口虽已见胎发，历经多次宫缩时屏气，却不见胎头继续下降时，可能是持续性枕后位或枕横位。

（2）产妇过早屏气用力：枕后位者因枕骨持续位于骨盆后方压迫直肠，产妇自觉肛门坠胀及有排便感，致使子宫颈口尚未开全时，过早向下屏气用力使用腹压，容易导致宫颈前唇水肿和产妇疲劳、肠胀气、尿潴留，进一步影响产程进展。

（3）腹部检查：在宫底部触及胎臀，胎背偏向母体的后方或侧方，腹部前方可清楚触及胎儿肢体。胎心音多在脐下偏外侧听得最清楚。

（4）肛门或阴道检查：当宫口开大或开全时，若为枕后位，可触及胎头矢状缝在骨盆斜径上，大囟门在其侧前方，且盆腔后部较空虚。若为枕横位，则胎头矢状缝在骨盆横径上，大小囟门分别在其两侧。若肛门检查触不清楚，经阴道检查能清楚地触及矢状缝、囟门或耳郭的方向以确定胎位。

3. 心理-社会支持情况 临产初期，产妇对持续性枕后位、枕横位认识有限，无明显心理负担。随着产程延长，不断向下屏气用力，已感体力衰竭却不见胎儿娩出，产妇产生高度紧张、焦虑不安的心理。倘若家属支持不够，医护人员不够负责，产妇的心情更为焦虑与恐惧。

4. 辅助检查 B型超声检查可探查胎头枕部及颜面的位置以确定胎方位。

（二）常见护理诊断/问题

1. 焦虑　与担心难产、胎儿安全、害怕手术产有关。

2. 疲乏　与过早使用腹压、产程延长、进食少、睡眠不足有关。

3. 有新生儿受伤的危险　与产程延长、胎头受压过久及手术助产有关。

4. 有感染的危险　与产程延长，多次阴道检查及手术产有关。

（三）护理目标

1. 产妇情绪稳定，焦虑感减轻。

2. 产妇精神饱满，积极配合医师处理。

3. 新生儿正常。

4. 产妇体温正常，伤口无红肿等感染征象。

（四）护理措施

1. 一般护理

（1）鼓励产妇进食与休息，让其朝向胎儿肢体方向侧卧，以利胎头枕部转向前方。并嘱产妇不要过早屏气用力，以免宫颈水肿。

（2）督促产妇每 2 小时排尿一次，避免膀胱充盈阻碍胎头下降。

（3）临产后不要过早干涉产程，尽量减少不必要的肛门检查及阴道检查，严格执行无菌操作。

（4）产后注意外阴卫生，加强会阴护理，遵医嘱使用抗生素。

2. 病情观察　严密观察宫缩、胎心音变化情况及产程进展。仔细辨别胎方位，检查有无破膜、羊水量及性质、有无胎头水肿。观察产妇全身情况及精神状况。如发现异常及时报告医师并协助处理。

3. 医护治疗配合

（1）若宫口开全，胎头双顶径已达坐骨棘平面以下，协助医生行阴道助产术。

（2）若胎头位置高或胎儿窘迫，协助医生行剖宫产术及抢救新生儿窒息。

4. 心理护理　向产妇解释持续性枕后位、枕横位多可从阴道顺利分娩，嘱其耐心等待，不要有急躁情绪。对不能自然分娩者，说明有关阴道助产术或剖宫产术的必要性及可靠性，增加其安全感，消除恐惧感。医护人员语言要亲切，态度要和蔼，及时正确解答产妇提出的有关问题。鼓励家属陪伴分娩，给产妇精神安慰，消除紧张、焦虑的心理。

（五）护理评价

1. 产妇情绪稳定，焦虑感减轻。

2. 产妇精神饱满，积极配合医师处理。

3. 新生儿正常。

4. 产妇体温正常，伤口无红肿等感染征象。

（六）健康指导

告知孕妇加强产前检查，及早发现骨盆异常、胎位异常，尽早处理并选择正确分娩方式，防止难产的发生。鼓励临产后多进食、多注意休息，避免宫缩乏力引起内旋转异常而导致持续性枕横位、枕后位。

二、臀先露

【概述】

臀先露是最常见的异常胎位，指以胎臀、足或膝为先露，以胎儿骶骨为指示点在母体骨盆的前、后、侧方，构成6种胎位的总称，亦称臀位，约占足月分娩总数的3%～4%。多由骨盆狭窄、前置胎盘、胎儿在宫腔内活动范围过大或受限引起。临床上根据胎儿两下肢所取的姿势分为3种类型。①单臀先露（腿直臀先露）：胎儿双髋关节屈曲、双膝关节伸直，以胎臀为先露者，最多见；②混合臀先露（完全臀先露）：胎儿双髋关节及膝关节均屈曲犹如盘膝坐，以臀部与双足为先露者，较多见；③足先露（不完全臀先露）：以一足或双足，一膝或双膝或一足一膝为先露。膝先露是暂时的，分娩开始后即转为足先露，临床上少见。因胎头比胎臀大，臀位分娩时后出胎头无明显变形，往往娩出困难，加之脐带脱垂较多见，使围生儿死亡率增高，约为枕先露娩出的3～8倍。其处理原则是：妊娠期适时纠正胎位，分娩期结合产妇年龄、产次、产力、产道、胎儿情况及有无合并症等综合分析决定分娩方式。

【护理】

（一）护理评估

1. 健康史　了解产妇年龄、是否为经产妇、有无羊水过多、双胎、骨盆异常及前置胎盘等。

2. 身体评估

（1）症状：孕妇常感肋下有圆而硬的胎头，临产后由于胎臀不能紧贴子宫下段及宫颈，常导致宫缩乏力，宫口扩张缓慢，先露下降慢，致使产程延长。第一产程可见胎足脱出阴道，单臀者有胎粪排出。

（2）体征

1）腹部检查：子宫呈纵椭圆形，在子宫底部可触及圆而硬、有浮球感的胎头；在耻骨联合上方可触及宽而软、不规则的胎臀，胎心音在脐的左上方或右上方听得最清楚。

2）肛门及阴道检查：肛门检查时，可触及软而不规则的胎臀或触到胎足、胎肢。阴道检查时，如胎膜已破可直接触到胎臀、外生殖器及肛门。但应该注意鉴别臀与面部。若为胎面部，可触及口与两颧骨突出点呈三角形，手指放入口内可触及齿龈和弓状的下颌骨。若为胎臀，可触及肛门与两坐骨结节连在一条直线上，手指放入肛门内有环状括约肌收缩感，取出手指可见胎粪。若触及胎儿足部时，应与胎手相鉴别。

3. 心理-社会支持情况　产妇及家属对臀先露分娩时的危险性估计不足，任其自然。产程延长时担心胎儿安全、害怕手术，从而焦虑、恐惧。

4. 辅助检查　B型超声检查能探清臀先露类型、胎儿大小、胎心搏动情况及胎盘的位置。

（二）常见护理诊断/问题

1. 知识缺乏：缺乏臀先露对分娩危害的认识。

2. 焦虑　与担心胎儿安危、害怕手术有关。

3. 有新生儿受伤的危险　与胎儿脐带脱出，后出头困难及臀助产术有关。

4. 有感染的危险　与胎膜早破、产程延长及手术产有关。

（三）护理目标

1. 产妇能说出臀位的危害性并在孕期积极纠正胎位。

2. 产妇焦虑、恐惧感减轻。

3. 新生儿健康。

4. 产妇恶露无臭味、无发热及血象升高等感染征象。

（四）护理措施

1. 一般护理

（1）生活上多关心、体贴产妇，补充营养，防止宫缩乏力。

（2）注意卧床休息，临产后尽量少做肛查及不必要的阴道检查。

（3）严密观察宫缩，勤听胎心音。督促每2～4小时小便一次。

（4）产后遵医嘱用药，指导母乳喂养，加强会阴护理。

2. 病情观察

（1）严密观察宫缩、胎心音情况及产程进展，注意有无破膜。若已破膜，仔细观察羊水量及性质，检查有无脐带脱垂。

（2）宫口未开全、胎足脱出者，应注意堵臀。堵臀时要注意观察有无先兆子宫破裂的征象。发现异常及时报告医师。

3. 医护治疗配合

（1）协助矫正臀位：妊娠 30 周前臀位多能自然转成头先露。若妊娠 30 周后仍为臀先露，应予矫正。矫正方法常用以下几种：

1）胸膝卧位：让孕妇排空膀胱、松解裤带，做胸膝卧位姿势（图 8-10），每日 2 次，每次 15 分钟，连做 1 周后复查。这种姿势可使胎臀退出盆腔，借助胎儿重心改变，使胎头与胎背所形成的弧形顺着宫底弧面滑动而完成胎位矫正。

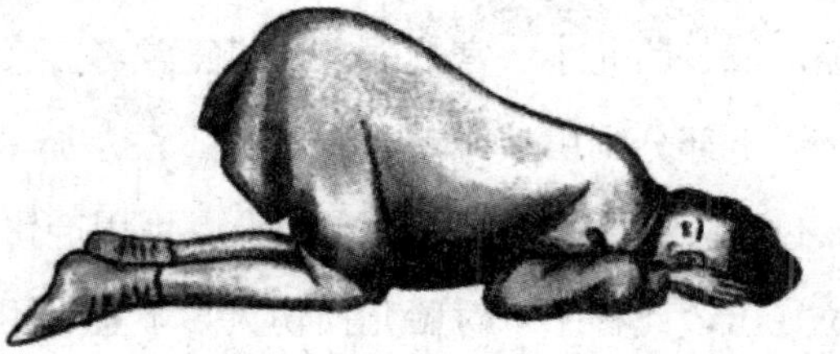

图 8-10　胸膝卧位

2）激光照射或艾灸至阴穴：近年多用激光照射两侧至阴穴（足小趾外侧趾甲角旁 0.1 寸），也可用艾条灸，每日 1 次，每次约 15～20 分钟，1～2 周为一疗程。

3）外转胎位术：应用上述方法矫正无效时，于妊娠 36～37 周后时可行外转胎位术（图 8-11），应由技术熟练的医师完成。

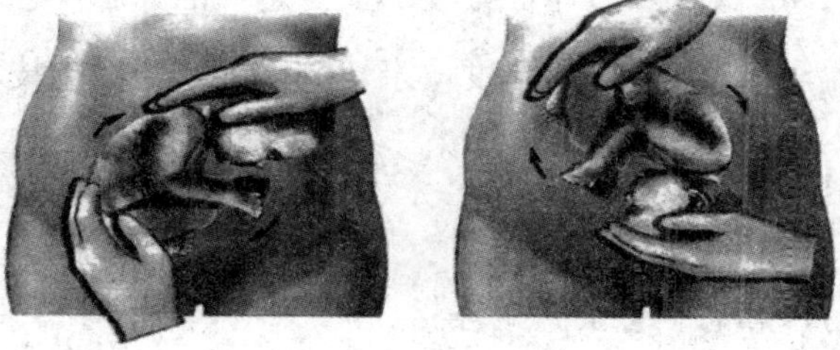

图 8-11　外转胎位术

（2）协助剖宫产术：针对高龄初产、有难产史、不完全臀先露、骨盆狭窄、软产道严重异常、胎儿体重大于 3500 g 且存活、胎儿窘迫等，均应做好剖宫产术的术前准备工作。

（3）协助阴道分娩

1）第一产程：嘱产妇左侧卧位休息，少活动、少肛查，禁止灌肠，避免胎膜早破、脐带脱垂。一旦胎膜破裂，应立即听胎心音，抬高床尾，并作肛门或阴道检查，了解宫口大小及有无脐带脱垂。发现异常立即吸氧并报告医师。若胎足脱出至阴道口，应消毒外阴，在子宫收缩时用手掌垫以无菌巾堵住阴道口，直至宫口开全。（图 8-12）保证软产道充分扩张，防止后出头困难。

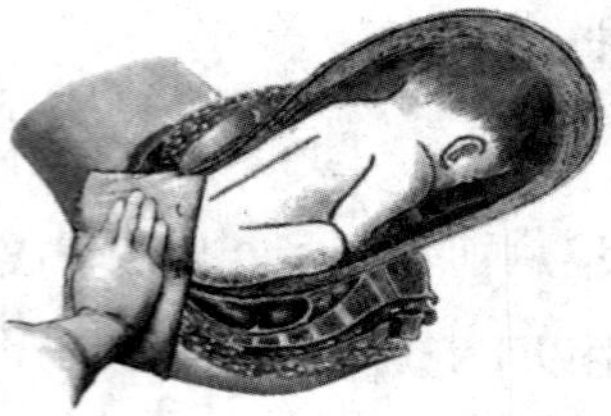

图 8-12　堵臀助宫颈扩张

2）第二产程：接产前导尿，做好会阴侧切及臀助产术的准备，协助接产人员行臀助产术。臀位阴道分娩方式有三种。①自然分娩：指接产人员不作任何牵拉，胎儿自然娩出。少见，仅见于经产妇、胎儿小、宫缩强、产道正常者。②臀助产术：指胎儿脐以下部分自然娩出，而脐以上部分则由接产者协助娩出。注意脐部娩出后，一般应在 2～3 分钟娩出胎头，最长不超过 8 分钟。后出头有困难者可用产钳助产。③臀牵引术：指胎儿全部由接产者牵拉娩出，此种手术对胎儿损伤大，不宜采用。

3）第三产程：协助接产人员娩出胎盘，检查软产道有无裂伤并协助缝合，遵医嘱用缩宫素防治产后出血。

4. 心理护理

（1）宣传臀先露妊娠的保健知识，向孕妇说明臀先露发生的原因，分娩时给母儿带来的危害性，以认识加强产前检查的重要性。

（2）解释剖宫产的必要性及可靠性，增加安全感，消除恐惧感。

（3）主动与产妇沟通，以良好的态度，亲切的语言，精湛的技术赢得产妇的信任。

（五）护理评价

1. 产妇能说出有关臀先露的保健知识，有效执行医嘱。

2. 产妇心情舒畅，焦虑、恐惧感减轻。

3. 新生儿无窒息、无产伤。

4. 产妇无腹痛、恶露无臭味，体温、血象正常，未发生感染。

（六）健康指导

告知孕妇加强产前检查，尽早发现胎位异常并予矫正。若矫正失败，提前 1 周住院待产。

三、肩先露

【概述】

胎体纵轴与母体纵轴相垂直，胎儿横卧于骨盆入口之上，以肩为先露者称为肩先露，亦称横位。根据胎头及肩胛骨与母体骨盆的关系分肩左前、肩右前、肩左后及肩右后四种胎位。约占足月分娩总数的0.1%～0.25%，是对母儿最不利的胎位，发生原因与臀先露相同。其处理原则是：妊娠期适时矫正胎位，分娩期根据胎儿是否存活、宫口开大、母体情况分别采用剖宫产术或内转胎位术后阴道结束分娩。

【护理】

（一）护理评估

1. 健康史　询问产妇年龄、孕产史，了解有无羊水过多、子宫畸形、骨盆异常等。

2. 身体评估

（1）产程停滞：肩先露者，胎肩不能紧贴子宫下段及宫颈内口，缺乏直接刺激，容易发生宫缩乏力；胎肩对宫颈压力不均，容易发生胎膜早破；破膜后羊水迅速外流，胎儿上肢或脐带容易脱出，导致胎儿窘迫甚至死亡。随着子宫收缩不断加强，胎肩及一部分胎儿胸廓被挤入盆腔内，胎体折叠弯曲、胎颈被拉长，上肢脱出于阴道口外，胎头和胎臀仍被阻于骨盆入口上方，形成忽略性或嵌顿性横位，致产程停滞。若宫缩继续加强，可引起病理性缩复环，甚至引起子宫破裂。

（2）腹部检查：产妇腹部呈横椭圆形，子宫底高度低于妊娠周数，但横径宽。腹部触诊：子宫底部及耻骨联合上方较空虚，在母体腹部一侧可触及胎头，另一侧可触及胎臀。肩前位时，腹部一侧可触及宽而平坦的胎背；肩后位时，可扪及不规则胎儿肢体。听诊：胎心在脐周两侧最清楚。

（3）肛查或阴道检查：若胎膜未破，先露位置高，肛门检查不易触及胎先露。若胎膜已破，宫口扩张，阴道检查能触到胎儿手、肩胛骨和腋窝。并根据腋窝尖端指向母体左或右方，肩胛骨朝向母体前或后方确定胎位。

3. 心理-社会支持情况　产妇和家属对肩先露的认识不足，致使肩先露得不到及时矫正。一旦产妇得知横位的危害，担心自身及胎儿安危，表现出异常焦虑、恐惧的心理。分娩时胎手脱出，如果家属进行迷信活动，耽误挽救时间，可造成母儿双亡。

4. 辅助检查　B型超声检查能准确探清肩先露且确定具体胎方位。

（二）常见护理诊断/问题

1. 知识缺乏：缺乏预防肩先露的知识。

2. 有新生儿受伤的危险　与分娩受阻、手术产有关。

3. 有感染的危险性　与胎膜早破、手术产有关。

4. 潜在并发症：子宫破裂。

（三）护理目标

1. 产妇能说出肩先露的危害性并在孕期积极纠正胎位。

2. 分娩顺利，新生儿健康。

3. 产妇未发生感染

4. 产妇未出现子宫破裂。

（四）护理措施

1. 一般护理

（1）临产后尽量减少不必要的阴道检查，及时做好术前准备工作，严格无菌操作。

（2）注意休息，加强营养，提供舒适安静的休养环境。

（3）保持外阴清洁、干燥。

2. 病情观察　严密观察宫缩、胎心音变化及生命体征，检查腹部有无病理性缩复环，阴道有无胎手脱出，发现异常及时报告医师。术后观察腹部切口情况，遵医嘱用药，预防感染。

3. 医护治疗配合

（1）嘱产妇左侧卧位休息，禁灌肠，避免胎膜早破。

（2）足月分娩者，临产后尽早做好剖宫产术的术前准备及抢救新生儿窒息的准备工作。

（3）若胎儿已死，无先兆子宫破裂者，待宫口开全后协助医师进行毁胎术。

4. 心理护理　介绍有关肩先露对分娩影响的知识。向产妇说明横位者足月胎儿不能从阴道分娩，是绝对难产，强行从阴道分娩，后果不堪设想。说明剖宫产术的必要性及术前、术后注意事项，安全措施，使其乐意接受手术。

（五）护理评价

1. 产妇能说出肩先露的危害性并在孕期积极纠正胎位。

2. 分娩顺利，新生儿健康。

3. 产妇未发生感染。

4. 产妇未出现子宫破裂。

（六）健康指导

告知孕妇加强产前检查，及时发现胎位异常，并尽早纠正。嘱出院后注意休息，加强营养。指导母乳喂养。

学而思8-3

护资考点8-3

第四节 分娩焦虑及恐惧

案例导入

初产妇，26岁，G_1P_0，孕40周，骨盆外测量正常，临产17小时，胎心150次/分，肛查：宫口开大2 cm，宫颈轻度水肿，肛门坠胀感，LOP，S=0。

请思考：

1. 该产妇可能的医疗诊断是什么？

2. 相关影响因素有哪些？

【概述】

分娩焦虑是指产妇在分娩的生理过程中，由于阵痛、医疗检查干预、缺少分娩经验等因素，表现出一种强烈的心理生理负性情绪反应。产妇常表现情绪紧张，心理处在焦虑状态，甚至对分娩过程产生恐惧。

愈接近预产期，伴随孕妇腹部增大负重，使孕妇在妊娠初期得知妊娠后的欣喜心情转化成未知的恐惧和担忧焦虑，担心孩子发育和自己能否顺利度过分娩期，担心孩子性别是否是家人所期待的。

焦虑心理对分娩有着重大影响。焦虑可引起神经内分泌系统发生应激等连锁反应，去甲肾上腺素分泌增加，引起孕妇周围血管收缩，导致子宫胎盘血流减少，影响胎儿供氧，使胎儿宫内窘迫。焦虑可刺激下丘脑分泌促肾上腺激素释放激素，通过刺激肾上腺皮质释放糖皮质激素，使血糖增加；焦虑可促使肝脏分解肝糖原，释放葡萄糖以供机体需要，使机体能量储备减少；长期焦虑会使机体葡萄糖储存减少，临产后子宫收缩的能量缺乏，常引起子宫收缩乏力，导致产程延长和胎儿窘迫。

【护理】

（一）护理评估

1. 健康史　评估产妇孕产史，对分娩过程的了解情况，产前检查过程中参加产前宣教情况；评估丈夫及家人对胎儿预期等情况是否给产妇造成心理压力。

2. 身心状况　评估产妇睡眠状况、血压、呼吸和脉搏等情况，分娩焦虑的产妇常表现为失眠、血压升高、呼吸加快、脉搏快、身体肌肉僵硬，对分娩有畏惧情绪，缺乏自信，情绪易激动，易怒。

（二）常见护理诊断/问题

1. 焦虑　与担心胎儿和自身安危有关。

2. 个人应对无效　与焦虑未能将所学应对技巧运用有关。

（三）护理措施

1. 加强孕期保健宣讲，对孕妇及其支持系统进行产前教育，向孕妇介绍产前检查的重要性和有关分娩的知识。

2. 提供医护技术条件等信息，增强产妇对医院的信任感，使产妇能配合医疗和护理，从而增强产妇自然分娩的信心。

3. 让产妇和家属积极参与分娩方式的选择和产程的管理，向其讲明阴道分娩的可能性及优点，并提供最佳的服务，以缓解其恐惧心理，使其安全顺利度过分娩。

4. 提供舒适良好的待产环境，给产妇提供舒适的待产室，尽量家庭化、安静、清洁。可设由有经验的家属或丈夫陪伴的“康乐待产室”，也可由有经验、爱心及责任心的助产士提供分娩全程陪伴和护理，称为“导乐陪伴分娩”。消除产妇对产房环境的陌生感，以增加产妇安全归属感。

5. 产后提供心理支持　第三产程及产褥期，由于家属的关注倾向于新生儿，产妇往往有被忽略、被冷落的感觉。医护人员一定让产妇明白她仍是被关心对象，尽可能满足产妇心理和身体上的照顾和护理。

第五节　产科手术的护理

案例导入

初产妇，临产16小时，肛查：宫口开全2小时，先露部达S+2，骨产道正常，枕后位，胎心122次/分。

请思考：

1. 此时何种方式分娩最合适？

2. 新生儿娩出后，如何护理？

一、会阴切开缝合术

会阴切开缝合术为最常用的产科手术，其目的是避免会阴条件不好造成的分娩阻滞及严重裂伤。常用的方式有会阴侧-斜切开和会阴正中切开两种术式。（图 8-13、图8-14）

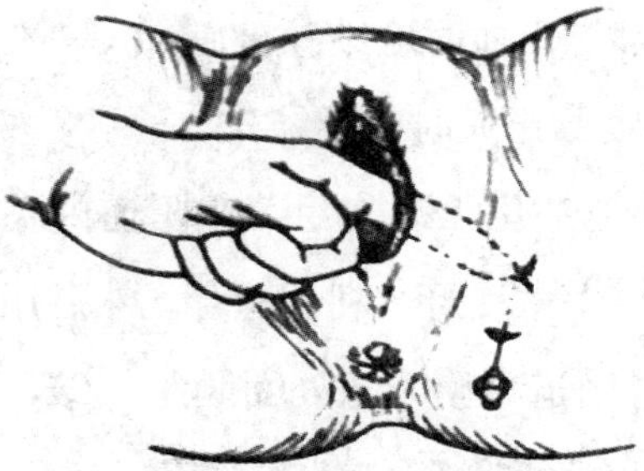

图 8-13 会阴侧-斜切开

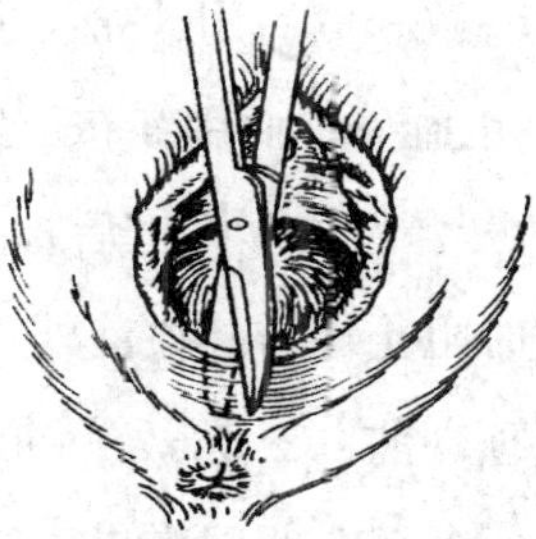

图 8-14 会阴正中切开

【适应证】

1. 初产妇需阴道助产术，如产钳术、胎头吸引术及臀位助产术。

2. 宫缩乏力致第二产程延长者。

3. 会阴撕裂可能性较大者，如胎儿过大，会阴体过长、过短及伸展不良。

4. 需缩短第二产程者，如有妊娠期高血压疾病、妊娠合并心脏病、胎儿宫内窘迫等。

5. 防止早产儿因会阴阻力引起的颅内出血。

【用物准备】

会阴侧切剪 1 把，20 ml 空针 1 副，长穿刺针头 1 个，持针钳 1 把，2 号圆针 1 枚，3 号三角针 1 枚，治疗巾 4 块，纱布 10 块，带尾纱布卷 1 卷，1 号丝线 1 团，0 号肠线 1 支或 2/0 可吸收性缝线 1 根，0.5%普鲁卡因 20 ml。

【麻醉方式】

可用阴部神经阻滞麻醉或局部浸润麻醉。（图 8-15）

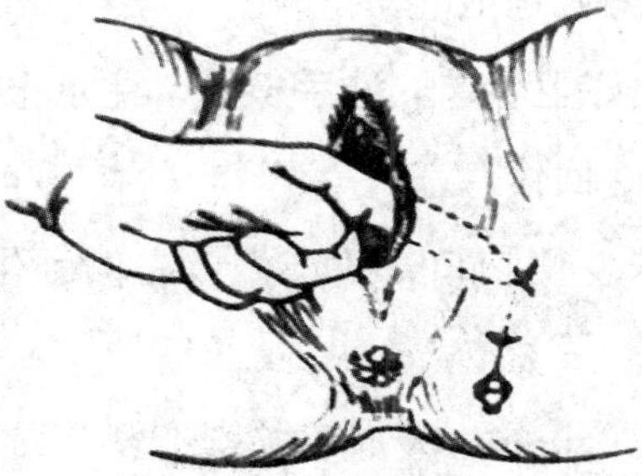

图 8-15 阴部神经阻滞麻醉或局部浸润麻醉

【操作步骤】

（一）会阴侧-斜切开缝合术

1. 会阴切开　左手食、中两指伸入胎先露和阴道侧后壁之间，以保护胎儿并指示切口的位置，右手持剪刀自会阴后联合处向左下方与正中线成45°～60°角（会阴越膨隆角度越大），在宫缩时剪开皮肤及阴道黏膜，一般长约4～5 cm。应注意阴道黏膜与皮肤切口长度一致。然后用纱布压迫止血，小动脉出血时应结扎止血。

2. 切口止血　渗血用纱布压迫止血，小动脉出血时给予结扎。

3. 会阴缝合　胎盘娩出后检查阴道及其他部位无裂伤后，在阴道内塞入带尾纱布卷1根，暂时阻止子宫腔血液外流，以便暴露手术视野，利于缝合。然后用0号或1号肠线自切口顶端前0.5 cm处间断或连续缝合阴道黏膜，至处女膜缘打结，继续用0号或1号肠线间断缝合肌层和皮下组织，1号丝线间断缝合皮肤，或用2/0可吸收性缝线间断或连续缝合阴道黏膜、肌层、皮下组织，常规缝合皮肤，也可采用皮内缝合法缝合皮肤（此法可不拆线）。缝合时应注意对合整齐，松紧适宜，不留死腔。

4. 缝合完毕取出阴道内纱布卷，行肛门检查，了解有无缝线穿过直肠黏膜及有无阴道血肿。

（二）会阴正中切开缝合术

消毒后沿阴唇后联合中点正中线向下垂直剪开约2～3 cm。此法出血少，易缝合，但分娩过程中应注意避免会阴切口延长，造成重度会阴裂伤。其他步骤同会阴侧-斜切开术。

【护理要点】

1. 向产妇讲解会阴切开术的目的是避免阴道、外阴撕裂，使切口整齐，便于愈合，以取得产妇的配合。

2. 密切观察产程进展，准备好会阴切开各种用物，协助医生在最佳时机切开会阴。

3. 护理人员陪伴在产妇身边，指导产妇屏气用力，利用宫缩间歇休息，并为产妇擦汗、喂水，给予关怀安慰等心理上的支持。

4. 术后为产妇更衣，垫好卫生巾，洗手擦脸，注意保暖。定时查看宫缩及阴道流血情况，观察2小时无异常送回休息室。

5. 因会阴侧切一般采取左侧切口，故产妇以右侧卧位为佳，以免恶露浸渍切口，影响愈合。

6. 术后保持外阴部清洁、干燥，及时更换会阴垫，每日进行外阴冲洗2次，大便后及时清洗会阴。

7. 注意观察外阴伤口有无渗血、红肿、脓性分泌物及硬结等，如有异常及时通知医生处理。

8. 外阴伤口肿胀疼痛明显者，可用 50%的硫酸镁或 95%的酒精湿热敷，然后配合烤灯、理疗，利于伤口的愈合。

9. 会阴伤口一般术后 5 日拆线。

二、胎头吸引术

胎头吸引术是采用胎头吸引器置于胎头，形成一定负压后吸住胎头，按胎头娩出机制，通过牵引以协助娩出胎头的方法。目前常用的胎头吸引器有金属锥形、金属牛角形及金属扁圆形三种。（图 8-16）

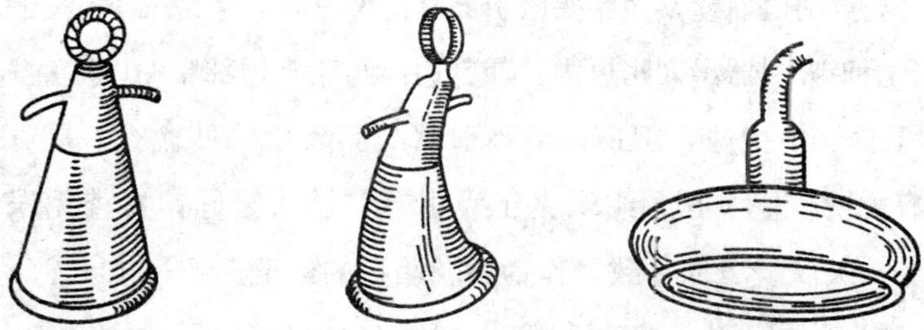

（1）锥形胎头吸引器 （2）牛角形胎头吸引器 （3）扁圆形胎头吸引器

图 8-16 胎头吸引器

【适应证】

1. 产妇有妊娠期高血压疾病、心脏病、临产宫缩乏力或胎儿窘迫等疾病，需缩短第二产程者。

2. 第二产程延长者或胎头拨露于会阴部达半小时，胎儿未能娩出者。

3. 有剖宫产史或子宫有瘢痕，不宜过分用力者。

4. 轻度头盆不称，胎头内旋转受阻者。

【禁忌证】

1. 胎儿不能或不宜从阴道分娩者。如严重头盆不称、产道阻塞、子宫颈癌、尿瘘修补术后。

2. 除头先露、顶先露以外的其他异常头位，如面先露、额先露等。

3. 宫口未开全或胎膜未破者。

4. 胎头未衔接者。

【用物准备】

胎头吸引器1个，50 ml空针1副，止血钳1把，治疗巾2块，纱布4块，供氧设备、新生儿低压吸引器1台，一次性吸引管1根、吸氧面罩1个，抢救药品等。

【操作步骤】

1. 产妇取膀胱截石位，导尿排空膀胱。

2. 阴道检查了解子宫颈口开大情况，确定胎头为顶先露，胎先露已达S+3以下，排除禁忌证。胎膜未破者予以人工破膜。

3. 初产妇会阴过紧者应先行会阴侧切术。

4. 将吸引器胎头端涂以润滑剂。左手食、中指撑开阴道后壁，右手持吸引器沿阴道后壁进入，再以左手食、中指掌面向外拨开右侧阴道壁，使吸引器胎头端从该侧滑入阴道内，继而向上提拉阴道前壁，使胎头吸引器从前壁进入，再以右手食、中指向外撑起左侧阴道壁，整个胎头吸引器滑入阴道内，使其边沿与胎头顶部紧贴，注意避开囟门。

5. 以右手食、中指伸入阴道，沿吸引器与胎头衔接处检查一周，了解吸引器是否紧贴头皮、有无阴道壁及宫颈组织夹于吸引器与胎头之间，检查无误后调整吸引器横柄，使之与胎头矢状缝方向一致，作为旋转胎头的标记。

6. 术者左手扶持吸引器，助手用50 ml空针连接吸引器的橡皮管，逐渐缓慢抽出空气150～180 ml，形成负压。用血管钳夹紧橡皮管，等候2～3分钟，使吸引器与胎头吸牢，取下空针管。

7. 沿产轴方向在宫缩时牵引，宫缩间歇时停止牵引，按头位的分娩机制协助胎头俯屈、内旋转、仰伸娩出，并保护好会阴。

8. 胎头娩出后，放开夹橡皮管的血管钳，取下吸引器。

【护理要点】

1. 向产妇讲解胎头吸引助产的目的、方法，以取得产妇的配合。

2. 注意吸引器的压力适当，如负压不足容易滑脱、负压过大则易使胎儿受损；胎头娩出阴道口时，应立即解除负压以便取下吸引器。

3. 牵引时间不宜过长，一般主张10～15分钟内结束分娩为宜，最长不超过20分钟。如时间过长，增加胎儿损伤机会。

4. 如因阻力过大或负压不足发生吸引器滑脱，可重新再放置，一般不宜超过2次。否则应改用产钳助产或剖宫产。

5. 术后应认真检查软产道，如软产道有撕裂伤应立即缝合。

6. 由于阴道操作次数多，术后常规应用抗生素，预防感染。

7. 新生儿护理

（1）密切观察新生儿头皮产瘤位置、大小及有无头皮血肿、颅内出血的发生，以便及时处理。

（2）注意观察新生儿面色、反应、肌张力等，并做好新生儿抢救的准备。

（3）新生儿静卧 24 小时，避免搬动，3 日内禁止洗头。

（4）按医嘱给维生素 K_1 10 mg 肌内注射，防止颅内出血。

（5）有窒息者可采取下列措施：①协助医生为新生儿清理呼吸道，保持呼吸道通畅；②刺激呼吸，确认呼吸道通畅后进行人工呼吸。可采用托背挺胸、鼻内插管或给氧面罩、口对口人工呼吸法等；③注意保暖，按医嘱给药，预防颅内出血或吸入性肺炎。

三、产钳术

产钳术是应用产钳牵引，协助胎儿娩出的手术。产钳由左、右两叶组成。左叶又名左下叶，右叶又名右上叶。每叶又分钳叶（钳匙）、钳胫、钳锁及钳柄四个部分。(图 8-17)钳叶内面凹、外面凸，称为头弯，适合夹持胎头。钳叶向上弯行，称为盆弯，以适应产道弯曲。钳叶中间有一宽孔，使胎头受钳叶挤压时有一定伸展余地。

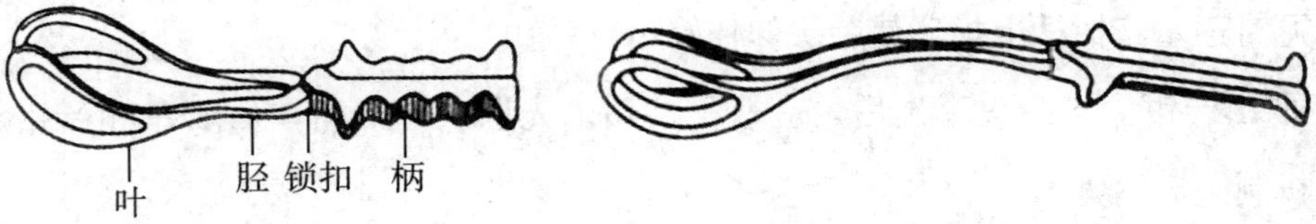

图 8-17　产钳

【适应证】

1. 需缩短第二产程者。

2. 宫缩乏力，第二产程延长者。

3. 胎头吸引术失败者。

4. 臀位胎头娩出困难者。

5. 剖宫产胎头娩出困难者。

【禁忌证】

1. 胎头未衔接者。

2. 宫口未开全，胎膜未破。

3. 有明显头盆不称。

4. 异常胎位，如颏后位、额先露、高直位或其他异常胎位。

5. 确定为死胎、胎儿畸形者。

【操作步骤】

1. 产妇取膀胱截石位，导尿排空膀胱。

2. 阴道检查了解子宫颈口开大情况，检查胎方位及先露高低，了解施术条件并排除禁忌证。胎膜未破者予以人工破膜。

3. 初产妇应先行会阴侧切术。

4. 放置左叶产钳　术者以右手掌面四指伸入阴道后壁和胎头之间，左手持左叶产钳钳柄，使钳叶垂直向下，将左叶沿右手掌面伸入手掌与胎头之间，在右手引导下将钳叶缓缓向胎头左侧及深部推进，将钳叶置于胎头左侧，钳叶与钳柄处于同一水平面，由助手持钳柄固定。

5. 放置右叶产钳　术者右手持右叶钳柄，左手四指伸入阴道右壁与胎头之间，引导产钳叶至胎头右侧，达左叶产钳对应位置。产钳放置后做阴道检查，了解钳叶与胎头之间有无软组织及脐带夹入，胎头矢状缝是否在两钳叶正中。

6. 合拢钳柄　产钳右叶在上，左叶在下，左右产钳锁扣吻合，左右钳柄内面自然对合。

7. 牵拉产钳　宫缩时术者将合拢的产钳先向外向下，然后再沿水平方向牵拉，当胎头着冠时逐步将钳柄上提，使胎头仰伸娩出。

8. 取出产钳　当胎头牵出后，应取下产钳。先取右叶产钳，后取左叶产钳。然后按分娩机制娩出胎体。

【护理要点】

1. 备好产钳助产术所需的器械，如适用的产钳、灯光、接产者坐凳及接产台、新生儿抢救物品等。

2. 严密观察宫缩及胎心变化，及时给产妇吸氧及补充能量。

3. 陪伴在产妇身旁，提供产程进展信息，给予安慰，减轻其紧张情绪，指导产妇协助完成分娩。

4. 产程长的产妇，双腿因架于腿架上会出现麻木感或肌肉痉挛，应及时为其做局部按摩，协助伸展下肢，并指导产妇配合宫缩正确使用腹压。

5. 臀位出头困难者在产钳助产时，护理人员应协助按压产妇耻骨上方使胎头俯屈，以利娩出。

6. 产后常规检查软产道，并注意子宫收缩、阴道流血及排尿情况。

7. 检查新生儿有无产伤，其他新生儿护理同胎头吸引术。

四、臀牵引及臀位助产术

臀位助产术是指臀位分娩时，胎儿脐部以下的部分自然娩出，脐部以上的部分由助产者协助娩出。臀牵引术是指臀先露的胎儿全部由助产者牵引娩出。

【适应证】

1. 臀位，胎儿下肢和臀部自然娩出后，上肢和头部不能自然娩出者。

2. 横位行内倒转术后继行臀牵引术。

3. 双胎中第二个胎儿为臀位者。

4. 臀位出现胎儿窘迫或脐带脱垂，而宫口已开全，来不及剖宫产者。

5. 臀位分娩时出现宫缩乏力或第二产程延长者。

6. 有妊娠合并症不能凭借自然产力分娩者。

【禁忌证】

1. 骨盆异常，如扁平骨盆、畸形骨盆、漏斗骨盆等。

2. 胎儿过大估计胎儿体重超过 3500 g 以上者。

3. 宫口未开全者。

【用物准备】

1. 产包 1 个，内有：治疗碗 2 个、小药杯 1 个、血管钳 3 把、小镊子 1 把、持针钳 1 把、缝合针 2 枚、侧切剪 1 把、线剪 1 把、双层大包布 1 块、臀单 1 块、腿套 2 条、治疗巾 6 块、接产衣 2 件、脐带卷 1 个、纱布数块等。

2. 抢救新生儿用物，包括负压吸引器 1 台、一次性吸痰管 1 根、供氧设备、吸氧面罩 1 个、抢救药品及新生儿保暖用品等。

【术前准备】

1. 排空膀胱后取膀胱截石位，常规消毒铺巾。

2. 阴道检查，确定胎方位、先露的高低及宫口是否开全、产道有无畸形。

3. 初产妇或经产妇会阴较紧者需做会阴侧切。

4. 做好新生儿的抢救准备。

【操作步骤】

（一）臀位牵引术

1. 下肢及臀部娩出　完全臀先露时，当胎足已脱出至阴道口时，术者握持胎儿双足做牵引。当臀部牵出后以治疗巾包裹胎臀，双手拇指置于胎儿骶部，其余四指握住胎儿髋部，向下牵引躯干，同时将胎背逐渐转至母体前方，使胎儿双肩径通过骨盆入口横径或斜径。如为腿直臀先露，术者用双手食指勾住胎儿双侧腹股沟做牵引。当胎臀娩出后，双手拇指置于胎儿大腿后面，其余四指置于胎儿骶部，握持胎体向下向外牵引。随胎儿下肢逐渐外露时，握持点应逐渐上移至胎儿股部，同时将胎背逐渐转至母体前方。胎儿脐部露出后先将脐带向外拉出 5～10 cm，至胎儿肩胛、肋缘相继显露。

2. 胎肩及上肢娩出　当胎儿肩胛骨开始显露后，继续向下牵引的同时将胎背转向母体侧方，骶右前位时将胎背转向母体右侧，骶左前位时胎背转向左侧，使胎儿双肩径通过骨盆出口前后径，可用下列两种方法娩出胎肩及上肢。

(1) 滑脱法：术者右手握住胎儿双足，将胎体向前上方提起，当后肩显露于会阴部时，左手食、中指伸入阴道，勾住胎儿后上肢肘部，使前臂沿胎儿胸前滑出。然后将胎体放低，前肩及上肢自耻骨弓下娩出。(图 8-18)

(2) 旋转胎体法（以骶右前位为例）：术者双手握住胎儿髋部，将胎背向逆时针的方向旋转，同时向下牵引，使胎儿前肩及上肢自耻骨弓下娩出。再将胎体向顺时针方向旋转，将另一肩及上肢娩出。(图 8-19)

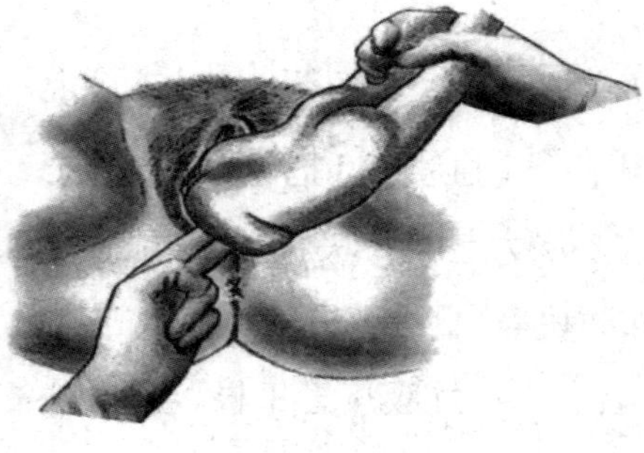

图 8-18　滑脱法

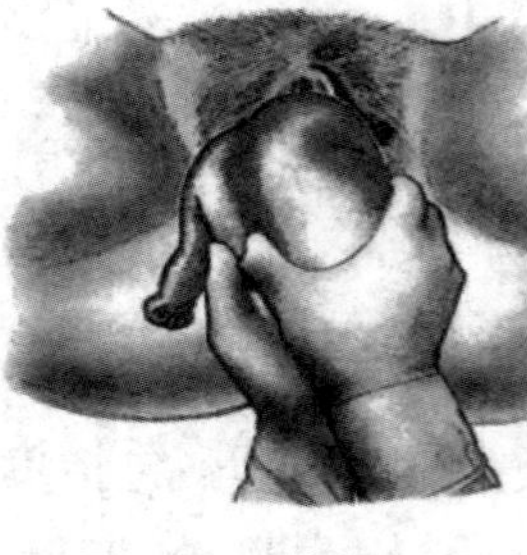

图 8-19　旋转胎体法

3. 胎头娩出　胎肩及上肢全部娩出后，将胎背转向正前方，使胎头矢状缝与骨盆出口前后径一致，然后将胎体骑跨于术者左前臂上，同时左手中指伸入胎儿口腔抵于下颌部，食指与无名指分别抵于胎儿上颌部。右手中指压低胎头枕部使胎头俯屈，食指与无名指置于胎儿两锁骨上（切勿放于锁骨上窝，避免损伤臂丛神经），术者两手协同用力向下牵拉胎头，此时助手可从产妇耻骨联合上方经腹壁按压，协助胎头俯屈。当胎头枕骨粗隆抵达耻骨弓下方时，以此为支点，将胎体逐渐上举，使胎儿下颏、口、鼻、眼、额相继娩出。(图 8-20) 胎头娩出困难者，可使用后出头产钳助产。

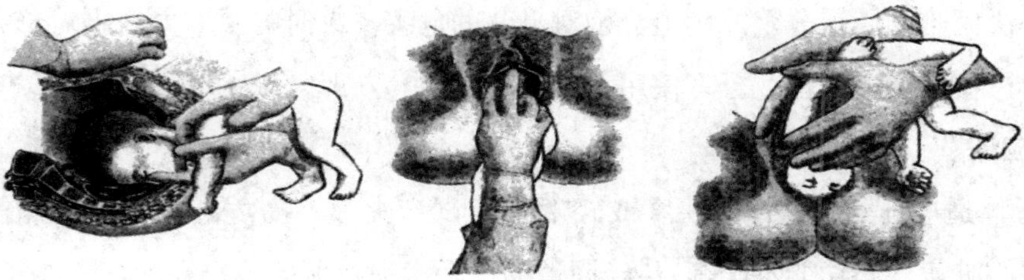

（1）侧面观　　（2）正面观　　（3）胎头即将娩出

图 8-20　胎头娩出

（二）臀位助产术

1. 完全臀位　先露部拨露，宫口扩张 4～5 cm 时，术者于宫缩时用无菌巾堵住阴道口，以免胎足过早娩出。胎臀及下肢娩出后用无菌巾裹住胎体，扶住胎儿髋部。当脐部娩出后，先将脐带向外拉出 5～10 cm，再按臀位牵引法，协助娩出胎肩、上肢及胎头。

2. 腿直臀位　在分娩过程中不必堵阴道口，随着宫缩加强，胎臀及下肢下降扩张软产道。胎臀露于阴道口时，术者扶持外露的臀部任其自然娩出。当娩出至脐部后，再按臀位牵引法，协助娩出胎肩、上肢及胎头。

【护理要点】

1. 向产妇介绍臀位助产手术的过程及对母婴的安全性，耐心解答产妇的疑问，指导产妇采取正确的应对方式，减轻其心理负担。

2. 臀位助产过程中须按臀位分娩机制进行，不能操之过急；牵引时用力应均匀，以防胎儿和产妇损伤。

3. 脐部娩出后，必须在 8 分钟内娩出胎儿，否则脐带受压时间过久，易导致胎儿窘迫。

4. 新生儿娩出后应积极抢救，防止新生儿窒息。注意观察有无骨折、臂丛神经损伤及颅内出血等产伤。

5. 臀位助产或牵引时可能因为宫缩乏力或软产道损伤而导致产后出血，产后 2 小时及产后 24 小时为产后出血高发期，应加强观察。

6. 保持外阴清洁，每日外阴擦洗 2 次，左侧会阴侧切者嘱其采取右侧卧位，防止会阴伤口感染。

五、剖宫产术

剖宫产术是指妊娠 28 周及以后经腹切开子宫取出胎儿及其附属物的手术。剖宫产术是为解决困难的阴道分娩或阴道分娩对母儿的危害较大时的手术方式，对母儿有一定危害，应严格掌握适应证，合理使用，不宜滥用。

【适应证】

1. 母体适应证　骨盆严重狭窄或轻度狭窄试产失败；高危妊娠（如子痫前期、子痫、合并心脏病、心功能不全等）；经阴道助产手术失败而胎儿仍存活；先兆子宫破裂；合并严重尖锐湿疣或淋病；产道畸形；合并生殖器瘘管、直肠或盆腔肿瘤梗阻产道；产道手术后等。

2. 胎儿适应证　胎儿窘迫；胎位异常（如持续性枕后及枕横位、臀位、横位、颏后位、额先露、胎头高直位等）不能经阴道分娩；多胎妊娠；巨大儿；珍贵儿；脐带脱垂或脐带先露；联体双胎等。

3. 母儿适应证　前置胎盘、前置血管或胎盘边缘血窦破裂出血较多；胎盘早剥；胎盘功能降低；胎膜早破伴羊水污染或宫内感染。

【手术方式】

1. 子宫下段剖宫产术　是指妊娠末期或临产后，经腹膜内切开子宫膀胱反折腹膜，推开膀胱，切开子宫下段娩出胎儿及其附属物的手术。即在子宫下段切开子宫膀胱腹膜反折，下推膀胱，暴露子宫下段，在子宫下段前壁正中做横小切口，并钝性撕开约10～12 cm，取出胎儿、胎盘。此术式切口出血少，术后愈合好，与盆腔粘连少，再次妊娠时发生子宫破裂的机会少，是最常用的术式。

2. 子宫体剖宫产术（子宫上段剖宫产术）子宫体剖宫产术又称古典式剖宫产术，是取子宫体部正中纵切口取出胎儿及其附属物的手术。手术方法较易掌握，可用于妊娠任何时期。但术中出血多，切口缝合不易，术后愈合较差，切口易与周围脏器粘连，再次妊娠时发生子宫破裂的可能性较大。此手术仅用于急于娩出胎儿而子宫下段形成不佳者、前置胎盘附着于子宫前壁或同时做子宫切除术时。

3. 腹膜外剖宫产术　是指打开腹壁，不切开腹膜，在腹膜外分离推开膀胱，暴露子宫下段并做横切口，取出胎儿及其附属物的手术。此术式术后肠功能恢复快，肠胀气、肠麻痹等并发症减少，但手术较复杂，时间较长，有损伤膀胱的可能，子宫下段显露不足，易致胎儿娩出困难。多用于子宫腔有严重感染或潜在感染者。

4. 新式剖宫产术　新式剖宫产术为子宫下段剖宫产术的改良。腹壁切口在两侧髂前上棘连线下 2～3 cm 处，横形切开皮肤，钝性撕开皮下脂肪、腹直肌、壁腹膜，反折腹膜切开一小口后钝性撕开并下推膀胱，子宫下段先切开一个小口，再向两侧撕开。关腹时不缝合脏层及壁腹膜，皮肤及皮下脂肪组织全层缝合 2～3 针，有利于切口愈合，减少瘢痕形成。手术时间缩短，胎儿娩出快，术后恢复快。

【麻醉方式】

以持续硬脊膜外麻醉为主，其他麻醉方法有局部浸润麻醉、蛛网膜下腔联合硬膜外麻醉、全身麻醉。

【用物准备】

剖宫产手术包1个，内有：25 cm不锈钢盆1个、治疗碗1个、弯盘1个、卵圆钳6把、短有齿镊2把、短无齿镊2把、长无齿镊1把、18 cm弯形止血钳6把、10 cm、12 cm、14 cm直止血钳各4把、Allis钳4把、组织剪2把、线剪1把、持针器3把、巾钳6把、压肠板1个、吸引器头1个、皮肤拉钩1个、直角拉钩1个、“S”形拉钩2个、手术刀柄3个、刀片3个、双层剖腹单1块、手术衣6件、治疗巾10块、长盐水纱垫1块、纱布垫6块、纱布20块、手套10副、丝线团（1、4、7号）各1个、铬制肠线2管或可吸收缝线2根。

【护理要点】

1. 术前护理

（1）向家属讲解剖宫产术的必要性、手术的过程及术后的注意事项，消除患者紧张心理，以取得患者家属的配合。

（2）腹部备皮同一般腹部手术。

（3）做普鲁卡因、青霉素等药物过敏试验。

（4）核实交叉配血情况，协助医生联系好血源，做好输血准备。

（5）指导产妇演习术后在病床上翻身、饮水、用餐、双手保护切口咳嗽、吐痰的技巧。

（6）术前禁用呼吸抑制剂，以防新生儿窒息。

（7）留置导尿管，排空膀胱。

（8）做好新生儿保暖和抢救准备工作。

（9）产妇取仰卧位，必要时向左倾斜手术台15°～30°，可防止或纠正仰卧位低血压综合征和胎儿窘迫。

（10）密切观察胎心，并做好记录。

2. 术中配合

（1）器械护士：熟悉手术步骤，及时递送各种器械、敷料。胎儿娩出后协助第二手术者钳夹宫壁切口止血及娩出胎盘。术前、术中、术后清点器械、敷料，确保清楚无误。

（2）巡回护士：术前检查手术室内术中所用物品的数量，是否处于完好备用状态。

协助麻醉医生穿刺麻醉管，摆好体位，完成静脉穿刺，听胎心。术中提供所需物品，协助助产士处理好接生及抢救新生儿。

（3）助产士：携带新生儿衣被、抢救器械、药品等到手术室候产。胎儿娩出后协助医生抢救新生儿。

3. 术后护理

按一般腹部手术后常规护理及产褥期产妇的护理，但应注意：

（1）全麻患者未清醒前去枕平卧，头偏向一侧。硬膜外麻醉患者平卧 6～8 小时，术后 12～24 小时改半卧位，情况良好者，鼓励尽早下床活动，有利恶露排出和术后恢复。

（2）观察伤口有无渗血及感染征象。如有异常及时报告医生处理。

（3）注意宫缩及阴道流血情况，遵医嘱用宫缩剂加强宫缩，防止产后出血。

（4）鼓励产妇 6 小时以后进流食，以后根据肠道功能恢复的情况逐步过渡到半流食、普食，以保证患者营养，有利乳汁的分泌。酌情补液 2～3 天，有感染者按医嘱加用抗生素。

（5）术后留置导尿管 24～48 小时，拔管后注意产妇排尿情况。

（6）做好出院指导。保持外阴部清洁；进食营养丰富、全面的食物，以保证产后恢复及母乳喂养的进行；鼓励产妇坚持母乳喂养；坚持做产后保健操，以帮助身体的恢复；产后 42 天到门诊复查子宫复旧情况。产褥期结束后应采取避孕措施，坚持避孕 2 年以上。

学而思8-5

思政链接

不忘初心，牢记使命——我国助产专业的开拓者杨崇瑞

杨崇瑞，1891 年出生于北京通州，1917 年毕业于北京协和医学院，1922 年，杨崇瑞在协和医院妇产科工作，经常亲自到农村调查了解妇幼卫生状况。杨崇瑞致力于预防产褥热和新生儿破伤风工作，降低了我国孕产妇和婴儿死亡率。1925 年，杨崇瑞被选送到美国霍普金斯大学进修。两年后，学成回国。1929 年，38 岁的杨崇瑞主持筹建了中国第一所现代化的助产学校——北平国立第一助产学校。她把“牺牲精神，造福人群”作为这所学校的校训。在前半生中，杨崇瑞共参与创办了 60 余所助产学校，为中国培训接生员、妇幼卫生员40余万名，使我国的妇婴死亡率显著降低。1937年，她受聘成为国际联盟妇婴卫生专家，1947年被世界卫生组织聘为国际妇婴卫生组副组长。新中国成立后，成为卫生部第一任妇幼卫生司司长。

杨崇瑞是中国近现代史上第一位医学女博士。她是中国近代妇幼卫生事业创始人，中国助产教育的开拓者。她创办了中国第一所现代化的助产学校，培养和造就了一支为民族的健康而奋斗的妇幼保健队伍。杨崇瑞认为助产士应具备的基本素质包括健康的体格、丰富的学识、高尚的品格和合作的精神。杨崇瑞热爱祖国、热爱人民、热爱她终生为之奋斗的妇幼卫生事业，以自己的实际行动实践“牺牲精神，造福人群”的校训，克勤克俭，将节省下来的钱帮助地方开展妇幼卫生事业，资助生活困难的学生。1983年她逝世后，亲属根据她的遗嘱，把她积蓄的6.9万元人民币和书籍杂志全部捐赠给国家。

第九章

分娩并发症妇女的护理

思维导图9

学习目标

1. 掌握产后出血及羊水栓塞的概念，产后出血与子宫破裂的护理评估及护理措施。
2. 熟悉产后出血及子宫破裂的原因、防治原则、护理评估及护理措施。
3. 了解羊水栓塞的病因、评估要点和主要护理措施。
4. 能尊重、关心产妇，为患者实施整体护理。
5. 养成科学的态度、谦虚谨慎的意识及临床思维。

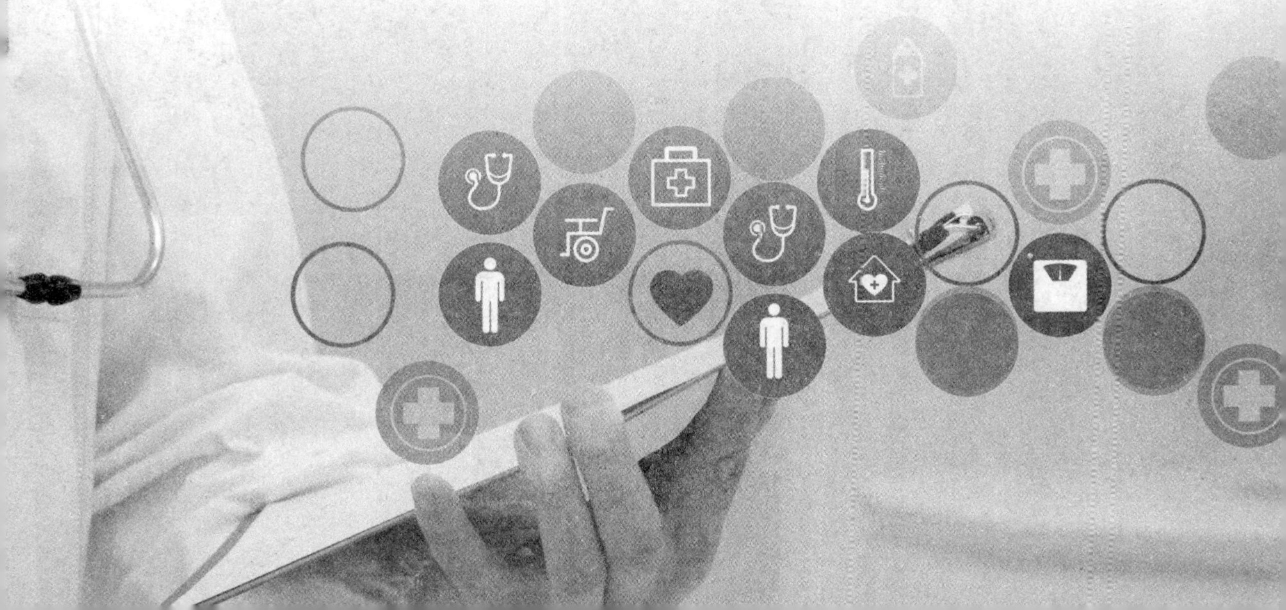

第一节 产后出血

案例导入

初产妇，30 岁，孕 38 周，行会阴侧切自然分娩一健康男婴，胎盘正常娩出。产后 1 小时发现产妇面色苍白，出冷汗，阴道流血量较多，主诉头晕、心悸和口渴。BP 90/50 mmHg，P 120 次/分，既往有血小板减少症，无高血压及低血压，无贫血史。

请思考：

1. 该产妇最有可能的医疗诊断是什么？
2. 引起该诊断的原因是什么？

产后出血是指胎儿娩出后 24 小时内阴道分娩者阴道流血量≥500 ml，剖宫产者≥1000 ml。产后出血是分娩期严重的并发症，在我国居产妇四大死亡原因之首。其发病率占分娩总数的 2%～3%，超过 80%发生在产后 2 小时内。

【病因及发病机制】

引起产后出血的原因主要为子宫收缩乏力、胎盘因素、软产道损伤、凝血功能障碍。这些原因可共存，互为因果、互相影响。

（一）子宫收缩乏力

子宫收缩乏力是产后出血最常见的原因。胎儿娩出后，子宫肌纤维收缩，使张开的血窦受压而止血，因此任何影响子宫肌纤维收缩的因素均可致子宫收缩乏力性产后出血。

1. 全身因素　如产妇体质弱、合并慢性疾病、产程延长、滞产、产程中过多使用镇静剂和麻醉剂等药物、产妇精神过度紧张。

2. 局部因素　子宫过度膨胀，如羊水过多、多胎妊娠、巨大儿等肌纤维过度伸张影响缩复；子宫肌纤维发育不良，如子宫肌瘤、瘢痕子宫、子宫畸形等影响子宫正常收缩；多产妇，反复妊娠分娩，子宫肌纤维受损；胎盘因素如前置胎盘、胎盘早期剥离等影响子宫缩复；膀胱直肠过度充盈亦可影响子宫收缩。

（二）胎盘因素

包括胎盘剥离不全、胎盘剥离后滞留、胎盘嵌顿、胎盘粘连、胎盘植入、胎盘和

（或）胎膜残留。

（三）软产道损伤

软产道损伤常与急产、产力过强、胎儿过大；阴道助产手术操作不规范；外阴阴道本身弹性及伸展性差；会阴切开缝合时止血不彻底；宫颈或阴道穹隆的损伤未及时发现等有关。

（四）凝血功能障碍

产妇凝血功能障碍见于两种情况：①与产科有关的并发症导致凝血功能障碍，如妊娠期高血压疾病、羊水栓塞、胎盘早期剥离及死胎等，可影响凝血功能，并发弥散性血管内凝血。②产妇合并血液系统疾病，如原发性血小板减少、再生障碍性贫血、白血病等。

【护理】

（一）护理评估

1. 健康史　详细询问孕前是否患有慢性全身性疾病，如重症肝炎、严重贫血、血液系统疾病等；子宫是否有疾患或手术史，如子宫肌瘤、剖宫产史、人流史等；妊娠期是否有合并症，如妊娠期高血压疾病、前置胎盘、胎盘早剥、羊水过多等；分娩期是否有产程延长、急产、产妇过度紧张、使用镇静剂、麻醉剂等。

2. 身体评估

（1）阴道流血：不同原因引起的产后出血临床表现不同。

①宫缩乏力：在分娩过程中已有宫缩乏力表现，其特点是胎盘剥离延缓，或胎盘娩出后阴道流血呈间歇性，颜色暗红，常伴有血块。检查腹部时感子宫软，轮廓不清或子宫位置升高，按压子宫底时有大量血液及血块流出。

②胎盘因素：胎儿娩出后胎盘滞留，未剥离或剥离不全，阴道流血特点似宫缩乏力。胎盘娩出后应常规检查胎盘及胎膜是否完整，确定有无残留。胎盘胎儿面如有断裂血管，应想到副胎盘残留的可能。徒手剥离胎盘时如发现胎盘与宫壁关系紧密，难以剥离，牵拉脐带时子宫壁与胎盘一起内陷，可能为胎盘植入。

③软产道裂伤：胎儿娩出后立即出现阴道流血，色鲜红，呈持续性，凝固。检查腹部时感子宫硬，轮廓清。软产道可见不同程度裂伤并有活动性出血。

④凝血功能障碍：阴道流血呈持续性，且不凝固。检查子宫、胎盘及软产道均未见异常，而身体其他部位同时出现出血灶。

（2）估测失血量有以下几种方法：

①称重法：失血量（ml）＝［胎儿娩出后接血敷料湿重（g）－接血前敷料干重

(g)] /1.05 (血液比重 g/ml)。

②容积法：用产后接血容器收集血液后，放入量杯测量失血量。

③面积法：可按纱布血湿面积估计失血量。

④休克指数法 (SI)：休克指数=脉率/收缩压 (mmHg)，当 SI=0.5，血容量正常；SI=1.0，失血量为 10%～30% (500～1500 ml)；SI=1.5，失血量为 30%～50% (1500～2500 ml)；SI=2.0，失血量为 50%～70% (2500～3500 ml)。

⑤血红蛋白测定：血红蛋白每下降 10 g/L，失血量为 400～500 ml。但是在产后出血的早期，由于血液浓缩，血红蛋白常无法准确反映实际的出血量。

3. 心理-社会支持情况　由于产后阴道流血增加，产妇及其家属常出现惊慌、恐惧、无助，担心产妇的生命安全。同时，因对医院环境和医疗技术条件不熟悉，对治疗和身体康复感到忧虑。

4. 辅助检查

(1) 实验室检查：检查血常规，出、凝血时间，凝血酶原时间及纤维蛋白原测定等结果，了解失血和凝血功能情况。

(2) 超声检查：疑胎盘残留时可行超声检查。

(二) 常见护理诊断/问题

1. 组织灌注量不足　与大量失血相关。

2. 有感染的危险　与失血后抵抗力降低及手术操作有关。

3. 恐惧　与阴道大量出血出现生命威胁有关。

4. 活动无耐力　与失血过多、产后体质虚弱有关。

5. 潜在并发症：失血性休克。

(三) 护理目标

1. 产妇阴道流血被控制，生命体征正常。

2. 产妇体温、白细胞总数和中性粒细胞分类正常，恶露、伤口无异常。

3. 产妇自诉恐惧感减轻，舒适感增加。

4. 产妇精神饱满，活动增加。

5. 不出现失血性休克或失血性休克被纠正。

(四) 护理措施

1. 预防措施

(1) 妊娠期

1) 加强孕期保健，定期接受产前检查，发现高危妊娠，积极治疗。

2）对高危妊娠者如妊娠期高血压疾病、病毒性肝炎、贫血、血液病、多胎妊娠、羊水过多等孕妇应提前入院。

（2）分娩期

1）第一产程：密切观察产程进展，防止产程延长，保证产妇基本需要，避免产妇衰竭状态，必要时给予镇静剂以保证产妇的休息。

2）第二产程：严格执行无菌技术；指导产妇正确使用腹压；适时适度做会阴侧切术；胎儿娩出不宜过快；胎肩娩出后立即肌注或静脉滴注缩宫素，以加强子宫收缩，减少出血。

3）第三产程：正确处理胎盘娩出和测量出血量。胎盘未剥离前，不可过早牵拉脐带或按摩、挤压子宫，待胎盘剥离征象出现后，及时协助胎盘娩出，并仔细检查胎盘、胎膜是否完整。

（3）产褥期

1）产后 2 小时内，产妇仍需留在产房接受监护，因为 80％的产后出血是发生在这一时间。要密切观察生命体征，子宫复旧及阴道出血、会阴伤口等情况。

2）督促产妇及时排空膀胱，以免影响宫缩致产后出血。

3）早期哺乳，可刺激子宫收缩，减少阴道出血量。

4）对可能发生产后出血的高危产妇，注意保留静脉通道，准备并做好产妇的保暖。

2. 一般护理

（1）患者取平卧位，吸氧，保暖，为其提供安静的环境保证睡眠及休息。

（2）鼓励产妇进食营养丰富易消化饮食，多进富含铁、蛋白质、维生素的食物，如瘦肉、鸡蛋、牛奶、绿叶蔬菜、水果等，注意少量多餐。

（3）做好会阴护理，保持外阴清洁。

3. 病情观察　严密观察产妇的生命体征、精神状态、面色；观察宫缩、宫底高度，有无压痛；观察阴道出血的量、颜色以及能否自凝；观察会阴伤口有无血肿，有无肛门坠胀感；记录尿量，有无尿潴留。

4. 医护治疗配合　针对不同原因引起的出血，采取不同的治疗措施。

（1）子宫收缩乏力性出血　加强宫缩能迅速止血。导尿排空膀胱后可采用以下方法：

1）按摩子宫。①腹壁按摩宫底法：一手在产妇耻骨联合上缘按压下腹中部，将子宫向上托起，另一手握住宫体，使其高出盆腔，在子宫底部进行有节律地按摩子宫，同时间断地用力挤压子宫，使积存在子宫腔内的血块及时排出。（图 9-1）②腹部-阴道双手压迫子宫法：一手在子宫体部按摩子宫体后壁，另一手握拳置于阴道前穹隆压挤子宫前壁，两手相对紧压子宫并做按摩，不仅可刺激子宫收缩，还可压迫子宫内血窦，减少出血。（图 9-2）评价按摩子宫有效的标准是子宫轮廓清楚、收缩有皱褶、阴道或子宫切口出血减少。按压时间以子宫恢复正常收缩并能保持收缩状态为止，按摩时配合使用宫缩剂。

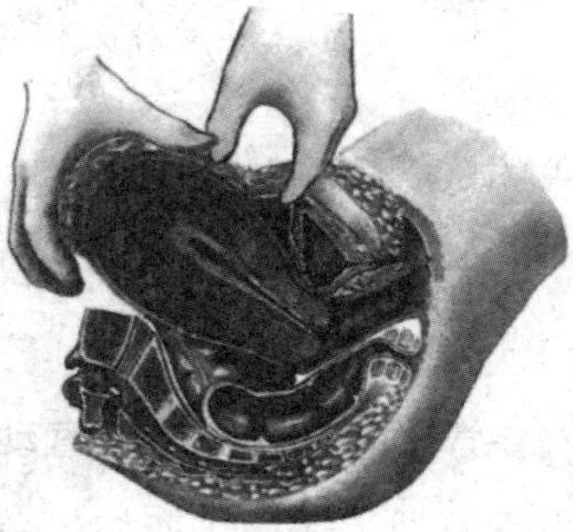

图 9-1　腹壁按摩宫底法

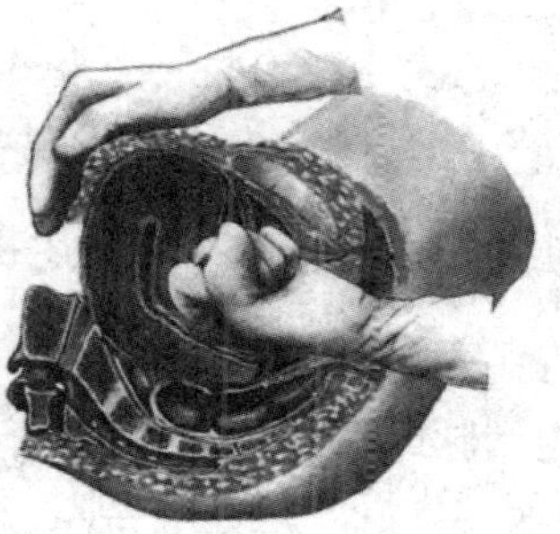

图 9-2　腹部-阴道双手压迫子宫法

2）应用宫缩剂：①缩宫素 10 U～20 U 加入晶体液 500 ml 中静脉滴注，必要时也可宫体直接注射缩宫素 10 U。②麦角新碱 0.2 mg 肌内注射，或加入 25%葡萄糖注射液 20 ml 中静脉缓慢推注。心脏病、高血压患者慎用。③前列腺素类药物：当缩宫素及麦角新碱无效或者麦角新碱禁用时加用，可采用地诺前列酮 0.5～1 mg 经腹或直接注入子宫肌层，使子宫肌发生强烈收缩而止血。

3）宫腔填塞：包括宫腔纱条填塞（图 9-3）和宫腔球囊填塞（图 9-4）。阴道分娩后宜使用宫腔球囊填塞，剖宫产术后可选用宫腔纱条填塞或宫腔球囊填塞。宫腔填塞后应密切观察出血量、生命体征及宫底高度，动态监测血常规和凝血功能，警惕因填塞不紧致宫腔内积血而无阴道流血的假象。24～48 小时取出，注意预防感染，取出时应给予强有力的宫缩剂。

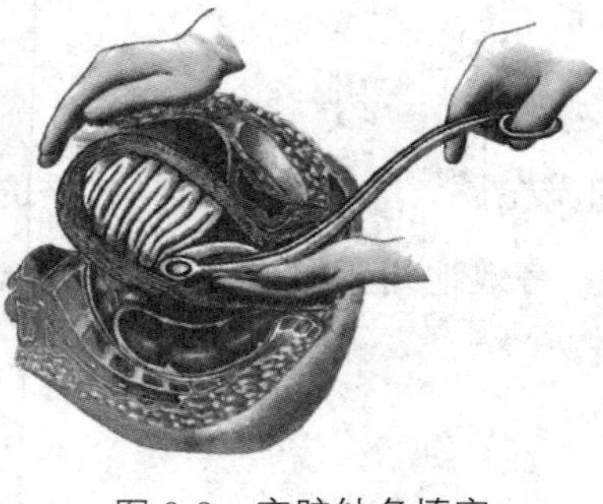

图 9-3　宫腔纱条填塞

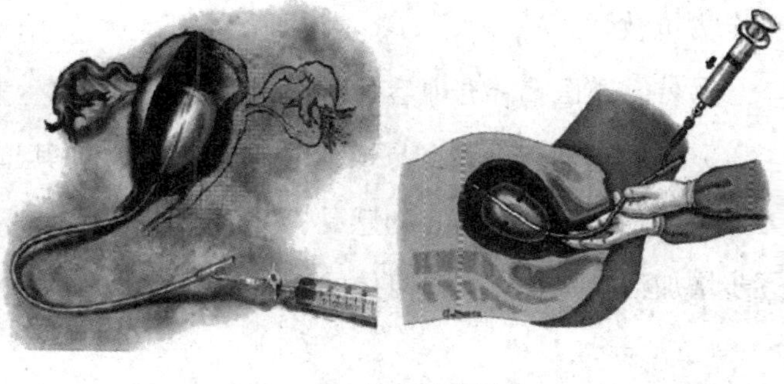

图 9-4　宫腔球囊填塞

4）子宫压缩缝合术：适用于经宫缩剂和按压子宫无效者，尤其适用于宫缩乏力导致的产后出血。常用 B-Lynch 缝合法。（图 9-5）

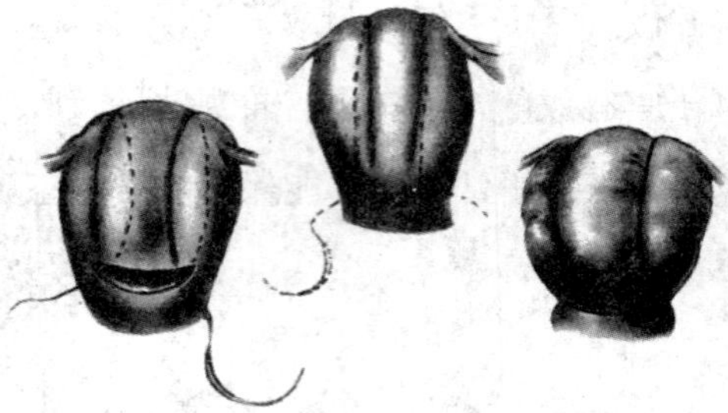

图 9-5　子宫压缩缝合术

5）结扎盆腔血管止血：经上述积极处理无效时，可采用结扎子宫动脉或结扎髂内动脉的方法。

6）髂内动脉或子宫动脉栓塞：行股动脉穿刺插入导管至髂内动脉或子宫动脉，注入明胶海绵栓塞动脉。栓塞剂可于2～3周后吸收，血管复通。适用于产妇生命体征稳定时进行。

7）切除子宫：经积极抢救无效、危及生命时，行子宫次全切除术或子宫全切除术。

（2）胎盘因素性出血：怀疑有胎盘滞留，应立即做阴道检查和宫腔检查。胎盘已剥离尚未娩出者，可协助产妇排空膀胱，然后牵拉脐带，按压宫底协助胎盘娩出；胎盘部分剥离者，可以徒手伸入宫腔，协助胎盘完全剥离后，取出胎盘；胎盘部分残留，徒手不能取出时，可用大刮匙刮取残留组织；胎盘植入者，应及时做好子宫切除术的准备；若为子宫狭窄环所致胎盘嵌顿，要配合使用麻醉，待环松解后用手取出胎盘。

（3）软产道损伤性出血：及时准确地修复缝合裂口。若为阴道血肿所致要先切开血肿，清除血块，缝合止血，同时注意补充血容量。

（4）凝血功能障碍性出血：应针对不同病因、疾病种类进行护理，如血小板减少症、再生障碍性贫血等患者应输新鲜血或成分输血，如发生弥散性血管内凝血应配合医师全力抢救。

另外，遵医嘱补充血容量纠正休克，并使用抗生素预防感染。

5. 心理护理　主动给予产妇关爱与关心，使其增加安全感；教会产妇一些放松的方法，鼓励产妇说出内心的感受；针对产妇的具体情况，有效地纠正贫血，增加体力，逐步增加活动量，以促进身体的康复。

（五）护理评价

1. 产妇全身状况良好，生命体征正常。

2. 产妇无感染表现。

3. 产妇能表达内心感受，无恐惧。

4. 产妇无贫血，活动能力增加。

5. 产妇未出现失血性休克或失血性休克被纠正。

（六）健康指导

指导产妇母乳喂养，观察子宫复旧及恶露情况；告知产后复查的时间、目的和意义，使产妇能按时接受检查，以了解产妇的恢复情况；做好计划生育指导；同时指导产妇注意产褥期卫生，禁止盆浴，禁止性生活。

学而思9-1　　护资考点9-1

第二节 子宫破裂

案例导入

孕妇，24岁，G_2P_1，孕40周，破水14小时，有规律宫缩10小时。检查：产妇神志清，面容痛苦，疼痛难忍，腹痛拒按，烦躁不安，于平脐处见一环形凹陷，导尿见肉眼血尿，子宫轮廓不清，脉搏、呼吸快，胎心听不清，约160次/分。

请思考：该产妇的医疗诊断是什么？

子宫破裂是指在妊娠晚期或分娩过程中子宫体部或子宫下段发生裂伤，是威胁母儿生命的产科严重并发症。加强产前检查和提高产科质量可使子宫破裂的发病率明显下降，因此子宫破裂是评估产科质量的标准之一。

子宫破裂可发生在妊娠晚期和分娩期，多发生在分娩过程中。可分为先兆子宫破裂和子宫破裂两个阶段。

【类型】

根据发生时期分为妊娠期子宫破裂和分娩期子宫破裂；按破裂部位分为子宫体部破裂和子宫下段破裂；按原因可分为自然性破裂和损伤性破裂；按程度分为完全性破裂和不完全性破裂，完全破裂是指子宫肌壁全层破裂，宫腔与腹腔相通，不完全破裂是子宫肌层部分或全部断裂，浆膜层尚未穿破，宫腔与腹腔不相通。

【病因】

子宫破裂的常见原因有梗阻性难产（如头盆不称、胎位异常、胎儿畸形、骨盆狭窄等），瘢痕子宫，宫缩剂使用不当及产科手术损伤等医源性因素。

【护理】

（一）护理评估

1. 健康史　了解既往的孕产史，子宫手术史，本次妊娠是否有胎位不正，胎儿畸形，头盆不称，是否使用宫缩剂，本次产程进展的情况，是否有阴道助产或毁胎等手术。

2. 身体评估

（1）症状

①先兆子宫破裂：胎先露下降受阻，子宫强烈收缩，产妇烦躁不安，呼吸急促，下腹剧痛难忍，大喊大叫，膀胱受压充血，出现排尿困难或血尿。

②子宫破裂：不完全性子宫破裂腹痛等症状可不明显，多见于瘢痕子宫。完全性子宫破裂常发生于瞬间，产妇突感下腹部撕裂样剧痛，随即子宫收缩停止，腹痛暂时缓解，但很快全腹持续性疼痛并出现呼吸急促、面色苍白、恶心呕吐、出冷汗、四肢冰冷等休克症状。

（2）体征

①先兆子宫破裂：当胎先露下降受阻，或滥用宫缩剂时，强有力的子宫收缩使子宫下段逐渐变薄而子宫体部增厚变短，两者之间形成明显的环状凹陷，称为病理性缩复环（图 9-6），此环随宫缩逐渐上升达脐平或脐上，这一特点，可区别于子宫痉挛性狭窄环。子宫外形呈葫芦状，下段压痛明显。胎心率改变或听不清。

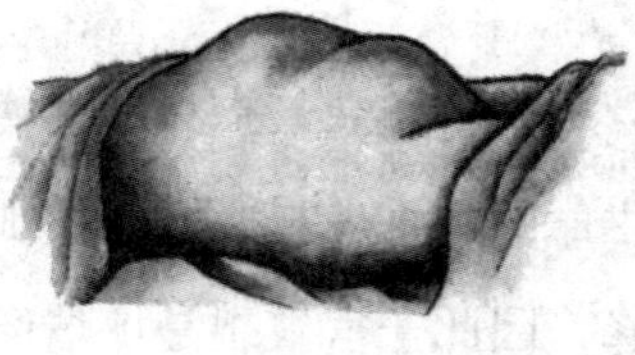

图 9-6　先兆子宫破裂腹部外观

②子宫破裂：a. 不完全性子宫破裂：体征可不明显，仅在不全破裂处有明显压痛。若累及子宫动脉，可导致急性大出血。破裂发生在子宫侧壁，可形成阔韧带血肿，宫体一侧可扪及逐渐增大且有压痛的包块。胎心音多不规则。b. 完全性子宫破裂：产妇休克征象明显。全腹有压痛及反跳痛，腹壁下可清楚扪及胎体，子宫缩小位于胎儿侧方，胎动和胎心音消失。阴道检查可见鲜血流出，原来扩张的宫口较前缩小，先露上升。破口位置低时，可自阴道扪及子宫裂口。

3. 心理-社会支持情况　产妇及家属会担心产妇、胎儿的生命，出现焦虑甚至恐惧的心理。有的家属不能理解并接受失去孩子或产妇失去子宫等事实，做出过激行为。

4. 辅助检查

(1) 血常规检查：红细胞、血红蛋白值下降，白细胞增加。

(2) 尿常规检查：可见红细胞或肉眼血尿。

(二) 常见护理诊断/问题

1. 疼痛　与强直性子宫收缩或病理性缩复环或子宫破裂后血液刺激腹膜有关。

2. 组织灌注量改变　与子宫破裂后大量出血有关。

3. 恐惧/预感性悲哀与子宫破裂及胎儿死亡有关。

(三) 护理目标

1. 产妇疼痛减轻。

2. 产妇组织灌注量得到及时纠正。

3. 产妇情绪的调整，恐惧与哀伤程度降到最低。

(四) 护理措施

1. 预防措施

(1) 建立健全孕产妇三级保健网，加强孕产妇保健知识的宣教，加强围生期保健。

(2) 有子宫破裂高危因素者，应在预产期前1～2周入院待产。

(3) 提高产科质量及加强医护人员责任心，严密监测产程并正确处理异常产程。

(4) 严格掌握剖宫产指征及各种阴道手术指征。

(5) 严格掌握宫缩剂的应用指征，应用缩宫素时要注意浓度、速度，并有专人护理。

2. 一般护理

(1) 注意为患者提供安静、舒适的环境。

(2) 鼓励产妇进食营养丰富易消化吸收的饮食，多进富含铁、蛋白质、维生素的食物。

(3) 常规进行会阴护理，避免感染。

3. 病情观察　观察产程时要注意宫缩强度、频率，注意胎心、胎动变化，有无病理性缩复环，重视患者自诉症状，观察尿液颜色。

4. 医护治疗的配合

(1) 先兆子宫破裂阶段立即吸入或静脉全身麻醉，肌内注射哌替啶100 mg等缓解宫缩。给予吸氧，尽快做好剖宫产术前准备及新生儿抢救准备。

(2) 子宫破裂阶段迅速吸氧，建立静脉通道输液输血，配合医生纠正休克，同时尽快做好剖腹探查准备。

5. 心理护理　对产妇及其家属的心理反应和需求表示理解，并尽快告诉他们手术进行状况及胎儿和产妇的情况。如胎儿死亡，护理人员应提供机会让产妇表达她的感受。

（五）护理评价

1. 产妇自诉疼痛减轻。

2. 产妇生命体征正常。

3. 产妇情绪稳定，能表达内心感受，积极配合治疗。

（六）健康指导

保留子宫者应指导避孕，一般需严格避孕 2 年以上才可再次妊娠。产褥期应注意休息，加强营养。胎儿死亡者，应指导产妇退奶。

学而思9-2　　护资考点9-2

知识链接

子宫破裂的潜在危险信号——胎心率异常

现代研究表明，虽然子宫破裂有其典型的症状和体征。然而，其中一些症状和体征罕见，且与生理产科过程中的一些表现很难鉴别。持续、晚期或复发性可变减速，或胎儿心动过缓也许是唯一的子宫破裂征象。Leung 等报道有 79%的子宫破裂病例出现胎心率持续减速，Rodriguez 等也发现 78%的子宫破裂病例出现胎儿窘迫，因此，应警惕分娩过程中突然出现的胎心率异常，它可能是子宫破裂一个潜在的危险信号。

第三节　羊水栓塞

案例导入

田女士，28 岁，初产妇，临产前静脉滴注催产素，破膜后不久突然出现烦躁不安、呛咳、呼吸困难、发绀，数分钟后死亡。

请思考：该产妇的医疗诊断是什么？

羊水栓塞是指羊水及其内容物进入母体血液循环引起肺栓塞、休克和发生弥散性血管内凝血等一系列严重症状的综合征。羊水栓塞发病急，病情凶险，是造成产妇死亡的重要原因之一，发生在足月分娩者死亡率可高达80%以上。也可发生在中期妊娠引产或钳刮术中，但情况较缓和，极少造成产妇死亡。

【病因及发病机制】

导致羊水栓塞的三个基本条件是：羊膜腔内压力过高、胎膜破裂和宫颈或子宫血窦开放。羊水进入母血的途径有裂伤的子宫内膜静脉、胎盘附着处开放的子宫血管或子宫壁异常开放的血窦。常见诱因包括：子宫收缩过强、急产、胎膜早破、前置胎盘、胎盘早剥、子宫颈裂伤、子宫破裂、剖宫产术等。羊水中有形成分形成小栓子，经母体肺动脉进入肺循环，直接造成肺小血管的机械性阻塞，引起肺动脉高压。羊水内含有大量激活凝血系统的物质，能使肺血管反射性痉挛，加重肺动脉高压。另一个重要原因是羊水内的抗原成分引起Ⅰ型变态反应，很快使小支气管痉挛，支气管内分泌物增多，使肺通气、肺换气减少，反射性地引起肺内小血管痉挛。这种变态反应引起的肺动脉压升高有时起重要作用，肺动脉高压可引起急性右心衰竭，继而呼吸循环功能衰竭。羊水栓塞所致的炎性介质系统的突然激活，会引起类似于全身炎症反应综合征出现炎症损伤。羊水中含有丰富的凝血活酶，进入母血后可引起弥散性血管内凝血；同时，羊水中还含有纤溶激活酶，激活纤溶系统，使血液进入纤溶状态，血液不凝，发生严重的产后出血。

【护理】

（一）护理评估

1. 健康史　了解有无羊水栓塞的各种诱因，如是否有胎膜早破或人工破膜；前置胎盘或胎盘早剥；宫缩过强或强直性宫缩；中期妊娠引产或钳刮术，羊膜腔穿刺术等病史。

2. 身体评估

（1）症状：大多发病突然，开始出现烦躁不安、寒战、恶心、呕吐、气急等先兆症状，继而出现呛咳、呼吸困难、发绀，迅速出现循环衰竭，进入休克或昏迷状态，严重者发病急骤，可于数分钟内迅速死亡。不在短期内死亡者，可出现出血不止，血不凝，身体其他部位如皮肤、黏膜、胃肠道或肾脏出血。继之出现少尿、无尿等肾功能衰竭的表现。典型临床经过可分为急性休克期、出血期、急性肾功能衰竭期三个阶段。

（2）体征：心率增快，肺部听诊有湿啰音。全身皮肤黏膜有出血点及瘀斑，阴道出血不止，切口渗血不凝。

有些羊水栓塞的临床表现并不典型，仅出现低血压、心律失常、呼吸短促、抽搐、急性胎儿窘迫、心脏骤停、产后出血、凝血功能障碍或典型羊水栓塞的前驱症状。当其他原因不能解释时，应考虑羊水栓塞。

3. 心理-社会支持情况　本病起病急、病情险恶，产妇感到痛苦和恐惧。其家属毫无心理准备，担心产妇和胎儿的安危，更感焦虑不安与恐惧无助，如抢救无效也可能对医护人员产生抱怨和不满。

4. 辅助检查

（1）X线摄片：可见肺部双侧弥漫性点状、片状浸润影，沿肺门周围分布，伴轻度肺不张及心脏扩大。

（2）心电图：提示右心房、右心室扩大。

（3）实验室检查：痰液涂片可查到羊水内容物，腔静脉取血可查出羊水中的有形物质。DIC各项血液检查指标呈阳性。

（二）常见护理诊断/问题

1. 气体交换受损　与肺血管阻力增加，即肺动脉高压、肺水肿有关。

2. 组织灌注量改变　与弥散性血管内凝血及失血有关。

3. 恐惧　与病情危及产妇和胎儿生命有关。

4. 潜在并发症：凝血功能障碍、胎儿窘迫。

（三）护理目标

1. 产妇胸闷、呼吸困难症状得到改善。

2. 产妇休克得到纠正，并维持最基本的生理功能。

3. 患者及家属的恐惧感减轻。

4. 不出现凝血功能障碍等并发症或并发症被纠正。

（四）护理措施

1. 预防措施

（1）加强产前检查，发现前置胎盘，胎盘早剥等积极治疗。

（2）严密观察产程进展，正确掌握缩宫素的使用方法，防止宫缩过强。

（3）人工破膜宜在宫缩的间歇期，破口要小并注意控制羊水的流出速度。

（4）严格掌握剖宫产指征，术中避免羊水进入血循环。

（5）中期妊娠引产者，羊膜腔穿刺针头不应过大，次数不应超过3次。

（6）钳刮术时应先刺破胎膜，使羊水流尽后再钳夹胎块。

2. 急救措施　一旦出现羊水栓塞的临床表现，应立即给予紧急处理。

（1）吸氧：取半卧位，加压给氧，必要时行气管插管或气管切开，保证供氧。减轻肺水肿，改善脑缺氧。

（2）抗过敏：立即静脉推注地塞米松 20～40 mg，以后依病情继续静脉滴注维持；也可用氢化可的松 100～200 mg 加入 5％～10％的葡萄糖注射液 50～100 ml 快速静滴，以后静脉滴注 500 mg 维持。

（3）解除肺动脉高压

①盐酸罂粟碱：能解除支气管平滑肌及血管平滑肌痉挛，扩张肺血管、脑血管及冠状动脉。本药品 30～90 mg 加于 25％葡萄糖液 20 ml 中推注，与阿托品合用扩张肺小动脉效果更佳。

②阿托品：心率慢时应用 1 mg 每 10～20 分钟静注一次，直至患者面色潮红，微循环改善。

（4）纠正心力衰竭：毛花苷丙 0.4 mg 加入 50％葡萄糖液 20 ml 中静脉推注，可重复应用，一般于 6 小时后可重复一次。

（5）抗休克，纠正酸中毒

①补充血容量：尽快输新鲜血和血浆补充血容量，扩容可用低分子右旋糖酐，补足血容量后血压仍不回升者，可用多巴胺 20 mg 加于 5％葡萄糖液 250 ml 静脉滴注，以 20 滴/分开始，以后酌情调节滴速。

②5％碳酸氢钠溶液 250 ml 静脉滴注，早期应用能较快纠正休克和代谢失调。

（6）防治 DIC：应用肝素、抗纤溶药物及补充凝血因子，积极防治 DIC。羊水栓塞发生 10 分钟内，DIC 高凝阶段应用肝素效果佳；在 DIC 纤溶亢进期可给予抗纤溶药物、凝血因子合并应用防止大出血。

（7）防治急性肾功能衰竭：急性肾功能衰竭期应注意尿量。血容量补足后仍为少尿或无尿，须及时应用利尿剂，防治肾功能衰竭。

3. 病情观察

（1）监测产程进展，宫缩强度与胎儿情况。

（2）观察出血量，尿量，全身皮肤和黏膜有无出血倾向。

（3）严密监测患者的生命体征变化，定时测量并记录。

4. 医护治疗配合　立即遵医嘱用药，配合医师进行急救；尽快做好剖宫产术或阴道助产术及新生儿窒息抢救的准备。

5. 心理护理　如患者神志清醒，应给予鼓励，使其增强信心，相信自己的病情会得到控制。对于家属的恐惧情绪表示理解和安慰，必要时允许家属陪伴患者，向家属介绍患者病情的严重性，以取得配合，待患者病情稳定后共同制定康复计划，针对其具体情况提供出院指导。

（五）护理评价

1. 实施抢救处理方案后，患者胸闷、呼吸困难症状改善。

2. 患者血压及尿量正常，阴道流血量减少，全身皮肤、黏膜出血停止。

3. 胎儿或新生儿无生命危险，患者出院时无并发症。

（六）健康指导

对出院患者讲解保健知识，进行营养指导，并告知产后42天检查时，应复查尿常规及凝血功能；若子女未存活者，指导其采用合适的避孕措施，待身体康复后再次妊娠。

学而思9-3　　护资考点9-3

思政链接

踔厉奋发、勇毅前行——中国妇产科学的奠基人之一林巧稚

林巧稚（1901—1983），医学家。她在胎儿宫内呼吸、女性盆腔疾病、妇科肿瘤、新生儿溶血症等方面的研究做出了贡献，是中国妇产科学的主要开拓者、奠基人之一。她是北京协和医院第一位中国籍妇产科主任及首届中国科学院唯一的女学部委员（院士），虽然一生没有结婚，却亲自接生了5万多名婴儿，被尊称为“万婴之母”“生命天使”“中国医学圣母”，又与梁毅文被合称为“南梁北林”。2019年9月25日，被评选为“最美奋斗者”。

林巧稚强调所有的检查和治疗都不过是方法和过程，它指向的目的只有一个，就是对孕产妇的关爱和呵护。一次，一个实习医生不耐烦地呵斥产妇：“叫什么叫！怕疼，怕疼结什么婚！想叫一边儿叫去，叫够了再来生！”林巧稚知道了非常生气，她严厉地批评了这个实习医生，并要她当面向产妇道歉、认错。她对学生说：“英语中助产士一词是Obstetric，意为站得很近的妇女。分娩的产妇，把自己和婴儿两条性命都交给了 Obstetric——你是唯一能给她帮助的人，你怎么能够呵斥她！在这个时候，你甚至没有权利说你饿、你累、你困。”

终身未婚的林巧雅说自己“生平最爱听的声音，就是婴儿出生后的第一声啼哭”，这生命的进行曲，胜过人间一切悦耳音乐。回顾林巧稚的一生，她曾为自己的医学理想而坚定求学，曾坚守在妇产科的岗位，数十年如一日勤勉工作，曾用她的双手迎接过千千万万个新生命的到来。

第十章

正常产褥期妇女的护理

思维导图10

学习目标

1. 掌握产褥期定义，母乳喂养和产褥期妇女的护理措施，新生儿健康教育内容。

2. 熟悉产褥期母体生殖系统的变化特征，产褥期主要常见护理诊断/问题、护理评估，新生儿护理措施。

3. 了解产褥期妇女心理变化、健康教育的内容，新生儿各系统特点。

4. 关心、爱护产妇，为产妇实施个性化的产褥期健康指导。

5. 增强忧患意识，养成热爱生命、珍惜生命的人生观和价值观。

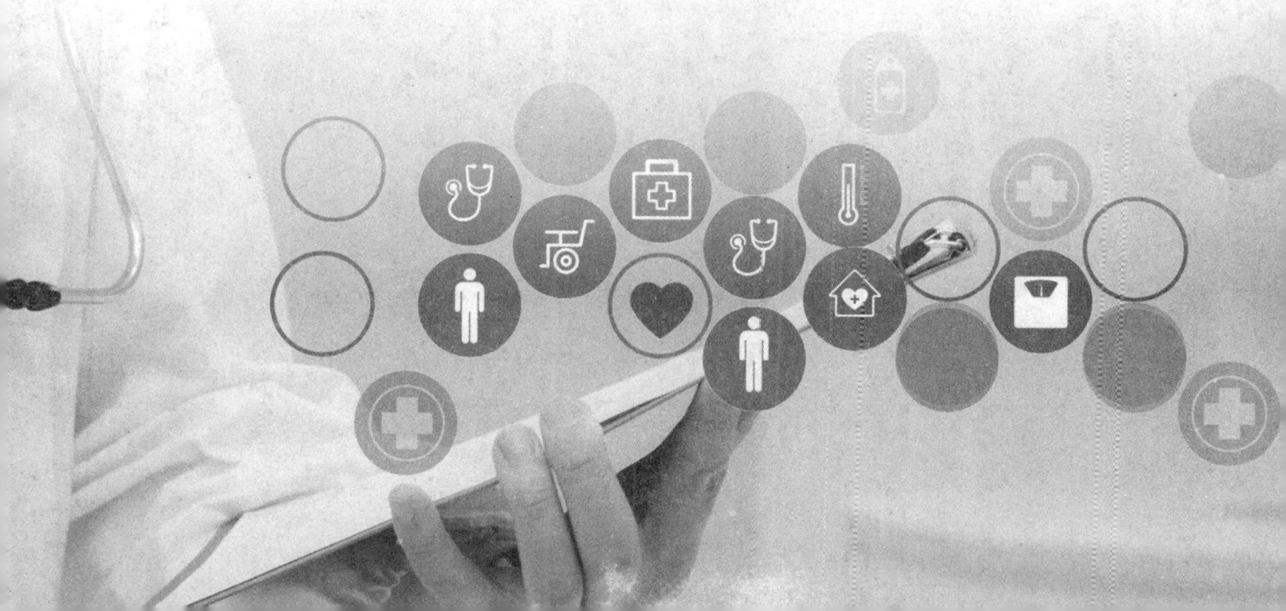

第一节 产褥期妇女的身心变化

案例导入

杨女士，28岁，孕38周，初产妇，经会阴侧切顺利娩出一女婴。现产后6小时，下腹部胀痛。查体：下腹部膀胱区隆起，叩诊呈浊音，宫底于脐下1指，血性恶露，量少无异味，会阴侧切伤口无异常。

请思考：

1. 请说出杨女士目前主要的护理问题。
2. 请为杨女士制订相应的护理措施。

产妇全身各器官（除乳腺外）从胎盘娩出至恢复或接近正常未孕状态所需的时期称为产褥期，通常为6周。在产褥期，产妇的全身各系统尤其是生殖系统的变化最为显著。同时，伴随新生儿的出生，产妇需从妊娠期和分娩期的不适、焦虑中恢复，其家庭也经历着心理和社会的适应过程。产妇的性格倾向、生活经历、夫妻间及家庭成员的关系等是其产后心理变化的重要影响因素。

【产褥期妇女的生理变化】

（一）生殖系统

1. 子宫复旧　在胎盘娩出后子宫逐渐恢复至未孕状态的全过程，称子宫复旧，一般为6周，其主要变化为子宫体肌纤维缩复和子宫内膜的再生，同时还有子宫血管的变化、子宫下段和宫颈的复原等。

（1）子宫体肌纤维缩复：子宫复旧不是肌细胞数目减少，而是肌细胞胞质蛋白质被分解排出，使肌细胞体积缩小。随着子宫体肌纤维的不断缩复，子宫体积及重量均发生变化。产后1周，子宫缩小至妊娠12周大小，在耻骨联合上方可触及；于产后10日，子宫降至盆腔内，在腹部扪不到子宫底；产后6周恢复至未妊娠前大小。子宫重量也逐渐减少，分娩结束时约为1000 g，产后1周时约500 g，产后2周时约300 g，产后6周时则为50～70 g。

（2）子宫内膜再生：胎盘、胎膜从蜕膜海绵层分离并娩出后，残存的蜕膜分两层，表层发生变性、坏死、脱落，形成恶露的一部分自阴道排出，接近肌层的子宫内膜基底层逐渐再生新的功能层，形成新的子宫内膜。产后第3周除胎盘附着部位外的子宫内膜基本修复，胎盘附着部位的内膜全部修复需至产后6周。

(3) 子宫血管变化：胎盘娩出后，其附着面积仅为原来一半。由于肌层收缩，开放的子宫螺旋动脉和静脉窦被压缩变窄，数小时后血管内形成血栓，出血量逐渐减少直至停止。若在新生内膜修复期间，胎盘附着面因复旧不良出现血栓脱落，可导致晚期产后出血。

(4) 子宫下段及宫颈变化：产后子宫下段肌纤维缩复，逐渐恢复为未孕时的子宫峡部。分娩后的子宫颈外口呈环状。于产后2～3日，宫口仍可容纳2指。产后1周，宫颈内口关闭，宫颈管复原。产后4周，子宫颈完全恢复至非孕时形态。分娩时子宫颈外口3点及9点处常发生轻度裂伤，使初产妇的子宫颈外口由产前的圆形（未产型）变为产后的“一”字形（已产型）横裂。

2. 阴道　分娩后，阴道腔扩大，在产后最初几天内可出现阴道黏膜及周围组织水肿，阴道壁松软、弹性较差，黏膜皱襞减少甚至消失。产褥期，阴道壁肌张力逐渐恢复，黏膜皱襞约于产后3周重新出现，但是产褥期结束时阴道紧张度仍不能完全恢复至未孕时状态。

3. 外阴　分娩后的外阴轻度水肿，一般于产后2～3日逐渐消退。会阴部血液循环丰富，会阴部若有轻度撕裂或会阴切口缝合，一般在产后3～4日愈合。处女膜因在分娩时撕裂形成残缺的处女膜痕。

4. 盆底组织　盆底肌肉及其筋膜在分娩时过度伸展致弹性减弱，且常伴盆底肌纤维的部分断裂，若能于产褥期坚持做产后康复锻炼，一般产褥期内可恢复。如盆底肌及其筋膜发生严重断裂而未能及时修复，加之产褥期过早从事重体力劳动，使盆底组织难以完全恢复正常，可导致阴道壁膨出及子宫脱垂。

（二）乳房

产褥期乳房的主要变化是泌乳。分娩后，产妇体内雌、孕激素及胎盘生乳素水平急剧下降，对垂体催乳素的抑制作用降低，在催乳素的作用下，乳房腺细胞开始分泌乳汁。新生儿每次吸吮刺激乳头时，可反射性产生更多的垂体催乳素和缩宫素，促进乳汁的分泌和排出。吸吮是保持乳腺不断泌乳的重要条件。此外，乳汁分泌量与乳房的发育，产妇营养、休息、睡眠、情绪和健康状态密切相关。

产后7日内分泌的乳汁称为初乳，初乳呈淡黄色，含有丰富的β-胡萝卜素，有较多的有形物质，故质稠。产后3日每次哺乳可吸出2～20 ml。初乳中蛋白质及矿物质较多，脂肪和乳糖含量较少，极易消化，是新生儿早期最理想的天然食物。产后7～14天分泌的乳汁为过渡乳，蛋白质含量逐渐减少，脂肪和乳糖含量逐渐增多。产后14天以后分泌的乳汁为成熟乳，蛋白质占2%～3%，脂肪4%，糖类占8%～9%，无机盐占0.4%～0.5%，还有维生素等。初乳中还含有大量抗体，有助于新生儿抵抗疾病的侵袭。

（三）循环系统

妊娠期血容量增加，于产后2～3周恢复至未孕状态。产后72小时内，因子宫胎盘循环的停止，子宫缩复，大量血液从子宫流入体循环，同时由于产后大量的组织间液回吸收，产妇循环血容量增加15%～25%，使心脏的负担加重，应注意预防心衰的发生。

产褥早期，产妇血液仍处于高凝状态，有利于胎盘剥离创面迅速形成血栓，减少产后出血；纤维蛋白原、凝血酶、凝血酶原于产后2～4周内降至正常。血红蛋白水平于产后1周左右回升。白细胞总数于产褥期早期较高，可达（15～30）$\times 10^9$/L，一般1～2周恢复正常。中性粒细胞和血小板数增多，淋巴细胞稍减少。红细胞沉降率于产后3～4周降至正常。

（四）消化系统

妊娠期胃肠平滑肌张力及蠕动减弱，胃液中盐酸分泌量减少，产后需1～2周逐渐恢复。产妇产后1～2日常感口渴，喜进流食或半流食。产褥期产妇活动少，肠蠕动减弱，加之腹直肌及盆底肌松弛等原因，容易发生便秘。

（五）泌尿系统

妊娠期体内潴留过多的水分在产后主要由肾脏排出，故产后1周尿量增多。妊娠期发生的肾盂及输尿管扩张，产后需2～8周恢复。在产褥期，尤其产后24小时内，因分娩过程中膀胱受压使其黏膜水肿、充血、膀胱肌张力降低，对膀胱内压的敏感性降低，加之会阴切口疼痛、不习惯床上排尿等原因，产妇容易出现排尿困难，可增加尿潴留的发生。

（六）内分泌系统

产后雌激素、孕激素水平急剧下降，至产后1周已降至未孕水平。胎盘生乳素于产后6小时已不能测出。催乳素水平因是否哺乳而异，哺乳产妇的催乳素于产后下降，但高于非孕时水平，吸吮乳汁时催乳素明显增高；不哺乳产妇的催乳素于产后2周降至非孕时水平。

月经复潮及排卵受哺乳影响。不哺乳产妇月经复潮一般在产后6～10周，产后10周左右恢复排卵。哺乳产妇月经复潮延迟，平均在产后4～6个月恢复排卵，有的整个哺乳期不来月经。产后较晚恢复月经者首次月经复潮前多有排卵，故产后月经虽未来潮，却仍有受孕的可能。

（七）腹壁的变化

妊娠期出现的下腹正中线色素沉着，在产褥期逐渐消退。初产妇紫红色的妊娠纹变为银白色陈旧妊娠纹。腹壁皮肤受妊娠子宫增大的影响，部分弹力纤维断裂，腹直肌呈不同程度分离，致产后腹壁明显松弛，需 6～8 周恢复。

【产褥期妇女的心理变化】

产后产妇可能经历一系列不同的心理变化，表现为高兴、幸福、兴奋或疲倦、乏力、焦虑、易激惹、注意力不集中、思维迟钝、哭泣、失眠等。产后心理波动与产妇体内的雌、孕激素水平急剧下降和产后心理压力、疲劳、经济条件、知识水平、性格特征、家人及社会支持等有关，常表现为对角色转换的不适应、对育儿重任的焦虑、对新生儿性别期待的落差、对体形变化的担忧、生产方式未如预期的抑郁。若产妇具有较好的家人关心及社会支持，同时自身具有较好的调节能力，则能顺利度过产褥期特殊的心理变化过程，如果不能适应则可能发生产后抑郁、产后精神病。

Rubin 的研究结果显示，产褥期妇女典型的心理调适需经历三个阶段。①依赖期：产后前 3 天。产妇需要依赖别人来护理自己和照顾孩子，需要在别人的帮助下进食以及进行乳房和会阴护理、母乳喂养、婴儿沐浴等。②依赖-独立期：产后 3～14 天。产妇开始表现出较为独立的行为，主动参与护理自己和照顾孩子，并开始尝试独自完成新角色所承担的项目。③独立期：产后 2 周至 1 个月。产妇、家人和婴儿成为一个完整的系统，产妇及其家人能正确认识和承担家庭关系中新的角色和项目。

中医学认为，产妇由于产时耗伤气血，产后百脉空虚，并需哺乳婴儿，劳心伤神、劳力伤气，容易发生精神倦怠、心神不宁、气郁不舒或烦躁易怒。故产后宜戒急躁，勿悲伤，忌大喜大怒。调适自我，保持愉快的心情，以使七情调和，免生产后诸病。

学而思10-1

护资考点10-1

第二节 产褥期妇女的护理管理

案例导入

产妇，自然分娩产后 2 天，自诉下腹部阵发性坠痛，哺乳时加剧。查体：T 38℃，P 84 次/分，R 18 次/分，BP 115/70 mmHg。双乳腺触诊乳房胀痛，无红肿，子宫硬，宫底在腹正中脐下 2 指，阴道出血如月经量。

请思考：

1. 该产妇下腹疼痛可能的原因？

2. 对该产妇采取哪些护理措施？

【护理】

（一）护理评估

1. 健康史　评估产妇妊娠前的健康状况，有无慢性病史。评估产妇的妊娠经过，是否有妊娠期并发症、合并症及其他特殊状况和处理等。评估产妇分娩经过是否顺利、分娩方式、产时用药情况、产后出血量、会阴情况等；评估新生儿出生时的状况。

2. 临床表现

（1）生命体征：评估产妇的体温、脉搏、呼吸、血压等。

①体温：多数在正常范围。在产后 24 小时内体温可略升高，一般不超过 38℃，可能与产程中过度疲劳、产程延长有关。产后 3～4 日因乳房血管、淋巴管极度充盈，乳房胀大，体温升高至 37.8～39℃，称为泌乳热，一般持续 4～16 小时，体温即下降，不属病态；但需要排除其他原因尤其是产褥感染或乳腺炎引起的发热。

②脉搏：在正常范围内，一般略慢，为 60～70 次/分，与子宫胎盘循环停止及卧床休息等因素有关，产后 1 周恢复正常。脉搏过快应考虑发热或产后出血引起休克的早期表现。

③呼吸：产后呼吸深慢，一般 14～16 次/分，是由于产后腹压降低、膈肌下降，由妊娠期的胸式呼吸变为胸腹式呼吸所致。

④血压：产褥期血压维持在正常水平，变化不大。

（2）生殖系统

①子宫复旧：产后当日子宫底平脐或脐下一横指，以后每日下降 1～2 cm，产后

1周在耻骨联合上方2～3横指，至产后10日子宫降入骨盆腔内。每日应在同一时间评估产妇的子宫复旧情况。评估前，嘱产妇排尿平卧，双膝稍曲，腹部放松，解开会阴垫，注意遮挡及保暖。先按摩子宫使其收缩后，再手测子宫底高度或尺测耻骨联合上缘至子宫底的距离。正常子宫圆而硬，位于腹部中央。子宫质地软应考虑是否有产后宫缩乏力，子宫偏向一侧应考虑是否有膀胱充盈。子宫不能如期复原常提示异常。

②产后宫缩痛：在产褥早期因子宫收缩引起下腹部阵发性剧烈疼痛，称为产后宫缩痛。于产后1～2日出现，持续2～3日自然消失，多见于经产妇。哺乳时反射性缩宫素分泌增多使疼痛加重，不需要用药。

③恶露：产后随子宫蜕膜脱落，含有血液及坏死蜕膜等组织经阴道排出，称为恶露。恶露有血腥味，但无臭味，持续4～6周，总量250～500 ml。因其颜色、内容物及时间不同，恶露分为血性恶露、浆液恶露、白色恶露。（表10-1）

表10-1　正常恶露性状

评估	血性恶露	浆液恶露	白色恶露
持续时间	3～4日	10日左右	持续3周
颜色	鲜红	淡红色	白色
组成	大量血液，量多，有时有小血块、少量胎膜及坏死蜕膜组织	少量血液、较多的坏死蜕膜组织、宫腔渗出液、宫颈黏液、少量红细胞及白细胞、细菌	大量白细胞、坏死蜕膜组织、表皮细胞及细菌

（3）会阴：分娩时因会阴部撕裂或侧切缝合后，可出现会阴局部水肿、疼痛，一般在产后3～5日逐渐缓解。

（4）乳房

①乳房的类型：评估有无乳头平坦、内陷。

②乳汁的质和量：初乳呈淡黄色，质稠；过渡乳和成熟乳呈白色。产后1～2日，乳房较软，产后3～4日可出现乳房肿胀、充盈，有时可形成硬结，产妇自觉胀痛，可伴有体温升高。

产后前3日，每次哺乳可以吸出淡黄色初乳2～20 ml；过渡乳及成熟乳分泌量的多少与产妇哺乳次数有很大关系，吸吮次数越多，乳汁分泌就越多。评估乳汁量是否能满足新生儿需要，主要评估指标是两次喂奶期间，新生儿能满足、安静，每日小便6次或以上，大便2～4次，体重增长理想等，即可判断新生儿进食了足够的奶量。

③乳房胀痛及乳头皲裂：评估乳房出现胀痛的原因，当触摸乳房有坚硬感，并有明显

触痛，提示产后哺乳延迟或没有及时排空乳房。评估产妇有无乳头皲裂及其原因，初产妇孕期乳房护理不良或哺乳方法不当，或在乳头上使用肥皂、酒精等，容易发生乳头皲裂。

（5）排泄

①排尿：产后5日内尿量明显增多，鼓励产妇尽早自行排尿。产后4小时内应让产妇排尿。若第1次排尿尿量少，应再次评估膀胱充盈情况，若排尿时间延迟，应鼓励产妇饮水并警惕尿潴留发生。

②排便：由于分娩过程中产妇进食少以及产后肠蠕动减弱、腹壁肌松弛、产后卧床休息、会阴伤口疼痛等原因，产妇易发生便秘。

③褥汗：产后1周内皮肤排泄功能旺盛，排出大量汗液，以夜间睡眠和初醒时更明显，称为褥汗，不属病态。

（6）下肢：产后由于疲倦及伤口疼痛等原因，产妇可出现长时间的卧床休息，而产褥期的早期血液仍处于高凝状态，导致下肢静脉血流缓慢，血液容易淤积在静脉内，可发生静脉血栓。表现为患侧下肢体表温度下降，感觉麻木，肢体有肿胀感。下肢静脉血栓发生率较低，一旦发生，影响产妇的生命安全。

（7）产褥中暑：产褥期因高温环境使体内余热不能及时散发，引起中枢性体温调节功能障碍的急性热病。表现为高热、水电解质紊乱，循环衰竭和神经系统功能损害等。本病常见原因是依旧风俗习惯担心产妇“受风”而关闭门窗，包头盖被，使居室环境处于高湿高温状态，影响产妇出汗散热，导致体温调节中枢功能衰竭而出现高热、意识丧失和呼吸循环功能衰竭等中暑表现。

3. 心理-社会支持情况

（1）评估产妇心理状态：产妇在产后2～3日内发生轻度或中度的情绪反应称为产后抑郁，主要表现出易哭、易激惹、忧虑、不安，有时喜怒无常，一般2～3日后自然消失，有时可持续达10日。产后抑郁的发生可能与产妇体内的雌、孕激素水平急剧下降，产后的心理压力及疲劳等因素有关。因此，应注意评估产后产妇的心理状态。

①评估产妇的感受：评估产妇对妊娠和分娩的感受是舒适或痛苦，产妇现在的感受是否舒适，对今后自己体型的变化、家庭关系重新定位的看法。产妇对妊娠和分娩的经历及产后自我形象的感受，直接影响产后母亲角色的获得，关系到能否接纳孩子。

②评估产妇的母亲行为：评估产妇作为母亲的行为是属于适应性的还是不适应性的。如产妇能满足孩子的需要并表现出喜悦，积极有效地锻炼身体，学习护理孩子的知识和技能，为适应性行为；相反，产妇不愿意接触孩子，不亲自喂养孩子，不护理孩子或表现出不悦、不愿交流、食欲差等，为不适应性行为。

③评估对新生儿的看法：评估产妇是否觉得孩子吃得好、睡得好又少哭就是好孩子，因而自己是一个好母亲；认为长哭、哺乳困难，需要常常更换尿布和搂抱的孩子是坏孩子，因而自己是一个坏母亲。产妇能正确理解孩子的行为将有利于建立良好的母子关系。

(2) 评估社会支持及经济状况：评估配偶及家庭成员的心理变化。和谐的家庭氛围、良好的经济基础，有助于产妇及家庭各成员角色的获得，有助于建立多种亲情关系。护理人员可从产妇的人际交往的特征、与家人的互动来评估其社会支持系统。

4. 辅助检查　产后常规体检，必要时进行血、尿常规检查，药物敏感试验等。

(二) 常见护理诊断/问题

1. 舒适改变　与产后宫缩痛、会阴伤口疼痛及褥汗等因素有关。

2. 尿潴留　与产时膀胱受压张力下降、会阴伤口疼痛及不习惯床上排尿有关。

3. 母乳喂养无效　与乳汁分泌不足、喂养技能不熟练有关。

4. 知识缺乏：缺乏产后自我保健和新生儿护理相关知识。

(三) 护理目标

1. 产妇的舒适感增加。

2. 产妇小便正常。

3. 产妇正确实施母乳喂养。

4. 产妇获得正确的产褥期健康生活指导和新生儿护理指导，表现出自信和满足。

(四) 护理措施

1. 产后 2 小时护理　产后 2 小时内是发生产后出血、产后子痫、产后心衰的关键时期，因此分娩后应在产房观察产妇 2 小时。观察内容包括：①测量血压、脉搏，特别是妊娠期高血压疾病产后应监测血压的变化，警惕产后子痫；②观察阴道流血量，将弯盘置于产妇臀下收集阴道出血量；③观察子宫收缩情况及宫底高度；若发现子宫乏力，应按摩子宫并肌注缩宫剂（缩宫素、前列腺素或麦角新碱）；若子宫收缩不良、宫底上升，但产妇阴道流血量不多，提示宫腔内有积血，应挤压宫底排出积血，并给予子宫收缩剂；④膀胱是否充盈，膀胱充盈时应及时排空，以免影响子宫收缩导致产后出血；⑤是否有肛门坠胀感，若有应行肛查以明确是否有阴道后壁血肿，及时处理。同时协助产妇产后半小时开奶，产后 2 小时若产妇身体评估正常，可将产妇及新生儿送回产科病房。

2. 入产科病房后护理

(1) 一般护理：为产妇提供一个空气清新，通风良好，舒适、安静的环境；保持床单的整洁、整齐。

(2) 休息与活动：保证产妇有充足的睡眠，产褥期产妇睡眠每日 8～10 小时，指导产妇与婴儿同步休息，生活有规律，护理活动应尽量不打扰产妇的休息。正常分娩者，产后6～12小时内可起床轻微活动，产后24小时可在室内走动；行会阴-侧切开或剖宫产的产妇，可适当推迟活动时间。待拆线后伤口不感疼痛时，可做产后康复锻炼。产后康复锻炼可促进子宫复旧、增进食欲、促进排尿、预防便秘，同时可促进腹壁及盆底肌肉张力的恢复、预防下肢静脉血栓形成，促进产妇康复。由于产妇产后盆底肌肉松弛，应避免负重劳动或蹲位活动，以防子宫脱垂。

（3）营养与饮食：产后1小时可让产妇进流食或清淡半流食，以后可进普通饮食，建议产妇少食多餐。食物应富有营养、足够热量和水分。哺乳者，应多进食蛋白含量丰富的食物及汤汁类食物，适当补充维生素和铁剂，推荐补充铁剂3个月。避免吸烟、饮酒、咖啡及辛辣刺激性食物等。

（4）排尿与排便：自产后4小时起即应鼓励产妇尽早自行排尿。如排尿困难，除鼓励产妇坐起排尿，可采用以下方法：①温开水冲洗会阴；②热敷下腹部；③按摩膀胱，刺激膀胱收缩；④针刺两侧气海、关元、阴陵泉、三阴交等穴位；⑤肌肉注射甲硫酸新斯的明1 mg，兴奋膀胱逼尿肌促进排尿；⑥上述方法均无效时应导尿，留置尿管1～2日。产后因卧床休息、食物缺乏纤维素，加之肠蠕动减弱，产褥早期腹肌、盆底肌张力降低，容易发生便秘，应鼓励产妇早日下床活动，多饮水，多吃富含纤维素类食物，以预防便秘。对便秘者可遵医嘱口服缓泻剂。

3. 病情观察

（1）生命体征：每日测体温、脉搏、呼吸及血压2次，如体温超过38℃，应及时向医生汇报，加强观察，协助医生查找原因。

（2）子宫复旧及恶露：产后1周内每日在同一时间了解子宫复旧情况。每日观察恶露颜色、气味及数量，必要时遵医嘱做好血及组织培养标本的采集。

（3）会阴：观察会阴部水肿程度及消退情况。会阴部有缝线者，应每日观察伤口周围有无渗血、血肿、红肿、硬结及分泌物。

4. 对症护理

（1）会阴护理

①清洁护理：每日2次用0.05％聚维酮碘液或1∶5000高锰酸钾溶液擦洗或冲洗会阴，擦洗顺序为，自下而上、由内向外，会阴伤口单独擦洗，注意无菌操作。勤换会阴垫，大便后用水清洗会阴，保持会阴部清洁及干燥。

②伤口护理：嘱产妇向会阴伤口对侧侧卧（健侧卧位）。会阴部水肿者，可以用50％硫酸镁湿热敷，产后24小时可用红外线照射外阴；有硬结者，可用大黄、芒硝外

敷或用95%乙醇湿热敷；会阴切口疼痛剧烈或产妇有肛门坠胀感，应及时报告医生，以排除阴道壁及会阴部血肿；会阴部小血肿者，24 小时后可湿热敷或红外线照射，大的血肿应配合医师切开处理；会阴伤口感染者，应配合医师提前拆线，充分引流，并定时换药；伤口愈合不佳者，可在产后 7～10 日起给予高锰酸钾溶液坐浴。

（2）子宫复旧护理：每次观察子宫复旧时按压宫底，以免宫腔积血影响子宫收缩，同时按摩子宫，并遵医嘱给予子宫收缩剂，促进子宫复旧。产后当天，禁止用热水袋外敷缓解宫缩痛，以免子宫肌肉松弛造成出血过多。

（3）乳房护理：乳房应保持清洁、干燥。建议哺乳期产妇使用棉质乳罩，避免过紧过松。每次哺乳前产妇应洗净双手，然后用清水洗净自己的乳头和乳晕，并柔和地按摩乳房，刺激泌乳反射。乳头处如有痂垢，应先用油脂浸软后再用温水洗净。切忌用肥皂或酒精之类擦洗，以免引起局部皮肤干燥、皲裂。哺乳时应让新生儿吸空乳汁；如乳汁充足孩子吸不完时，应用吸乳器将剩余的乳汁吸出，以免乳汁淤积影响乳汁分泌，并预防乳腺管阻塞及两侧乳房大小不一等情况。如吸吮不成功，则指导产妇挤出乳汁喂养。

（4）平坦及凹陷乳头护理：部分产妇的乳头凹陷，一旦受到刺激乳头呈扁平或向内回缩，婴儿很难吸吮到乳头，可指导产妇进行以下练习：乳头伸展练习：将两示指平行放在乳头两侧，慢慢地由乳头向两侧外方拉开，牵拉乳晕皮肤及皮下组织，使乳头向外突出；接着将两示指分别放在乳头上侧和下侧，将乳头向上、向下纵行拉开（图 10-1），如此重复多次。此练习每日 2 次，每次 15 分钟。乳头牵拉练习：用一只手托乳房，另一只手的拇指和中、示指抓住乳头向外牵拉（图 10-2），重复 10～20 次，每日 2 次。配置乳头罩：从妊娠 7 个月起佩戴，对乳头周围组织起到稳定作用。此外，可指导产妇改变多种喂奶的姿势和使用假乳套以利于婴儿含住乳头，也可以利用吸乳器进行吸引。哺乳时先吸吮平坦一侧，因婴儿饥饿时吸吮力强，容易吸住乳头和大部分乳晕。

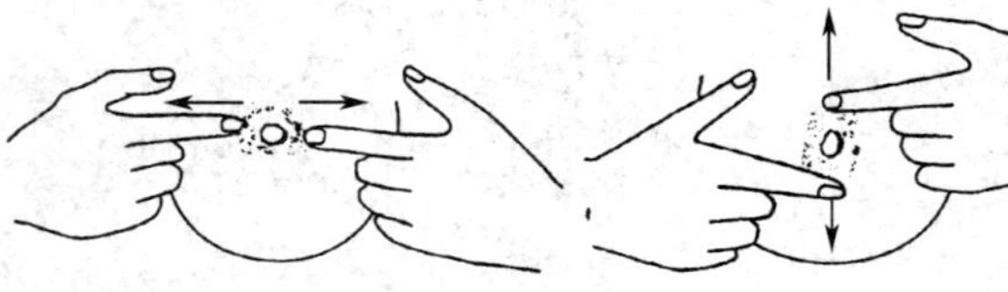

图 10-1　乳头伸展开练习

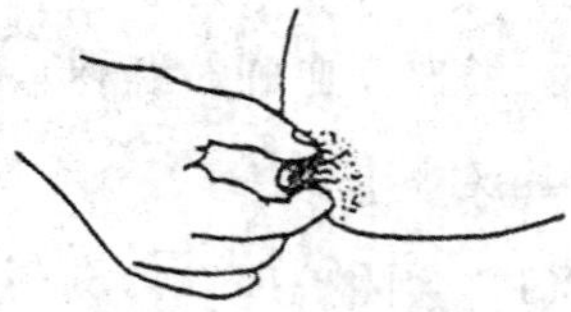

图 10-2　乳头牵拉练习

（5）乳房胀痛护理：产后 3 日内，因淋巴和静脉充盈，乳腺管不畅，乳房逐渐胀实、变硬，触之疼痛，可有轻度发热，可采用下列方法缓解。①尽早哺乳：鼓励并协助产妇在产后半小时开始哺乳。②外敷乳房：哺乳前热敷乳房；在两次哺乳间冷敷乳房，可减少局部充血、肿胀。③按摩乳房：哺乳前按摩乳房，方法为从乳房边缘向乳头中心按摩，可使乳腺管畅通，减少疼痛。④佩戴乳罩：指导产妇穿戴合适的具有支托性的乳罩，以减轻乳房充盈时的沉重感。⑤生面饼外敷乳房。⑥服用药物：可口服维生素 B_6 或散结通乳的中药。

（6）乳腺炎护理：产妇乳房局部出现红、肿、热、痛症状，或有痛性结节，提示乳腺炎的发生。轻度乳腺炎时，坚持哺乳，哺乳前湿热敷乳房 3～5 分钟，并按摩乳房，轻轻拍打和抖动乳房，哺乳时先喂患侧乳房，因饥饿时婴儿的吸吮力强，有利于吸通乳腺管。每次哺乳应充分吸空乳汁，同时增加哺乳的次数，每次哺乳至少 20 分钟。哺乳后充分休息，饮食要清淡。重度乳腺炎应停止哺乳，并进行外科处理。

（7）乳头皲裂护理：哺乳姿势不当是引起乳头皲裂的重要原因。轻者可继续哺乳，指导产妇哺乳时取舒适卧位，哺乳前湿热敷乳房 3～5 分钟，挤出少许乳汁使乳晕变软，让婴儿含住乳头和大部分乳晕，先吸吮损伤较轻的乳房，以减轻对损伤重侧乳房的吸吮力。哺乳后，挤出少许乳汁涂在乳头和乳晕上，短暂暴露使乳头干燥。增加喂哺的次数，缩短每次喂哺的时间。乳头皲裂严重者应停止直接吸吮，可用乳头罩间接哺乳或用吸乳器将乳汁吸出后进行喂养。

（8）催乳护理：产妇出现乳汁分泌不足，可指导其正确的哺乳方法，按需哺乳，夜间哺乳，调节饮食，服用中药，针刺合谷、外关、少泽、膻中等穴位，同时鼓励产妇树立信心。

（9）退乳护理：产妇因疾病或其他原因不能哺乳或终止哺乳者应尽早退乳。首先应停止哺乳，不排空乳房，少进汤汁。同时可用生麦芽 60～90 g 水煎当茶饮，每日 1 剂，连服 3～5 日；亦可用皮硝 250 g 碾碎装布袋分敷于两乳房上并固定，皮硝受湿后应更换再敷，直至乳房不胀。

5. 心理护理

（1）母婴同室：让产妇更多地接触自己的孩子，在产妇获得充分休息的基础上，让产妇多抱孩子，培养母子感情。

（2）建立良好的护患关系：产妇入产后休养室时，护理人员应热情接待，与产妇建立良好关系。耐心倾听产妇述说分娩经历和感受，积极回答问题，加强对产妇的精神关怀。

（3）提供指导：提供母乳喂养、新生儿护理及自我保健指导，帮助产妇减轻身心的不适；鼓励和指导丈夫及家人参与新生儿护理活动，培养新家庭观念，促进适应新的家庭生活。

（五）护理评价

1. 产妇生命体征是否保持正常。

2. 产妇的舒适感是否增加。

3. 产妇产后是否及时排尿、排便。

4. 产妇在护士的指导下是否积极参与新生儿护理及自我护理，并表现出自信和满足。

5. 产妇及家属对产褥期保健知识了解的程度。

（六）健康指导

1. 一般指导　产妇居室应清洁通风，合理饮食。注意休息，合理安排家务及婴儿护理，注意个人卫生和会阴部清洁，衣着宽大透气，保持良好心境，适应新的家庭生活方式。

2. 母乳喂养指导

（1）介绍母乳喂养的优点

1）对婴儿：①提供营养，促进发育。母乳中所含的各种营养物质，最有利于婴儿的消化吸收，而且随着婴儿生长发育的需要，母乳的质和量发生相应的改变；②提高免疫力，预防疾病。母乳中含有各种免疫活性细胞和丰富的免疫球蛋白，免疫活性细胞有巨噬细胞、淋巴细胞等，免疫球蛋白包括分泌型免疫球蛋白、乳铁蛋白、溶菌酶、纤维结合蛋白、双歧因子等。通过母乳喂养可预防婴儿腹泻、呼吸道和皮肤感染；③利于牙齿的发育和保护。吮吸时肌肉运动，促进面部肌肉正常发育，预防奶瓶喂养引起的龋齿；④促进亲子关系建立。通过母乳喂养，增加了婴儿与母亲皮肤接触的机会，有助于母婴间的情感联系，满足婴儿爱与安全的需要，有助于婴儿日后心理的健康发展。

2）对母亲：①预防产后出血。吸吮刺激能使神经垂体分泌缩宫素，可促进子宫收缩，减少产后出血；②避孕。吸吮乳头可刺激腺垂体分泌催乳素，催乳素可抵制排卵，延迟月经，起到避孕作用。此外哺乳期推迟月经复潮及排卵，有利于产后恢复，有利于延长生育间隔。③尽快适应母亲角色。母乳喂养时产妇与婴儿之间的皮肤接触能促进亲子关系建立，使产妇尽快适应母亲角色。④降低女性肿瘤的发生。研究表明母乳喂养可降低母亲患乳腺癌、卵巢癌的概率。⑤安全、方便、经济。母乳新鲜、卫生，温度适宜，可直接喂哺婴儿。

（2）哺乳方法指导

1）哺乳时间：原则是按需哺乳。一般产后半个小时内，母子情况稳定可以开始哺乳，此时乳房内乳量虽少，可通过新生儿吸吮动作刺激泌乳。以后哺乳的时间及频率取决于新生儿的需要及乳母感到奶胀的情况而定，一般2～3小时哺乳一次，每次哺乳时间不超过30分钟，忌让婴儿养成含乳头睡觉的习惯。

2）哺乳姿势：哺乳可以采用坐式、侧卧式或环抱式，母亲及婴儿均应选择舒适位置，使母婴胸贴胸、腹贴腹、下颌贴乳房。

3）哺乳方法：每次哺乳前产妇应洗净双手，用温开水擦洗乳房，一手扶托乳房，拇指在上，其余 4 指在下，并用乳头触动婴儿上唇中间部分，当婴儿嘴巴张开时顺势把乳头和大部分乳晕放入其中，注意使婴儿将乳头和大部分乳晕吸吮住，并防止婴儿鼻部被乳房压迫及头部与颈部过度伸展造成吞咽困难。哺乳应两侧乳房交替进行，先吸空一侧乳房后，再吸吮另一侧。哺乳结束时，用食指轻轻向下按压婴儿下颌使其张口，以免在口腔负压情况下拉出乳头而引起局部疼痛或皮肤损伤。哺乳后，挤出少许乳汁涂在乳头和乳晕上。每次哺乳后，应将婴儿直立抱起轻拍背部 1～2 分钟，排出胃内空气，以防吐奶。建议纯母乳喂养 6 个月，哺乳期以 10 个月～1 年为宜。

3. 产后健身操　产后健身操（图 10-3）可促进腹壁、盆底肌肉张力恢复，预防尿失禁、膀胱直肠膨出及子宫脱垂。根据产妇实际情况，运动量由小到大，由弱到强循序渐进练习。一般在产后第 2 日开始，每 1～2 日增加 1 节，每节做 8～16 次。出院后继续做健身操直至产后 6 周。

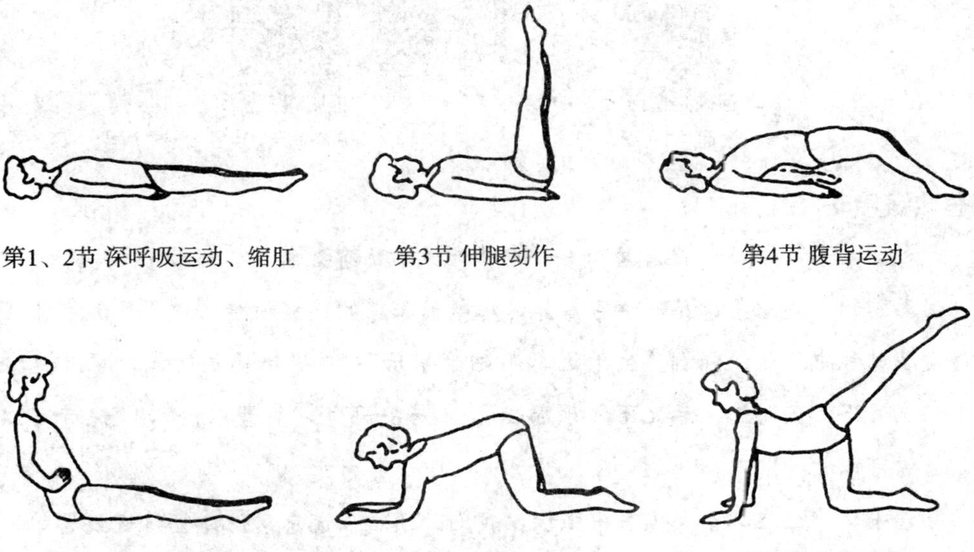

图 10-3　产后健身操

第一节：仰卧，深呼吸，收腹部，然后呼气。

第二节：仰卧，两臂直放于身旁，进行缩肛与放松动作。

第三节：仰卧，两臂直放于身旁，双腿轮流上举和并举，与身体呈直角。

第四节：仰卧，髋与腿放松，分开稍屈，脚底置于床上尽力抬高臀部及背部。

第五节：仰卧起坐。

第六节：跪姿，双膝分开，肩肘垂直，双手平放于床上，腰部进行左右旋转动作。

第七节：跪姿，双臂支撑在床上，左右腿交替向背后高举。

4. 计划生育指导　产后42日内禁止性交。根据产后检查情况，恢复正常性生活，指导产妇选择适当的避孕措施，原则是哺乳者宜选择工具避孕，不哺乳者可选用药物或工具避孕。

5. 产后检查　包括产后访视及产后健康检查。

（1）产后访视。由社区医疗保健人员在产妇出院后3日内、产后14日、产后28日分别进行3次产后访视，内容包括：①产妇饮食、睡眠及心理状况；②子宫复旧及恶露；③乳房、哺乳情况；④会阴伤口或剖宫产腹部伤口情况；⑤新生儿生长、喂养及预防接种。通过访视了解产妇及新生儿的健康状况，若发现异常给予及时指导。

（2）产后健康检查。告知产妇于产后42日带孩子一起到分娩医院做产后健康检查，包括：①全身检查，血压，脉搏，血、尿常规等；②妇科检查，主要检查盆腔内生殖器是否恢复至非孕状态。

学而思10-2　　护资考点10-2

思政链接

忧患意识——中华民族的生存智慧

忧患意识，是中华民族的生存智慧，承载着深厚的民族精神。中华民族在千百年生存发展进程中，始终强调“生于忧患而死于安乐”；“祸兮福之所倚，福兮祸之所伏”，“先天下之忧而忧，后天下之乐而乐”，“居安思危，戒奢以俭”，“忧劳可以兴国，逸豫可以亡身”。

习近平总书记在二十大报告中强调：我们必须增强忧患意识，坚持底线思维，做到居安思危、未雨绸缪，准备经受风高浪急甚至惊涛骇浪的重大考验。

增强忧患意识，不是消极悲观，不是灰心丧气，而是要时刻居安思危，保持清醒，艰苦奋斗。

“天下稍安，尤须兢慎，若便骄逸，必致丧败。”增强忧患意识，就要密切党同人民群众的血肉联系。“实干兴邦，空谈误国。”增强忧患意识，就要以求真务实的精神真抓实干。唯有求真务实、真抓实干，才能解决所忧所患。“不进则退，进慢亦退。”增强忧患意识，就要锐意开拓进取。坚持守正创新、解放思想、实事求是、与时俱进。

第十一章

产褥期并发症妇女的护理

思维导图11

学习目标

1. 掌握产褥感染、产褥病率、晚期产后出血的概念，产褥感染和晚期产后出血的护理评估及护理措施。

2. 熟悉产褥感染及晚期产后出血的病因及治疗原则。

3. 了解产褥感染及晚期产后出血的治疗原则。

4. 利用所学知识对产褥感染的患者进行护理，理解产后抑郁症妇女的表现，关爱产妇。

5. 提升谦虚谨慎意识，养成同理心、爱心和责任心。

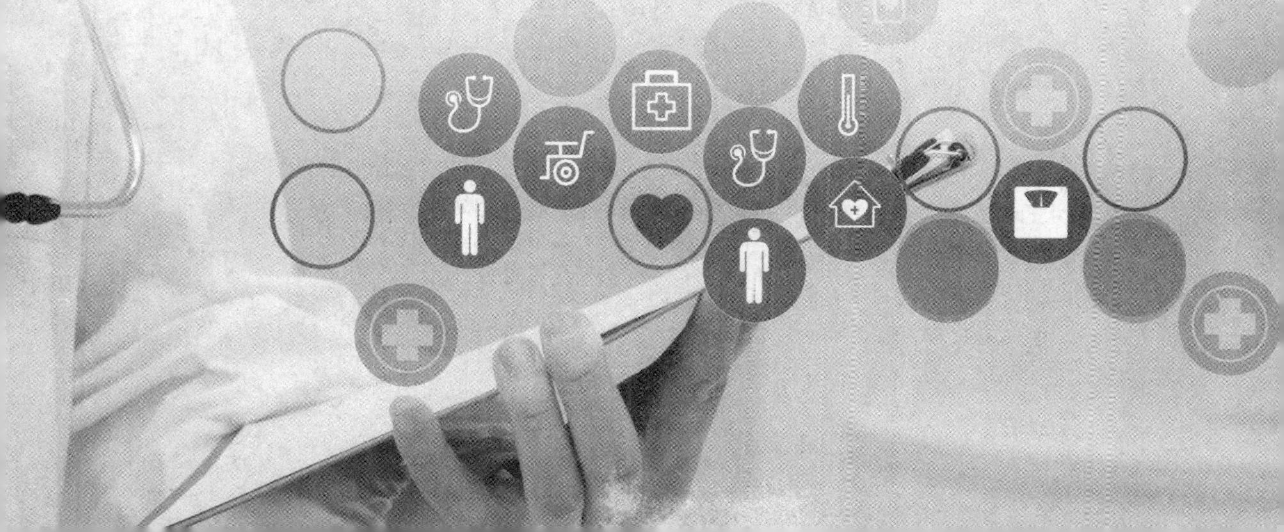

第一节 产褥感染

案例导入

洪女士，29 岁，第一胎，产钳助产产后第 4 天，因“发热，下腹微痛”来院就诊。查体：体温 38℃，双乳稍胀，无明显压痛，子宫脐下 2 指，轻压痛，恶露多且混浊，有臭味，其余无异常发现。

请思考：

1. 目前考虑洪女士的医疗诊断是什么？
2. 该产妇存在的护理问题有哪些？
3. 应采取哪些护理措施？

产褥感染是指分娩及产褥期生殖道受病原体感染，引起局部或全身的炎性变化，发病率约为 6%。产褥病率是指分娩 24 小时以后的 10 日内，用口表每日测量体温 4 次，间隔时间 4 小时，有 2 次达到或超过 38℃。造成产褥病率的主要原因是产褥感染，但也包括生殖道以外其他部位的感染，如泌尿系统感染、急性乳腺炎、上呼吸道感染等。产褥感染与产科出血、妊娠合并心脏病及严重的妊娠期高血压疾病，是导致孕产妇死亡的四大原因。

【概述】

（一）诱因

正常女性生殖道对外界致病因子的侵入有一定的防御功能。正常妊娠和分娩通常不会给产妇增加感染的机会。只有在机体免疫力、细菌毒力和细菌数量三者之间的平衡失调时，才会增加感染的机会，导致感染发生，如产妇体质虚弱、营养不良、孕期贫血、孕期卫生不良、胎膜早破、羊膜腔感染、慢性疾病、产科手术、产程延长、产前产后出血过多等。

（二）病原体

正常女性阴道寄生大量微生物，包括需氧菌、厌氧菌、真菌、衣原体和支原体，可分为致病微生物和非致病微生物。机体对入侵病原体的反应与病原体的种类、数量、毒力及机体的免疫力有关。

产褥感染可为单一的病原体感染，也可为多种病原体的混合感染，以混合感染多见，厌氧菌为主。常见病原体有链球菌、大肠杆菌、葡萄球菌等。

（三）感染途径

1. 内源性感染　正常孕产妇生殖道或其他部位寄生的病原体，多数并不致病。当抵抗力降低和（或）病原体数量、毒力增加等感染诱因出现时，由非致病微生物转化为致病微生物而引起感染。

2. 外源性感染　指外界病原体进入产道所致的感染。可以通过医务人员消毒不严或被污染的衣物、用具、各种手术器械及产妇临产前性生活等途径，将致病菌带入生殖道引起感染。

【病理类型】

发热、疼痛、异常恶露为产褥感染三大主要症状。由于感染部位、程度、扩散范围不同，其临床表现也不同。依感染发生部位，分为会阴、阴道、宫颈、腹部伤口、子宫切口局部感染，急性子宫内膜炎，急性盆腔结缔组织炎、腹膜炎，血栓性静脉炎，脓毒血症及败血症等。

1. 急性外阴、阴道、宫颈炎　分娩时会阴部损伤或手术产导致感染。以葡萄球菌和大肠杆菌感染为主。会阴伤口感染表现为会阴部疼痛，坐位困难，局部伤口红肿、发硬，伤口裂开，压痛明显，有脓性分泌物，较重时可出现低热。阴道、宫颈感染表现为黏膜充血、溃疡、分泌物增多并呈脓性；感染部位较深时，可引起阴道旁结缔组织炎；宫颈裂伤感染向深部蔓延，可达宫旁组织，引起盆腔结缔组织炎。

2. 急性子宫内膜炎、子宫肌炎　为最常见的病理类型。病原体经胎盘剥离面侵入，扩散到子宫蜕膜时称子宫内膜炎，表现为子宫内膜充血、水肿、坏死、有脓性渗出物。侵入子宫肌层则称为子宫肌炎，表现为全身症状重，腹痛、恶露增多呈脓性，子宫压痛明显，子宫复旧不良，可伴有高热、寒战。

3. 急性盆腔结缔组织炎、急性输卵管炎　病原体经宫旁淋巴或血行扩散至宫旁组织引起盆腔结缔组织炎，累及输卵管时形成输卵管炎。表现为下腹痛伴肛门坠胀，伴有持续高热、寒战、头痛等全身症状，阴道检查或肛查发现子宫复旧不良，宫旁一侧或两侧结缔组织增厚、压痛和（或）触及炎性包块，严重者累及整个盆腔形成“冰冻骨盆”。

4. 急性盆腔腹膜炎及弥漫性腹膜炎　炎症继续发展，扩散至子宫浆膜，形成盆腔腹膜炎，继而发展为弥漫性腹膜炎。患者全身中毒症状明显，如高热、恶心、呕吐、腹胀，检查发现压痛、反跳痛、肌紧张。有时在直肠子宫陷凹形成局限性脓肿，若脓肿波及肠管及膀胱，可有腹泻、里急后重和排尿困难。急性期治疗不彻底可发展为盆腔炎性疾病后遗症而导致不孕。

5. 血栓性静脉炎 胎盘附着处的血栓感染上行引起盆腔血栓性静脉炎，下行而引起下肢血栓性静脉炎。盆腔血栓性静脉炎常于产后1～2周后出现，病变常为单侧，表现为弛张热，下腹疼痛和压痛。下肢血栓性静脉炎，病变多在股静脉、腘静脉及大隐静脉，表现为弛张热，下肢持续性疼痛，局部静脉压痛或触及硬索状，因血液回流受阻，引起下肢水肿、皮肤发白，习称“股白肿”。

6. 脓毒血症及败血症 是产褥感染最严重的阶段。当感染血栓脱落进入血循环可引起脓毒血症，出现肺、脑、肾脓肿或肺栓塞。若细菌大量进入血循环并繁殖形成败血症，表现为寒战、持续高热、全身中毒症状明显，甚至出现感染性休克，可危及生命。

【护理】

（一）护理评估

1. 健康史 采集产妇的健康史及孕产史，评估是否有产褥感染的诱发因素，评估产妇的个人卫生习惯，了解本次妊娠经过，是否有妊娠合并症及并发症，分娩时是否有胎膜早破、产程延长、手术助产等。

2. 身体评估

（1）症状：倾听产妇有无外阴烧灼感，局部疼痛、头痛、腹泻、排尿困难等主诉。

（2）体征：评估产妇全身状况、子宫复旧及伤口愈合情况。检查子宫底高度、子宫软硬度、有无压痛及其疼痛程度，观察会阴部有无局部红肿、硬结及脓性分泌物，并观察恶露量、颜色、性状、气味等。用窥阴器检查阴道、宫颈及分泌物的情况，双合诊检查宫颈有无举痛、子宫一侧或双侧是否扪及包块。

3. 心理-社会支持情况 产妇由于没有心理准备，对疾病认识不够，加之身体虚弱，产后持续高热、寒战、局部疼痛，产生焦虑、烦躁情绪。严重感染时因不能亲自照顾孩子而失落、内疚。

4. 辅助检查

（1）血液检查：白细胞计数增高，中性粒细胞升高明显；血沉加快。

（2）细菌培养：通过宫腔分泌物、脓肿穿刺物、后穹隆穿刺物做细菌培养和药物敏感试验，必要时做血培养和厌氧菌培养，确定病原体及敏感的抗生素。

（3）超声、CT及磁共振成像检查：对感染形成的炎性包块、脓肿及静脉血栓做出定位及定性诊断。

（二）常见护理诊断/问题

1. 体温过高　与病原体感染有关。

2. 疼痛　与产褥感染有关。

3. 焦虑　与担心疾病预后及母子分离有关。

4. 知识缺乏：缺乏有关产褥感染的自我护理知识。

（三）护理目标

1. 产妇感染得到控制，体温正常。

2. 产妇疼痛减轻。

3. 产妇焦虑减轻，情绪稳定，能积极配合治疗及护理。

4. 产妇具备了一定的疾病护理知识和技能。

（四）护理措施

1. 一般护理　保持病室安静、整洁、通风良好，注意保暖。保持床单及用物清洁。严格做好床边隔离措施，防止交叉感染。保证产妇获得充足休息和睡眠，鼓励产妇进食高蛋白、高热量、高维生素、易消化饮食，摄入足够的液体，提高机体抵抗力。有会阴伤口者取健侧卧位，有子宫感染、盆腔结缔组织感染或腹膜炎患者取半卧位或抬高床头，以利炎症局限及恶露排出。指导产妇做好会阴、乳房、全身皮肤清洁卫生，及时更换消毒卫生垫。

2. 病情观察　严密观察产妇的生命体征变化，尤其是体温，每 4 小时测量一次并记录。观察是否有恶心、呕吐、腹胀、腹痛、全身乏力等症状。观察子宫复旧情况及会阴伤口情况。观察并记录恶露的颜色、性状与气味。

3. 治疗配合

（1）根据医嘱应用敏感、足量、高效抗生素及子宫收缩药物，并观察疗效。注意抗生素使用的间隔时间，维持有效血药浓度。

（2）配合医生做好脓肿引流术、清宫术、后穹隆穿刺术等的术前准备及护理。

（3）对体温高达 39℃者应给予物理降温，设法控制体温在 38℃左右。

（4）下肢血栓性静脉炎患者，应抬高患肢并制动，局部可湿热敷，促进血液循环，减轻肿胀。

（5）外阴伤口感染患者每日红外线照射 2 次，每次 20～30 分钟；仅有水肿者可用 50％硫酸镁湿热敷，每日 2 次；感染严重者应及时拆除缝线，化脓者应切开引流及伤口换药。

（6）严重病例有感染性休克或肾功能衰竭者应积极配合抢救。

4. 心理护理　让产妇及家属了解病情和治疗护理情况，及时解答家属疑问。鼓励产妇说出心里的担心及感受，提供母婴接触的机会、减轻产妇焦虑。

（五）护理评价

1. 产妇疼痛减轻，体温正常，舒适感增加。

2. 产妇焦虑减轻，能积极参与治疗、护理活动。

3. 产妇知晓产褥期的护理知识。

（六）健康指导

嘱产妇养成良好的卫生习惯，大小便后及时清洁外阴，勤换会阴垫；指导产妇进行饮食、休息、服药、定时复查等自我康复护理；告知产妇有异常情况如异常恶露、腹痛、发热等及时就诊。指导产妇正确实施母乳喂养，做好乳房护理。

学而思11–1　　护资考点11–1

第二节　晚期产后出血

案例导入

罗女士，29 岁。产后 10 天，仍有血性恶露，今晨阴道突然大量流血，现感头晕、心慌、乏力。查体：T 36.5℃，BP 85/50 mmHg，P 92 次/分，脉搏细速，面色苍白，子宫复旧不全，宫口松弛，触及残留组织。

请思考：

1. 罗女士阴道流血的原因是什么？

2. 如何对罗女士提供护理措施？

晚期产后出血是指分娩 24 小时后，在产褥期内发生的子宫大量出血。以产后 1～2 周发病最常见，亦有迟至产后 2 月余发病者。

【病因】

1. 胎盘胎膜残留　为最常见的原因，多发生于产后 10 天左右。黏附在宫腔内的残留胎盘组织发生变性、坏死、机化，形成胎盘息肉，当坏死组织脱落时，暴露基底部血管，引起大量出血。临床表现为血性恶露持续时间延长，之后反复出血或突然大量流血。检查发现子宫复旧不全，宫口松弛，有时可见有残留组织。

2. 蜕膜残留　蜕膜多在产后 1 周内脱落，并随恶露排出。若蜕膜剥离不全，长时间残留，影响子宫复旧，继发子宫内膜炎，引起晚期产后出血。临床表现与胎盘残留不易鉴别，宫腔刮出物病检可见坏死蜕膜，混以纤维素、玻璃样变的蜕膜细胞和红细胞，但不见绒毛。

3. 子宫胎盘附着面感染或复旧不全　多发生在产后 2 周左右。可以反复多次阴道流血，也可大量阴道流血。检查发现子宫大而软，宫口松弛，阴道及宫口有血块堵塞。

4. 感染　引起胎盘附着面复旧不良和子宫收缩欠佳，血窦关闭不全导致子宫出血。以子宫内膜炎症多见。

5. 剖宫产术后子宫切口裂开　多发生在术后 2～3 周。常因切口感染导致肠线溶解脱落，血窦重新开放，引起大量阴道流血，甚至引起休克。由于近年多采取子宫下段横切口剖宫产，横切口裂开引起大量出血病例有所增加。

6. 其他　产后子宫滋养细胞肿瘤、子宫黏膜下肌瘤等，均可引起晚期产后出血。

【护理】

（一）护理评估

1. 健康史　了解分娩方式，评估晚期产后出血的原因。若为阴道分娩，注意产程进展及产后恶露变化，有无反复或突然阴道流血病史；若为剖宫产，应了解手术指征，术式及术后恢复情况。

2. 身体评估

（1）症状

①阴道流血：胎盘胎膜残留、蜕膜残留引起的阴道流血多发生于产后 10 天左右。胎盘附着部位复旧不良常发生在产后 2 周左右，可以反复多次阴道流血，也可突然大量阴道流血。剖宫产子宫切口裂口或愈合不良所致的阴道流血，多发生在术后 2～3 周，常常是子宫突然大量出血，可导致失血性休克。

②腹痛和发热常合并感染，伴发恶露增加、恶臭。

③全身症状：继发性贫血，严重者因失血性休克危及生命。

（2）体征　检查子宫，复旧不佳可扪及子宫增大、变软，宫口松弛，有时可触及残留组织和血块，伴有感染者子宫明显压痛。

3. 心理-社会支持情况　因反复阴道流血、腹痛、发热，会使产妇情绪抑郁。产妇及家属担心会因此影响身体健康及留下后遗症，也担心由此影响哺乳，对孩子生长不利。

4. 辅助检查

（1）血常规：了解贫血和感染情况。

（2）病原菌和药敏试验：宫腔分泌物培养、发热时行血培养，选择有效广谱抗生素。

（3）超声检查：了解子宫大小、宫腔内有无残留物及子宫切口愈合情况。

（4）血 hCG 测定：有助于排除胎盘残留及绒毛膜癌。

（5）病理检查：宫腔刮出物或切除子宫标本，应送病理检查。

（二）常见护理诊断/问题

1. 组织灌注不足　与子宫出血有关。

2. 有感染的危险　与宫内残留，出血，贫血，宫内操作有关。

3. 潜在并发症：失血性休克。

（三）护理目标

1. 产妇出血得到控制，组织灌注量得到纠正。

2. 产妇生命体征正常，无感染症状。

3. 产妇血容量恢复正常。

（四）护理措施

1. 一般护理　保持病室安静、清洁、空气流通，保持床单及用物清洁；保证产妇获得充足休息和睡眠；加强营养，多吃含铁、蛋白质丰富的食物；保证足够的液体摄入。

2. 病情观察　严密观察产妇生命体征及尿量的变化，及时发现失血性休克和感染征象。观察产后子宫复旧情况、有无压痛，注意阴道流血的颜色及量等。

3. 治疗配合　少量或中等量阴道流血，遵医嘱给予广谱抗生素及子宫收缩剂等；疑有胎盘、胎膜、蜕膜残留或胎盘附着部位复旧不全者，协助医生行刮宫术。刮宫前备血、建立静脉通道，刮出物送病理检查，以明确诊断。术后继续给予抗生素及子宫收缩剂；疑有剖宫产切口裂开，少量阴道流血也应该住院，给予广谱抗生素及支持疗法，严密观察病情变化。若阴道流血较多，需协助医生行剖腹探查术。

4. 心理护理　产妇易产生紧张、恐惧、焦虑等心理。向产妇及家属解释晚期产后出血的原因及诊疗计划，安慰和关心产妇，提供母婴接触的机会，鼓励家属多陪伴产妇，消除其顾虑以取得配合，积极治疗。

（五）护理评价

1. 产妇出血得到控制，无体液失衡。

2. 产妇无感染症状。

3. 产妇无失血性休克发生。

（六）健康指导

指导产妇注意休息，加强营养，纠正贫血，避免感染；室内开窗通风，保持空气流通；指导口腔、皮肤、会阴及乳房的护理；禁止性生活至产褥期结束，选择合适的避孕方法；教产妇识别晚期产后出血征象，发现异常情况及时就诊。

学而思11–2　　护资考点11–2

第三节　产后抑郁症

案例导入

王女士，30岁，G_1P_1，足月分娩一女婴3周后变得无精打采，有时叹气，有时暗暗哭泣，不愿和孩子单独相处，很少给婴儿喂奶。查体未见异常。家中未发生纠纷。

请思考：

1. 王女士出现了什么问题？

2. 如何进行护理？

产后抑郁症是指产妇在产褥期出现抑郁症状，是产褥期精神综合征最常见的一种类型。主要表现为持续和严重的情绪低落以及一系列证候，如动力减低、失眠、悲观等，严重时失去生活自理和照顾婴儿的能力。其发病率国外报道为30%，多在产后2周内发病。

【病因】

本病病因不明，目前认为可能与下列因素有关。

1. 生理因素　在妊娠、分娩的过程中，体内内分泌环境发生了很大变化，尤其是产后24小时内，体内激素水平的急剧变化是产后抑郁症发生的生物学基础。

2. 心理因素　最主要的是产妇的个性特征。敏感（神经质）、以自我为中心、情绪不稳定、社交能力不良、好强求全、固执、内向性格等个性特点的人容易发生产后心理障碍。

3. 产科因素　分娩对女性来说是一种忐忑不安的体验。虽然产科设备不断完善，技术不断提高，但产妇对分娩方式、对分娩疼痛感到恐惧，导致神经内分泌失调等一系列机体变化，影响子宫收缩，使产程延长，导致难产，进一步加重焦虑、不安情绪，诱发产后抑郁的产生。

4. 社会因素　夫妻关系不和、产后亲属关心不够，尤其是缺乏来自丈夫的支持、家庭经济条件差、居住环境恶劣等都是其危险因素；不良分娩结局，如死胎、畸形儿及产妇家庭对婴儿性别的歧视等可诱发产褥期抑郁症。

5. 遗传因素　有精神病家族史，特别是有家族抑郁症病史的产妇，产后抑郁的发病率高，说明家族遗传可能影响某些妇女对抑郁症的易感性和她的个性。

【护理】

（一）护理评估

1. 健康史　了解有无抑郁症、精神病的个人史和家族史，有无重大精神创伤史；了解本次妊娠及分娩过程是否顺利，有无难产、滞产、手术产及产时产后的并发症；了解婴儿健康状况、婚姻家庭关系及社会支持系统等因素；识别发病诱因。

2. 身体评估　观察产妇的情绪变化、日常活动和行为、母婴之间接触和交流情况，了解产妇对分娩的体验与感受，评估产妇的人际交往能力与社会支持系统，判断疾病的严重程度。产后抑郁症患者主要的临床表现有以下几个方面：

（1）情绪改变：心情压抑、沮丧、情绪淡漠，甚至焦虑、恐惧、易怒，夜间加重；有时表现为孤独、不愿见人或伤心、流泪。

（2）自我评价降低：自暴自弃、自罪感，对身边的人充满敌意，与家人、丈夫关系不协调。

（3）创造性思维受损，主动性降低。

（4）对生活缺乏信心，觉得生活无意义，出现厌食、睡眠障碍、易疲倦、性欲减退。严重者甚至有绝望、自杀或杀婴倾向，有时陷于错乱或昏睡状态。

3. 辅助检查　可采用心理测量仪及心理量表判断，如产后抑郁筛查量表（PDSS）、爱丁堡产后抑郁量表（EPDS）。

（二）常见护理诊断/问题

1. 家庭运行中断　与无法承担母亲角色有关。

2. 有对自己或他人实施暴力的危险　与产后严重的心理障碍有关。

（三）护理目标

1. 产妇的情绪稳定，能配合医护人员及家人采取有效应对措施。

2. 产妇能进入母亲角色，能关心爱护婴儿。

3. 产妇的生理、心理行为正常。

（四）护理措施

1. 一般护理　提供温暖、舒适的环境，合理安排饮食，保证产妇的营养摄入和良好的哺乳能力；让产妇多休息，保证足够的睡眠；合理安排产妇的活动。

2. 病情观察　观察产妇的情绪变化、食欲、睡眠、疲劳程度和集中能力。观察产妇的日常活动和行为，如自我照顾能力与照顾婴儿的能力。观察母婴之间接触和交流的情况，了解产妇对婴儿的喜恶程度。观察产妇的暴力行为倾向。

3. 治疗配合　心理治疗为重要的治疗手段。包括心理支持、咨询与社会干预等。药物治疗适用于中重度抑郁症及心理治疗无效患者。尽量选用不进入乳汁的抗抑郁药，首选5-羟色胺再吸收抑制剂，如盐酸帕罗西汀和盐酸舍曲林。遵医嘱指导产妇正确应用抗抑郁症药，并注意观察药物疗效及不良反应。重症患者需要请心理医生或精神科医生给予治疗。

4. 心理护理　心理护理对产后抑郁症非常重要。使产妇感到被支持、尊重、理解，信心增强，加强自我控制，与他人建立良好交流的能力，激发内在动力去应对自身问题。护理人员要具备温和、接受的态度，鼓励产妇宣泄、抒发自身的感受，耐心倾听产妇诉说的心理问题，做好心理疏通工作。同时，让家人和（或）朋友给予更多的关心和爱护，减少或避免不良的精神刺激和压力。

5. 协助并促进产妇适应母亲角色　帮助产妇适应角色的转换，指导产妇与婴儿进行交流、接触，并鼓励产妇多参与照顾婴儿，培养产妇的自信心。

6. 防止暴力行为发生　注意安全保护，谨慎地安排产妇生活和居住环境。产后抑郁症产妇的睡眠障碍主要表现为早醒，而自杀、自伤等意外事件就发生在这种时候。

7. 提供预防措施　大部分患者预后良好，约70%患者于1年内治愈，极少数患者持续1年以上。早期识别和早期干预是预防产后抑郁症加重，造成严重后果的根本办法。应加强孕期保健，普及有关妊娠、分娩常识，减轻孕产妇对妊娠、分娩的紧张、恐惧心理，完善自我保健；在分娩过程中，医护人员要多加关心和爱护产妇，尤其对产程长、精神压力大的产妇，更需要耐心解释分娩过程；对照看产后妇女的卫生职业人员及家属加强宣传，使得产后抑郁症能够被早期识别，并得到正确治疗；更多地关心高危人群，包括有不良分娩史、死胎、畸形胎儿的产妇，用友善、亲切、温和的语言鼓励产妇增加信心；有精神疾患家族史的产妇，应定期密切观察，给予更多的关爱、指导，避免一切不良刺激。

（五）护理评价

1. 产妇情绪稳定，能配合治疗。

2. 产妇能进入母亲角色，能关心爱护婴儿。

3. 产妇与婴儿健康安全。

（六）健康指导

加强孕期保健，普及妊娠、分娩相关知识，减轻孕产妇对妊娠、分娩的紧张、恐惧心理，完善自我保健。做好出院指导，有异常情况及时就诊。

知识链接

产后抑郁障碍管理流程

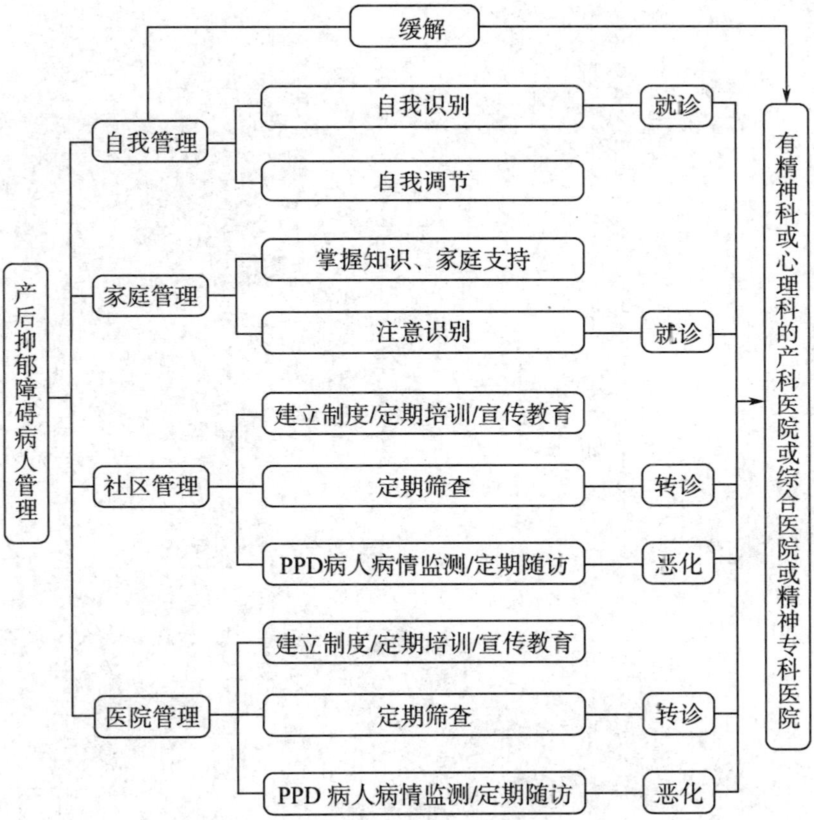

第十二章

妇科病史采集及检查的配合

思维导图12

学习目标

1. 掌握妇科病史的采集方法和内容。
2. 熟悉常用特殊检查的方法及护理配合。
3. 了解妇科患者的心理特点。
4. 能尊重、关心患者并对妇科患者进行整体护理。
5. 养成科学的态度、为妇科护理发展提供科学思想方法。

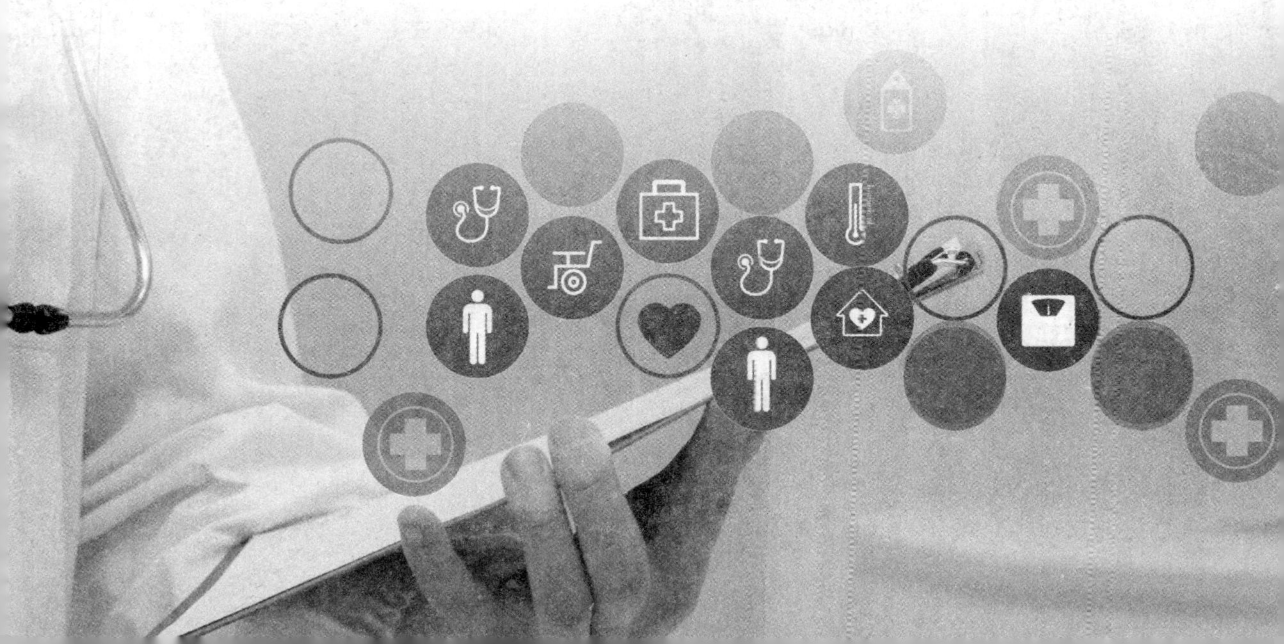

第一节 妇科护理病史采集

案例导入

王某，50岁，生育情况：足月产1次、健全，自然流产1次，人工流产1次。

请思考：该患者生育史如何简写？

【采集方法】

病史采集是指收集患者的全面资料，并加以整理、综合、分析判断的过程，以了解患者目前的健康状况，并评价其过去和现在的应对形态。妇科病史采集可以通过询问、观察、身体检查、阅读检查报告、交谈等方式进行。由于妇科病史采集时会涉及患者的婚姻、妊娠、性生活等隐私问题，她们会感到害羞、难以启齿，所以在采集病史的过程中，要态度和蔼诚恳，语言亲切，关心体贴和尊重患者，耐心细致地询问，并为患者保密，这样才能收集到患者真实的病史、生理和心理社会资料。若患者不愿说出真情时，不能勉为其难，更不能反复追问与性生活有关的病史。

【采集内容】

1. 一般情况　包括患者的姓名、年龄、婚姻、籍贯、职业、民族、教育程度、宗教信仰、家庭住址、入院日期、病史记录日期、入院方式等。

2. 主诉　促使患者就诊的主要症状（和体征）及持续时间。力求简明扼要，通常不超过20字。妇科常见的症状有外阴瘙痒、阴道流血、白带异常、闭经、下腹痛、下腹部包块及不孕等。如患者有停经、阴道流血及腹痛3种主要症状，应按其发生的顺序，将主诉写成："停经42日后，阴道流血2日，腹痛6小时。"若本人无任何自觉不适，妇科普查发现子宫肌瘤，主诉应写："普查发现子宫肌瘤3日。"

3. 现病史　指患者本次疾病发生、演变和诊疗全过程，是病史的主要部分，可按照时间顺序进行询问，应围绕主诉了解发病的时间、发病的原因及可能的诱因、病情发展经过、就医经过、采取的护理措施及效果。还需了解患者有无伴随症状及其出现的时间、特点和演变过程，特别是与主要症状的关系。此外详细询问患者相应的心理反应，询问食欲、大小便、体重变化、活动能力、睡眠、自我感觉、角色关系、应激能力变化。

4. 月经史　包括初潮年龄、月经周期、经期持续时间，如：12 岁初潮，月经周期 28～30 日，持续 5 日，可简写为 $12\frac{5}{28\sim30}$天。了解经量多少、经前期有无痛经、乳房胀痛、水肿、精神抑郁或易激动等，常规询问末次月经时间及其经量和持续时间。若其流血情况不同于以往正常月经时，还应再问前次月经日期。绝经者应询问绝经年龄、绝经后有无不适、有无阴道出血、分泌物增多或其他不适。

5. 婚育史　包括婚次、每次结婚年龄、男方健康情况、是否近亲结婚、同居情况、双方性功能、性病史。生育情况包括足月产、早产、流产次数以及现存子女数，以 4 个阿拉伯数字顺序表示，可简写为：足-早-流-存，如足月产 1 次，无早产，流产 2 次，现存子女 1 人，可记录为 1-0-2-1，或用孕 3 产 1（G_3P_1）表示。同时记录分娩方式、新生儿出生情况；有无难产史、产后大量出血或产褥感染史，末次分娩或流产的时间和情况，以及采用的计划生育措施及效果。

6. 既往史　以往健康状况和疾病情况，特别是妇科疾病、心血管疾病、肝炎、结核及手术外伤史、输血史、预防接种史、药物过敏史等，如患过某种疾病，应询问疾病的治疗和转归。为防止遗漏，可按全身各系统依次询问。

7. 个人史　询问患者的生活和居住情况、出生地和曾居住地区、个人自理程度、生活方式、睡眠、饮食、营养、卫生习惯等。了解与他人、家人的关系，对待职业、工作、退休的满意度，有无毒品使用史及烟酒嗜好。

8. 家族史　了解患者的家庭成员包括父母、兄弟、姊妹及子女的健康状况，询问家庭成员有无遗传性疾病（如血友病、白化病），有无可能与遗传有关的疾病（如糖尿病、高血压），以及有无传染病（如结核）等疾病病史。

学而思12-1

护资考点12-1

第二节　妇科检查及护理

案例导入

某女，18岁。无性生活史。自诉近日在下腹部摸到一肿块，疑“卵巢肿瘤”。

请思考：患者应进行的检查是什么？

【全身检查】

测量体温、脉搏、呼吸、血压、身高、体重；观察精神状态、全身发育、毛发分布、皮肤、淋巴结（尤其是左锁骨上淋巴结和腹股沟淋巴结）、头部器官、颈、乳房（检查其发育情况及有无皮肤凹陷、包块或分泌物）、心、肺、脊柱及四肢。

【腹部检查】

是妇产科体格检查的重要组成部分，应在盆腔检查前进行。视诊观察腹部形状和大小，有无隆起或呈蛙腹状，腹壁有无瘢痕、静脉曲张、妊娠纹、腹壁疝、腹直肌分离等。扪诊腹壁厚度，肝、脾、肾有无增大及压痛，腹部其他部位有无压痛、反跳痛及肌紧张，腹部能否扪到肿块，如有包块，应描述包块的部位、大小（以cm为单位表示或相当于妊娠月份表示，如包块相当于妊娠3个月大）、形状、质地、活动度、表面光滑或高低不平隆起以及有无压痛。叩诊时注意鼓音和浊音分布区，有无移动性浊音存在。必要时听诊了解肠鸣音情况。如为孕妇，应进行四步触诊和胎心率听诊检查。

【盆腔检查】

为妇科特有的检查，又称为妇科检查，包括外阴、阴道、宫颈、宫体及双侧附件。检查器械包括无菌手套、阴道窥器、鼠齿钳、长镊、子宫探针、宫颈刮板、玻片、棉拭子、消毒液、液体石蜡或肥皂水、生理盐水等。

（一）基本要求

1. 检查者关心体贴患者，做到态度严肃，语言亲切，检查前向患者做好解释工作，检查时仔细认真，动作轻柔。

2. 除尿失禁患者外，检查前嘱咐患者排空膀胱，必要时先导尿。大便充盈者应在排便或灌肠后进行。

3. 为避免感染或交叉感染，置于臀部下面的垫单、检查器械和无菌手套应一人一换，一次性使用。

4. 除尿瘘患者有时需取膝胸位外，一般妇科检查取膀胱截石位，头部略抬高，两手平放于身旁，以使腹肌松弛，患者臀部置于检查台缘，检查者一般面向患者，立在患者两腿间。不宜搬动的危重患者不能上检查台，可在病床上检查。

5. 应避免月经期做盆腔检查。如为阴道异常出血必须检查时，应先消毒外阴，并使用无菌手套及器械，以免感染。

6. 无性生活患者禁做阴道窥器检查，禁做双合诊和三合诊检查，一般仅限于直肠-腹部诊。如确有检查必要时，应先征得患者及其家属同意后，方可进行检查。

7. 怀疑有盆腔内病变而腹壁肥厚、高度紧张不合作或无性生活史患者，如妇科检查不满意时，可行超声检查，必要时可在麻醉下进行盆腔检查，以做出正确的判断。

8. 男性医护人员对患者进行妇科检查时，应有女性医护人员在场，以减轻患者紧张心理，并可避免发生不必要的误解。

（二）检查方法

一般按下列步骤进行。

1. 外阴部检查　观察外阴发育、阴毛多少和分布情况（女性型或男性型），有无畸形、水肿、炎症、溃疡、赘生物或肿块，注意皮肤和黏膜色泽或色素减退及质地变化，有无增生、变薄或萎缩。然后分开小阴唇，暴露阴道前庭及尿道口和阴道口，观察尿道口周围黏膜色泽及有无赘生物。无性生活的患者处女膜一般完整未破，其阴道口勉强可容示指；有性生活的患者阴道口能容两指通过；经产妇的处女膜仅余残痕或可见会阴后侧切瘢痕。检查时还应让患者用力向下屏气，观察有无阴道前壁或后壁膨出、子宫脱垂或尿失禁等情况。

2. 阴道窥器检查　临床常见的阴道窥器为鸭嘴形，可以固定，便于阴道内治疗操作。阴道窥器有大小之分，根据患者阴道大小和阴道壁松弛情况，选用适当大小的阴道窥器。

（1）放置和取出：当放置窥器时，将阴道窥器两叶合拢，表面涂润滑剂（生理盐水或肥皂液）润滑两叶前端，以利插入阴道，避免阴道损伤。如拟做宫颈细胞学检查或取阴道分泌物作涂片时，可改用生理盐水润滑，以免润滑剂影响涂片质量和检查结果。放置窥器时，检查者左手拇指和示指将两侧小阴唇分开，暴露阴道口，右手持阴道窥器避开敏感的尿道周围区，斜行沿阴道侧后壁缓慢插入阴道内，边推进边旋转，将窥器两叶转正并逐渐张开两叶，直至完全暴露宫颈、阴道壁及穹隆部（图12-1），然后旋转窥器，充分暴露阴道壁。取出窥器时应将两叶合拢后退出，以免小阴唇和阴道壁黏膜被夹入两叶侧壁间而引起患者剧痛或不适。

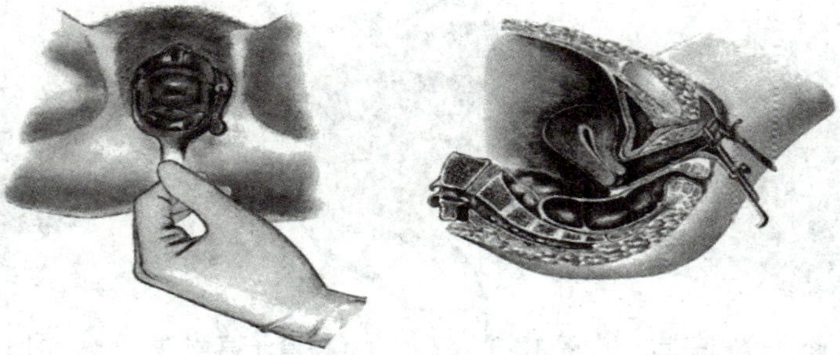

图12-1　阴道窥器检查（暴露宫颈及阴道侧壁）

（2）检查内容：包括宫颈、阴道的视诊。首先观察阴道前后壁和侧壁及穹隆黏膜颜色、皱襞多少，是否有阴道隔或双阴道等先天畸形，有无溃疡、赘生物或囊肿等。并注意阴道分泌物的量、性状、色泽，有无臭味。阴道分泌物异常者应进行滴虫、假丝酵母菌、淋菌及线索细胞等检查。然后暴露宫颈，观察宫颈大小、颜色、外口形状，有无出血、柱状上皮异位、撕裂、外翻、腺囊肿、损伤、息肉、赘生物、畸形，宫颈管内有无出血或分泌物。并可采集宫颈外口鳞-柱交接部或宫颈分泌物标本做宫颈细胞学检查。

3. 双合诊　是盆腔检查中最重要的第节。检查者一手示指和中指涂擦润滑剂后伸入阴道内，另一手放在腹部配合检查，称为双合诊检查。目的在于检查阴道、宫颈、宫体、输卵管、卵巢及宫旁结缔组织和韧带，以及盆腔内壁情况。检查方法：检查者戴无菌手套，右手（或左手）示指和中指蘸润滑剂，顺阴道后壁轻轻插入，检查阴道通畅度、深度、弹性，有无先天畸形、瘢痕、结节、肿块及阴道穹隆情况。触诊宫颈的大小、形状、硬度及宫颈外口情况，有无接触性出血和宫颈举痛。当扪及宫颈外口方向朝后时，宫体为前倾；宫颈外口方向朝前时，宫体为后倾。宫颈外口朝前且阴道内手指伸达后穹隆顶部可触及子宫体时，子宫为后屈。随后将阴道内两指放在宫颈后方，另一手掌心朝下手指平放在患者腹部平脐处，当阴道内手指向上、向前方抬举宫颈时，腹部手指向下向后按压腹壁，并逐渐向耻骨联合部位移动，通过阴道内、外手指同时抬举和按压，相互协调，扪诊子宫体位置、大小、形状、软硬度、活动度以及有无压痛。（图12-2）正常子宫位置一般是前倾略前屈，位于盆腔中央。扪清子宫后，将阴道内两指由宫颈后方移至一侧穹隆部，尽可能往上向盆腔深部扪触；与此同时，另一手从同侧下腹壁髂嵴水平开始，由上往下按压腹壁，与阴道内手指相互对合，以触摸该侧子宫附件区有无肿块、增厚或压痛。

(图 12-3)若扪及肿块，应查清其位置、大小、形状、软硬度、活动度、与子宫的关系以及有无压痛等。正常卵巢偶可扪及，触后稍有酸胀感。正常输卵管不能扪及。

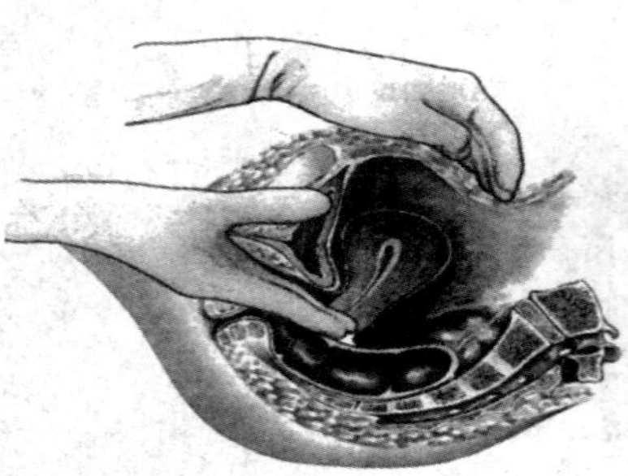
图 12-2　双合诊（检查子宫）

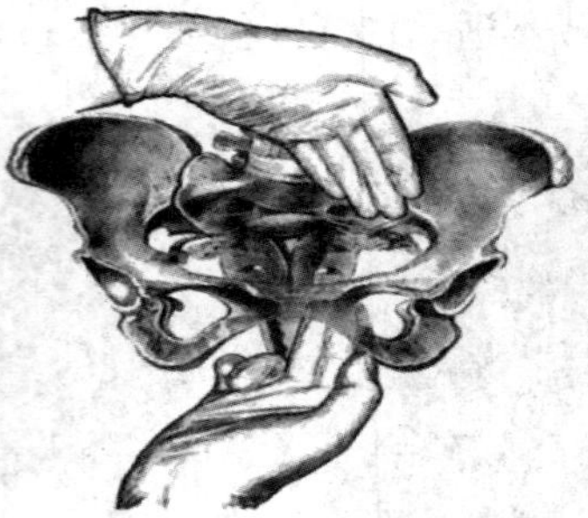
图 12-3　双合诊（检查子宫附件）

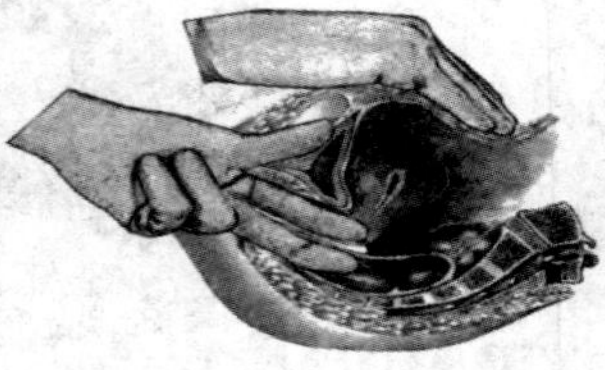
图 12-4　三合诊

4. 三合诊　经直肠、阴道、腹部联合检查，称为三合诊。方法：一手示指放入阴道，中指插入直肠以替代双合诊时的两指外，其余检查步骤与双合诊相同。（图 12-4）通过三合诊能扪清后倾或后屈子宫的大小，发现子宫后壁、宫颈旁、直肠子宫凹陷、子宫骶韧带及双侧盆腔后壁的病变，估计盆腔内病变范围，及其与子宫或直肠的关系，特别是癌肿与盆壁间的关系，以及扪诊阴道直肠隔、骶骨前方或直肠内有无病变，所以三合诊在生殖器官肿瘤、结核、内膜异位症、炎症的检查时尤为重要。

5. 直肠-腹部诊　检查者一手示指伸入直肠，另一手在腹部配合检查，称为直肠-腹部诊。一般适用于无性生活史、阴道闭锁、经期不宜做双合诊检查者或有其他原因不宜行双合诊检查的患者。

（三）记录

盆腔检查结束后，应按照解剖部位的先后顺序记录检查结果。

外阴：发育情况、阴毛分布形态、婚产类型，有异常发现时，应详加描述。

阴道：是否通畅，黏膜情况，分泌物量、色、性状及有无臭味。

子宫颈：大小、硬度，有无柱状上皮异位、撕裂、息肉、腺囊肿，有无接触性出血、举痛及摇摆痛等。

宫体：位置、大小、硬度、活动度、有无压痛等。

附件：有无块物、增厚、压痛。如扪及块物，记录其位置、大小、硬度、表面光滑与否、活动度、有无压痛，与子宫及盆壁关系。左右两侧情况分别记录。

学而思12-2　　　　护资考点12-2

第三节　妇科常用特殊检查及护理

案例导入

某女，31岁，已婚，月经周期不规则。周期、经期延长，量偏多，因婚后4年不育就诊，双合诊检查：无异常发现。

请思考：为了解该患者不育的原因，护士建议先做哪项检查？

一、阴道分泌物悬滴检查

【适应证】

阴道内有阴道毛滴虫、假丝酵母菌感染。

【用物准备】

阴道窥器，无菌长棉签，生理盐水，10%氢氧化钾，玻片，显微镜等。

【操作方法】

首先，取溶液（查阴道毛滴虫用生理盐水，查假丝酵母菌用10%氢氧化钾）1滴于玻片上，然后，嘱患者取膀胱截石位，用阴道窥器扩张阴道，用无菌长棉签在阴道后穹隆处取少许分泌物混于溶液中制成混悬液，立即在低倍显微镜下做以下特殊检查。

1. 阴道毛滴虫检查　混悬液于镜下检查，找到活动的阴道毛滴虫即为阳性。

2. 假丝酵母菌检查　混悬液于镜下检查，找到假丝酵母菌的菌丝与孢子即可诊断。

【护理要点】

准备用物，协助检查，收集结果。

二、阴道脱落细胞检查

阴道脱落上皮细胞包括来自阴道、宫颈管、子宫及输卵管的上皮细胞，以阴道上段、宫颈阴道部的上皮细胞为主。由于阴道脱落细胞受卵巢激素的影响呈周期性变化，所以阴道上皮细胞检查既可以反映体内激素水平，又可以作为生殖道恶性肿瘤的初筛。是一种经济、简便、实用的辅助检查方法。

【适应证】

1. 卵巢功能检查。

2. 生殖道炎症。

3. 宫颈癌筛选。

4. 怀疑宫颈管、宫颈内恶性病变者。

【禁忌证】

1. 月经期。

2. 生殖器官急性炎症期。

【用物准备】

阴道窥器1个，宫颈刮片2个，宫颈吸管1根，宫颈钳1把，子宫探针1根，装有固定液的小瓶1个，玻片2张，长棉签数根，干棉球数个等。

【操作方法】

1. 阴道侧壁涂片　患者取膀胱截石位，用阴道窥器扩开阴道（阴道窥器上不涂润滑剂），用刮片在阴道侧壁上1/3处轻轻刮取细胞涂片，然后放入装有固定液的小瓶内。对未婚女性，可将卷紧的消毒棉签蘸生理盐水浸湿，然后伸入阴道，在其侧壁上1/3段轻卷后取出棉签，在玻片上涂片。

2. 宫颈刮片　宫颈刮片为筛查早期宫颈癌的重要方法，具有简便易行、结果可靠的优点。在宫颈外口鳞-柱上皮交界处，以宫颈外口为中心，用刮片轻轻刮取一周（图12-5），涂于玻片上。该法获取细胞数目不全面，制片也较粗劣，目前应用已减少，多推荐涂片法。

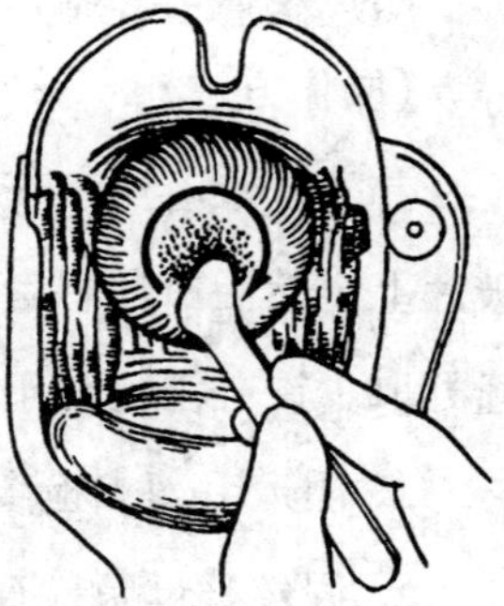

图12-5　宫颈刮片取材方法

3. 宫颈管涂片　为了解宫颈管情况，可行此检查。先将宫颈表面分泌物拭净，用小型刮板进入宫颈管内，轻轻刮取一周做涂片。目前，最好采用薄层液基细胞学制片法，利用特制的“宫颈取样刷”在宫颈管内旋转360°刷取宫颈管上皮后取出，立即将宫颈取样刷放置在特制细胞保存液内，通过离心或滤过膜、分离血液与黏液，使上皮细胞均匀分布在玻片上，提高了识别宫颈鳞状上皮病变的灵敏度。

4. 宫腔吸片　疑宫腔内有恶性病变时，可采用此法。严格消毒后，用探针探查宫腔，将吸管放入宫腔，上下左右移动吸取分泌物。取出吸管，将吸出的标本均匀涂于玻片上，然后放入装有固定液的小瓶中。

【护理要点】

1. 向患者讲解检查的意义及步骤，取得患者的配合。告诉患者采集标本前2天内禁止性生活、阴道检查、阴道灌洗及用药。

2. 将用物准备齐全，并协助患者摆好体位。

3. 刮片、阴道窥器必须消毒、干燥，未吸附任何化学药品或润滑剂，必要时可用生理盐水润湿阴道窥器。另外，所用的载玻片应行脱脂处理。

4. 取标本时，动作应轻、稳、准，以免损伤组织，引起出血。如白带较多，可先用无菌干棉球轻轻拭去，再行标本刮取。

5. 涂片应均匀，不可来回涂抹，以免破坏细胞。

6. 载玻片应做好标记，避免混淆患者姓名和取材部位。

7. 嘱患者及时将病理报告反馈给医生，以免延误治疗。

三、宫颈或颈管活体组织检查

取宫颈病变处或可疑部位小部分组织进行病理学检查，以确定宫颈病变性质，临床上较为常用。

【适应证】

1. 宫颈脱落细胞学涂片检查巴氏Ⅲ级或Ⅲ级以上；宫颈脱落细胞学涂片检查巴氏Ⅱ级经抗炎治疗后仍为Ⅱ级。

2. 阴道镜检查反复可疑阳性或阳性者。

3. 疑有宫颈癌或慢性特异性炎症，需进一步明确诊断者。

4. 肉眼见宫颈有溃疡或赘生物需明确诊断者。

【用物准备】

阴道窥器 1 个，卵圆钳 1 把，宫颈钳 1 把，宫颈活检钳 1 把，小刮匙 1 把，纱布数块，带尾线的棉球及干棉球数个，棉签数根，装有固定液的标本瓶 4～6 个，消毒液等。

【操作方法】

1. 嘱患者排空膀胱，取膀胱截石位，常规消毒外阴、阴道后铺孔巾。阴道窥器暴露子宫颈，用干棉球拭净宫颈黏液及分泌物，局部再次消毒。

2. 用活检钳在宫颈外口鳞-柱上皮交接处、肉眼糜烂较深或特殊病变处取材。可疑宫颈癌者在宫颈 3、6、9、12 点四处用活检钳各取下一小块组织。为提高取材准确性，在阴道镜检下行定位活检，或在宫颈阴道部涂以碘溶液，在不着色区取材。

3. 将所取组织立即分装于标本瓶内，并做好标记送检。

4. 用带尾棉球压迫钳取部位止血，并将尾线留在阴道口外，嘱患者 24 小时后自行取出。

【护理要点】

1. 术前准备　向患者介绍宫颈活组织检查的目的、基本操作过程，做组织病理学检查的临床意义及对疾病诊断的重要性，以取得患者的配合；近月经期或月经期不宜行活检术，以防感染和出血过多；患生殖器急性炎症者，需待治愈后进行活检，以免炎症扩散。

2. 术中配合　为医生提供活检所需物品；标本瓶应注明患者姓名、取材部位，封好瓶口送检；护理人员应陪伴在患者身边，给患者提供心理支持。

3. 术后护理　嘱患者于24小时后自行取出阴道内带尾线棉球及纱布；如带尾线棉球未取出或出血较多者，必须立即就诊；保持外阴清洁；1个月内禁止盆浴及性生活。

四、诊断性刮宫术

诊断性刮宫简称诊刮，是诊断宫腔疾病最常用的方法。其目的是刮取子宫内膜和内膜病灶行病理检查以明确诊断并指导治疗。对疑有子宫颈管病变者，需对宫颈管及宫腔分别进行诊断性刮宫，简称分段诊刮。

【适应证】

1. 子宫异常出血或阴道排液，需证实或排除子宫内膜癌、宫颈管癌或其他病变如流产、子宫内膜炎等。

2. 月经失调，如功能失调性子宫出血、闭经，需了解子宫内膜的变化及其对性激素的反应。

3. 不孕症者需了解有无排卵，或疑有子宫内膜结核者。

4. 宫腔内有组织残留或功能失调性子宫出血，流血时间过长时，刮宫既有助于诊断，又有止血效果。

【禁忌证】

1. 急性或亚急性盆腔炎。

2. 滴虫、假丝酵母菌感染或细菌感染所致的急性阴道炎或宫颈炎。

【用物准备】

人工流产包1个，内有：阴道窥器2个，长持物钳1把，宫颈钳1把，子宫探针1根，宫颈扩张器1套，有齿卵圆钳1把，子宫刮匙1个，弯盘1个，孔巾1块，纱布1块，棉球数个，装有固定液的标本瓶1～2个。

【操作方法】

1. 嘱患者排尿后取膀胱截石位，常规消毒后铺巾，双合诊查清子宫的位置、大小及附件情况。

2. 暴露宫颈，清除阴道分泌物，并消毒宫颈及颈管，然后钳夹宫颈。

3. 探测宫腔后，用宫颈扩张器逐号扩张宫颈管至 8 号扩张器能放入，送入中型刮匙。

4. 用刮匙自子宫前壁、侧壁、后壁、子宫底部刮取组织。如需分段刮宫者，先不探查宫腔深度，用小刮匙先刮取宫颈内组织，然后再刮取宫腔内组织。

5. 将刮出组织分别放入标本瓶内送病理检查。

【护理要点】

1. 术前准备　热情接待患者，向患者讲解诊断性刮宫的目的、手术过程，解除患者的恐惧心理，使患者主动配合手术。准备好刮宫所需物品。

2. 术中配合　填写好病理检查单，并准备好固定标本的小瓶。陪伴在患者身边，教患者放松技巧。将刮出的组织放入已做好标记并装有固定液的小瓶内，立即送病理科检查，并做好记录。

3. 术后护理　保持外阴部清洁，禁止性生活和盆浴 2 周。1 周后到门诊复查恢复情况及了解病理检查结果。

五、基础体温测定

基础体温（BBT）是指机体经过较长时间（6～8 小时）睡眠，醒后未进行任何活动所测得的体温。它反映机体在静息状态下的基础能量代谢。

正常育龄妇女的基础体温受卵巢性激素的影响而呈周期性变化。月经前半周期（卵泡期）体温较低，排卵时最低，排卵后（黄体期）由于孕激素的作用，体温上升 0.3～0.5℃，持续 12～14 日，于下次月经来潮前 1～2 日下降。这种具有低温和高温相的体温曲线称双相体温曲线，表示有排卵。无排卵的月经周期缺乏孕激素的作用，基础体温呈单相型，表示无排卵。

临床上常用来了解卵巢功能，包括月经周期的长短、有无排卵、排卵时间、黄体功能，有助于诊断功能失调性子宫出血、闭经、不孕，指导避孕和受孕。

测量方法：每日于清晨醒后（夜班工作后，可在睡眠 6～8 小时后）立即取体温表放于舌下，测口腔温度 5 分钟，并记录于基础体温单上，按日记录，连成曲线，注意测量前不讲话，不活动，将可能影响体温的情况如月经期、性生活、失眠、感冒等随时记在体温单上，以便诊疗参考。一般应连续测量 3 个月经周期。

六、经阴道后穹隆穿刺

经阴道后穹隆穿刺是在无菌条件下，以长穿刺针从阴道后穹隆刺入盆腔，抽取直肠子宫陷凹处标本的穿刺方法。因直肠子宫陷凹是盆腔最低部位，与阴道后穹隆接近，腹腔中游离血液、渗出液、脓液、肿瘤破碎物或腹水等常积聚于此。由此穿刺，用于诊断腹腔内液体的性质，具有重要的临床意义。

【适应证】

1. 怀疑有腹腔内出血时，如输卵管妊娠流产或破裂、卵巢黄体破裂等。

2. 怀疑盆腔内有积液、积脓时，可做穿刺抽液检查，若为盆腔脓肿，行穿刺引流及局部注入广谱抗生素。

3. B型超声引导下行卵巢子宫内膜异位囊肿或输卵管妊娠部位注药治疗。

4. B型超声引导下经后穹隆穿刺取卵，用于各种助孕技术。

【禁忌证】

1. 盆腔严重粘连，直肠子宫陷凹被较大肿块完全占据，并凸向直肠。

2. 疑有肠管与子宫后壁粘连。

3. 临床高度怀疑恶性肿瘤。

4. 异位妊娠准备采用非手术治疗时，避免穿刺，以免引起感染，影响疗效。

【用物准备】

阴道窥器1个，卵圆钳1把，宫颈钳1把，7～9号腰穿针头1枚，10 ml注射器1个，孔巾1块，纱布2块，无菌试管1支。

【操作方法】

1. 患者排尿后取膀胱截石位，常规消毒外阴及阴道后铺无菌孔巾。

2. 双合诊检查了解子宫、附件情况。

3. 用阴道窥器充分暴露宫颈，再用宫颈钳夹持宫颈后唇，向前上方提拉，充分暴露阴道后穹隆，再次消毒。

4. 将穿刺针与10 ml注射器连接后，选取后穹隆中央或偏向患侧进针，在距宫颈阴道黏膜交界下方1 cm处与宫颈平行方向刺入，有落空感时（进针约2～3 cm）立即抽吸，必要时改变方向或深浅度，如无液体抽出，可边退针边抽吸。

5. 抽吸完毕后拔针，以无菌纱布压迫片刻，止血后取出宫颈钳和阴道窥器。

【护理要点】

1. 穿刺前向患者介绍后穹隆穿刺的目的、方法、对诊断疾病的意义，减轻患者的心理压力，取得患者的配合。

2. 穿刺过程中注意观察患者面色、生命体征的变化，了解患者的感受，陪伴在身边提供心理支持。为医生提供所需物品，协助医生做好记录。

3. 穿刺术后安置患者回病房休息，观察患者有无脏器损伤或内出血等征象。即时将抽出物送涂片检查、病理检查、细菌培养及药物敏感试验等检查。

七、输卵管通畅检查

输卵管通畅检查是检测输卵管是否通畅的方法，以了解子宫腔和输卵管腔形态及输卵管阻塞部位。常用方法有输卵管通液术、子宫输卵管造影术。近年随着内镜的应用，已普遍采用腹腔镜直视下输卵管通液检查、宫腔镜下经输卵管口插管通液检查和腹腔镜联合检查等方法。

（一）输卵管通液术

【适应证】

1. 不孕症，男方精液正常，疑有输卵管阻塞者。
2. 评价输卵管绝育术、输卵管再通术或输卵管成形术的效果。
3. 对输卵管黏膜轻度粘连有疏通作用。

【禁忌证】

1. 生殖器官急性炎症或慢性炎症急性或亚急性发作。
2. 月经期或有异常阴道出血。
3. 严重的全身性疾病，不能耐受手术。
4. 可疑妊娠。
5. 体温高于37.5℃者。

【用物准备】

子宫导管1根，阴道窥器1个，弯盘1个，卵圆钳1把，宫颈钳1把，子宫探针1根，长镊子1把，宫颈扩张条2～4号各1根，孔巾1块，纱布6块，棉签、棉球数个，20 ml注射器1副，生理盐水20 ml，庆大霉素8万U，地塞米松5 mg，透明质酸酶1500 U，氧气，抢救用品等。

【操作方法】

1. 患者排尿后取膀胱截石位，双合诊检查子宫位置及大小，外阴、阴道常规消毒后铺无菌孔巾。

2. 放置阴道窥器充分暴露宫颈，再次消毒阴道及宫颈，用宫颈钳钳夹宫颈前唇。

3. 用Y形管将宫颈导管与压力表、注射器相连，压力表应高于Y形管水平，以免液体进入压力表。

4. 将注射器与宫颈导管相连，并使宫颈导管内充满0.9%氯化钠注射液或抗生素溶液。排出空气后沿宫腔方向将其置入宫颈管内，缓慢推注液体，观察有无阻力及有无液体返流、患者有无下腹痛等。

【护理要点】

1. 术前向患者讲解手术的目的、步骤，以取得患者的合作。检查用物是否完备，各种管道是否通畅。

2. 注入液体过程中随时了解患者的感受，观察患者下腹部疼痛的性质、程度，如有不适应立即配合医生处理。为手术医生提供手术所需物品。所需0.9%氯化钠注射液温度应接近体温，以免过冷刺激造成输卵管痉挛。

3. 注入液体时必须使宫颈导管紧贴宫颈外口，防止液体外漏。

4. 术后2周禁盆浴及性生活，按医嘱给抗生素预防感染。

（二）子宫输卵管造影

【适应证】

1. 了解输卵管是否通畅及其形态、阻塞部位。

2. 了解宫腔形态，确定有无子宫畸形及类型，有无宫腔粘连、子宫黏膜下肌瘤、子宫内膜息肉及异物等。

3. 内生殖器结核非活动期。

4. 不明原因的习惯性流产，了解宫颈内口是否松弛，宫颈及子宫有无畸形。

【禁忌证】

1. 生殖器急性或亚急性炎症。

2. 严重的全身性疾病，不能耐受手术。

3. 妊娠期、月经期。

4. 产后、流产、刮宫术后6周内。

5. 碘过敏者。

【用物准备】

X线放射诊断仪，子宫导管1根，阴道窥器1个，宫颈钳1把，子宫探针1根，长弯钳1把，宫颈扩张条2～4号各1根，孔巾1块，纱布6块，棉签、棉球数个，20 ml注射器1副，40%碘化油或76%泛影葡胺20～40 ml，氧气，抢救用品等。

【操作方法】

1. 患者取膀胱截石位，常规消毒外阴、阴道，铺无菌孔巾，检查子宫位置及大小。

2. 放置阴道窥阴器充分暴露宫颈，再次消毒阴道及宫颈，用宫颈钳钳夹宫颈前唇，探查宫腔。

3. 将40%碘化油充满宫颈导管，排出空气，沿宫腔方向将其置入宫颈管内，徐徐注入，在X线透视下观察碘化油流经输卵管及宫腔情况并摄片。24小时后再摄盆腔平片，以观察腹腔内有无碘化油。如用泛影葡胺造影，应在注射后立即摄片，10～20分钟后第二次摄片。

【护理要点】

1. 术前询问患者有无过敏史，并进行皮试。在造影过程中注意观察患者有无过敏症状。

2. 手术后安置患者休息，观察1小时无异常方可让患者离院。按医嘱用抗生素，造影后2周禁性生活和盆浴。

八、妇产科内镜检查

内镜检查是妇产科疾病诊断及治疗的常用手段，常用的内窥镜有阴道镜、宫腔镜、腹腔镜，而羊膜镜临床已极少应用。目前胎儿镜、输卵管镜也开始应用于临床。

（一）阴道镜检查

阴道镜检查是利用阴道镜在强光源照射下将宫颈阴道部上皮放大10～40倍，以观察宫颈异常上皮细胞、异型血管及早期癌变，以便准确地选择可疑部位做定位活检。对宫颈癌及癌前病变的早期发现、早期诊断有一定的临床意义。

【适应证】

1. 有接触性出血，肉眼观察宫颈无明显病变者。

2. 宫颈刮片细胞学检查结果巴氏Ⅱ级以上或TBS提示上皮细胞异常，或持续阴道分泌物异常者。

3. 肉眼可疑宫颈癌变、阴道癌变者。

【禁忌证】

1. 月经期或检查部位有出血。

2. 阴道、宫颈急性炎症期。

【用物准备】

弯盘1个，阴道窥器1个，宫颈钳1把，卵圆钳1把，活检钳1把，尖手术刀及刀柄各1个，标本瓶4～6个，纱布4块，棉球数个及棉签数根。

【操作方法】

1. 患者排空膀胱，取膀胱截石位，用阴道窥器充分暴露宫颈、阴道穹隆。

2. 用棉球拭净宫颈分泌物或黏液。

3. 肉眼观察宫颈大小、形态、色泽、有无糜烂、赘生物、裂伤、外翻等。

4. 将阴道接物镜放至距病灶 20 cm～30 cm 处，目镜与两眼水平一致，调好阴道镜光源，调整焦距，使图像清晰达到最佳状态。

5. 先在白光下将物镜扩大 10 倍观察，然后再增大倍数循视野观察。

6. 宫颈先涂 3%～5%的醋酸，使上皮净化并肿胀，确定病变范围，便于观察病变。对血管做作精密观察时加上绿色滤光镜片，并放大 20 倍。

7. 再涂复方碘液，在碘试验不着色区或可疑病变部位取组织，并放入装有固定液的标本瓶内送病理检查。

【护理要点】

1. 检查前行妇科检查，除外阴道毛滴虫、假丝酵母菌、淋病奈瑟菌等感染。

2. 检查前 24 小时避免阴道冲洗、检查、性交等，月经期禁止检查。

3. 向患者讲解阴道镜检查的目的及方法，以消除患者的顾虑。

4. 阴道窥器上不涂润滑剂，以免影响观察结果。

5. 术中配合医生调整光源，及时传递所需用物。

6. 若取活体组织，应填好申请单，标本瓶上注明标记后及时送检。

（二）宫腔镜检查

宫腔镜检查是应用膨宫介质扩张宫腔，通过纤维导光束和透镜将冷光源经宫腔镜导入子宫腔内，直视下观察宫颈管、宫颈内口、宫内膜及输卵管开口，以便针对病变组织直观准确取材并送病理检查。也可在直视下行宫腔内手术治疗。宫腔镜分全景宫腔镜、接触性宫腔镜和显微宫腔镜三种。

【适应证】

1. 异常子宫出血，如月经过多、功能失调性子宫出血、绝经前后异常子宫出血等。

2. 原发或继发不孕的子宫原因的诊断。

3. 宫腔粘连的诊断及分离。

4. 子宫内异物取出、节育器的定位与取出等。

5. 子宫内膜息肉、子宫黏膜下肌瘤摘除等。

【禁忌证】

1. 急性盆腔炎。

2. 月经期、妊娠期、子宫出血较多者。

3. 严重内科疾病不能耐受手术者。

4. 近期有子宫手术或损伤史。

5. 宫颈过硬难以扩张或宫腔过度狭小者。

6. 疑有宫颈癌或子宫内膜癌者。

【用物准备】

阴道窥器 1 个，宫颈钳 1 把，敷料钳 1 把，卵圆钳 1 把，子宫腔探针 1 根，宫腔刮匙 1 把，宫颈扩张器 4～8 号各 1 根，小药杯 1 个，弯盘 1 个，纱球 2 个，中号纱布 2 块，棉签数根，5%葡萄糖 500 ml，庆大霉素 8 万 U，地塞米松 5 mg 等。

【护理要点】

1. 术前评估，排除有无禁忌证。

2. 一般于月经干净后 1 周内检查为宜，此期子宫内膜处于增生早期，内膜薄，黏液少，不易出血，宫腔病变易暴露。

3. 术中陪伴在患者身旁，消除其紧张、恐惧心理。

4. 术中、术后应注意观察患者的面色、生命体征、有无腹痛等，及时发现有无类似人工流产术时可能引起的“心脑综合征”发生，如有异常应及时处理。

5. 术后卧床观察 1 小时，按医嘱使用抗生素，告知患者经子宫镜检查后 1 周阴道可能有少量血性分泌物，需保持会阴部清洁，术后 2 周内禁性生活及盆浴。

（三）腹腔镜检查

腹腔镜检查是将腹腔镜自腹壁插入盆、腹腔内，观察病变的部位、形态，必要时取有关组织行病理学检查，用以明确诊断的方法。近年来腹腔镜已普遍用于盆、腹腔疾病的治疗。

【适应证】

1. 怀疑子宫内膜异位，腹腔镜检查是确诊的最可靠方法。

2. 了解盆、腹腔肿块的部位、性质或取组织活检。

3. 不明原因的急慢性腹痛和盆腔疼痛。

4. 了解不孕、不育症者盆腔疾病，判断输卵管通畅度，观察卵巢有无排卵。

5. 恶性肿瘤手术或化疗后效果评价，可代替二次探查术。

6. 生殖道发育异常的诊断。

【禁忌证】

1. 严重心肺功能不全者。

2. 膈疝。

3. 腹腔有广泛粘连者。

4. 腹腔内大出血或有弥漫性腹膜炎者。

5. 盆腔肿瘤过大超过脐水平者。

6. 脐部皮肤感染者。

7. 有血液病者。

8. 过度肥胖者。

【用物准备】

阴道窥器 1 个，宫颈钳 1 把，子宫腔探针 1 根，举宫器 1 个，巾钳 5 把，直血管钳 2 把，弯血管钳 5 把，组织钳 4 把，持针钳 1 把，线剪 1 把，有齿镊 1 把，弯盘 1 个，7 号刀柄 1 把，11 号刀片 1 片，小药杯 2 个，无菌巾 6 块，缝线，缝针，棉球，棉签，纱布，内镜，CO_2气体，2 ml 空针 1 副，局麻药等。

【护理要点】

1. 术前准备

(1) 在全面评估患者身心状况的基础上，向患者讲解腹腔镜检查的目的、操作步骤、术中配合及注意事项等，使患者消除疑虑，配合手术。

(2) 排空膀胱，取膀胱截石位，进行检查时需使患者臀部抬高 15°。

2. 术中配合

(1) 体位：随着 CO_2气体进入腹腔，将患者改为头低臀高位，并遵医嘱及时变换所需体位。

(2) 注意观察患者生命体征的变化，如有异常及时处理。

(3) 陪伴在患者身旁，了解患者的感受，并指导患者与医生配合的技巧。

3. 术后护理

(1) 卧床休息半小时，询问患者的感受，并密切观察患者生命体征、有无并发症的出现，如发现异常，及时汇报医生处理。

(2) 向患者讲解因腹腔残留气体而有肩痛及上肢不适的症状，告知这些症状会逐渐缓解；两周内禁止性生活；如有发热、出血、腹痛等应及时到医院就诊。

(3) 观察脐部伤口情况。

(4) 鼓励患者每天下床活动，尽快排除腹腔气体，促进舒适。

九、超声检查

常用的超声诊断仪有 A 型示波仪、B 型显像仪和多普勒超声仪三种。此检查简便安全，其中以超声应用最为广泛。常用于子宫肌瘤、卵巢肿瘤、输卵管积水及盆腔包块的鉴别；葡萄胎诊断；探查有无宫内节育器。检查前应充盈膀胱，以便于显示盆腔内器官。可嘱受检查者在检查前 2 小时饮适量温开水，直至有尿意感。检查时取仰卧位，暴露下腹部进行探查。

学而思12-3　　护资考点12-3

知识链接

腹腔镜器械的消毒及灭菌

当前普遍使用的方法是最安全、最可靠的过氧化氢等离子低温消毒，与传统的灭菌方法相比较具有灭菌效果确切、快速、安全、环保等优点，也有效地减少腹腔的损伤。通常由专人负责管理低温灭菌器，将腹腔镜器械放置在专用器械盒内，用无纺布包装。包装外注明腔镜器械的名称、灭菌时间及有效期。同时有严格地检测系统，化学指示胶带和卡片的监测，非常严密，可达到理想的灭菌效果。

第十三章

女性生殖系统炎症患者的护理

思维导图13

学习目标

1. 掌握妇科炎症的临床表现、护理措施及健康指导。
2. 熟悉女性生殖系统的自然防御功能及常见妇科炎症的病因。
3. 能对妇科炎症患者实施整体护理。
4. 学会尊重患者，保护患者隐私，与患者进行良好的沟通。
5. 能坚持问题导向，不断提高创新思维。

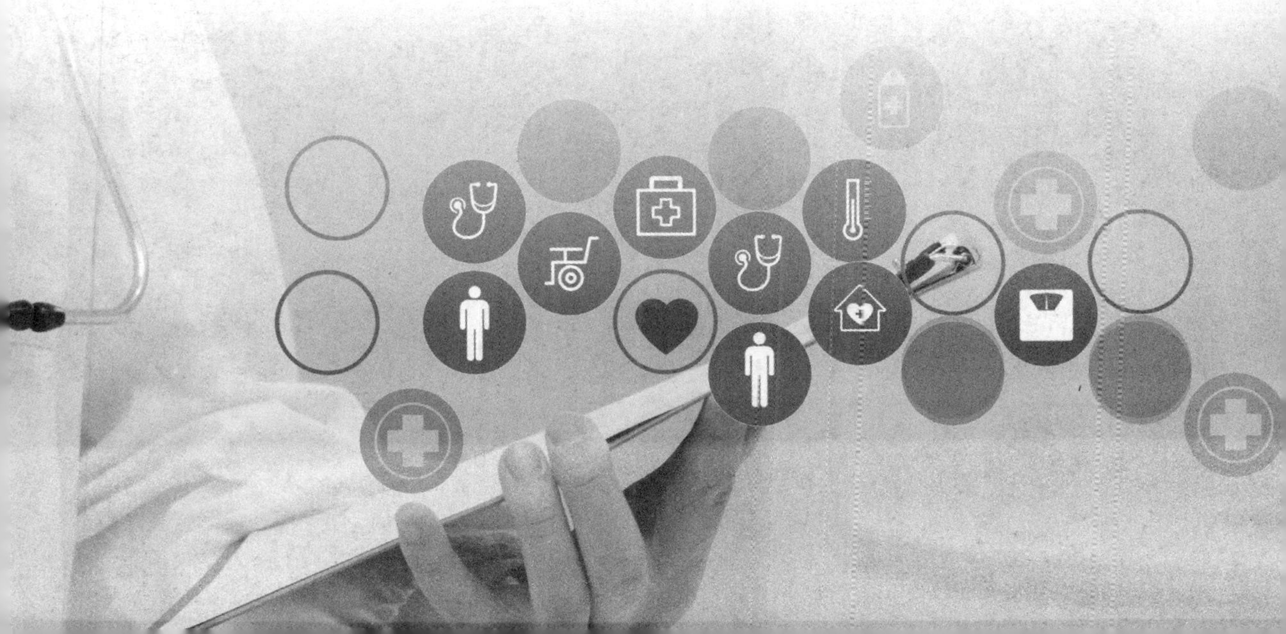

第一节 概 述

案例导入

张女士，25岁，平素月经规律，育有一子。生殖系统解剖和功能正常，有效减少了病原体的侵入，增强了抗感染的能力。

请思考：女性生殖系统的自然防御功能有哪些？

一、女性生殖系统的自然防御功能

1. 外阴　两侧大阴唇自然合拢遮掩阴道口、尿道口，防止外界微生物污染。

2. 阴道　由于盆底肌的作用，阴道口闭合，阴道前后壁紧贴，可防止外界的污染。经产妇的阴道较为松弛，这种防御功能较差。阴道黏膜被覆鳞状上皮，青春期后，受卵巢分泌的雌激素的影响，阴道上皮增生变厚，上皮细胞内的糖原含量增加，在阴道乳酸杆菌的作用下，分解为乳酸以维持阴道正常酸性环境（pH多在3.8～4.4间），使适于弱碱性环境的病原菌的活动和繁殖受到抑制，称为阴道自净作用。此外，阴道分泌物可维持巨噬细胞活性，防止细菌侵入阴道黏膜。

3. 子宫颈　宫颈阴道部表面覆以复层鳞状上皮，具有较强的抗感染能力。子宫颈分泌的黏膜形成“黏液栓”，堵塞子宫颈管，且宫颈内口平时紧闭，病原体不易侵入。

4. 子宫内膜　子宫内膜分泌液含有乳铁蛋白、溶菌酶，可清除少量进入宫腔的病原体。生育年龄妇女子宫内膜周期性剥脱，能及时消除宫内感染。

5. 输卵管　输卵管黏膜上皮细胞的纤毛向宫腔方向摆动及输卵管的蠕动，都有利于阻止病原菌侵入。输卵管分泌液也含有乳铁蛋白、溶菌酶，可清除进入输卵管的病原体。

6. 生殖道的免疫系统　生殖道黏膜如子宫和宫颈，还聚集有不同数量的淋巴组织及散在的淋巴细胞，包括T细胞、B细胞。此外，中性粒细胞、巨噬细胞、补体以及一些细胞因子也有重要的免疫作用。

二、病原体

1. 细菌　以化脓菌多见，如葡萄球菌、链球菌、大肠埃希菌、厌氧菌、变形杆菌、淋病奈瑟菌、结核杆菌。

2. 原虫　以阴道毛滴虫多见，偶见阿米巴原虫。

3. 真菌　以白假丝酵母菌为主。

4. 病毒　如疱疹病毒、人乳头瘤病毒。

5. 螺旋体　如苍白密螺旋体。

6. 衣原体　以沙眼衣原体多见，感染症状不明显，但常导致输卵管黏膜结构及功能的破坏。

7. 支原体　正常阴道菌群的一种，在一定条件下可引起生殖道炎症。

三、传染途径

1. 沿生殖道黏膜上行蔓延　病原体由外阴侵入阴道，沿黏膜上行，通过子宫颈、子宫内膜、输卵管内膜到达卵巢及腹腔。葡萄球菌、淋球菌、沙眼衣原体多沿此途径蔓延。(图 13-1)

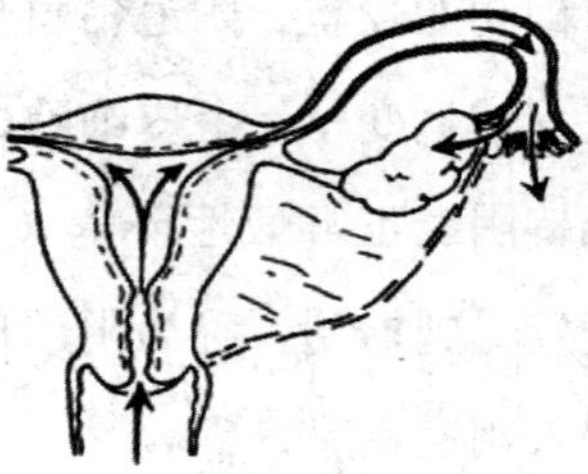

图 13-1　炎症经黏膜上行蔓延

2. 经血液循环播散　病原体先侵入人体其他器官组织，再通过血液循环侵入生殖器官，是结核杆菌的主要传播途径。(图 13-2)

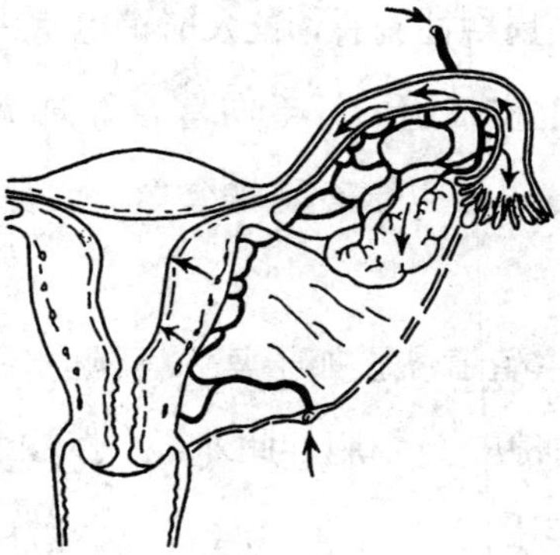

图 13-2　炎症经血行蔓延

3. 经淋巴系统蔓延　病原体由外阴、阴道、宫颈及宫体等创伤处的淋巴管侵入后，经丰富的淋巴系统扩散至盆腔结缔组织、子宫附件与腹膜。链球菌、大肠埃希菌、厌氧

菌多沿此途径感染。（图 13-3）

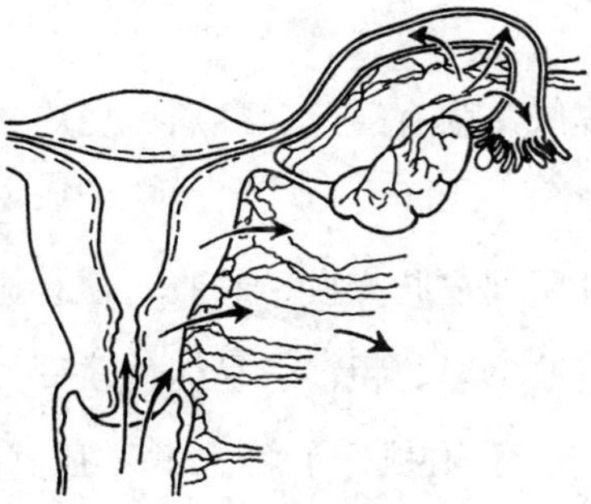

图 13-3　炎症经淋巴系统蔓延

4．直接蔓延　腹腔脏器感染后直接蔓延到内生殖器。如阑尾炎可引起输卵管炎。

护资考点13-1

第二节　非特异性外阴炎

案例导入

患者，女，主诉外阴部瘙痒，入院后诊断为外阴炎，医生建议坐浴。

请思考：患者坐浴应选择什么溶液？

【概述】

外阴炎主要指外阴部的皮肤与黏膜的炎症，以大小阴唇多见。由于外阴部暴露于外，与外界接触较多，因此易发生炎症。过多的阴道分泌物或经血刺激外阴皮肤、大小便污染、着化纤内裤或紧身衣致局部透气性差、糖尿病患者的糖尿刺激、粪瘘患者的粪便刺激、尿瘘患者的尿液刺激等均可造成外阴炎。

【护理】

（一）护理评估

1. 健康史　询问病因及可能的诱因。了解外阴部不适的开始时间及持续时间，是否呈间断性，以便确定病因。

2. 身体评估

（1）症状：主要为外阴皮肤黏膜有瘙痒、疼痛、烧灼感，于活动、性交、排尿及排便时加重。

（2）体征：急性炎症期外阴部皮肤充血、肿胀，常有抓痕，有时可见皮肤破溃、渗血。慢性炎症患者可见局部皮肤增厚、粗糙，呈棕色改变。

3. 心理-社会支持情况　了解病程，了解患者对症状的反应，有无烦躁、不安等心理。

（二）常见护理诊断/问题

1. 皮肤或黏膜完整性受损　与外阴皮肤黏膜炎症有关。

2. 舒适感的改变　与外阴瘙痒、疼痛、分泌物增多有关。

（三）护理目标

1. 患者皮肤完整性受到保护。

2. 患者自诉舒适感增加。

（四）护理措施

1. 预防措施　加强卫生知识宣教，使患者了解外阴部炎症的发病特点，消除发病原因，积极治疗阴道炎、糖尿病、尿瘘等导致外阴感染的疾病。

2. 治疗配合　去除病因，积极治疗阴道炎、生殖道瘘、糖尿病。消除物理刺激，注意个人卫生，保持外阴清洁、干燥。局部可用肉眼观测为淡玫瑰红色的 1：5000 高锰酸钾溶液或 0.1%聚维酮碘液坐浴，水温约 40℃、每次 15～30 分钟、每日 2 次。坐浴时要使会阴部浸没于溶液中，月经期禁止坐浴。也可选用止痒、消炎、抗过敏软膏外涂，若有破溃涂抗生素软膏。

（五）护理评价

1. 患者受损的外阴皮肤经治疗愈合。

2. 患者睡眠良好，生活恢复正常。

（六）健康指导

1. 养成良好的卫生习惯，保持外阴部清洁干燥，尤其是月经期、妊娠期、分娩期和产褥期等特殊时期。

2. 急性期注意休息，禁止性生活。嘱患者不要搔抓皮肤，勿用刺激性药物或肥皂清洗外阴，应使用柔软消毒的会阴垫，减少摩擦，如有破溃要注意预防继发感染。

3. 不穿化纤内裤和紧身衣。勤换并及时清洗内裤，并在日光下晒干、避免悬挂于潮湿处。

4. 指导尿瘘、粪瘘患者注意个人卫生，便后及时清洗会阴，更换内裤。

5. 指导糖尿病患者监测和控制血糖。

6. 指导患者养成正确的饮食及生活习惯，不饮酒，限制辛辣食物的摄入。

学而思13-2　　护资考点13-2

第三节 前庭大腺炎

案例导入

患者，女，30岁。因外阴肿物疼痛一周，加剧5小时就诊。查体：右侧前庭大腺红肿，触痛（+），波动（+）。

请思考：

1. 诊断考虑该患者所患为什么病？

2. 如何进行护理措施？

【概述】

前庭大腺炎症是病原体侵入前庭大腺引起，分为前庭大腺炎、前庭大腺脓肿、前庭大腺囊肿。易发生于外阴部受污染时，如性交、分娩等情况。多为混合型细菌感染，主要病原体为葡萄球菌、链球菌、大肠杆菌、肠球菌、淋病奈瑟菌及沙眼衣原体等。如炎性渗出物堵塞腺管开口，脓液积聚不能外流则形成前庭大腺脓肿；如急性炎症消退后腺管堵塞，分泌物不能排出，脓液转为清液而形成前庭大腺囊肿。此病育龄妇女多见，幼女及绝经后妇女少见。

【护理】

（一）护理评估

1. 健康史　了解有无流产、分娩、外阴阴道手术后感染史；是否患有糖尿病、尿瘘、粪瘘等疾病；有无性生活、经期卫生习惯不良等病史。

2. 身体评估

(1) 症状：起病急，多为一侧，大阴唇后 1/3 处可有疼痛、肿胀、烧灼感，甚至影响走路。

(2) 体征：妇科检查可见外阴局部皮肤红肿、压痛明显，当脓肿形成时可触及波动感、剧烈疼痛、行走不便、脓肿多为单侧，大小不等，脓肿可自行破溃。少数患者出现发热等全身症状，可伴腹股沟淋巴结肿大。急性炎症消退后形成前庭大腺囊肿，囊肿多为单侧，也可为双侧。若囊肿小且无急性感染，患者一般无自觉症状，往往于妇科检查时发现；若囊肿大，可感到外阴坠胀或性交不适。检查可见患侧前庭窝外侧肿大，在外阴后下方可触及无痛性囊性肿物，多呈圆形、边界清楚。

3. 心理-社会支持情况　多因羞于就医，使炎症发展或转为慢性。因炎症局部痒痛难忍或影响正常生活而产生焦虑情绪。

4. 辅助检查

(1) 患部分泌物检查，寻找病原体。

(2) 血、尿常规检查，了解感染程度，有无糖尿病等。

(二) 常见护理诊断/问题

1. 疼痛　与局部炎性刺激有关。

2. 有皮肤完整性受损的危险　与手术或脓肿破溃有关。

3. 焦虑　与疾病影响正常生活及治疗效果不佳有关。

(三) 护理目标

1. 患者疼痛减轻或消失。

2. 患者皮肤完整性受保护。

3. 患者焦虑缓解。

(四) 护理措施

1. 预防措施　保持局部清洁卫生，纠正不良卫生习惯，发现异常及时就诊。

2. 治疗配合　急性期嘱患者卧床休息，对外阴局部进行清洁护理，可选用清热解毒中药热敷或坐浴；按医嘱给予抗生素及止痛剂；协助医生进行脓肿引流或开窗术，外阴部用 1∶5000 氯己定（洗必泰）棉球擦洗，每日 2 次。

(五) 护理评价

1. 皮肤、黏膜完整性恢复正常。

2. 患者恢复正常生活。

（六）健康指导

对妇女进行疾病预防知识的指导，在经期、产褥期禁止性交，每天清洗外阴。

学而思13-3

护资考点13-3

第四节　阴道炎

案例导入

患者，女，31岁，孕1产1，主诉阴道分泌物增多伴外阴痒痛1周，夜间有尿急、尿痛。1周前无明显诱因出现外阴瘙痒，阴道分泌物增多，呈黄色，有腥臭味。既往体健，月经规律。妇科检查：外阴潮红，阴道黏膜充血，有散在出血斑点，后穹隆有多量黄白色稀薄泡沫状分泌物，行分泌物悬滴法检查，见到阴道毛滴虫。

请思考：

1. 患者最可能的医疗诊断是什么？

2. 如何指导患者随诊？

一、滴虫性阴道炎

【病因】

滴虫性阴道炎是由阴道毛滴虫引起的最常见的阴道炎症。阴道毛滴虫呈梨形，体积为中性粒细胞的2～3倍，其顶端有4根鞭毛，体部有波动膜，后端尖并有轴柱凸出。活的阴道毛滴虫透明无色，呈水滴状，鞭毛随波动膜的波动而活动。适宜生长的温度25～40℃，pH 5.2～6.6的潮湿环境最适宜其生长繁殖，能在3～5℃生存21日．在46℃生存20～60分钟。月经前后，阴道pH发生变化，月经后接近中性，隐藏在腺体及阴道皱襞中的滴虫在月经前后得以繁殖，造成滴虫阴道炎。其次，妊娠期、产后等阴道环境改变，适于滴虫生长繁殖而发生滴虫阴道炎。滴虫能消耗或吞噬阴道上皮细胞内的糖原，阻碍乳酸生成，以降低阴道酸度而有利于繁殖。阴道毛滴虫还可寄生于尿道、尿道旁腺、膀胱、肾盂，以及男性包皮皱褶、尿道、前列腺等处。

【传播途径】

1. 直接传播　经性交传播。男性感染后常无症状，易成为感染源。

2. 间接传播　经游泳池、浴盆、坐式便器、衣物、毛巾传播。

3. 医源性传播　通过污染的器械及敷料传播。

【护理】

（一）护理评估

1. 健康史　询问既往阴道炎病史，了解疾病发作与月经周期的关系，了解治疗的经过，了解个人卫生习惯，分析感染途径。

2. 身体评估　评估患者自觉症状、阴道分泌物性状及阴道黏膜有无炎症表现等。

（1）症状：滴虫性阴道炎的典型症状是分泌物增多及外阴瘙痒，瘙痒部位在阴道口和外阴，局部间或有灼热、疼痛、性交痛。分泌物典型的特点为稀薄泡沫状，有其他细菌感染时，分泌物可呈灰黄色、黄绿色、脓性、血性、有臭味。分泌物呈脓性是因分泌物中含有白细胞；呈泡沫状，有臭味是因滴虫无氧酵解糖类，产生腐臭气体。合并尿路感染，可有尿频、尿痛、血尿。阴道毛滴虫能吞噬精子，阻碍乳酸生成，影响精子在阴道内存活，可致不孕。

（2）体征：妇科检查时可见阴道黏膜充血，严重时有散在的出血点，形成“草莓样”宫颈。后穹隆常可见多量稀薄泡沫状分泌物，呈灰黄色或黄绿色。

3. 心理-社会支持情况　了解患者是否有治疗效果不佳致反复发作造成的烦恼，有无接受盆腔检查的顾虑及丈夫同时治疗的障碍。

4. 辅助检查

（1）悬滴法：取阴道分泌物做悬滴检查找到活动的阴道毛滴虫，此法敏感性为60%～70%。

（2）培养法：适于症状典型而悬滴法未见滴虫者，其准确率可达98%。

（二）常见护理诊断/问题

1. 组织完整性受损　与炎性分泌物刺激引起搔抓致皮肤破损有关。

2. 舒适的改变　与外阴、阴道瘙痒、疼痛、分泌物增多有关。

3. 焦虑　与治疗效果不佳有关。

4. 知识缺乏：缺乏预防、治疗滴虫性阴道炎的知识。

（三）护理目标

1. 患者接受治疗措施后，瘙痒症状减轻，不搔抓外阴。

2. 患者阴道分泌物转为正常性状，瘙痒、疼痛症状减轻。

3. 患者能叙述该病的有关知识并积极治疗，改变不良卫生习惯。

（四）护理措施

1. 一般护理　注意个人卫生，保持外阴部清洁、干燥，避免搔抓外阴以免皮肤破损。特别在经期、孕期及产褥期要勤换内裤，内裤、坐浴及洗涤用物应煮沸消毒 5～10 分钟以消灭病原体，避免交叉和重复感染的机会。

2. 药物护理　杀灭阴道毛滴虫，切断传染途径，恢复阴道正常 pH 值，保持阴道自净功能。此症常在月经后复发，治疗后应在每次月经干净后复查 1 次，3 次均为阴性称治愈。因滴虫可以在男女体内寄存，故夫妻双方要同时治疗。告知患者各种剂型的阴道用药方法。经期暂停坐浴、阴道冲洗及阴道用药。由于甲硝唑抑制酒精在体内氧化而产生有毒的中间代谢产物，故用药期间应禁酒。告知口服甲硝唑后偶见胃肠道反应，如食欲不振、恶心、呕吐。此外，偶见头痛、皮疹、白细胞减少等，一旦发现应立即停药。因此药能通过胎盘进入胎儿体内，并可由乳汁排泄，故孕妇、哺乳期妇女禁止服用此药。阴道灌洗要注意温度、浓度。

（1）全身治疗：口服甲硝唑（灭滴灵）每次 400 mg，每日 2 次，7 天为一疗程。偶有胃肠反应。

（2）局部治疗：甲硝唑阴道泡腾片 200 mg 每晚塞入阴道 1 次，7 天为 1 疗程。局部用药前，先用 0.1%～0.5%醋酸或 1%乳酸溶液坐浴或冲洗，每日 1 次，7～10 次为一疗程。全身及局部联合用药效果佳。

3. 检查配合　检查前 48 小时避免性交、阴道灌洗、局部用药。分泌物取出后注意保暖并及时送检，否则影响检查效果。

4. 心理护理　告知患者夫妇滴虫性阴道炎的传播途径、临床表现、治疗方法和注意事项，减轻他们的焦虑心理，同时鼓励他们积极配合治疗。

（五）护理评价

1. 患者自诉外阴瘙痒症状减轻。

2. 患者接受医务人员指导，焦虑缓解或消失。

3. 患者主动实施促进健康的行为。

（六）健康指导

1. 指导自我护理　指导患者注意个人卫生，保持外阴部清洁、干燥，尽量避免搔抓外阴部致皮肤破损。治疗期间禁止性生活、勤换内裤。内裤、坐浴及洗涤用物应煮沸消毒 5～10 分钟以消灭病原体，避免交叉和重复感染。

2. 坚持正规治疗　向患者解释坚持治疗的重要性，告知治疗后滴虫检查为阴性时，仍应于下次月经干净后继续治疗一个疗程，以巩固疗效。嘱性伴侣同时进行治疗。

3. 强调治愈标准　滴虫阴道炎常于月经后复发，故治疗后检查滴虫阴性时，仍应每次月经后复查白带，连续 3 次检查均为阴性，方为治愈。

二、外阴阴道假丝酵母菌病

【病因】

外阴阴道假丝酵母菌病是一种由假丝酵母菌引起的常见的外阴、阴道炎，此菌是真菌，不耐热，加热至 60℃持续 1 小时即可死亡；但对干燥、日光、紫外线及化学制剂的抵抗力较强。国外资料显示：约 75％妇女一生中至少患过 1 次外阴阴道假丝酵母菌病。

假丝酵母菌中 80％～90％为白假丝酵母菌，此菌为条件致病菌，可存在口腔、肠道和阴道而不引起症状，当阴道内糖原增多，酸度增加，局部抵抗力减弱时才得以繁殖引起炎症，故多见于孕妇、糖尿病患者、大量应用免疫抑制剂及接受大量雌激素治疗者。此外，长期应用抗生素，改变了阴道内微生物之间的相互制约关系易使此菌得以繁殖而引起感染。穿紧身化纤内裤或肥胖使会阴局部温度、湿度增加，假丝酵母菌易于繁殖引起感染。

【传播途径】

1. 内源性感染　为主要感染途径，假丝酵母菌除寄生阴道外，还可寄生于人的口腔、肠道，这些部位的假丝酵母菌可互相传染。

2. 直接传播　少部分患者通过性交直接传染。

3. 间接传播　极少通过接触感染的衣物间接传染。

【护理】

（一）护理评估

1. 健康史　了解患者有无糖尿病，是否使用抗生素、雌激素和免疫抑制剂，使用的种类和时间，是否妊娠等。

2. 身体评估　了解患者有无外阴瘙痒，阴道黏膜有无红肿糜烂及白色膜状物覆盖以及阴道分泌物量、性状、气味等。

（1）症状：主要是外阴奇痒。患者坐卧不安，痛苦异常，还可伴有尿痛、尿频、性交痛。阴道分泌物有脱落上皮细胞和菌丝体、酵母菌和假菌丝组成，其分泌物的特征为白色稠厚呈凝乳或豆渣样。

（2）体征：妇科检查见小阴唇内侧及阴道黏膜附有白色膜状物，擦除后露出红肿黏膜，急性期还可见到糜烂及溃疡。

3. 心理-社会支持情况 外阴、阴道瘙痒患者十分痛苦，不愿就医，影响休息与睡眠，评估患者心理及影响疾病治疗的原因。

4. 辅助检查

(1) 悬滴法：若找到白假丝酵母菌的芽孢和假菌丝即可确诊。

(2) 培养法：适于有临床症状而悬滴法阴性者。

(二) 常见护理诊断/问题

1. 黏膜完整性受损 与阴道炎症出现湿疹或溃疡有关。

2. 自我形象紊乱 与怕被人歧视、感羞愧和内疚有关。

3. 知识缺乏：缺乏预防、治疗假丝酵母菌病的知识。

(三) 护理目标

1. 患者阴道分泌物检查转为正常性状，瘙痒、疼痛症状减轻。

2. 患者能正确认识自我形象，积极配合治疗。

3. 患者能说出感染的途径及防治措施。

(四) 护理措施

1. 预防措施 注意对患者做好健康及卫生知识的宣传教育。积极治疗糖尿病，长期使用抗生素、雌激素者应停药。

2. 治疗配合

(1) 恢复阴道自净作用：用2%～4%碳酸氢钠溶液冲洗阴道。降低阴道酸度，抑制假丝酵母菌生长。

(2) 局部用药：选用咪康唑栓剂1粒（200 mg）、克霉唑栓剂1粒（150 mg）、制霉菌素栓剂1粒（10万U）等药物放于阴道内，连用7～14日。注意药液浓度和治疗时间，灌洗液药物要充分溶化，温度一般在40℃～41℃，切忌温度过高烫伤皮肤。

(3) 全身用药：氟康唑150 mg，顿服；或伊曲康唑每次200 mg，每日1次，连用3～5日。无需对性伴侣进行常规治疗，约15%的男性与女性患者接触后患有龟头炎，对有症状男性应进行假丝酵母菌检查及治疗，预防女性重复感染。妊娠期合并感染者，为避免胎儿感染，应坚持局部治疗，至妊娠8个月，禁用口服唑类药物，可选用克霉唑栓剂等，以7日疗法效果为佳。

(五) 护理评价

1. 患者诉说外阴瘙痒症状减轻，不再搔抓外阴。

2. 患者焦虑缓解或消失。

3. 患者舒适感增加，恢复正常生活。

（六）健康指导

与患者讨论发病的因素及治疗原则，积极配合治疗方案，鼓励患者坚持用药，不随意中断疗程；培养健康的卫生习惯，保持局部清洁；避免交叉感染。勤换内裤，用过的内裤、盆及毛巾均应用开水烫洗。

三、细菌性阴道病

【病因】

正常阴道菌群以乳杆菌占优势。若乳杆菌减少，阴道 pH 值升高，阴道微生态失衡，其他微生物大量繁殖，主要有加德纳菌，还有其他厌氧菌，如动弯杆菌、普雷沃菌、紫单胞菌、类杆菌、消化链球菌等，以及人型支原体感染，导致细菌性阴道病。促使阴道菌群发生变化的原因仍不清楚，可能与频繁性交、反复阴道灌洗等因素有关。

【护理】

（一）护理评估

1. 健康史　了解患者有无糖尿病，是否使用抗生素、雌激素和免疫抑制剂，使用的种类和时间，是否妊娠等。

2. 身体评估

（1）症状：带有鱼腥臭味的稀薄阴道分泌物增多是其临床特点，可伴有轻度外阴瘙痒或烧灼感，性交后症状加重。分泌物呈鱼腥臭味，是厌氧菌产生的胺类物质（尸胺、腐胺、三甲胺）所致。10％～40％的患者无临床症状。

（2）体征：阴道黏膜无明显充血等炎症表现。分泌物呈灰白色、均匀一致、稀薄状，常黏附于阴道壁，但容易从阴道壁拭去。

3. 辅助检查

（1）线索细胞阳性：取少许阴道分泌物放在玻片上，加 1 滴 0.9％氯化钠溶液混合，于高倍显微镜下寻找线索细胞。镜下线索细胞数量占鳞状上皮细胞比例大于 20％，可以诊断细菌性阴道病。线索细胞即为表面黏附了大量细小颗粒的阴道脱落的鳞状上皮细胞，这些细小颗粒为加德纳菌及其他厌氧菌，使得高倍显微镜下所见的鳞状上皮细胞表面毛糙、模糊、边界不清，边缘呈锯齿状。

（2）匀质、稀薄、灰白色阴道分泌物，常黏附于阴道壁。

（3）阴道分泌物 pH＞4.5。

（4）胺试验阳性：取阴道分泌物少许放在玻片上，加入 10％氢氧化钾溶液 1～2 滴，产生烂鱼肉样腥臭气味，系因胺遇碱释放氨所致。

4. 心理-社会支持情况　外阴、阴道瘙痒患者十分痛苦，不愿就医，影响休息与睡眠，评估患者心理及影响疾病治疗的原因。

（二）护理诊断

1. 黏膜完整性受损　与阴道炎症出现湿疹或溃疡有关。

2. 自我形象紊乱　与怕被人歧视，感到羞愧和内疚有关。

3. 知识缺乏：缺乏预防、治疗细菌性阴道病的知识。

（三）护理目标

1. 患者阴道分泌物检查转为正常性状，瘙痒、疼痛症状减轻。

2. 患者能正确认识自我形象，积极配合治疗。

3. 患者能说出感染的途径及防治措施。

（四）护理措施

1. 预防措施　注意对患者做好健康及卫生知识的宣传教育。

2. 治疗配合

(1) 阴道冲洗：用1%乳酸或0.5%醋酸冲洗阴道，每日1次，以增加阴道酸度，抑制细菌生长繁殖。

(2) 局部用药：甲硝唑制剂200 mg，每晚1次，连用7日；或2%克林霉素软膏用于阴道涂抹，每次5 g。哺乳期以选择局部用药为宜。

(3) 全身用药：选用抗厌氧菌药物治疗，主要有甲硝唑、替硝唑、克林霉素。甲硝唑可抑制厌氧菌生长而不影响乳杆菌生长，是较理想的治疗药物。

（五）护理评价

1. 患者诉说外阴瘙痒症状减轻，不再搔抓外阴。

2. 患者焦虑缓解或消失。

3. 患者舒适感增加，恢复正常生活。

（六）健康指导

与患者讨论发病的因素及治疗原则，鼓励患者积极配合治疗方案，鼓励患者坚持用药，不随意中断疗程。培养健康的卫生习惯，保持局部清洁；避免交叉感染；勤换内裤，用过的内裤、盆及毛巾均应用开水烫洗。

四、萎缩性阴道炎

【概述】

萎缩性阴道炎是以需氧菌感染为主的阴道炎症。常见于自然绝经或人工绝经后的妇女，也可见于产后闭经、接受药物假绝经治疗者。因卵巢功能衰退，雌激素水平降低，阴道上皮萎缩，黏膜变薄，上皮细胞糖原减少，阴道自净作用减弱，致病菌易入侵并繁殖而引起炎症。

【护理】

（一）护理评估

1. 健康史　了解患者年龄、月经史、是否闭经、闭经时间、有无手术切除卵巢或盆腔治疗史等。

2. 身体评估

（1）症状：主要症状为阴道分泌物增多及外阴瘙痒、灼热感。分泌物稀薄，淡黄色，伴严重感染时可呈脓性白带，有臭味，黏膜有表浅溃疡时，分泌物可为血性。

（2）体征：阴道检查可见阴道呈萎缩性改变，皱襞消失，上皮菲薄，黏膜出血，表面可有散在小出血点或片状出血点；严重时可形成表浅溃疡，阴道弹性消失、狭窄，慢性炎症、溃疡还可引起阴道粘连，导致阴道闭锁。

3. 心理-社会支持情况　由于白带增多、有臭味，甚至出现阴道血性分泌物，患者心情不愉快，但又不愿意诊治。久治不愈可产生无助感。

4. 辅助检查　悬滴法排除滴虫性阴道炎和外阴阴道假丝酵母菌病；宫颈刮片或分段诊刮排除宫颈癌和子宫内膜癌。

（二）常见护理诊断/问题

1. 舒适改变　与外阴阴道瘙痒、灼热及白带增多有关。

2. 知识缺乏：缺乏对萎缩性阴道炎疾病的认识和有效的保健知识。

3. 有感染的危险　与局部分泌物增多、破溃有关。

（三）护理目标

1. 患者的外阴阴道瘙痒减轻，灼热消失，白带减少。

2. 患者能讲述萎缩性阴道炎的发病原因，预防措施。

3. 破损皮肤及黏膜溃疡逐渐好转。

（四）护理措施

1. 预防措施　对围绝经期、老年妇女进行健康教育，使其掌握预防萎缩性阴道炎的知识和方法。

2. 治疗配合

（1）针对病因，补充雌激素是萎缩性阴道炎的主要治疗方法（乳癌或子宫内膜癌患者慎用）。雌激素制剂可局部给药，也可全身用药。雌三醇软膏或结合雌激素软膏局部涂抹，每日 1～2 次，14 日为一疗程。全身用药可口服替勃龙 2.5 mg，每日 1 次，或选用其他雌孕激素联合用药。

（2）患者可采用 1%乳酸或 0.5%醋酸冲洗阴道，1 次/日，以增加阴道酸度，抑制细菌生长繁殖。通常在阴道冲洗后进行阴道局部用药。

（3）阴道局部应用抗生素如甲硝唑 200 mg 或诺氟沙星 100 mg，放入阴道深部，每日 1 次，7～10 日为一疗程。对于阴道局部干涩明显者，可应用润滑剂。患者用药有困难者，指导其家属协助用药或由医务人员帮助使用。

（五）护理评价

1. 患者诉说症状减轻。

2. 患者接受治疗后，舒适感增加。

3. 患者养成了良好的卫生习惯。

（六）健康指导

养成良好的卫生习惯，穿棉质内裤，减少刺激。对卵巢切除、放疗患者给予激素替代治疗的指导。

学而思13-4　　护资考点13-4

第五节　子宫颈炎

案例导入

王女士，28 岁，已婚，因“白带增多，腰骶部疼痛，性交后出血”就诊。妇科检查诊断：重度宫颈糜烂。

请思考：

1. 针对该病例，最佳治疗方法是什么？

2. 护理上注意哪些方面？

子宫颈炎症是常见的妇科疾病之一，包括宫颈阴道部及宫颈管黏膜炎症，分为急性和慢性两种。

一、急性宫颈炎

【概述】

急性子宫颈炎是指子宫颈发生的急性炎症，包括局部充血、水肿，上皮变性、坏死，黏膜、黏膜下组织、腺体周围见大量中性粒细胞浸润，腺腔中可有脓性分泌物。常见于感染性流产、产褥期感染、子宫颈损伤或阴道异物并发的感染。其病原体主要为性传播疾病病原体和内源性病原体，如淋病奈瑟菌、沙眼衣原体、生殖体支原体等。

【护理】

（一）护理评估

1. 健康史　了解患者个人卫生习惯，宫颈有无性交、分娩及宫腔操作的损伤等。

2. 身体评估　了解白带性状、量、气味，有无外阴瘙痒、灼热等症状，观察阴道黏膜有无炎性改变。

（1）症状：大部分患者无临床症状，有症状者表现为阴道分泌物增多，呈黏液脓性，阴道分泌物刺激可引起轻度外阴瘙痒或烧灼感。可出现经间期出血、性交后出血等症状。若合并尿路感染，可出现尿急、尿频、尿痛。

（2）体征：检查时见宫颈充血水肿、黏膜外翻，有黏液或脓性分泌物附着甚至从宫颈管流出。

3. 心理-社会支持情况　评估患者的心理及家庭支持系统情况。

4. 辅助检查　如宫颈管脓性分泌物检查及病原体检测。

（二）常见护理诊断/问题

1. 不舒适　与局部分泌物增多有关。

2. 组织完整性受损　与子宫颈局部鳞状上皮不完整有关。

（三）护理目标

1. 患者宫颈糜烂治愈，原有症状消失。

2. 患者的舒适感增加。

3. 患者焦虑感消失，积极面对生活。

（四）护理措施

1. 一般护理　注意个人卫生特别是性生活卫生，采取合适的计划生育措施，避免意外受孕手术时造成的感染或损伤。适当锻炼身体，增强体质。

2. 用药护理　告知患者各种类型宫颈炎的用药种类及方法。

（1）单纯急性淋病性奈瑟菌性宫颈炎：主张大剂量、单次给药，常用药物为第三代头孢菌素，如头孢曲松钠 250 mg，单次肌注，或头孢克肟 400 mg，单次口服；氨基糖苷类的大观霉素 4 g，单次肌内注射。

(2) 沙眼衣原体感染所致宫颈炎：主要治疗药物为四环素类，如多西环素 100 mg，每日 2 次，连用 7 天；红霉素类，主要是阿奇霉素 1 g 单次顿服，或红霉素 500 mg，每日 4 次，连用 7 天；喹诺酮类，主要有氧氟沙星 300 mg，每日 2 次，连用 7 天；左氧氟沙星 500 mg，每日 1 次，连用 7 天。

(3) 对于合并细菌性阴道病者，同时治疗细菌性阴道病，否则将导致宫颈炎持续存在。

3. 心理护理　给予关怀与安慰，耐心解答个体提出的问题，解释该病发病率高且易于痊愈，解除其思想压力，引导患者积极配合治疗，使机体尽快康复。

（五）护理评价

1. 患者白带恢复正常，腰骶疼痛消失。

2. 患者的舒适感增加。

3. 患者焦虑感消失，对宫颈炎的防治内容有所了解。

（六）健康指导

进行个人卫生与保健知识的宣教，讲解急性宫颈炎发生的可能原因、不良后果及彻底治疗的重要性；介绍经期、产褥期保健知识及定期接受妇科疾病普查普治的重要性。教育患者实行计划生育，知道选择合适的节育措施，避免多次流产。

二、慢性宫颈炎

【病因】

慢性子宫颈炎多由急性子宫颈炎未得到及时治疗或治疗不彻底转变而来。部分患者无急性子宫颈炎病史，系因卫生不良或雌激素缺乏，局部抗感染能力差所致。主要致病菌是葡萄球菌、链球菌、大肠杆菌和厌氧菌。

【病理】

1. 慢性子宫颈管黏膜炎　由于子宫颈管黏膜皱襞较多，感染后容易形成持续性子宫颈管黏膜炎，表现为子宫颈管黏液增多及脓性分泌物，反复发作。

2. 宫颈息肉　慢性炎症长期刺激使宫颈局部黏膜增生，子宫有排出异物的倾向，使增生的黏膜向宫颈外口突出而形成息肉，息肉可为一个或多个，色鲜红、质脆、易出血，直径约 1 cm。由于炎症存在，息肉去除后常有复发。

3. 宫颈肥大　由于慢性炎症的长期刺激，宫颈组织充血、水肿、腺体及间质增生，使宫颈肥大，但表面光滑，结缔组织增生使宫颈硬度增加。

【护理】

（一）护理评估

1. 健康史　了解患者婚育史、阴道分娩史、妇科手术史及宫颈损伤等情况，评估患者日常卫生习惯。

2. 身体评估　评估有无阴道分娩、妇科手术造成的子宫颈损伤及感染性流产或产褥感染史，发病以来有无白带增多、腰骶部酸痛等症状；是否做过治疗，治疗方法和治疗效果等。

（1）症状：多无症状，少数患者可有持续或反复发作的阴道分泌物增多，淡黄色或脓性，性交后出血，月经间期出血，偶有外阴瘙痒或不适。

（2）体征：检查可见黄色分泌物覆盖宫颈口或从子宫颈口流出，或在糜烂样基础上伴有子宫颈充血、水肿、脓性分泌物增多或接触性出血。

3. 心理-社会支持情况　患者经常腰酸、分泌物增多，影响生活质量，多出现焦虑等症状，应评估患者的心理状态和家属的态度。

4. 辅助检查　进行宫颈刮片细胞学检查以排除宫颈癌。现临床多采用液基细胞学检测（TCT），与传统的宫颈刮片巴氏涂片检查相比明显提高了标本的满意度及宫颈异常细胞检出率，同时还能发现部分癌前病变，微生物感染如霉菌、滴虫、病毒、衣原体等。

（二）常见护理诊断/问题

1. 皮肤完整性受损　与宫颈上皮糜烂和炎性刺激有关。

2. 焦虑　与害怕宫颈癌有关。

（三）护理目标

1. 患者宫颈糜烂治愈，原有症状消失。

2. 患者的舒适感增加。

3. 患者焦虑感消失，积极面对生活。

（四）护理措施

1. 一般护理　告知患者注意外阴清洁卫生，每日更换内裤，定期妇科检查。

2. 治疗及护理

（1）物理治疗：适用于子宫颈呈糜烂样改变、有接触性出血且反复药物治疗无效者。在治疗前先做宫颈刮片细胞学检查排除早期宫颈癌。急性生殖道炎症者为禁忌。常用的方法有激光、冷冻、红外线凝结疗法及微波疗法等。治疗时间是月经干净后 3～7

天之内。物理治疗后分泌物增多，甚至有多量水样排液，术后1～2周脱痂时可有少量出血，创口愈合需4～8周。故应嘱患者保持外阴清洁，注意2个月内禁止性生活和盆浴。2次月经干净后复查，效果欠佳者可进行第2次治疗。

（2）手术治疗：宫颈息肉可手术摘除。

3. 心理护理　让患者了解慢性宫颈炎的发病原因、临床表现、治疗方法及注意事项，缓解患者的焦虑心理，鼓励患者积极配合治疗。

（五）护理评价

1. 患者白带恢复正常，腰骶疼痛消失。
2. 患者的舒适感增加。
3. 患者焦虑感消失，对宫颈炎的防治内容有所了解。

（六）健康指导

向患者传授防病知识，积极治疗急性宫颈炎；定期妇科检查，发现炎症排除宫颈癌后予以积极治疗；避免分娩或器械损伤宫颈；产后发现宫颈裂伤应及时缝合。此外，应注意个人卫生，加强营养，增强体质。物理治疗的患者按医嘱护理和随访。

学而思13-5　　护资考点13-5

第六节　盆腔炎性疾病

案例导入

林女士，人工流产后出现下腹部疼痛，白带增多，伴寒战、高热，体温39.8℃，下腹部明显压痛，阴道内可见脓性有臭味的分泌物，后穹隆饱满触痛，宫颈抬举痛。

请思考：

1. 患者最可能的医疗诊断是什么？
2. 可对患者采取哪些相应的护理措施？

盆腔炎性疾病是指女性上生殖道的一组感染性疾病，最常见的是输卵管炎及输卵管卵巢炎。盆腔炎性疾病多发生在性活跃期、有月经的妇女，初潮前、绝经后或未婚者很少发生盆腔炎性疾病，若发生盆腔炎性疾病也往往是邻近器官炎症的扩散。盆腔炎性疾病若被延误诊断和未能得到有效治疗有可能导致上生殖道感染后遗症（不孕、输卵管妊娠、慢性腹痛等），称为盆腔炎性疾病后遗症，从而影响妇女的生殖健康，且增加家庭与社会的经济负担。

【病因】

急性盆腔炎多由宫腔内手术如刮宫术、输卵管通液术、子宫输卵管造影术、宫腔镜检查、放置宫内节育器等消毒不严格或术前适应证选择不当，导致下生殖道内源性菌群的病原体上行感染引起。分娩或流产后产道损伤、组织残留于宫腔内，或手术无菌操作不严格，也可发生急性盆腔炎。其次与经期卫生不良、不洁性生活史、早年性交、多个性伴侣、性交过频者致性传播疾病的病原体入侵有关。

【感染途径】

1. 上行性蔓延　病原菌由外阴、肛门进入阴道，沿黏膜上行，通过子宫颈、子宫内膜、输卵管蔓延至卵巢、腹腔，是淋球菌、葡萄球菌感染的主要途径。

2. 经淋巴系统蔓延　细菌经阴道、子宫颈侵入后，经淋巴系统扩散至盆腔蜂窝组织及子宫附件以至腹腔，常为链球菌、葡萄球菌的蔓延方式。

3. 直接蔓延　由邻近脏器的感染蔓延而来，如腹膜炎、阑尾炎、结肠炎、膀胱炎等均可蔓延至子宫、输卵管而引起盆腔炎。

4. 经血液循环传播　病原体先侵入人体的其他系统，再经血液循环感染生殖器，为结核菌感染的主要途径。

【病理】

1. 急性子宫内膜炎及子宫肌炎　子宫内膜充血水肿，有炎性渗出物，严重的可出现坏死、脱落形成溃疡。炎症向深部侵入可累及子宫肌层。

2. 急性输卵管炎、输卵管积脓、输卵管卵巢脓肿　主要由化脓菌引起。若炎症沿子宫内膜上行蔓延，可首先引起输卵管黏膜炎，输卵管黏膜肿胀、间质充血水肿，大量中性粒细胞浸润。严重者引起输卵管黏膜粘连，导致输卵管闭锁，此时若有脓液积聚于管腔内则形成输卵管积脓。卵巢常与有炎症的输卵管伞端粘连而发生卵巢周围炎，炎症通过卵巢排卵孔侵入到卵巢实质可形成卵巢脓肿。脓肿壁如与输卵管脓肿粘连穿通，可形成输卵管卵巢脓肿。脓肿多位于子宫后方或子宫、阔韧带后叶及肠管间，若侵入腹腔可引起弥漫性腹膜炎。

3. 急性盆腔腹膜炎　严重感染时，炎症会蔓延至盆腔腹膜，引起腹膜充血水肿，并有少量渗出物，形成急性盆腔腹膜炎和盆腔脏器粘连。若有大量脓性渗出液集聚可形成盆腔脓肿，脓肿破溃进入腹腔可引起弥漫性腹膜炎。

4. 急性盆腔结缔组织炎　病原体经阴道、宫颈等创伤处的淋巴管侵入盆腔结缔组织，引起结缔组织充血、水肿及中性粒细胞浸润，导致急性盆腔结缔组织炎。以宫旁结缔组织炎最常见。

5. 败血症及脓毒血症　常在病原体数量多、毒性强，患者抵抗力下降时发生。若不及时控制甚至会出现感染性休克，严重的危及生命。如果身体其他部位出现多处感染病灶或脓肿，应考虑有脓毒血症，应做血培养进一步证实。

6. 肝周围炎　无肝实质损害只有肝包膜炎症的肝周围炎，主要由淋病奈瑟菌、衣原体感染引起。

【护理】

（一）护理评估

1. 健康史　询问患者年龄、孕产史、宫内手术史，了解有无起病诱因。

2. 身体评估　观察患者的精神状态，有无疲倦面容，了解睡眠状况。评估下腹部、腰部疼痛的性质、程度，与月经及性交的关系。

（1）症状：常见症状为下腹痛、发热、阴道分泌物增多。腹痛为持续性，活动或性交后加重。若病情严重可有寒战、高热、头痛、食欲不振。月经期发病可出现经量增多、经期延长，非月经期发病可有白带增多。若有腹膜炎，则出现消化系统症状如恶心、呕吐、腹胀、腹泻等。若有脓肿形成，可有下腹包块及局部压迫刺激症状，包块位于前方可出现膀胱刺激症状，如排尿困难、尿频，若引起膀胱肌炎还可有尿痛等；包块位于子宫后方可有直肠刺激症状，若在腹膜外可致腹泻、里急后重感和排便困难。若有输卵管炎的症状及体征，并同时有右上腹疼痛者，应怀疑有肝周围炎。根据感染的病原体不同，临床表现也有差异。淋病奈瑟菌感染起病急，多在48小时内出现高热、腹膜刺激征及阴道脓性分泌物。非淋病奈瑟菌性盆腔炎起病较缓慢，高热及腹膜刺激征不明显，常伴有脓肿形成。若为厌氧菌感染，则容易有多次复发，脓肿形成。沙眼衣原体感染病程较长，高热不明显，长期持续低热，主要表现为轻微下腹痛，久治不愈，阴道不规则出血。

（2）体征：轻者无明显异常。严重病例呈急性病容，体温升高，心率加快，腹胀，下腹部有压痛、反跳痛及肌紧张，肠鸣音减弱或消失。妇科检查：阴道可能充血，并有大量脓性臭味分泌物；子宫颈充血、水肿，将宫颈表面的分泌物拭净，若见脓性分泌物从宫颈口外流，说明宫颈黏膜或宫腔有急性炎症；穹隆触痛明显，宫颈举痛；宫体增大，有压痛，活动受限；子宫两侧压痛明显，若为单纯输卵管炎，可触及增粗的输卵管，有明显压痛；若为输卵管积脓或输卵管卵巢脓肿，则可触及包块且压痛明显；宫旁结缔组织炎时，可扪到宫旁一侧或两侧有片状增厚，或两侧宫骶韧带高度水肿、增粗，压痛明显；若有脓肿形成且位置较低时，可扪及后穹隆或侧穹隆有肿块且有波动感，三合诊常能协助进一步了解盆腔情况。

3. 心理-社会支持情况　评估患者及家属对疾病的认知情况，有无担心、恐惧心理等。

4. 辅助检查　可行宫颈分泌物及后穹隆穿刺液检查，可明确病原体。

（二）常见护理诊断/问题

1. 疼痛　与炎症引起下腹疼痛、肛门坠痛有关。

2. 睡眠形态紊乱　与疼痛或心理障碍有关。

（三）护理目标

1. 患者疼痛症状减轻或消失。

2. 患者能保证足够的睡眠。

3. 患者的焦虑缓解并正确对待治疗。

4. 患者能叙述有关保健方面的知识。

（四）护理措施

1. 一般护理　卧床休息，半卧位有利于脓液积聚于直肠子宫陷凹而使炎症局限。给予高热量、高蛋白、高维生素流食或半流食，补充液体，注意纠正电解质紊乱及酸碱失衡。高热时采用物理降温。尽量避免不必要的妇科检查以免引起炎症扩散，有腹胀应进行胃肠减压。

2. 对症护理

（1）减轻疼痛：腹痛、腰痛时注意休息，防止受凉，必要时遵医嘱给镇静止痛药以缓解症状。

（2）促进睡眠：若患者睡眠不佳，可在睡前热水泡脚，关闭照明设施，保持室内安静，必要时服用镇静药物。

（3）高热时宜采用物理降温；腹胀行胃肠减压；注意纠正电解质紊乱和酸碱失衡。

为手术患者做好术前准备、术中配合及术后护理。

3. 用药护理 按医嘱给予足量有效的抗生素，注意用药的剂量、方法及注意事项，观察输液反应等。

4. 治疗及护理 采用药物治疗、支持疗法、中药治疗、手术治疗等措施控制炎症、消除病灶。抗生素治疗多采用联合用药；中药治疗多采用活血化瘀、清热解毒药物，如银翘解毒汤等。抗生素治疗效果不佳、盆腔脓肿持续存在或脓肿破裂时，应手术治疗。

5. 心理护理 让患者及家属了解急性盆腔炎相关知识，和患者及家属一起商定治疗计划，减轻患者及家属担心、焦虑及恐惧的心理，积极配合医护处理和护理。

（五）护理评价

1. 患者自诉舒适感增加、疼痛减轻。

2. 患者精神良好，没有疲倦感。

3. 患者能积极配合治疗，并对治疗有信心。

（六）健康指导

做好经期、孕期及产褥期卫生宣教；指导性生活卫生，减少性传播疾病，经期禁止性交。

【盆腔炎性疾病后遗症】

若盆腔炎性疾病未得到及时正确的诊断和治疗，可能会出现盆腔炎性疾病后遗症。主要的病理改变为组织破坏、广泛粘连、增生及疤痕形成。

1. 临床表现

(1) 不孕：输卵管粘连阻塞可致不孕。急性盆腔炎性疾病后不孕发生率为20%～30%。

(2) 异位妊娠：盆腔炎性疾病后异位妊娠发生率是正常妇女的8～10倍。

(3) 慢性盆腔痛：炎症形成的粘连、瘢痕以及盆腔充血，常引起下腹部坠胀、疼痛及腰骶部酸痛，常在劳累、性交后及月经前后加剧。约20%急性盆腔炎发作后遗留慢性盆腔痛。慢性盆腔痛常发生在盆腔炎性疾病急性发作后的4～8周。

(4) 盆腔炎性疾病反复发作：由于盆腔炎性疾病造成的输卵管组织结构的破坏，局部防御机能减退，若患者仍处于同样的高危因素，可造成盆腔炎的再次感染，导致反复发作。有盆腔炎性疾病病史者，约25%将再次发作。

2. 妇科检查 若输卵管病变，则在子宫一侧或两侧触到呈条索状增粗的输卵管并有压痛；若输卵管积水或输卵管卵巢囊肿，则在盆腔一侧或两侧触及囊性肿物，活动多受限；若为盆腔结缔组织病变，子宫常呈后倾后屈，活动受限或粘连固定，子宫一侧或两侧有片状增厚、压痛，宫骶韧带增粗、变硬，有触痛。

3. 预防措施　避免不洁性生活，减少性传播疾病的发生；注意卫生，避免不正确的卫生习惯，经期禁止性生活；在 48 小时内作出急性盆腔炎的诊断及治疗，将明显降低盆腔炎性疾病后遗症的发生率。一旦出现腹痛、发热、阴道分泌物增多，及时到医院就诊。

4. 治疗与护理　不孕患者，需要辅助生殖技术协助受孕；慢性盆腔痛者，可采取中药、理疗及对症联合治疗；输卵管积水者可手术治疗。医护人员应关心患者疾苦，耐心倾听患者诉说，尽可能满足患者需求，解除其思想顾虑，增强其对治疗的信心，和患者及家属共同探讨适合的治疗方案，减轻患者的心理压力。

学而思13-6　　护资考点13-6

知识链接

盆腔炎性疾病的诊断标准（美国 CDC 诊断标准，2015 年）

1. 最低标准　宫颈举痛或子宫压痛或附件区压痛

2. 附加标准

（1）体温超过 38.3℃（口表）

（2）宫颈异常黏液脓性分泌物或宫颈脆性增加

（3）阴道分泌物湿片出现大量白细胞

（4）红细胞沉降率升高

（5）血 C-反应蛋白升高

（6）实验室证实的宫颈淋病奈瑟菌或衣原体阳性

3. 特异标准

（1）子宫内膜活检组织学证实子宫内膜炎

（2）阴道超声或磁共振检查显示输卵管增粗，输卵管积液，伴或不伴有盆腔积液、输卵管卵巢肿块，或腹腔镜检查发现盆腔炎性疾病征象

第十四章

妇科手术围手术期的护理

思维导图14

学习目标

1. 掌握妇科手术术前准备及术后护理。
2. 熟悉妇科各种手术的名称、手术范围、适应证。
3. 学会妇科各种手术的术前准备和术后护理的操作。
4. 能够在术前和术后护理过程中尊重患者，保护患者隐私。
5. 能坚持守正创新，增强批判性思维。

第一节　妇科腹部手术围手术期的护理

案例导入

卵巢癌患者，女，35岁，由于肿瘤组织有可能侵犯肠道，术中要剥离癌组织或切除病变部位的部分肠管。

请思考：护士应如何遵医嘱进行术前肠道准备？

【手术前护理】

（一）护理评估

手术前护理评估的目的是排除手术禁忌证，了解患者的生理、心理状况，为手术前准备提供依据。

1. 健康史

（1）了解患者的一般情况：年龄、婚姻状况、职业、文化程度、民族；询问患者目前居住的地址、联系方式等。

（2）了解患者当前情况：疾病诊断、治疗方案、护理措施等。

（3）了解手术的理由和目的；了解拟施行的手术；了解手术的迫切性。

（4）了解月经史、婚姻史和生育史，如末次月经的时间、月经紊乱病史，以避免月经期手术；了解药物过敏史和其他过敏史。

（5）了解既往的疾病史，根据年龄了解患者是否有该年龄段常见病或者多发病史，评估老年患者身体各器官退化状况，判断是否存在视力或者听力减退，是否伴有老年病、慢性病，排除手术禁忌证。

（6）询问饮食情况和睡眠情况，若有异常要评估原因以便及时纠正。

（7）评估患者的健康信念，判断是否对治疗和护理产生负面影响。

2. 身体评估

（1）疾病情况：评估疾病相关的症状和体征，判断疾病对患者的影响及其程度，评估自理能力。

（2）生命体征：测量体温、脉搏、血压及呼吸，体温高于37.5℃，要考虑是否为感染；脉搏、血压异常，可能有心血管病变。对异常者应及时报告医生查明原因，给予适当处理。评估患者是否有疼痛，若有，要了解疼痛的性质和程度。目前都用疼痛量表测量疼痛的程度，若有中度至重度的疼痛要采取干预的措施。

（3）全身状况：了解患者的身高、体重；观察患者的全身营养状况；观察患者皮肤的颜色、弹性等，是否有贫血貌，若有营养不良或贫血，要纠正后再行手术；评估皮肤的完整性，特别是手术部位的皮肤完好性；评估睡眠形态和质量；评估目前是否有阴道流血。存在阴道流血的患者要避免手术，但大出血需要抢救者除外。

（4）了解患者原发病的治疗情况，判断是否对本次手术有影响，若发现手术禁忌证要及时报告医生，纠正后再行手术。

3. 心理-社会支持情况

（1）了解患者对医院陌生环境的适应程度，是否对患者休息和睡眠有负面的影响。

（2）了解患者对疾病、手术、预后的了解程度和态度，特别是对手术的态度和心理准备情况，与医务人员在手术期间合作配合的可能性和合作度。

（3）了解患者对手术可能引起的术后情况，是否存在焦虑、恐惧等心理反应。

（4）如果患者拟施行子宫和（或）卵巢切除术，要了解患者对切除子宫后可能的结果是否了解，是否有正确的认识。

（5）评估患者因手术期间不能履行母亲、妻子、女儿等家庭角色和无法上班等，而产生的焦虑、不安、悲观、抑郁等情况。

（6）了解患者家人如丈夫、子女对患者疾病和手术的相关知识及态度，手术和治疗是否存在经济困难等。了解患者家庭的沟通模式，家庭关系和相互间信任和依赖的程度。

4. 辅助检查

（1）实验室检查

①血、尿、粪三大常规检查：了解患者的一般健康情况。了解红细胞总数、血红蛋白含量，排除贫血。

②凝血功能测定：测定凝血酶原时间及血小板计数，排除出凝血功能异常。

③水、电解质水平测定：排除水、电解质紊乱。

④肝、肾功能检查：排除肝肾疾病。

⑤空腹血糖或糖化血红蛋白测定：排除糖尿病。

（2）影像学检查：常规进行胸部X线摄片，排除呼吸道感染；年龄＞60岁，有肺气肿、肺纤维化、胸廓畸形、肺叶切除术后的患者应做肺功能测定。

（3）其他检查：心电图检查，以了解心功能。心电图显示有心律失常者应做24小时动态心电图检查，器质性心脏病患者应做超声心动图检查。

（二）常见护理诊断/问题

1. 知识缺乏：缺乏手术相关知识及手术前准备相关知识。

2. 焦虑　与医院陌生环境刺激、手术具有危险性有关。

3. 舒适度减弱　与手术前需要做各种准备工作，改变原有生活形态有关。

（三）护理目标

1. 患者能掌握手术护理的相关知识。

2. 患者能减轻焦虑的程度。

3. 患者能叙述避免因住院和术前准备带来的负面影响的方法。

（四）护理措施

1. 一般护理　在等待手术期间，患者应尽可能保证充足睡眠，健康饮食。保持良好的心态，增强体质，预防感冒。

2. 心理护理　当患者与医务人员达成共识，接受手术治疗方案后，从生理上和心理上开始准备手术，也因此会产生心理压力。患者会担心麻醉的安全，手术是否顺利，术后的疼痛程度，手术后是否会因为某些功能的丧失而影响日常生活和夫妻生活。要亲切耐心接待患者入院，做好病室环境、病友及医护人员的介绍，减少陌生感。及时充分了解患者的担忧和需要，并尽可能地满足或给予比较满意的解释。用浅显易懂的言语、资料或图片，介绍相关疾病医学知识，让患者了解手术目的及手术前后的注意事项。纠正错误认知，如子宫切除后不会引起早衰，不会失去性功能。近年来，很多医院都开展了手术室护士在术前1日到病房了解患者情况，向患者介绍麻醉方式、手术室环境、手术过程等做法，有的带患者去手术室参观，减轻或避免患者术前焦虑和恐惧，使患者相信在医院现有条件下，能顺利度过手术全过程。同时，在不影响治疗配合的前提下，尊重患者的信仰和习惯，鼓励患者说出自己的感受，共同探讨适合于个体缓解心理应激的方法，从而减轻患者心理应激。另外，还要向家属进行健康指导，争取他们的支持与配合。

3. 术前指导

(1) 提供相关知识和信息：要根据患者年龄和文化程度，使用患者可以理解和接受的方式，提供相关知识和信息。可启发患者讨论，提问题，让患考在心情放松的情况下接受知识和信息。

①手术治疗的必要性、重要性和可行性：给患者提供相关的疾病知识，给患者分析手术治疗对治疗疾病的必要性和重要性。向患者介绍医务人员和医疗设备，加深其对此

类手术的自信心和优势条件的理解。

②围术期护理知识：告知患者术前准备的内容，如备皮、阴道准备、肠道准备；介绍拟订的手术、麻醉方式，鼓励患者与医务人员很好地配合完成手术前的准备工作。与患者讨论手术后可能出现的不适和健康问题及可能的处理方法，如术后患者将会进入复苏室，可能继续静脉输液，有留置的尿管或引流管，可能有手术部位的疼痛感，因为麻醉使胃肠蠕动功能减弱而致术后腹胀，告知术后镇痛的方法及其选择，告知早期活动可促进胃肠功能的恢复，预防坠积性肺炎，并指导怎样进行术后早期活动。

（2）指导适应性功能锻炼：术后患者常因为切口疼痛等不愿意咳嗽和翻身，所以术前要训练患者深呼吸、咳嗽、咳痰的方法。如指导患者双手按住切口两侧，限制腹部活动的幅度，以胸式呼吸用力咳嗽。同时应教会患者在别人协助下床上翻身，做肢体运动的方法。让患者反复练习，直到掌握为止。

4．术前准备

（1）观察生命体征：生命体征与患者的病情密切相关，应根据医嘱进行观察测量。术前3日，每8小时测体温、脉搏、呼吸1次，每日测血压1次。若患者出现发热、血压增高等，应通知医生，并协助查找原因。若需推迟手术，向患者及家属说明原因，取得患者及家属的理解。

（2）保证足够营养：术前营养状况直接影响术后康复。术前应指导患者摄入高蛋白、高热量、富含维生素的食物；若年老、体弱、进食困难者应与营养师讨论，调整饮食结构，制定合理食谱，必要时通过肠外营养方式补充，如输白蛋白、输血。

（3）处理术前合并症：对合并贫血、营养不良、高血压、糖尿病、心脏疾患等患者，要及时给予适当的治疗，争取调整到最佳身心状态，为手术创造条件。

（4）确认术前检查项目的完整性：确认必要的术前检查，如血、尿、大便常规、心电图、肝功能、肾功能、出凝血时间及交叉配血试验的报告及结果；确认没有手术禁忌证。

（5）签手术同意书：尊重患者知情同意的权利，签署手术同意书。一方面使患者和家属了解术前诊断、手术的名称、手术目的、术中和术后可能出现的问题，避免不合意愿的手术。另一方面也是院方手术行为得到患者和家属认可的依据，避免院方受到患者不理解病情及合并症产生时，引发指责甚至法律纠纷。签署后的手术同意书要妥善保管。

（6）如果判断将要施行的手术范围较大，患者腹腔内粘连严重，手术可能涉及肠道时，遵医嘱术前3日做肠道准备。

①术前无渣半流饮食2日，流质饮食1日。若患者食欲好，可用双份流质饮食。

②术前3日口服庆大霉素8万U，每日4次、灭滴灵0.4 g，每日3次，以抑制肠道内细菌生长。

③术前1日口服20%甘露醇250 ml、5%葡萄糖氯化钠或生理盐水1000 ml，以及复方聚乙二醇电解质散1袋（68.56 g）溶于温开水2000 ml。

④术前1日清洁灌肠，即下午、傍晚肥皂水灌肠各1次，之后根据患者排便情况选择肥皂水或生理盐水灌肠至排出的灌肠液中无大便残渣。目前常以口服导泻剂代替多次灌肠，效果良好，但对老年、体弱者要根据个体反应性而选择用量，防止水泻导致脱水。

（7）术前1日常规准备如下。

①饮食：软食，晚餐进流质饮食，午夜后禁食。

②输血准备：是手术前常规准备工作。备血量多少，是根据患者手术大小和难易程度决定的。医生先填写用血预约申请单，申请单要填写完整和准确。然后采集患者血液标本，认真核对患者姓名、年龄、床号等信息，采集到的血液标本装入专用备血试管，贴上与用血预约申请单联号一致的标签。指定专人将标本、用血预约单、手术预约通知单一并送血库。如果有多个患者做备血准备，要注意患者间资料和血液标本不混淆。

③清洁：应淋浴，更衣，剪指甲，去指甲油及其他化妆品等。

④阴道准备：适合于已有性生活，即将行子宫全切除的患者。进行阴道的清洁和消毒。先用肥皂液清洁阴道、宫颈、穹隆部，然后用消毒液（250 mg/L碘附液，1∶8000的高锰酸钾，1∶1000的新洁尔灭）冲洗，擦干后用无痛碘原液（聚维酮碘消毒液）消毒宫颈和穹隆部。手术日晨再次行阴道消毒。无性生活史的妇女和拟行附件手术的患者，无须做阴道准备。

⑤肠道准备：目的是使肠道空虚、暴露手术野、减轻或防止术后肠胀气；防止手术时使用麻醉药物使肛门括约肌松弛致大便失禁污染手术台。灌肠：行大手术的患者，如全子宫切除术，于下午和傍晚肥皂水灌肠各1次；其他手术的患者于下午肥皂水灌肠1次。目前也有用口服导泻剂，如番泻叶水、蓖麻油、甘露醇、硫酸镁，或甘油灌肠剂致肛导泻替代灌肠。

⑥促进睡眠：遵医嘱晚上给镇静剂，保证患者有足够的休息。

（8）手术日准备。

①测量生命体征：体温、脉搏、呼吸、血压，了解有无月经来潮，如有异常报告

医生。

②皮肤准备：以顺毛、短刮的方式进行手术区域剃毛备皮，其范围是上自剑突下，两侧至腋中线，下达两大腿上 1/3 处及外阴部的皮肤，注意清洁脐窝部。

③取下患者活动义齿、发夹、首饰及贵重物品，交家属妥善保管。

④备好患者需携带的物品，核对后交给手术室护士。

⑤安置留置导尿管，保持引流通畅，避免术中损伤膀胱。

⑥术前半小时给基础麻醉药：通常为苯巴比妥和阿托品，以缓解患者的紧张情绪及减少腺体的分泌。

⑦与手术室护士核对患者姓名、床号、住院号、年龄、诊断、手术名称、携带药物、患者腕带信息。

（9）急诊手术准备：妇产科常见的急诊手术有卵巢囊肿扭转、破裂，异位妊娠腹腔大出血等。由于发病急、病情重，患者及家属经常心情紧张。在给患者及家属提供心理安全感的同时，配合医生在最短的时间内完成术前准备。针对休克患者，在处理休克的同时，快速完成腹部手术准备。应立即询问病史，测量生命体征，观察病情并做好医疗记录；签署手术同意书；完成备皮、输液、配血、导尿等准备工作。同时，对患者和家属进行手术目的以及术前准备的针对性解释，通过娴熟的技术让患者确信自己正处于救治中，减轻患者紧张恐慌的情绪，也使其家属积极配合急诊手术。

（五）护理评价

1. 患者叙述与自己疾病相关的围术期护理知识。

2. 患者没有出现焦虑的症状和体征。

3. 患者积极与医务人员配合，成功完成术前各项准备工作。

【手术后护理】

术后护理应从手术完毕至患者出院。术后的短时间内，应以观察患者生命体征为护理重点，以后则应注意各系统功能的恢复情况，目的是使患者能尽快康复，防止各种手术并发症的发生。针对患者存在的问题，采取相应的护理措施，让患者和家属参与护理活动，发挥患者的主观能动性，提高患者自护能力。

（一）护理评估

1. 健康史　详细阅读手术记录单、麻醉师和手术室护士的交接记录单等，详细了解患者的手术情况。如麻醉的方式及效果，手术范围，术中出血量，术中尿量，输血、输液及用药情况。

2. 身体评估

(1) 生命体征：及时测量患者血压、脉搏、呼吸和体温，观察术后血压并与术前、术中比较；了解呼吸的频率、深度；注意脉搏是否有力，节律是否整齐；了解体温的变化情况。

(2) 神志：观察全麻患者的神志，以了解麻醉恢复的情况；对腰麻及硬膜外麻醉患者，了解有无神志的异常变化。

(3) 皮肤：评估皮肤的颜色和温度，特别应观察切口、麻醉针孔处敷料是否干燥，有无渗血；手术过程中受压部位皮肤及骨突出处，皮肤是否完整。

(4) 疼痛：评估患者术后疼痛的部位、性质、程度，了解患者的止痛方式；如采用硬膜外置管和自控镇痛装置，需观察管道是否固定通畅；采用注射或口服药物时，要了解药物剂量和使用间隔时间，观察止痛后患者疼痛的缓解程度。

(5) 各种引流管：了解引流管的放置部位和作用，观察引流管是否固定通畅，评估引流液的质、色、量，是否有异味等；了解术中是否有腹腔内用药。妇科腹部手术患者常见的引流管有尿管、腹腔引流管、盆腔引流管、胃肠减压管等。

3. 心理-社会支持情况　患者对手术是否成功，有无并发症最为关心，对术后出现的不适往往感到紧张焦虑。应通过评估患者对手术的耐受情况，亲切耐心地与患者交流，观察其心理反应。同时，了解患者有无家属或丈夫陪伴，及其他支持情况。

4. 辅助检查　不做常规要求，根据患者情况进行相应的检查。如术中出血多的患者，要随访红细胞计数以排除贫血；疑有感染发生时，做X线胸部摄片或血液细菌培养。

(二) 常见护理诊断/问题

1. 慢性疼痛　与手术创伤有关。

2. 舒适度减弱　与术后虚弱、疼痛、携带各种导管影响活动度有关。

3. 有感染的危险　与手术创伤有关。

(三) 护理目标

1. 患者疼痛缓解。

2. 患者舒适度如期恢复。

3. 患者没有术后感染。

(四) 护理措施

1. 准备环境　为术后患者提供安静舒适空气清新的休息环境，备好麻醉床，根据不同手术做好物品的准备，如输液架、心电监护仪、各种引流袋。根据需要准备好氧气等抢救物品。

2. 交接患者　与手术室护士或麻醉师交接患者，测量血压与脉搏，检查静脉通路，各类引流管是否通畅，评估皮肤的完整性。

3. 安置体位　根据手术及麻醉的方式决定体位。

(1) 全麻未清醒的患者取平卧位，头偏向一侧，保持呼吸道通畅，防止呕吐物、分泌物呛入气管引起窒息或吸入性肺炎，清醒后可根据患者需要选择卧位。未清醒时防止坠床。

(2) 椎管麻醉者取平卧位，头侧向一侧，第 2 日改为半卧位，有利于腹腔引流，使术后腹腔内的液体、炎性渗出液局限在直肠子宫陷凹，避免对膈肌的激惹，减少脏器刺激。同时半卧位可松弛腹部肌肉，降低腹部切口张力，减轻疼痛；使肺扩张，有利于呼吸、咳嗽、排痰，减少术后肺部并发症。

无论采取何种卧位，都应注意在保证患者舒适的情况下，定时给患者翻身、协助肢体活动，以促进术后恢复。

4. 观察病情　主要观察生命体征、腹部切口、麻醉恢复情况。

(1) 生命体征：认真观察并记录生命体征。通常术后每 30 分钟监测 1 次血压、脉搏和呼吸，直至平稳。平稳后，改为每 4～6 小时 1 次；24 小时以后，每日测 4 次，正常后再测 3 日。术后有心电监护仪者，根据医嘱监测血压、脉搏、呼吸至平稳后，每 4 小时监测一次直至停止使用心电监护。若测得生命体征异常或有内出血征象，应增加监测的次数，及时报告医生。术后应每日测体温 4 次，由于机体对手术创伤的反应，术后 1～3 日体温稍有升高，但一般不超过 38℃，如果体温持续升高，或正常后再次升高，应观察有无切口、肺部、泌尿道等部位的感染。

(2) 切口：术后 24 小时内注意观察腹部切口有无出血、渗液，切口敷料是否干燥，切口周围皮肤有无红、肿、热、痛等感染征象，敷料污染或渗出多时要请示医生予以更换。对子宫全切的患者，应观察有无阴道流血及阴道分泌物的量、质、色，以判断阴道切口的愈合情况。

(3) 麻醉的恢复：观察全麻患者意识的恢复情况，观察椎管腰麻患者下肢感觉的恢复情况。一般情况下，停药 6 小时后麻醉作用消失。

5. 缓解疼痛　疼痛是术后主要的护理问题，麻醉作用消失至术后 24 小时内疼痛最明显。患者常常因为疼痛而拒绝翻身、检查，甚至产生焦虑、恐惧、失眠等。可按医嘱使用止痛剂或镇痛泵，以缓解患者的疼痛症状。护士应掌握止痛的方法和技巧，正确指导患者使用自控镇痛装置，或在评估患者疼痛的基础上及时给予止痛药，常用哌替啶、吗啡。另外，应保持病室安静，环境舒适；6 小时以后用腹带帮助患者固定伤口，并帮助患者采取半卧位以减轻疼痛。

6. 留置管的护理　包括导尿管护理和引流管护理。

(1) 导尿管的护理　注意以下方面。

①导尿管保留时间：全子宫切除术者 48 小时，中手术（囊肿剥出术）保留 24 小时，广泛全子宫切除＋盆腔淋巴清扫术患者要保留 10～14 日。

②置管期间定期观察并记录尿液的色、质、量。

③集尿袋每周更换 2 次，保持引流通畅，避免导管扭曲或受压，避免尿潴留及逆流。

④置管期间用 250 ml/L 碘附溶液每日擦洗会阴 2 次，鼓励患者多饮水，预防感染。

⑤拔管后鼓励患者多饮水、及时排尿，排尿有困难者要测残余尿量。

(2) 引流管的护理：护理的原则是保持引流管固定，引流通畅，保持引流管周围皮肤清洁干燥，同时观察引流物的量、质、色，并做好记录。

①留置时间：妇科患者术后通常有留置的腹腔或盆腔引流管，医生根据患者的手术情况和引流量决定保留时间。一般留置 2～3 日。

②观察：要观察引流量，一般 24 小时负压引流液不超过 200 ml。若量多应了解是否在术中有腹腔内用药；量多且色鲜红，要警惕内出血。

7. 饮食护理　一般手术患者流质饮食 6 小时，大手术患者流质饮食 1～2 日，中手术患者流质饮食 1 日，应避免产气食物，如牛奶、豆浆，以免肠胀气。肛门排气后改流质为半流质饮食，以后逐步过渡到普通饮食；涉及肠道的手术患者，术后应禁食，排气后才能进流质饮食，逐步过渡到半流质、普通饮食。术后饮食应以营养丰富、易消化、高热量及富含维生素为原则。鼓励患者进食，促进肠道功能恢复及术后康复，不能进食或进食不足期间，应静脉补充液体和电解质，必要时给静脉高营养。

8. 促进休息与活动　在止痛的前提下，要保证患者有良好的休息和足够的睡眠。同时按循序渐进的原则，鼓励患者早期活动。每 2 小时协助卧床患者翻身 1 次，生命体征平稳后鼓励患者尽早下床活动，改善循环，促进肺功能恢复，防止下肢静脉血栓形成。活动时，注意防止患者特别是老年患者因体位变化引起血压不稳定，防止突然起床或站立时发生跌倒。

9. 常见问题及处理　无论手术大小，都有出现健康问题的可能性。护理的目标是预防或减轻症状，促进尽早康复。

(1) 腹胀：多因手术、麻醉致患者肠蠕动减弱所致，炎症、低钾等也可引起术后腹胀。通常患者在术后 48 小时排气，标志肠蠕动恢复。超过 48 小时未排气的患者应注意观察有无腹胀及腹胀的程度，查找腹胀的原因并进行处理。出现腹胀者排除肠梗阻后可采取热敷腹部、肛管排气、针灸、皮下注射新斯的明（0.5 mg）等措施刺激肠蠕动，缓解腹胀。炎症或低钾者可给予抗生素或补钾。同时，鼓励早期下床活动预防或减轻腹胀。

（2）便秘：术后由于活动减少，胃肠蠕动减弱，患者容易便秘。除鼓励活动外，能进食的患者应多饮水，吃蔬菜、水果，必要时根据患者情况给予麻仁丸、液体石蜡、番泻叶等缓泻剂来预防便秘，保持大便通畅，避免用力大便造成切口疼痛、切口裂开或愈合不良。

（3）尿潴留：不习惯卧床排尿、留置尿管的机械性刺激是术后患者尿潴留的主要原因。预防措施有：术前床上解便的有效训练；术后鼓励患者坐位排尿；增加液体入量；拔尿管前，夹管并定时开放，以训练膀胱功能。若以上措施无效，则再导尿。

10. 心理护理　减轻患者疼痛，解除不适，告知手术的情况及术后的注意事项，帮助患者提高自理能力；做好家属的健康教育，取得其积极的配合，有效降低术后患者不良的心理反应。

11. 出院指导　在评估患者自我护理能力以及家属对患者照顾能力的基础上，在患者入院时就开始进行针对性指导，并在出院时提供详细的出院指导。出院指导包括出院后的休息、活动、用药、饮食、性生活、门诊复查时间、可能出现的异常症状、体征的观察和处理等。

（五）护理评价

1. 患者无疼痛的痛苦表情，自诉疼痛减轻，安静入睡。
2. 患者述说舒适度逐渐改善，能配合医务人员进行早期活动。
3. 患者体温维持正常，切口无红、肿、热、痛等感染征象。

学而思14-1

护资考点14-1

第二节　外阴及阴道手术围手术期的护理

案例导入

患者，女，35岁，诊断为：子宫肌瘤，行子宫黏膜下肌瘤摘除术。

请思考：护士应如何做好术前准备和术后护理？

外阴手术是指女性外生殖器部位的手术，包括外阴癌根治术、处女膜切开术、前庭大腺脓肿切开引流术等。阴道手术是指阴道局部手术及经阴道的手术，如阴道成形术、会阴裂伤修补术、尿瘘修补术、子宫黏膜下肌瘤摘除术、阴式子宫切除术。

【手术前护理】

（一）护理评估

1. 健康史

（1）了解患者的一般情况：年龄、婚姻状况、职业、文化程度、民族；询问患者目前居住的地址、联系方式等。因先天性无阴道需要手术再造的患者多为年轻人，而因盆底功能减退要行阴式子宫切除及阴道前后壁修补的患者一般为老年人。

（2）了解患者疾病的发病时间和病程中症状变化，确定患者是否需要急诊手术，若为外阴、阴道创伤引起的出血或血肿，通常需要急诊手术。

（3）了解手术的理由和目的，了解拟施行的手术，了解手术的迫切性。

（4）了解月经史、婚姻史和生育史。如末次月经时间、月经紊乱病史，以避免月经期手术。了解药物过敏史和其他过敏史。

（5）了解既往疾病史，根据年龄了解患者是否有该年龄段常见病或者多发病史，评估年老患者身体各器官退化状况，是否存在视力或者听力减退，是否伴有老年病、慢性病，排除手术禁忌证。

（6）询问饮食情况和睡眠情况，若有异常要评估原因，以便及时纠正。

2. 身体评估　阴道手术前应该评估患者的全身及局部情况，其内容和方法与腹部手术前的身体评估相似。评估重点是手术部位皮肤的完整性，是否有皮肤感染的症状和体征。

3. 心理-社会支持情况　外阴阴道是女性特别隐私的部位，应评估患者对疾病、外阴阴道手术方式及预后的反应。先天性无阴道患者多为年轻女性，往往不愿意谈及疾病，常表现为羞怯；外阴癌患者担心手术后康复及疾病预后，易出现焦虑、自尊紊乱等心理反应。了解家属，特别是丈夫的反应，评估患者在家庭中的角色功能是否因疾病而改变。

4. 辅助检查　基本要求同腹部手术。已婚妇女进行白带常规检查和阴道脱落细胞检查，排除外阴阴道部炎症。

（二）常见护理诊断/问题

1. 情景性低自尊　与外阴、阴道疾病，手术暴露或手术切除外阴有关。

2. 知识缺乏：缺乏疾病发生、发展、治疗及护理知识。

（三）护理目标

1. 患者能表述和讨论心理的担忧和顾虑，维持良好心情。

2. 患者能正确叙述有关疾病的知识和围术期护理知识。

（四）护理措施

术前的护理措施与腹部手术护理基本相同，但由于外阴阴道的位置靠近肛门，血管、神经丰富，又属机体隐私部位，护理上应该加强下列几个方面的护理。

1. 心理护理　针对外阴阴道手术患者的心理特征，最大限度的保护患者隐私。有条件者，患者宜住单间或病员数相对少的病房；术前准备、检查、各种操作时宜用屏风，避免闲杂人员，尽量减少暴露部位。同时与患者、家属一起讨论疾病治疗相关事项，协助做好家属特别是丈夫的工作，让其理解患者，配合治疗及护理。

2. 皮肤准备　皮肤准备范围上至耻骨联合上 10 cm，下至外阴部、肛门周围、臀部及大腿内侧上 1/3。外阴局部皮肤感染或有湿疹者，治愈后方能手术。此外，若手术需要植皮的患者，应遵医嘱做好供皮区的准备。

3. 肠道准备　涉及肠道的手术需进行肠道的准备，如阴道成形术。准备的内容与方法与腹部手术前的肠道准备基本相同。

4. 阴道准备　术前 3 日开始准备，行阴道冲洗，每日 2 次；手术日晨行宫颈阴道消毒。方法同腹部手术的准备。

5. 特殊用物准备　根据患者手术所采取的体位准备相应的物品，膀胱截石位需准备软垫，避免压迫腘窝处的血管、神经，致血液循环障碍；膝胸卧位者，应为患者准备支托；根据术后患者的具体需要准备灭菌的棉垫、绷带、阴道模型等。

6. 导尿管放置　外阴、阴道手术患者一般不应在术前放置导尿管，但应排空膀胱。

（五）护理评价

1. 患者能正确自我评价，表达自我感受，处事、交往良好。

2. 患者能说出治疗方式、护理并能积极配合。

【手术后护理】

（一）护理评估

评估内容与方法同腹部手术患者。但因为手术部位接近尿道口、阴道口及肛门，故还需注意观察局部切口早期感染的征象。

（二）常见护理诊断/问题

1. 慢性疼痛　与外阴、阴道疾病及手术创伤有关。

2. 情景性低自尊　与手术后局部护理过程中隐私部位暴露所致的羞愧、内疚有关。

3. 有感染的危险　与疾病及手术的部位接近阴道口、尿道口及肛门口有关。

（三）护理目标

1. 患者疼痛逐渐减轻。

2. 患者低自尊的心理状态得到纠正。

3. 患者无感染发生。

（四）护理措施

术后护理措施基本同腹部手术的术后护理措施，由于外阴、阴道局部血管、神经丰富，前后毗连尿道口和肛门，还应特别注意以下几个方面。

1. 安置体位　根据不同手术采取相应的体位：行外阴根治术的外阴癌患者术后采取平卧位，双腿外展屈膝，膝下垫软枕，可减少腹股沟及外阴部的张力，促进切口愈合；膀胱阴道瘘患者术后应相对瘘口位置采取健侧卧位，减少尿液对修补瘘口处的浸泡，有利于愈合；应尽早取半卧位，利于盆腔引流，但接受阴道壁修补术的患者术后以平卧为宜，禁止半卧位，以免增加局部压力，影响预后。子宫脱垂患者做阴式子宫切除术后早期也要避免半卧位，以免引起阴道和会阴部的水肿。

2. 观察切口　外阴、阴道肌肉组织少，张力大，切口愈合相对缓慢，除观察局部切口有无出血、渗液、红肿热痛等感染征象外，还应观察局部皮肤的颜色、温度、有无坏死等。阴道内留置纱条压迫止血者，要注意观察其阴道分泌物的量、性质、颜色及气味，纱条一般于术后 12～24 小时内取出。此外，外阴加压包扎者，还应观察双下肢的皮温，观察足背动脉搏动等，若有异常及时与医生联系。

3. 积极止痛　外阴神经末梢丰富，对疼痛敏感，要给予患者及时、充分的止痛。可按医嘱给予止痛剂或者使用自控镇痛泵，并注意观察用药后的止痛效果。

4. 护理会阴　置消毒会阴垫，保持外阴清洁干燥，每日行外阴擦洗 2 次，保持床单及接触外阴部的物品清洁干燥。大小便后清洁会阴。

5. 保持大小便通畅　一般留置尿管 5～7 日，按保留尿管患者的护理常规进行护理，特别注意导尿管的通畅；为防止解便对切口的牵拉，一般从术后第 3 日开始口服液体石蜡 30 ml，每晚 1 次，软化大便，避免排便困难。

6. 避免增加腹压的动作　告诉患者腹压加大会增加局部切口的张力，影响切口的愈合，患者避免下蹲，避免用力大便等增加腹压的动作。

7. 健康指导　出院前指导，患者术后三个月内避免重体力劳动，避免用力排便、剧烈咳嗽等增加腹压的动作。定期随访，检查确定伤口完全愈合后方可恢复性生活。

（五）护理评价

1. 患者自述疼痛减轻或消失，无疼痛所致的痛苦表情。

2. 患者能正确面对疾病，正确地进行自我评价。

3. 患者没有出现感染的征象。

学而思14-2　　护资考点14-2

知识链接

介入治疗新技术——磁波治疗

磁波治疗全称为磁共振引导的高强度聚焦超声治疗。采用磁共振监控，组织结构显示清晰，能够同时提供多方向的图像，能更为精准地分辨和定位靶区，同时能更好地监测周围组织，确保了治疗安全；实时监测治疗区域温度，确保治疗能够在靶区精确地进行，确保治疗区温度能够达到治疗需求，而同时周围的正常组织不受影响，确保了安全有效的治疗；及时评估治疗效果，对靶区治疗前后进行直接成像对比，可以很快看到治疗效果，若没有达到预想治疗效果，可直接再次补充治疗，以保证达到最佳的治疗效果。妇产科疾病方面，磁波治疗目前主要适合于子宫良性疾病的治疗。

第十五章

女性生殖系统肿瘤患者的护理

思维导图15

学习目标

1. 掌握各肿瘤患者的护理评估及护理措施。
2. 熟悉各肿瘤患者的护理诊断及护理评价。
3. 了解各肿瘤的相关致病因素、病理。
4. 能对妇科肿瘤患者实施整体护理。
5. 能增强忧患意识和责任意识，提升人文关怀理念。

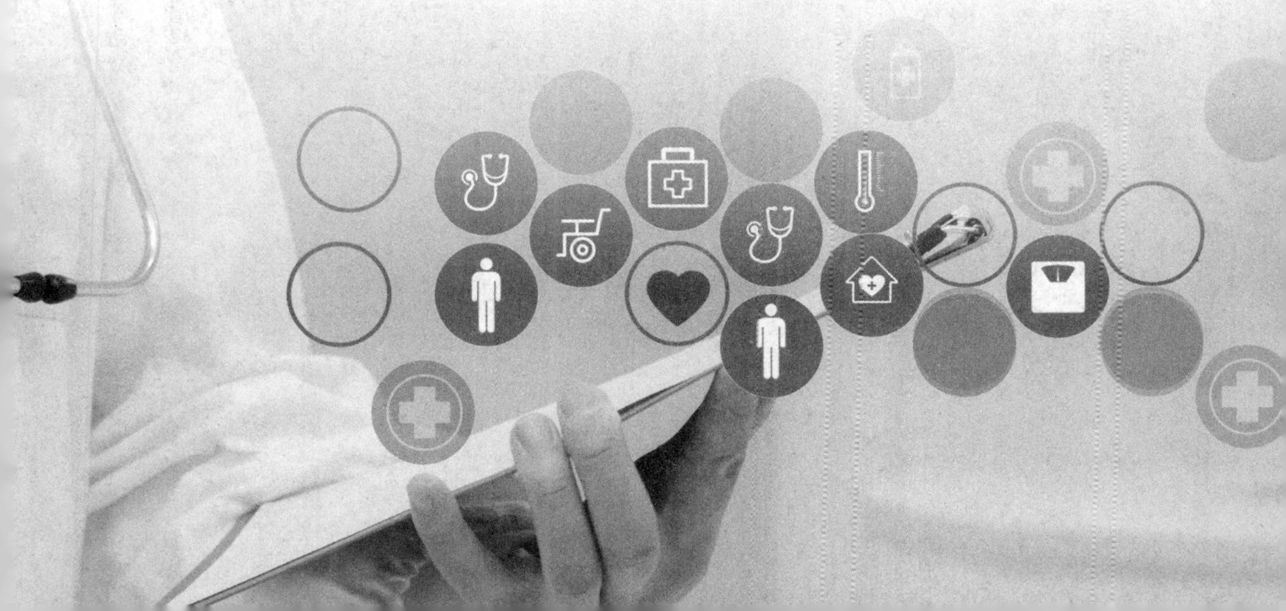

第一节 子宫颈癌

案例导入

张某，女，45岁，因“同房后阴道点滴出血3月、水样白带增多1月”入院。妇科检查：宫颈下唇菜花样肿物，触之易出血，子宫大小正常，活动良，宫旁无明显增厚。双侧附件无异常。

请思考：

1. 患者最可能的医疗诊断是什么？

2. 请根据案例分析写出相应的护理措施。

子宫颈癌是女性生殖系统常见恶性肿瘤之一。高发年龄为50～55岁。50多年前，子宫颈癌曾是女性肿瘤死亡的首要原因，自20世纪50年代以来，由于子宫颈脱落细胞学检查的推广和普及，许多癌前病变和早期癌得到早期防治，晚期癌较过去明显减少，5年生存率和治愈率显著提高。

【病因】

关于子宫颈癌的发病原因尚不清楚，国内外大量临床和流行病学资料表明与以下因素有关：

1. 不良性行为及婚育史　早婚、早育、多产及性生活紊乱的妇女有较高的患病率。初次性生活<16岁者发病的危险性是20岁以上的两倍。目前也有认为包皮垢中的胆固醇经细菌作用后可转变为致癌物质，也是导致宫颈癌的重要诱因。凡患有阴茎癌、前列腺癌或前妻患宫颈癌者均为高危男子，与高危男子有性接触的妇女易患宫颈癌。

2. 病毒感染　人乳头瘤病毒（HPV）感染是宫颈癌的主要危险因素。应用核酸杂交技术检测发现90%以上宫颈癌患者伴有HPV感染，其中以HPV-16和HPV-18型最常见。另外，单纯疱疹病毒Ⅱ型及人类巨细胞病毒（CMV）等也很可能与宫颈癌发生有关。因此，病毒感染成为近年来研究宫颈癌发病原因的重要课题之一。

3. 其他　吸烟作为HPV感染的协同因素可以增加子宫颈癌的患病风险。另外，营养不良、卫生条件差、不洁性生活易引起阴道炎，宫颈糜烂与宫颈癌发生有关。

【病理】

宫颈阴道部表面的鳞状上皮与颈管柱状上皮交界处为子宫颈癌的好发部位。未成熟的化生鳞状上皮过度活跃，伴某些外来致癌物质刺激，发生细胞异常增生，形成宫颈鳞状上皮内病变（SIL），既往称为“子宫颈上皮内瘤变”（CIN）。SIL 是一组与宫颈浸润癌密切相关的癌前病变的统称。大部分低级别鳞状上皮内病变（LSIL）可自然消退，高级别鳞状上皮内病变（HSIL）具有癌变潜能。宫颈癌的病理类型有鳞状细胞癌、腺癌和腺鳞癌三种类型。

1. 鳞状细胞癌　占宫颈癌 75%～80%。

（1）巨检：肉眼观察无特殊异常，或类似一般宫颈糜烂。随着浸润癌的出现，宫颈可表现以下四种类型（图 15-1）。

①外生型：又称增生型或菜花型，此型最常见。由息肉样或乳头状隆起，继而发展向阴道内突出的大小不等的菜花状赘生物，质脆易出血。

②内生型：又称浸润型。癌组织宫颈深部组织浸润、宫颈肥大而硬，但表面仍光滑或仅有浅表溃疡，整个宫颈膨大如桶状。

③溃疡型：不论外生型或内生型进一步发展后，癌组织坏死脱落，形成溃疡，甚至整个子宫颈为一大空洞所替代，形如火山口。因常有继发性感染，故有恶臭的分泌物排出。

④颈管型：癌灶发生在宫颈外口内，隐蔽在宫颈管，侵入宫颈及子宫峡部的供血层，并转移到盆壁的淋巴结。

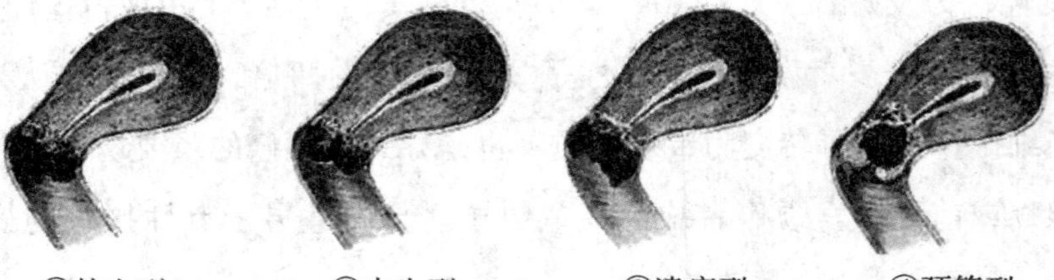

图 15-1　宫颈鳞状细胞癌 4 种病变类型

（2）镜检。①镜下早期浸润癌：在原位癌的基础上镜检发现癌细胞小滴状、锯齿状穿透基底膜，或出现肿胀性间质浸润。②宫颈浸润癌：癌灶浸润间质的范围已超过镜下早期浸润癌，多呈网状或团块浸润间质。根据细胞分化程度可分为 3 级，Ⅰ级：高分化鳞癌（大细胞角化型）；Ⅱ级：中分化鳞癌（大细胞非角化型）；Ⅲ级：低分化鳞癌（小细胞型）。

2. 腺癌　占宫颈癌 20%～25%。主要组织学类型有 2 种

(1) 黏液腺癌：最常见，来源于宫颈管柱状黏液细胞，镜下见腺体结构，腺上皮细胞增生呈多层，异型性增生明显，见核分裂象，癌细胞呈乳突状突入腺腔。

(2) 恶性腺瘤：又称微偏腺癌，属高分化宫颈管黏膜腺癌。癌性腺体多，大小不一，形态多变，呈点状突起伸入子宫颈间质深层，腺上皮细胞无异型性，常有淋巴结转移。

3. 腺鳞癌　占宫颈癌的 3%～5%，是由储备细胞同时向腺细胞和鳞状细胞分化发展而形成的。癌组织中含有腺癌和鳞癌两种成分。

【转移途径】

子宫颈癌的主要扩展途径为直接蔓延和经淋巴转移，血行转移较少。

1. 直接蔓延　最常见。癌组织直接侵犯相邻组织和器官，向下可侵犯阴道，向上可蔓延至宫体，向两侧可以延及宫旁及盆壁组织，可因肿瘤压迫输尿管而引起肾盂积水。晚期可侵犯膀胱和直肠。

2. 淋巴转移　一般是通过宫颈旁淋巴管先转移至闭孔、髂内、髂外等淋巴结，而后再转移至髂总、深腹股沟或骶前淋巴结。晚期患者可转移至锁骨上淋巴结。

3. 血行转移　很少见，其最多见的部位是肺、骨及肝。

【护理】

(一) 护理评估

1. 健康史　几乎所有妇女都有发生子宫颈癌的危险，在询问病史中应注意患者的不良婚育史、性生活史以及与高危男子的性接触史。聆听相关主诉，如年轻患者的月经期和经量异常；老年患者常主诉绝经后有接触性阴道出血。注意识别与发病有关的高危因素及高危人群，详细记录既往妇科检查发现、子宫颈刮片细胞学检查结果及处理经过。

2. 身体评估

(1) 症状

①阴道出血：当癌肿浸及间质内血管时，开始出现流血。最早表现为任何年龄的妇女，性交后或双合诊后有少量出血或阴道排液增多。尤其在绝经前后少量断续不规则，晚期流血增多，甚至因较大血管被侵蚀而引起致命的大出血。一般外生型癌出血较早，血量也多；内生型癌出血较晚。

②阴道排液：一般多发生在阴道出血之后，最初量不多，无臭。随着癌组织溃破，可流浆液性分泌物；晚期癌组织坏死，感染则出现大量脓性或米汤样恶臭白带。

③疼痛：为晚期癌症状。当宫颈旁组织明显浸润，并已累及盆壁、闭孔神经、腰能神经等，可出现严重持续的腰骶部或坐骨神经疼痛。盆腔病变广泛时，可因静脉和淋巴回流受阻，而导致患侧下肢肿胀和疼痛。

（2）体征：微小浸润癌可无明显病灶，子宫颈光滑或糜烂样改变。随着宫颈浸润癌的生长发展，根据不同类型，局部体征亦不同。外生型见宫颈赘生物向外生长，呈息肉状或乳头状突起，继而向阴道突起形成菜花状赘生物，表面不规则，合并感染时表面覆有灰白色渗出物，触之易出血。内生型则见宫颈肥大、质硬，宫颈管膨大如桶状，宫颈表面光滑或有浅表溃疡。晚期由于癌组织坏死脱落，形成凹陷性溃疡，整个宫颈有时被空洞替代，并覆有灰褐色坏死组织，伴恶臭。阴道壁受累时，可见赘生物生长或阴道壁变硬；宫旁组织受累时，双合诊、三合诊检查可扪及子宫颈旁组织增厚、结节状、质硬或形成“冰冻骨盆”状。

（3）临床分期：目前采用的是国际妇产科联盟（FIGO）2009 年会议修改的宫颈癌临床分期标准（表 15-1），由妇科检查确定临床分期。临床分期需要 2 名副高以上职称妇科医师决定，分期一旦确定，治疗后不再改变。

表 15-1　子宫颈癌的临床分期（FIGO，2009 年）

临床分期	病变范围
Ⅰ期	肿瘤严格局限于宫颈（扩展至宫体将被忽略）
ⅠA	镜下浸润癌。间质浸润≤5 mm，水平扩散≤7 mm
ⅠB	肉眼可见病灶局限于宫颈，或者临床前病灶>I期
Ⅱ期	肿瘤超过子宫颈，但未达骨盆壁或未达阴道下 1/3
ⅠA	无宫旁浸润
ⅠB	有明显宫旁浸润
Ⅲ期	肿瘤扩展到骨盆壁和（或）累及阴道下 1/3 和（或）导致肾盂积水或肾无功能
ⅢA	肿瘤累及阴道下 1/3，没有扩散到骨盆壁
ⅢB	肿瘤扩散到骨盆壁和（或）引起肾盂积水或肾无功能
Ⅳ期	肿瘤扩散超出真骨盆或侵犯膀胱和直肠黏膜。泡状水肿不能分为Ⅳ期
ⅣA	肿瘤播散至邻近器官
ⅣB	肿瘤播散至远处器官

3. 心理-社会支持情况　患者及家属会对检查结果感到震惊，会表现异常惊慌失

措、恐惧及焦虑，对生命安全、治疗方式和结果很担心，产生绝望感。

4. 辅助检查　根据病史和临床表现，尤其有接触性出血者，首先应想到有宫颈癌的可能，应做详细的全身检查及妇科检查，并采用以下辅助检查。

（1）子宫颈刮片细胞学检查：是目前发现宫颈癌前期病变和早期宫颈癌的主要方法。但注意取材部位正确及镜检仔细，可有5%～10%的假阴性率，因此，均应结合临床情况，并定期检查，以此方法做筛选。

（2）碘试验：正常宫颈或阴道鳞状上皮含有丰富的糖原，可被碘液染为棕色，而宫颈管柱状上皮、宫颈糜烂及异常鳞状上皮区（包括鳞状上皮化生、不典型增生、原位癌及浸润癌区）均无糖原存在，故不着色。临床上用阴道窥器暴露宫颈后，擦去表面黏液，以碘液涂抹宫颈及穹隆，如发现不正常碘阴性区即可在此区处取活检送病理检查。

（3）宫颈和宫颈管活体组织检查：在宫颈刮片细胞学检查为Ⅲ～Ⅳ级以上涂片，但宫颈活检为阴性时，应在宫颈鳞-柱交界部的6、9、12和3点处取四点活检，或在碘试验不着色区及可疑癌变部位，取多处组织，并进行切片检查，或应用小刮匙搔刮宫颈管，将刮出物送病理检查。

（4）阴道镜检查：阴道镜不能直接诊断癌瘤，但可协助选择活检的部位进行宫颈活检。据统计，如能在阴道镜检查的协助下取活检，早期宫颈癌的诊断准确率可达到98%左右。但阴道镜检查不能代替刮片细胞学检查及活体组织检查，也不能发现宫颈管内病变。

（5）宫颈锥形切除术：在活体组织检查不能肯定有无浸润癌时，可进行宫颈锥形切除术。但目前诊断性宫颈锥形切除术已很少采用。当宫颈癌确立后，根据具体情况，可进行肺摄片、淋巴造影、膀胱镜、直肠镜检查等，以确定宫颈癌临床分期。

（6）TCT检测：TCT是液基薄层细胞检测的简称，是目前国际上最先进的一种宫颈癌细胞学检查技术，TCT检查是采用液基薄层细胞检测系统检测宫颈细胞并进行细胞学分类诊断，与传统的宫颈刮片巴氏涂片检查相比明显提高了标本的满意度及宫颈异常细胞检出率。TCT宫颈癌细胞学检查对宫颈癌细胞的检出率为100%，同时还能发现癌前病变，检测病原微生物如霉菌、滴虫、衣原体等。TCT测试明显提高了子宫颈细胞样本的检测质量。常规巴氏涂片受血液、黏液、炎症等因素影响，常使样本模糊，存在检测误差。在临床实验中，TCT测试模糊子宫颈细胞样本的数量，可以明显提高癌变细胞的检测率，并相应减少需要重复做巴氏测试的次数，从而降低了患者因需要重做测试而引起的不必要的担心。常规巴氏涂片误差的减少势必将前期癌变的检测工作提高到一个新的阶段，并使那些早期癌变患者得到及早的、更有效的治疗。

（二）常见护理诊断/问题

1. 恐惧　与确诊宫颈癌危及生命，缺少相关治疗知识有关。

2. 疼痛　与癌肿浸润或手术创伤有关。

3. 排尿异常　与宫颈癌根治术后影响膀胱正常张力有关。

4. 有感染的危险　与生殖道出血、抵抗力下降有关。

5. 营养失调：低于机体需要量　与反复生殖道出血、放疗、化疗及癌症消耗有关。

6. 自我形象紊乱　与手术、放疗、化疗造成身心损害有关。

（三）护理目标

1. 患者接受诊断结果，了解治疗方案及相关知识，配合检查及治疗。

2. 患者经治疗后疼痛缓解或消失。

3. 患者术后体温正常，伤口无异常。

4. 患者经治疗后膀胱功能恢复正常。

5. 患者经治疗后营养状况改善。

6. 患者能够接受身体变化，正确面对疾病。

（四）护理措施

1. 一般护理　鼓励患者摄取足够的营养，进食高蛋白、高维生素、高热量、易消化的饮食。对食欲较差、进食困难者宜少量多餐、少渣饮食，必要时给予静脉高营养支持。放疗、化疗期间忌服辛辣香燥等刺激性食物，如胡椒、葱、蒜、韭菜、羊、鸡等。由于化疗药物可破坏口腔黏膜，注意日常口腔护理。

2. 病情观察　注意观察阴道出血及阴道排液情况，注意腰骶部疼痛的性质及范围，还应注意双侧腹股沟有无扪及质软的包块（淋巴囊肿）。术后患者应严密观察病情，特别要注意观察患者的生命体征（体温、脉搏、呼吸、血压），保持呼吸通畅。保持尿道通畅，并密切注意尿色和尿量，详细准确记录24小时出入量，防止膀胱充盈，影响伤口愈合。

3. 手术患者的护理

(1) 术前护理

①手术前评估患者的身心状况以及控制焦虑的应对能力，向患者讲解有关疾病的治疗和预防知识，讲解手术前后的注意事项，减轻患者的不安情绪。

②阴道准备：术前一日用1∶40的络合碘行阴道冲洗2次，冲洗时动作轻柔，防止病变组织的破溃出血。对于菜花型宫颈癌，应做好阴道大出血的抢救准备工作，备齐止

血药物和填塞包，备好抢救车。需要行全子宫切除的患者，两次冲洗后宫颈处涂甲紫，起到消毒和标记的作用。

③肠道准备：术前 8 小时禁食，术前 4 小时严格禁饮，手术日晨禁食。视手术范围大小，一般手术前一日灌肠 1～2 次，或口服缓泻剂，使患者能排便 3 次以上；若行宫颈癌根治术则需 3 日的肠道准备。

④皮肤准备：术前 1 日备皮，剃除手术部位汗毛和阴毛，范围自剑突下至会阴部，两侧至腋前线，彻底清洁脐部。

（2）术后护理

①根据手术情况按硬膜外麻醉或全麻术后护理常规，观察患者的意识、神志，保持呼吸道的通畅，防止患者躁动发生意外。

②严密监测患者的生命体征，观察阴道出血情况，保持腹部和阴道引流管的通畅，观察引流液的性状和量，及时发现腹腔内出血情况。

③术后导尿管要保留 7～10 天，加强尿管的护理，拔除前 2 日开始训练膀胱功能，夹闭尿管定时开放，拔除尿管当天，观察患者排尿情况，并于下午测量残余尿量，若残余尿量超过 100 ml，则需继续保留尿管，继续定时夹闭尿管，训练膀胱功能。

④患者手术后 7～10 天即开始化疗或放疗，会延迟腹部伤口愈合，因此伤口拆线要延迟，注意观察伤口愈合情况，先部分拆线，保留张力线，待完全愈合再全部拆除。

4. 放疗患者的护理　指导家人在放疗期间应减少患者活动，保证患者身心休息，放疗前后患者应卧床休息 30 分钟，放疗期间注意黏膜保护，观察局部器官的功能状态，预防继发感染的发生。

5. 化疗患者的护理　耐心向患者解释，取得有效的治疗配合，注意观察药液对血管壁的刺激，发现有外渗现象，立即更换注射部位并对局部行普鲁卡因封闭。化疗期间应注意观察有无皮肤瘀斑、齿龈出血及感染等反应。

6. 心理护理　恶性肿瘤患者可有不同程度的否认期、愤怒期、妥协期、抑郁期和接受期等一系列心理变化，了解患者的心理特点，告诉患者宫颈癌发生、发展过程及预后，并强调早发现、早治疗的优点。密切观察，给予不同的疏导和心理支持。帮助患者树立战胜疾病的信心，以最佳心理状态接受手术治疗。术后向患者解释较长时间留置尿管的重要性，待膀胱功能恢复后尽早拔出尿管，消除带尿管生活导致的不良心理反应。

（五）护理评价

1. 患者接受诊断结果，情绪平稳正常。

2. 患者经治疗后疼痛缓解或消失。

3. 患者术后体温正常，无感染发生，身体抵抗力增强。

4. 患者经治疗后恢复正常排尿功能。

5. 患者经治疗后营养状况改善。

6. 患者能够接受身体变化，正确面对疾病。

（六）健康指导

1. 普及防癌知识，提倡晚婚、少育，开展性卫生教育，推广 HPV 预防性疫苗接种（一级预防），建立健康的生活方式，达到预防子宫颈癌或降低子宫颈癌发病率的目的。

2. 普及、规范子宫颈癌筛查，每 1～2 年一次，早期发现 SIL（二级预防）；及时治疗高级别病变，阻断子宫颈浸润癌的发生（三级预防）。凡已婚妇女，特别是围绝经期妇女有月经异常或性交后出血者，应警惕生殖道癌的可能，及时就医。

3. 积极治疗中、重度宫颈糜烂，及时诊断和治疗 CIN，以阻断宫颈癌的发生。

4. 治疗后 2 年内应每 3～6 个月复查 1 次；3～5 年内每 6 个月复查 1 次；第 6 年开始每年复查 1 次。随访内容包括妇科检查、阴道脱落细胞学检查、胸部 X 线摄片、血常规及子宫颈鳞状细胞癌抗原（SC-CA）、超声、CT 或磁共振等。如有症状随时到医院检查。如有淋巴转移则需继续授受放疗或化疗。

学而思15-1

护资考点15-1

知识链接

HPV 感染与宫颈癌

流行病学调查发现 CIN 和子宫颈癌的发病与高危型 HPV 16、18 型持续感染密切相关。高危型 HPV 产生病毒癌蛋白，其中 E6 和 E7 分别作用于宿主细胞的抑癌基因 P53 和 Rb 使之失活或降解，继而通过一系列分子事件导致癌变。

因此高危型 HPV 感染的检测对于预防和早期发现子宫颈癌和癌前病变有非常重要的意义。由于 HPV 感染在年轻妇女中非常普遍，但大多数为一过性感染，所以对年轻妇女特别是处于青春期的女性不推荐 HPV 检测作为初筛。

第二节　子宫肌瘤

案例导入

叶女士，41岁，已婚。近1年来每次月经卫生巾用量由原来的1包增加到3包，经期由5天延长至8天，周期尚规则。经期稍有头晕、乏力，无尿频、排尿困难及便秘。病程中饮食、睡眠可，无进行性消瘦史。体格检查：体温37.2℃，血压102/68 mmHg，贫血貌。盆腔检查：阴道少量暗红色血液，宫颈光滑，宫体如孕3个月大，表面凹凸不平，质硬，两侧附件未触及。实验室检查：血红蛋白79 g/L，白细胞总数5×10^9/L，中性粒细胞0.7，淋巴细胞0.3。

请思考：

1. 请列出该患者可能的护理诊断。

2. 根据患者的情况采取哪些护理措施？

子宫肌瘤是女性生殖系统最常见的良性肿瘤，主要是由子宫平滑肌和结缔组织组成。多见于30～50岁的妇女。

【病因及发病机制】

有关子宫肌瘤的病因迄今仍不十分清楚，研究显示25％～50％的子宫肌瘤存在细胞遗传学上的异常。可能涉及正常肌层的细胞突变、性激素及局部生长因子间的较为复杂的相互作用。

大量临床观察和实验结果表明子宫肌瘤是一种激素依赖性肿瘤。雌激素是促使肌瘤生长的主要因素，还有学者认为生长激素（GH）、人胎盘生乳素（HPL）均与肌瘤生长有关，GH和HPL能协同雌激素促进有丝分裂而促进肌瘤生长。此外卵巢功能、激素代谢均受高级神经中枢的控制调节，故神经中枢活动对肌瘤的发病起重要作用。长期性生活失调是诱发子宫肌瘤的原因之一。

【病理】

1. 巨检　肌瘤多为球形实质性的结节，单个或多发，大小不一，表面平滑，与周围肌组织有明显界限。外表有被压缩的肌纤维和结缔组织构成的假包膜。肌瘤表面色淡，质地较硬，切面呈灰白色旋涡状结构。

2. 镜检　可见梭形平滑肌细胞呈漩涡状或栅状排列，中间有不等量的纤维结缔组织，细胞大小均匀，核为杆状。

3. 肌瘤变性　当肌瘤生长过快时，由于其供血不足，肌瘤失去原有典型结构，称肌瘤变性，常见的变性如下。

（1）玻璃样变：又名玻璃变性，最多见。肌瘤部分组织水肿变软，剖面旋涡状结构消失，被均匀透明样物质取代。镜下见肌细胞消失，为均匀透明无结构区。

（2）囊性变：继发性玻璃样变，进一步缺氧后肌瘤组织坏死、液化形成多个囊腔，也可融合成一个大囊腔，囊内含清澈无色液体，也可自然凝固成胶冻状。

（3）红色样变：为一种特殊型的坏死，多见于妊娠期或产褥期。患者可突发剧烈腹痛，伴发热、白细胞升高，肌瘤迅速增大、压痛。肌瘤剖面呈暗红色，如半熟的牛肉，质软，腥臭，旋涡状结构消失。

（4）肉瘤变：少见，为肌瘤恶变。多见于绝经后女性，肌瘤在短期内迅速增大或伴不规则阴道流血和疼痛。瘤体切面呈生鱼肉样，质软脆，色灰黄，与周围组织界限不清。

（5）钙化：多见于蒂细的浆膜下肌瘤及绝经后妇女的肌瘤，X 线摄片可发现钙化阴影。

【分类】

1. 按肌瘤所在的部位：分为子宫体肌瘤（90%）及子宫颈肌瘤（10%）。

2. 按肌瘤与子宫肌壁的关系：分为以下 3 种类型。（图 15-2）

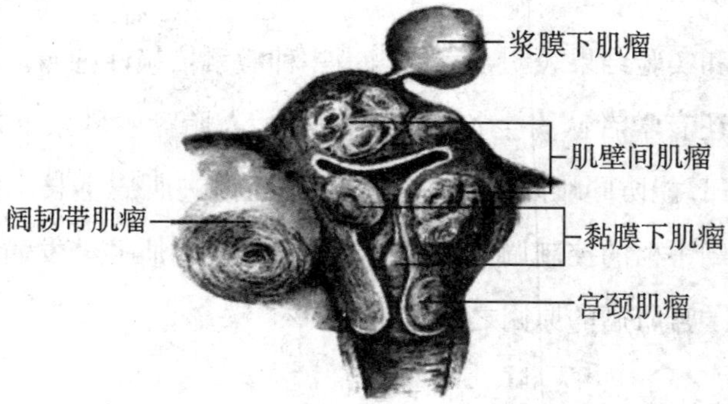

图 15-2　各型子宫肌瘤示意图

（1）肌壁间肌瘤：瘤体位于子宫肌层内，周围被正常的子宫肌层包围，两者界限清楚，为最常见的类型，占 60%～70%。

（2）浆膜下肌瘤：肌瘤突出子宫表面向腹腔方向生长，表面由浆膜层覆盖，约占子宫肌瘤的20%。如肌瘤基底部形成蒂与子宫相连，称带蒂浆膜下肌瘤，易发生蒂部扭转，可并发急腹症。如肌瘤向阔韧带内生长，称阔韧带肌瘤。

（3）黏膜下肌瘤：肌瘤向子宫腔突出，表面由子宫黏膜覆盖，可改变宫腔的形状，但子宫外形可无明显变化。约占子宫肌瘤的10%～15%，黏膜下肌瘤易形成蒂与子宫相连，称带蒂的黏膜下肌瘤。当蒂细长时，肌瘤可脱出于子宫颈口或延伸阴道内达外阴口。子宫肌瘤可单发，也可多发，几种类型的肌瘤可发生在同一子宫，称多发性子宫肌瘤。

【护理】

（一）护理评估

1. 健康史　了解患者年龄、月经史、孕产史，有无使用激素类药物史，诊断治疗情况等，注意是否存在月经过多或不规则出血，下腹部包块史等。

2. 身体评估

（1）症状：与肌瘤发生的部位、生长速度及肌瘤有无变性有关，而与肌瘤的大小、数目关系不大。一般浆膜下肌瘤或小型的肌壁间肌瘤多无症状，黏膜下肌瘤症状出现较早。多数患者无明显的症状，仅妇科检查时发现。

①月经改变：多见于黏膜下肌瘤和大的肌壁间肌瘤。主要为月经量增多、经期延长、周期缩短及不规律阴道流血等，这是肌瘤使子宫内膜面积增大、子宫收缩受影响或子宫内膜增生过长所致。如肌瘤发生坏死、溃疡、感染时，可有持续性或不规则阴道流血或脓血样排液。

②下腹包块：肌瘤较小时常扪不到下腹部包块，当肌瘤增大超过3个月妊娠大小时可在下腹部扪及，尤其凌晨膀胱充盈时更易扪及。

③压迫症状：肌瘤长大后压迫膀胱时，可出现尿频、排尿困难或尿潴留，如压迫直肠，可出现里急后重、排便困难；压迫输尿管，可致肾盂积水。

④白带增多：肌壁间肌瘤使宫腔面积增大，内膜腺体分泌增多，导致白带增多。如黏膜下肌瘤脱出于阴道，表面易感染、坏死，可排出大量脓血性液体及腐肉样组织，伴臭味。

⑤继发性贫血：长期月经过多，可出现全身乏力、面色苍白、气短、心悸等症状。

⑥疼痛：一般患者无腹痛，常有下腹坠胀、腰背酸痛等；当浆膜下肌瘤蒂扭转时可出现急性腹痛；肌瘤红色样变时可出现急性腹痛，伴呕吐、发热。

⑦不孕或流产：肌瘤压迫输卵管使之扭曲，或使宫腔变形导致不孕或流产。

(2) 体征：肌瘤较大者可在下腹扪及质硬、不规则、结节性突起。妇科检查：妇科双合诊一般可较清楚摸出子宫肌瘤轮廓。肌瘤居子宫前壁或后壁者则前壁或后壁较突出；多发性肌瘤则可在子宫上触及多个光滑、硬球形块物；从子宫侧壁向一侧突出的硬块可能是阔韧带肌瘤；宫颈明显增大而在其上可摸到正常子宫者，表示为子宫颈肌瘤；子宫明显一致增大，且较硬，可能为藏于宫腔内或颈管内的黏膜下肌瘤，如宫颈口松弛，伸入手指往往可触及光滑球形的瘤体；有的则已露于宫颈口，甚或突入阴道内，可以一目了然；但有的继发感染、坏死，或较大，触不到宫颈，则易与宫颈恶性肿瘤、子宫内翻等混误。

3. 心理-社会支持情况　子宫肌瘤无临床症状时，患者常未引起重视；发现肌瘤后或出现症状后则感到吃惊、焦虑、紧张，担心恶变，害怕手术及术后对生活可能的影响。

4. 辅助检查　目前国内超声检查较为普遍。鉴别肌瘤，准确率可达93.1%，可显示子宫增大，形状不规则；肌瘤数目、部位、大小及肌瘤内是否均匀或液化囊变等，以及周围有否压迫其他脏器等表现。也可用腹腔镜、宫腔镜、诊断性刮宫、子宫输卵管造影等协助诊断。

（二）常见护理诊断/问题

1. 营养失调：低于机体需要量　与月经过多、长期失血有关。

2. 焦虑　与担心病情恶变及手术后遗症有关。

3. 有感染的危险　与月经增多、机体抵抗力下降有关。

4. 舒适度改变　与肿瘤压迫症状及月经改变有关。

5. 知识缺乏：缺乏子宫肌瘤相关知识。

（三）护理目标

1. 患者经治疗后月经量恢复正常、贫血改善。

2. 患者焦虑减轻或消失。

3. 住院治疗期间患者体温正常，无感染发生。

4. 患者压迫及失血症状缓解或消失，感觉无明显不适。

5. 患者初步了解子宫肌瘤的性质及相关的复查、治疗知识。

（四）护理措施

1. 一般护理　注意休息，加强营养，贫血者应予以高蛋白、含铁丰富的食物，减少活动量。

2. 病情观察　对出血多的患者，严密观察面色、生命体征，评估并记录出血量。黏膜下肌瘤脱出者，注意观察阴道分泌物的性质、量、颜色。浆膜下肌瘤者应注意观察患者有无腹痛，腹痛部位、程度及性质，若出现剧烈腹痛，应考虑肌瘤蒂扭转，并立即通知医师，做好急诊手术准备。

3. 对症护理

（1）阴道出血：保持外阴清洁与干燥，防止感染。加强营养，纠正贫血。

（2）压迫症状：压迫膀胱出现尿潴留者，应给予导尿，压迫直肠出现便秘者可行番泻叶 2～4 g 泡水口服。

（3）剧烈腹痛：应联系医生及时处理，必要时做好经腹急症手术的准备。

（4）白带增多：黏膜下肌瘤脱出于阴道口者，每日用消毒液外阴冲洗，并做好外阴皮肤准备，协助医生行蒂部留置止血钳 24～48 小时，摘除黏膜下肌瘤。

4. 手术护理　遵医嘱做好手术前准备，经阴道行黏膜下肌瘤摘除术的患者按阴道手术患者护理。子宫全切或肌瘤切除的患者，术前、术后护理按妇科腹部手术患者的术前、术后护理。

5. 用药护理　按医嘱给予止血药和子宫收缩剂止血，对贫血严重者遵医嘱输血、补液，维持正常血压并纠正贫血状态。对应用激素治疗的患者，讲明药物作用原理、剂量、用药方法、可能出现的不良反应及应对措施，告之服药过程中不能擅自停药或用药过多，以免出现撤药性出血或男性化。

6. 心理护理　建立良好的护患关系，给患者及家属讲解疾病的有关知识，使患者和家属确信子宫肌瘤为良性肿瘤。对症状重，需手术者，让患者及家属了解手术的必要性，纠正错误认识，共同配合治疗与护理，增强康复的信心。

（五）护理评价

1. 患者治疗后月经量恢复正常，贫血改善，抵抗力增强。

2. 患者能说出减轻焦虑的措施，并能积极应用。

3. 患者住院治疗期间无感染发生。

4. 患者经治疗症状缓解，舒适感增加。

5. 患者初步了解子宫肌瘤的性质及相关的复查、治疗知识。

（六）健康指导

子宫肌瘤患者应该保持外阴清洁、干燥，内裤宜宽大。定期作妇科检查和超声检查。防止过度疲劳，经期尤须注意休息。饮食方面注意多吃一些芝麻、瓜子和花生这些富含营养的干果类食物；少食刺激性的食物，比如白酒类，辛辣的食物。

手术后患者出院后不能过早进行性生活及参加重体力劳动，1 个月后到门诊复查，了解患者手术后康复的情况，并给予自我保健指导。让保守治疗者明确复查的时间、目的及联系方式，按时接受复查指导，以便根据病情需要修正治疗方案。鼓励患者多参加社会活动，保持心情开朗，情绪乐观。

学而思15-2　　护资考点15-2

第三节 子宫内膜癌

案例导入

叶某，女，绝经9年出现不规则阴道流血3个月。妇科检查：宫颈表面光滑，阴道黏膜菲薄，子宫体稍大、软，活动，双附件（—）。

请思考：

1. 该患者的医疗诊断是什么？
2. 对该患者采取的护理措施有哪些？

子宫内膜癌又称子宫体癌，是发生于子宫内膜的一组上皮性恶性肿瘤，好发于围绝经期和绝经后女性。子宫内膜癌是最常见的女性生殖系统肿瘤之一，每年有接近20万的新发病例，并是导致死亡的第三位常见妇科恶性肿瘤（仅次于卵巢癌和宫颈癌）。其发病与生活方式密切相关，发病率在各地区有差异，在北美和欧洲其发生率仅次于乳腺癌、肺癌、结直肠肿瘤，高居女性生殖系统癌症的首位。在我国，随着社会的发展和经济条件的改善，子宫内膜癌的发病率亦逐年升高，目前仅次于宫颈癌，居女性生殖系统恶性肿瘤的第二位。

【病因及发病机制】

子宫内膜癌的真正发病原因迄今不明，但其发病的危险因素主要与肥胖、糖尿病、高血压、月经失调、初潮早与绝经迟、卵巢肿瘤有关，同时长期服用雌激素的妇女也具有高度发生子宫内膜癌的危险。目前，雌激素与内膜癌之间的因果关系已有充分的证据，主要的两种发病类型：Ⅰ型为雌激素依赖型，其发病可能与无孕激素拮抗的雌激素长期作用下，发生子宫内膜增生，继而癌变有关。85%～90%的子宫内膜癌患者属于此型。该型子宫内膜癌细胞分化较好，肌层浸润表浅，一般诊断时分期较早，预后较好。Ⅱ型为非雌激素依赖型，其发病与雌激素无明确关系，可能与癌基因或抑癌基因突变有关。患者多为老年体瘦患者，无上述内分泌代谢紊乱的表现，肿瘤细胞分化差，病理学类型多为浆液性癌、透明细胞癌，或分化很差的癌肉瘤或未分化癌等类型，对孕激素无反应，预后不良。

【病理】

1. 巨检　不同组织学类型的子宫内膜癌肉眼无显著差别。大体可分为局限型和弥漫型两种。

（1）局限型：多见于早期，病变局限于子宫内膜某部位，多在后壁和底部，呈乳头状、菜花状或息肉状，隆起于子宫内膜面，发展快，可形成溃疡、出血和坏死，易浸润子宫肌层。

（2）弥漫型：病变可累及全部或大部分内膜，沿子宫内膜面广泛生长，或多中心发展到广泛内膜受累，自子宫角蔓延至输卵管，自内膜向下发展到宫颈管。病变区内膜增厚，质脆、坏死易出血。若癌组织侵及子宫肌层乃至浆膜层，可在子宫分成大小不等的结节，继续发展可累及膀胱、直肠和盆腔。

2. 镜检　显微镜下病理分型：内膜样癌、浆液性癌、黏液性癌、透明细胞癌、癌肉瘤，后两种恶性程度高。

【转移途径】

1. 直接蔓延　癌灶初期沿子宫内膜蔓延生长，向上可沿子宫角波及输卵管，向下可累及宫颈管及阴道。若癌瘤向肌壁浸润，可穿透子宫肌层，累及子宫浆膜，种植于盆腹腔腹膜、直肠子宫陷凹及大网膜等部位。

2. 淋巴转移　为子宫内膜癌的主要转移途径。当肿瘤累及子宫深肌层、宫颈间质或为高级别时，易发生淋巴转移。转移途径与癌肿生长部位有关：宫底部癌灶常沿阔韧带上部淋巴管网经骨盆漏斗韧带转移至腹主动脉旁淋巴结。子宫角或前壁上部病灶沿圆韧带淋巴管转移至腹股沟淋巴结。子宫下段或已累及子宫颈管癌灶的淋巴转移途径与子宫颈癌相同，可累及宫旁、闭孔、髂内、髂外及髂总淋巴结。子宫后壁癌灶可沿宫颈韧带转移至直肠旁淋巴结。约10％内膜癌经淋巴管逆行引流累及阴道前壁。

3. 血行转移　晚期患者经血行转移至全身各器官，常见部位为肺、肝、骨等。

【手术病理及临床分期】

目前国际上广泛采用国际妇产科联盟（FIGO）制定并于2009年重新修订的手术—病理分期。对于个别无法进行手术分期者，采用FIGO 1971年制定的临床分期。（表15-2）

表15-2　子宫内膜癌手术病理分期与临床分期

子宫内膜癌手术病理分期（FIGO，2009）		子宫内膜癌临床分期（FIGO，1971）	
Ⅰ期	肿瘤局限于子宫体	0期	腺瘤样增生或原位癌
Ⅱ期	肿瘤侵犯宫颈间质，但无宫体外蔓延	Ⅰ期	癌灶局限于子宫体
Ⅲ期	肿瘤局部和（或）区域扩散	Ⅱ期	癌灶已侵犯子宫颈
Ⅳ期	肿瘤侵及膀胱和（或）直肠黏膜，和（或）远处转移	Ⅲ期	癌灶扩散到子宫以外，但未超出真骨盆
		Ⅳ期	癌灶超出真骨盆或侵犯其他的组织或器官

【护理】

（一）护理评估

1. 健康史　了解患者年龄、月经史、孕产史，有无使用激素类药物史，注意高危因素如老年、肥胖、高血压、糖尿病、绝经延迟等，并询问家庭肿瘤史，是否存在月经紊乱、月经过多或绝经后阴道出血等情况。

2. 身体评估

（1）症状：极早期患者可无明显症状，仅在普查或妇科检查时偶然发现。一旦出现症状，多表现为：

①阴道出血。不规则阴道出血是子宫内膜癌的主要症状，常为少量至中等量的出血。在年轻女性或围绝经期妇女，其常被误认为是月经不调而被忽视。在绝经后女性多表现为持续或间断性阴道出血。有些患者仅表现为绝经后少量阴道血性分泌物。

②阴道排液。部分患者有不同程度的阴道排液。在早期可表现为稀薄的白色分泌物或少量血性白带，如果合并感染或癌灶坏死，可有脓性分泌物，伴有异味。

③疼痛。癌灶和其引发的出血或感染可刺激子宫收缩，引起阵发性下腹痛。绝经后女性由于宫颈管狭窄，宫腔分泌物引流不畅，继发感染导致宫腔积脓，患者可出现严重下腹痛伴发热。肿瘤晚期时癌组织浸润穿透子宫全层，或侵犯子宫旁结缔组织、宫颈旁韧带、膀胱、肠管或浸润压迫盆壁组织或神经时可引起持续性逐渐加重的疼痛，可同时伴腰骶痛或向同侧下肢放射。

④其他。肿瘤晚期病灶浸润压迫髂血管可引起同侧下肢水肿疼痛；病灶浸润压迫输尿管引起同侧肾盂、输尿管积水，甚至导致肾萎缩；持续出血可导致继发贫血；长期肿瘤消耗可导致消瘦、发热、恶病质等表现。

（2）体征：早期患者可无临床症状，但很多患者同时合并肥胖、高血压和（或）糖尿病。妇科检查：早期患者常无明显异常。宫颈常无特殊改变，如果癌灶脱落，有时可见癌组织从宫颈口脱出。子宫可正常或大于相应年龄，合并肌瘤或宫腔积脓时，子宫可有增大。晚期宫旁转移时子宫可固定不动。有卵巢转移或合并分泌雌激素的卵巢肿瘤时卵巢可触及增大。

3. 心理-社会支持情况　子宫内膜癌多发生于绝经后的老年女性，本病的发生会使患者产生焦虑、紧张及恐惧。

4. 辅助检查

（1）影像学检查：阴道超声检查可以了解子宫大小、子宫内膜厚度、有无回声不均或宫腔内赘生物，有无肌层浸润及其程度等，其诊断符合率达 80%以上。由于超声检查方便及无创，因此成为诊断子宫内膜癌最常规的检查，也是初步筛查的方法。MRI 可较清晰地显示子宫内膜癌的病灶大小、范围，肌层浸润以及盆腔与腹主动脉旁淋巴结转移情况等，从而较准确估计肿瘤分期。

（2）分段诊刮：是确诊子宫内膜癌最常用、最有价值的方法。还可鉴别子宫内膜癌和子宫颈腺癌，从而指导临床治疗。对于围绝经期阴道大量出血或出血淋漓不断的患者，分段诊刮还可以起到止血的作用。

（3）宫腔镜检查：宫腔镜下可直接观察宫腔及宫颈管有无癌灶存在，癌灶部位、大小、病变范围，及宫颈管有否受累等；直视下对可疑病变取材活检，有助于发现较小的或较早期的病变，减少了对子宫内膜癌的漏诊率。宫腔镜直视下活检准确率接近 100%。

（4）细胞学检查：可通过宫腔刷、宫腔吸引涂片等方法获取子宫内膜标本，诊断子宫内膜癌，但其阳性率低，不推荐常规应用。

（5）肿瘤标志物：血清 CA125 测定在早期内膜癌患者中一般无升高，有子宫外转移者，CA125 可明显升高，并可作为该患者的肿瘤标志物，检测病情进展和治疗效果。

（二）常见护理诊断/问题

1. 营养失调：低于机体需要量　与反复阴道出血、癌症消耗及治疗引起食欲下降、摄入减少有关。

2. 焦虑　与担心病情恶变及手术后遗症有关。

3. 有感染的危险　与生殖道流血、机体抵抗力下降有关。

4. 疼痛　与肿瘤浸润或手术创伤有关。

5. 知识缺乏：缺乏子宫肌瘤相关知识。

6. 睡眠形态紊乱：与环境（住院）变化有关。

（三）护理目标

1. 患者经治疗后营养状况改善。

2. 患者焦虑减轻或消失，能够接受诊断结果，配合检查治疗。

3. 住院治疗期间患者体温正常，无感染发生。

4. 患者经治疗后疼痛缓解或消失，感觉无明显不适。

5. 患者了解疾病的治疗及相关的复查、护理知识。

（四）护理措施

1. 一般护理　调整生活习惯，节制饮食，加强锻炼，通过控制高血压、糖尿病、肥胖等“富贵病”的发生减少子宫内膜癌的发病率。注意休息，加强营养，贫血者应予以高蛋白、含铁丰富的食物，增加机体抗病能力。注意会阴部卫生，大量阴道排液者每日冲洗外阴 2 次。

2. 病情观察　注意观察阴道出血及排液量，出现恶病质应观察记录液体出入量。

3. 手术护理　需手术治疗的患者，按照妇科腹部及阴道手术患者的术前、术后措施护理。注意观察，术后 6～7 天阴道残端缝合线吸收或感染时可致残端出血，要严密观察并记录出血情况，此间患者应减少活动。

4. 放疗护理　使接受放疗的患者理解，术前放疗可缩小病灶为手术创造条件；术后放疗是子宫内膜癌患者最主要的术后辅助疗法，可降低局部复发，提高生存率。接受盆腔内放疗者，事先灌肠并留置导管，以保持直肠、膀胱空虚状态，避免放射性损伤。腔内放射期间，保证患者绝对卧床，但应进行床上肢体运动，以免出现因长期卧床而出现的并发症。取出放射源后，鼓励患者渐进性下床活动并逐步实现生活自理。

5. 用药护理　对应用孕激素治疗的患者，讲明药物作用原理、剂量、用药方法、可能出现的不良反应及应对措施，如孕激素治疗可能导致水钠潴留、药物性肝炎，但停药后会逐步缓解消失；采取抗雌激素药物治疗时，可能有潮热、畏寒等类似围绝经期综合征的表现，有的患者可能出现阴道流血、恶心、呕吐等症状，如反应严重者，应报告医生及时处理。

6. 心理护理　建立良好的护患关系，给患者及家属讲解疾病的有关知识，使患者和家属确信子宫内膜癌的病程发展缓慢，是女性生殖器官恶性肿瘤中预后较好的一种，缓解焦虑情绪，增强治病信心，鼓励患者积极配合治疗。为患者提供安静、舒适的睡眠环境，减少夜间不必要的治疗程序；教会患者应用放松等技巧促进睡眠，保证夜间连续睡眠 7～8 小时。

（五）护理评价

1. 患者经治疗后营养状况改善，抵抗力增强。

2. 患者能说出减轻焦虑的措施，并能积极应用。

3. 患者住院治疗期间体温正常，无感染发生。

4. 患者经治疗疼痛症状缓解，舒适感增加。

5. 患者初步了解子宫内膜癌的性质及相关的复查、治疗知识。

（六）健康指导

1. 普及防癌知识。中年妇女每年接受一次妇科检查，注意高危因素和人群。督促更年期、月经紊乱及绝经后出现不规则流血者，进行必要检查排除子宫内膜癌的可能。

2. 患者出院后应定期复查，发现异常情况，确定处理方案。复查时间：术后 2 年内，每 3 个月一次；术后 3 年，每 6 个月一次；5 年后每年一次。性生活恢复时间应经过复查后决定，对治疗后阴道分泌物少、性交困难或疼痛者，应指导患者使用局部润滑剂。鼓励患者多参加社会活动，保持开朗乐观的心态。

学而思15-3　　护资考点15-3

第四节　卵巢肿瘤

案例导入

郭某，女，24 岁，未婚前检查发现盆腔肿块，无明显腹痛，月经周期 30 天，经期 5 天，量中。妇科检查：子宫正常大小，右侧附件扪及 6 cm×5 cm×5 cm 肿块，边界清，活动度好，质地中等。

请思考：

1. 为明确诊断，患者首选的辅助检查是什么？

2. 该患者最可能的诊断是什么？

卵巢肿瘤是女性生殖系统常见肿瘤，可发生于任何年龄，多发年龄为生育期，青少年或老年少见，一旦发生多为恶性肿瘤。由于卵巢的组织和解剖结构特点，卵巢肿瘤不仅组织类型多，有良性、交界性及恶性之分，而且肿瘤早期不易被发现，晚期肿瘤又缺少根治的有效治疗，致使卵巢恶性肿瘤对女性生命威胁最大。

【卵巢肿瘤组织学分类】

1. 卵巢肿瘤依组织发生来源分类

（1）表面上皮
- 向输卵管上皮样组织化生：浆液性囊腺瘤/癌。
- 向子宫颈管上皮样组织化生：黏液性囊腺瘤/癌。
- 向子宫内膜上皮样组织化生：子宫内膜样肿瘤。

（2）卵巢皮质
- 卵巢生殖细胞：成熟/未成熟畸胎瘤、内胚窦瘤、无性细胞瘤。
- 卵巢性索-间质细胞：颗粒细胞肿瘤、卵泡膜细胞瘤等功能性肿瘤。

（3）卵巢间质：纤维瘤、血管瘤等。

（4）转移性肿瘤：多来自乳腺、消化道恶性肿瘤的转移，如库肯勃瘤。

2. 卵巢瘤样病变　黄素囊肿、滤泡囊肿、黄体囊肿等。

【临床常见的卵巢肿瘤的特点】

1. 卵巢上皮样肿瘤　是最常见的卵巢肿瘤，可分为良性、恶性和交界性肿瘤。

（1）浆液性囊腺瘤/癌：浆液性囊腺瘤占卵巢良性肿瘤 25%，以单侧多见，大小不等，囊壁光滑，壁薄，囊腔多呈单房，囊内充满淡黄色清亮的浆液。

浆液性囊腺癌是最常见的卵巢恶性肿瘤，占卵巢上皮样癌的 75%，肿瘤体积较大，多发生于双侧卵巢，呈半实质性、结节状或分叶状，表面光滑，灰白色，切面常为多房，囊壁内有乳头生长，转移早，生长迅速，预后差。

（2）黏液性囊腺瘤/癌：黏液性囊腺瘤占卵巢良性肿瘤的 20%，单侧多见，可长成巨大，肿瘤表面光滑，呈灰白色。囊腔以多房常见，囊内充满胶冻状黏液，少数肿瘤在生长过程中，囊腔压力增大致使囊壁在薄弱处出现破裂，囊液通过囊壁的裂缝渗透、播散到盆腔、腹腔内，形成腹腔黏液瘤。

黏液性囊腺癌占卵巢上皮癌的 20%，常为单侧，巨大，囊腔内可有乳头生长，囊液混浊或呈血性。

2. 卵巢生殖细胞肿瘤

（1）成熟畸胎瘤：是最常见的卵巢良性肿瘤，又称皮样囊肿。发生于任何年龄，但以生育期女性多见，肿瘤常为单侧类圆形、中等大小、囊腔多为单房，肿瘤组织内含两种或三种胚层组织，易发生卵巢囊肿并发症。成熟畸胎瘤恶变率为2%～4%，多发生在绝经后女性。

（2）未成熟畸胎瘤：属恶性肿瘤，多见青少年，单侧实质性，主要为原始神经组织。

（3）内胚窦瘤：少见的高度恶性肿瘤，占卵巢恶性肿瘤的1%，多见于儿童及年轻女性。常为单侧，圆形或卵圆形、较大肿瘤。肿瘤组织形态极似卵黄囊组织，肿瘤细胞可产生甲胎蛋白，故甲胎蛋白（AFP）可为该肿瘤的肿瘤标记物。

（4）无性细胞瘤：少见的卵巢肿瘤，中度恶性，实质性，质硬如橡皮，肿瘤表面光滑或分叶状，切面呈淡棕色。易发于青春期及生育期，对放射治疗敏感。

3. 卵巢性索-间质肿瘤

（1）颗粒细胞肿瘤：低度、实性恶性肿瘤，可发生于任何年龄，多见45～55岁女性。肿瘤细胞可分泌雌激素，青春期患者表现为性早熟，生育期患者表现为月经紊乱，老年期患者表现为“返老还童”现象。肿瘤多为单侧，圆形或类圆形，切面组织质脆而软。手术切除肿瘤后易复发。

（2）卵泡膜细胞瘤：单侧，圆形或卵圆形。属良性，具有分泌功能的肿瘤，肿瘤细胞可分泌雌激素。常与颗粒细胞肿瘤同时存在，易合并子宫内膜增生甚至子宫内膜癌。

（3）纤维瘤：呈单侧、实质性、质硬、中等大小的良性肿瘤，部分纤维瘤患者伴有胸腔积液或腹水者，称梅格斯综合征。临床手术切除纤维瘤后，胸腔积液或腹水自然消失，无须处理。

（4）库肯勃瘤：一种原发于消化道恶性肿瘤的转移性腺癌，常见双侧卵巢、中等大小，实质性肿瘤，双侧卵巢多保持原状或呈肾形。肿瘤组织显微镜下可见典型的印戒细胞。

【卵巢良性肿瘤和恶性肿瘤的鉴别】

见表15-3。

表15-3　卵巢良性肿瘤和恶性肿瘤的鉴别

	良性肿瘤	恶性肿瘤
病史	病程长，肿块逐渐增大	病程较短，肿块增长较快
全身情况	良好	较差，易出现腹胀、腹痛、消瘦、恶病质
体征	多为单侧，囊性，表面光滑，活动，一般无腹水，后穹隆检查多无异常	多为双侧，实性或囊实性，表面不平或呈结节状，活动度差或固定，常有腹水（多为血性），可查到癌细胞，后穹隆检查多可触及乳头状或结节状物

【卵巢恶性肿瘤的手术-病理分期】

临床现采用 FIGO（2000 年）制定手术-病理分期（表 15-4），用以估计预后和比较疗效。

表 15-4　卵巢恶性肿瘤的手术-病理分期（FIGO，2000 年）

Ⅰ期	肿瘤局限于卵巢
Ⅰa 期	肿瘤局限于一侧卵巢，包膜完整，卵巢表面无肿瘤，腹水或腹腔冲洗液未找到恶性细胞
Ⅰb 期	肿瘤局限于双侧卵巢，包膜完整，卵巢表面无肿瘤，腹水或腹腔冲洗液未找到恶性细胞
Ⅰc 期	肿瘤局限于单侧或双侧卵巢，并伴有以下任何一项：包膜破裂；卵巢表面有肿瘤；腹水或腹腔冲洗液有恶性细胞
Ⅱ期	肿瘤累及一侧或双侧卵巢，伴有盆腔扩散
Ⅱa 期	扩散和（或）种植至子宫和（或）输卵管；腹水或腹腔冲洗液无恶性细胞
Ⅱb 期	扩散至其他盆腔器官；腹水或腹腔冲洗液无恶性细胞
Ⅱc 期	Ⅱa 或Ⅱb，伴腹水或腹腔冲洗液找到恶性细胞
Ⅲ期	肿瘤侵犯一侧或双侧卵巢，并有显微镜证实的盆腔外腹膜转移和（或）局部淋巴结转移，肝表面转移
Ⅲa 期	显微镜证实的盆腔外腹膜转移，淋巴结阴性
Ⅲb 期	肉眼盆腔外腹膜转移灶最大径线≤2 cm，淋巴结阴性
Ⅲc 期	肉眼盆腔外腹膜转移灶最大径线＞2 cm，和（或）区域淋巴结转移
Ⅳ期	超出腹腔外的远处转移（胸腔积液有癌细胞，肝实质转移）

【并发症】

1. 蒂扭转　为卵巢肿瘤最常见的并发症，也是常见的妇科急腹症。易发于中等大小、蒂长、活动度大、重心偏于一侧的肿瘤（如皮样囊肿）。当患者体位突然改变、腹压骤降、妊娠期或产褥期子宫位置改变时均易引起蒂扭转。蒂的组成为患侧输卵管、卵巢固有韧带和输卵管系膜。典型表现为突然发生一侧下腹剧痛，伴恶心、呕吐甚至休克。有时扭转可自然复位，腹痛也随之缓解。（图 15-3）

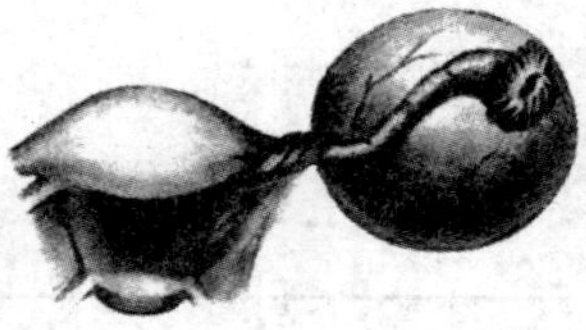

图 15-3　卵巢肿瘤蒂扭转

2. 破裂　包括自发性破裂和外伤性破裂两种。自发性破裂可为恶性肿瘤侵蚀囊壁或继发于蒂扭转之后；外伤性破裂常为挤压、分娩、性交、粗暴妇科检查、穿刺所致。

表现为剧烈腹痛、恶心、呕吐和不同程度的腹膜刺激症状，有时可导致内出血、腹膜炎或休克。

3. 感染　多因蒂扭转或破裂引起，也可为邻近脏器的感染所致。表现为高热、腹痛、白细胞升高及腹膜炎等。

4. 恶变　多见于年龄大，尤其是绝经后妇女。早期无症状不易发现，当双侧性肿瘤迅速生长，应疑为恶变。

【转移途径】

卵巢恶性肿瘤的转移途径主要有直接蔓延、腹腔种植及淋巴转移。肿瘤穿破包膜，向外发展，累及邻近器官，并广泛种植于腹膜及大网膜表面，其次为淋巴转移，血行转移少见。

【护理】

（一）护理评估

1. 健康史　了解患者年龄、月经史、孕产史，并询问家庭肿瘤史，是否存在高危因素如环境、饮食、电离辐射、吸烟等情况；有无乳腺癌、子宫内膜癌病史。

2. 身体评估

（1）症状：无论良性、恶性肿瘤均可发生并发症，如瘤蒂扭转、肿瘤破裂、感染、恶性变。

①良性卵巢肿瘤：肿瘤发展慢，早期往往无症状，常在妇检时偶然发现。随肿瘤增大会出现腹胀感，患者自己可从腹部触及肿物，若肿瘤长大而占满盆腔时可产生压迫症状，如尿频、便秘等。腹部检查可触及轮廓清楚的肿物。

②恶性卵巢肿瘤：早期多无自觉症状，如出现症状往往已到晚期。肿瘤短期内迅速生长，腹胀，出现腹水及压迫症状或发生周围组织浸润，功能性肿瘤可产生相应雌激素或雄激素过多症状。晚期患者出现衰弱、消瘦、贫血等恶病质现象。

（2）体征

①良性卵巢肿瘤：妇科检查在子宫一侧或双侧触及球形肿块，囊性或实性，表面光滑，与子宫无粘连，蒂长者活动良好。若肿瘤增大可出现压迫症状，如尿频、便秘、气急、心悸等。

②恶性卵巢肿瘤：妇科检查触及肿瘤多为实性，双侧性，表面不平，固定不动，常伴有腹水。子宫直肠陷凹可触及大小不等的结节，有时腋下、锁骨上可触及肿大的淋巴结。

3. 心理-社会支持情况　卵巢肿瘤的性质往往在术后组织病理检查后才能明确，因此，大多患者在诊断和治疗期间焦虑情绪明显，一旦确认为恶性肿瘤，患者易产生悲观绝望的心理反应，对进一步治疗失去信心。

4. 辅助检查

（1）影像学检查：①超声检查是目前卵巢恶性肿瘤诊断的重要方法。可显示盆腔肿块的部位、大小、性质。多为实质性肿块，或囊性肿块显示液性暗区内有杂乱光团、光点、明显乳头状突起。肿块周界不清，与邻近脏器受累可提示恶性肿瘤。②放射学检查腹部平片可见明显软组织阴影，X 线检查提示卵巢肿瘤有砂粒体存在，CT、MRI 可显示肿瘤的图像及转移情况。PET/CT 是当今世界最先进的分子影像学设备，是将 PET 的分子代谢显像与 CT 的形态结构成像融于一体，一次显像就可以显示肿瘤的部位、形态、大小、数量及肿瘤内的放射性分布，具有灵敏、准确、特异及定位精确等特点。

（2）肿瘤标志物：卵巢肿瘤和其他肿瘤一样能制造和释放抗原，激素及酶等多种产物。这些物质在患者血清中可通过免疫学生化等方法测出，称为肿瘤标志物，提示体内存在某种肿瘤。①抗原标志物：血清 CA125 敏感性较高，80%以上卵巢上皮性癌患者血清 CA125 水平升高；甲胎蛋白（AFP）是内胚窦瘤最好的肿瘤标志。②激素标志物：绒毛膜促性腺激素（β-hCG）是原发性卵巢绒毛膜癌特异性很高的标志物。

（3）腹腔镜检查：通过腹腔镜可直观盆腔内脏器，确定部位、性质，也可吸取腹水或腹腔冲洗液做组织学检查。在可疑部位进行多点活检，以获得可靠组织学证据。对巨大肿块或粘连肿块患者禁忌施行。

（4）细胞学检查：腹腔穿刺抽腹水或开腹手术，先作腹水或腹腔冲洗液细胞学检查。卵巢位于盆腔深处，脱落细胞易堆积于子宫直肠陷凹，故可做后穹隆穿刺抽吸少量腹腔液做细胞学检查。

（二）常见护理诊断/问题

1. 营养失调：低于机体需要量　与恶性肿瘤消耗、化疗引起食欲下降、摄入减少有关。

2. 焦虑与恐惧　与疑为恶性肿瘤、预后不好有关。

3. 潜在并发症　与蒂扭转、破裂、感染、恶变及转移有关。

4. 预感性悲哀　与子宫切除、卵巢切除有关。

5. 知识缺乏：与缺乏卵巢肿瘤治疗、护理的相关知识有关。

（三）护理目标

1. 患者知晓影响营养摄取的原因，并能按应对措施执行。

2. 患者焦虑、恐惧情绪缓解，能够接受诊断结果，配合检查治疗。

3. 患者未发生蒂扭转、破裂、感染、恶变及转移等并发症。

4. 患者经治疗后疼痛缓解或消失，感觉无明显不适。

5. 患者了解卵巢肿瘤的治疗及相关的复查、护理知识。

（四）护理措施

1. 一般护理　注意休息，加强营养，进食高热量、高蛋白、高维生素的饮食，增加机体抗病能力。适当活动，避免体位的突然改变，防止并发症发生。对长期卧床患者做好生活护理，协助患者勤翻身。

2. 病情观察　观察有无并发症及感染，观察有无腹部疼痛及其程度，观察有无转移症状。

3. 检查配合

（1）向患者及家属介绍将经历的手术经过、可能施行的各种检查，取得患者主动配合。

（2）协助医师完成各种诊断性检查，如为放腹水者备好腹腔穿刺用物，协助医师完成操作过程。在放腹水过得中，严密观察、记录患者的体征变化、腹水性质及出现的不良反应；一次性放腹水 3000 ml 左右，不宜过多，以免腹压骤降，患者发生虚脱，放腹水速度宜缓慢，后用腹带包括腹部，发现不良反应及时报告医师。

4. 治疗配合　使患者理解手术是卵巢肿瘤最主要的治疗方法，解除患者对手术的顾虑。按腹部手术患者的护理内容认真做好术前准备和术后护理，术前准备还应包括应对必要时扩大手术范围的需要。需要为巨大肿瘤患者准备沙袋加压腹部，以防腹压骤然下降出现休克。

5. 心理护理　建立良好的护患关系，详细了解患者的疑虑和需求。耐心为患者及家属讲解疾病的有关知识，缓解焦虑情绪，增强治病信心，鼓励患者积极配合治疗。安排访问已康复的病友，分享心得感受，增强治愈信心。鼓励患者尽量能参与护理活动，接受患者无破坏性的应对压力方式，以维持其独立性和生活自控能力。

（五）护理评价

1. 患者合理饮食，营养状况改善，抵抗力增强。

2. 患者接受诊断结果，情绪稳定，主动配合检查治疗。

3. 患者住院期间未发生并发症。

4. 患者经治疗疼痛症状缓解，舒适感增加。

5. 患者了解卵巢肿瘤的治疗及相关的复查、护理知识。

（六）健康指导

普及防癌知识。30 岁以上妇女，定期妇科检查，做到早发现、早诊断、早治疗。

注意防寒保暖，可参加轻微活动，禁止剧烈运动。注意经期、产后卫生，勤换内裤，保持外阴清洁。调畅情志，避免劳累和七情刺激，节制房事，禁止烟酒。若腹部有包块，应定期复查，注意观察肿块的生长速度及性质变换。

患者出院后应定期复查，发现异常情况，确定处理方案。复查时间为术后 1 年内，每月 1 次；术后第 2 年，每 3 个月 1 次；术后 3 年，每 6 个月 1 次；3 年以上者每年 1 次。

学而思15-4　　护资考点15-4

第十六章

妊娠滋养细胞疾病患者的护理

思维导图16

学习目标

1. 掌握葡萄胎、侵蚀性葡萄胎、绒毛膜癌的护理评估、护理措施和化疗患者的护理。

2. 熟悉葡萄胎、侵蚀性葡萄胎、绒毛膜癌的临床表现及处理原则、化疗药物毒副反应。

3. 了解妊娠滋养细胞疾病的种类、病理。

4. 运用所学知识对妊娠滋养细胞疾病患者进行护理和随访指导。

5. 践行忠恕之道，养成同理心、爱心及责任心。

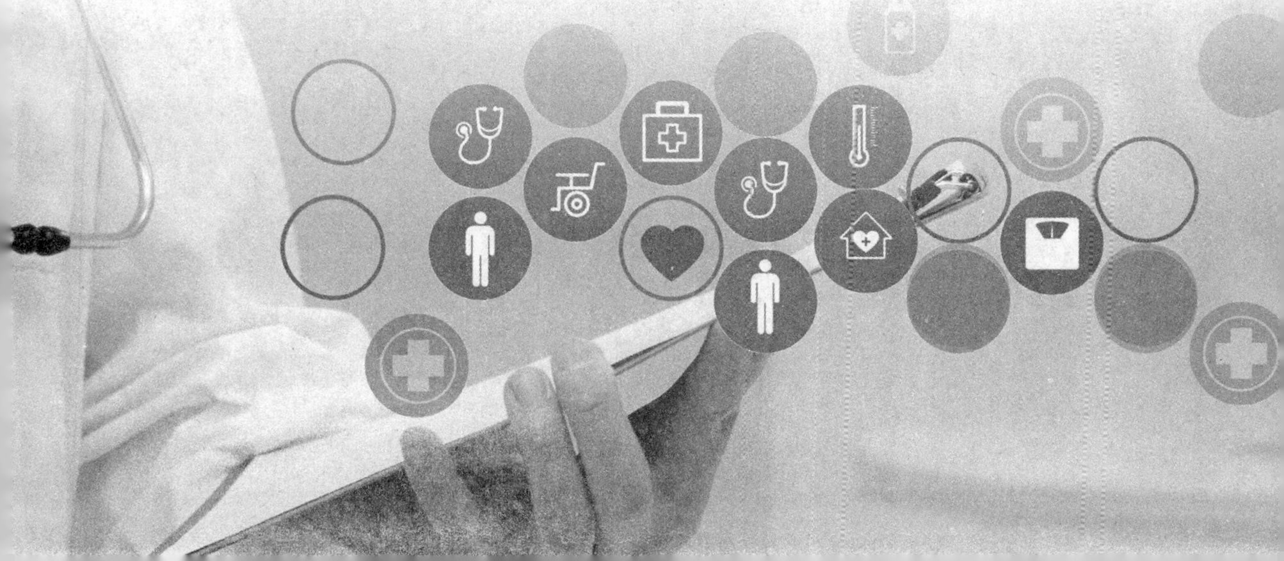

妊娠滋养细胞疾病是一组来源于胎盘绒毛滋养细胞的疾病，根据组织学特点将其分为葡萄胎、侵蚀性葡萄胎、绒毛膜癌（简称绒癌）及胎盘部位滋养细胞肿瘤。其中，侵蚀性葡萄胎、绒癌和胎盘部位滋养细胞肿瘤又统称为妊娠滋养细胞肿瘤。

第一节 葡萄胎

案例导入

患者，女，30 岁，停经 3 个月，因“阴道流血”就诊。妇科检查发现子宫大小如妊娠 4 个月，B 超显示子宫腔未见胚囊，充满弥漫光点和小囊样无回声区。

请思考：

1. 请做出该患者最可能的医疗诊断。

2. 若拟行清宫术应采取哪些健康教育及随访指导?

葡萄胎又称水泡状胎块，是指妊娠后胎盘绒毛滋养细胞异常增生，间质水肿变性，形成大小不一的水泡，水泡间借蒂相连成串，形似葡萄得名。葡萄胎是一种良性滋养细胞疾病，多发生于生育年龄妇女，可分为完全性葡萄胎和部分性葡萄胎两类。整个子宫腔内充满水泡，胎盘绒毛全部受累，没有胎儿及附属物，称为完全性葡萄胎，较为常见；仅部分胎盘绒毛发生水泡变性，胎儿多已死亡，有时可见较小的活胎或畸胎，称为部分性葡萄胎。

【病因及发病机制】

葡萄胎的确切病因不明。

1. 完全性葡萄胎　可能与营养状况、社会经济地位、年龄、地域、种族及染色体异常导致异常受精卵发育缺陷有关。饮食中缺乏维生素 A 及其前体胡萝卜素和动物脂肪者发生葡萄胎的概率显著升高。大于 35 岁和 40 岁妇女的葡萄胎发生率分别是年轻妇女的 2 倍和 7.5 倍，相反小于 20 岁妇女的葡萄胎发生率也显著升高。既往葡萄胎史、流产和不孕史也是高危因素。

2. 部分性葡萄胎　迄今对部分性葡萄胎高危因素的了解较少，可能相关的因素有染色体异常、不规则月经和口服避孕药等，但与饮食因素及母亲年龄无关。

【病理】

病变局限于子宫腔内，不侵入肌层，也不发生远处转移。

1. 完全性葡萄胎　大体检查水泡状物大小不一，占满整个宫腔，其间有纤细的纤维素相连，常混有血块蜕膜碎片。无胎儿及其附属物。镜下可见：①可确认的胚胎或胎儿组织缺失；②绒毛间质高度水肿；③滋养细胞弥漫性增生；④种植部位滋养细胞呈弥漫和显著的异型性。

2. 部分性葡萄胎　部分绒毛呈水泡状，合并胚胎或胎儿组织，胎儿多已死亡，且常伴有发育迟缓或多发性畸形。镜下可见：①有胚胎或胎儿组织存在；部分绒毛水肿；②绒毛大小及水肿程度明显不一；③局限性滋养细胞增生；④种植部位滋养细胞呈局限和轻度的异型性。

滋养细胞显著增生，产生大量绒毛膜促性腺激素（hCG），刺激卵巢卵泡内膜细胞，使之过度黄素化，形成大小不等的囊肿，称卵巢黄素化囊肿。多为双侧，但也可单侧，大小不等，最小仅在光镜下可见，最大直径可在 20 cm 以上。囊肿表面光滑，活动度好，囊壁薄，囊液清亮或琥珀色。黄素化囊肿常在葡萄胎清宫后 2～4 个月自行消退。

【护理】

（一）护理评估

1. 健康史　询问患者年龄、月经史、生育史、曾经是否患过葡萄胎以及家族史等。患者本次妊娠的经过，早孕反应出现的时间和程度，有无妊娠剧吐、阴道流血等。若有阴道流血，详细询问阴道流血的量、时间，是否伴有腹痛，是否有水泡状物质排出。

2. 身体评估

（1）完全性葡萄胎

1）症状：由于诊断技术的进步，葡萄胎患者常在妊娠早期未出现症状或仅有少量阴道流血时，就已做出诊断并治疗，所以症状典型的葡萄胎患者已经少见。典型症状有：①停经后阴道流血。为最常见的症状。多数患者往往先有 8～12 周停经史，继之发生不规则阴道流血，开始量少，以后逐渐增多，且常反复大出血，有时可随血自然排出水泡样组织。流血时间长又未及时治疗者，可导致贫血及感染。②妊娠呕吐。多数患者在葡萄胎发生的早期出现呕吐，症状严重且持续时间长。发生严重呕吐且未及时纠正时可导致水电解质紊乱。③腹痛。为阵发性下腹隐痛，由于葡萄胎增长迅速和子宫过度快速扩张所致，常发生于阴道流血前，一般不剧烈，可以忍受。若发生卵巢黄素化囊肿扭转或破裂时则可出现急性腹痛。④甲状腺功能亢进征象。约7%的患者可出现轻度甲状腺功能亢进表现，如心动过速、皮肤潮湿和震颤，但突眼少见。

2）体征：①子宫异常增大、变软。约半数以上患者的子宫大于停经月份，质地变软，并伴有血清 hCG 水平异常升高。约有 1/3 患者的子宫大小与停经月份相符，有少数患者的子宫小于停经月份，可能与水泡退行性变、停止发展有关。多数患者常诉无自觉胎动，扪不到胎体。②妊娠期高血压疾病征象。在孕 24 周前即可发生高血压、水肿、蛋白尿，25%葡萄胎患者发展为子痫前期，但子痫罕见。③卵巢黄素化囊肿。常有双侧卵巢囊性增大，大小不等，一般无症状，若发生扭转或破裂，可出现急性腹痛，葡萄胎清除后可自行消退。

（2）部分性葡萄胎：除阴道流血外，其他症状不典型，妊娠呕吐少见并较轻，多无子痫前期症状，无腹痛及卵巢黄素化囊肿。子宫大小与停经月份相符甚至更小。

3. 心理-社会支持情况　葡萄胎患者在出现症状前，其经过如同正常怀孕，一旦确诊后，患者会感到非常不解；清宫术后，患者会出现内疚、悲观、失望等不良情绪。患者及家属会担心此次妊娠的结局对今后生育的影响，同时对清宫术也有恐惧心理。

4. 辅助检查

（1）hCG 测定：血清 hCG 浓度高于正常妊娠月份值，甚至持续不降。

（2）超声检查：B 型超声检查是诊断葡萄胎的一项可靠和敏感的辅助检查。完全性葡萄胎的典型超声图像为子宫大于相应孕周，无妊娠囊，也无胎儿结构及胎心搏动，子宫腔内充满不均质密集状或短条状回声，呈“落雪状”。常可测到双侧或一侧卵巢囊肿。部分性葡萄胎可在胎盘部位出现由局灶性水泡状胎块引起的超声图像改变，有时还见胎儿或羊膜腔，胎儿通常畸形。

（3）多普勒胎心测定：只能听到子宫血流杂音，无胎心音。

（二）常见护理诊断/问题

1. 焦虑　与担心清宫手术及预后有关。

2. 自尊紊乱　与分娩的期望得不到满足及对将来妊娠担心有关。

3. 知识缺乏：缺乏疾病的信息及葡萄胎随访的知识。

4. 有感染的危险　与长期阴道流血及化疗有关

（三）护理目标

1. 患者能掌握减轻焦虑的方法，能配合清宫手术。

2. 患者能接受葡萄胎及流产的结局。

3. 患者能陈述随访的重要性和具体方法。

（四）护理措施

1. 一般护理　卧床休息，鼓励患者进高蛋白、高热量、高维生素、易消化饮食，对不能进食或进食不足者，应遵医嘱通过静脉补充营养。

2. 病情观察　严密观察患者腹痛及阴道流血情况，注意阴道排除物内有无水泡状组织并保留会阴垫，以便准确估计出血量及流出物的性质。发现阴道大出血时，应立即报告医生，及时测量血压、脉搏、呼吸等生命体征，并做好急诊手术准备。

3. 治疗配合　清宫前配血备用，迅速建立静脉通道，备齐缩宫素及其他抢救药物和物品，配合医生做好吸宫术的术前准备、术中及术后护理。葡萄胎清宫不易一次吸刮干净，一般于1周后再次清宫。注意选用大号吸管吸引，待子宫缩小后再慎重刮宫，刮出物选取靠近宫壁的葡萄状组织送病理检查。对合并妊娠期高血压疾病者做好相应的护理。

卵巢黄素化囊肿在葡萄胎清宫后会自行消退，一般不需处理。若发生急性蒂扭转，可在超声或腹腔镜下作穿刺吸液，囊肿也多能自然复位。若蒂扭转时间较长发生坏死，则需做患侧附件切除术。

4. 预防性化疗　不常规推荐。对于①年龄＞40岁；②葡萄胎排出前hCG值异常增高；③滋养细胞增生明显或不典型增生；④葡萄胎清除后，hCG不呈进行性下降，而是降至一定水平后即持续不再下降或始终处于高值；⑤出现可疑转移灶者；⑥无条件随访者可采用预防性化疗，但不能替代随访。

5. 随访指导　葡萄胎的恶变率约10％～25％，定期随访可早期发现持续性或转移性滋养细胞肿瘤。应指导患者出院后重视定期随访。第一次葡萄胎清宫术后每周测定一次血、尿hCG，直至连续3次阴性，以后每个月一次共6个月，然后再每2个月一次共6个月，自第一次阴性后共计1年。随访内容除每次必须监测血、尿hCG外，应注意询问病史，包括有无异常阴道流血、咳嗽、咯血及其他转移灶症状，定时做妇科检查，必要时做盆腔超声、X线胸片或CT检查。

6. 避孕指导　葡萄胎患者随访期间必须严格避孕1年，首选避孕套。也可选择口服避孕药，一般不选用宫内节育器，以免穿孔或混淆子宫出血的原因。

7. 心理护理　与患者多交流，了解患者的主要心理问题及对疾病的心理承受能力。向患者及家属解释尽快清宫的必要性，让其积极配合治疗。宣教葡萄胎的相关知识，纠正错误认识，解除顾虑和恐惧。

（五）护理评价

1. 患者和家属能理解清宫手术的重要性，积极配合完成手术。

2. 患者焦虑减轻，情绪稳定，能接受葡萄胎及流产的结局。

3. 患者和家属了解随访的重要性，能正确参与随访全过程。

（六）健康指导

告知患者进高蛋白、高热量、高维生素、易消化饮食，适当活动，保证睡眠充足。保持外阴清洁，每次清宫术后禁止性生活和盆浴1个月以防感染。强调定期随访的重要性并在随访期间坚持避孕。

学而思16-1　　护资考点16-1

第二节　妊娠滋养细胞肿瘤

案例导入

徐女士，22岁，阴道流血1个月，咳嗽、咯血1日。半年前足月顺产一男婴。妇科检查：阴道壁见2 cm×1 cm×1 cm紫蓝色结节，宫颈光滑，宫体如孕50日大小，质软、活动，附件区未触及包块。胸片示多个低密度圆形阴影，血β-hCG：1000 U/L。

请思考：

1. 请做出该患者最主要的医疗诊断。

2. 请列出该患者的主要护理措施。

妊娠滋养细胞肿瘤是滋养细胞的恶性病变，包括侵蚀性葡萄胎、绒毛膜癌和胎盘部位滋养细胞肿瘤。胎盘部位滋养细胞肿瘤是起源于胎盘种植部位的一种特殊类型的滋养细胞肿瘤，临床罕见。本节主要讨论侵蚀性葡萄胎和绒毛膜癌。

【概述】

1. 侵蚀性葡萄胎指葡萄胎组织侵入子宫肌层或转移至子宫以外，因具有恶性肿瘤行为而命名，但恶性程度不高，多数造成局部侵犯，仅4%患者并发远处转移。侵蚀性葡萄胎来自良性葡萄胎，多数在葡萄胎清宫术后6个月内发生。预后较好。

2. 绒毛膜癌是滋养细胞疾病中恶性程度最高的一种。早期就可通过血行转移至全身，破坏组织和器官。患者多为育龄妇女，其中50%继发于葡萄胎（多发生于葡萄胎清除后1年以上），其余可继发于流产、足月产、异位妊娠之后。绒毛膜癌也可发生于绝经后的妇女，这是因为滋养细胞具有可隐匿多年的特性。

【病理】

1. 侵蚀性葡萄胎

（1）大体检查：可见子宫肌壁内有大小不等、深浅不一的水泡状组织，宫腔内可有原发病灶，也可没有原发病灶。当侵蚀病灶接近子宫浆膜层时，子宫表面可见紫蓝色结节，侵蚀较深时可穿透子宫浆膜层或阔韧带。

（2）显微镜下检查：可见水泡状组织侵入子宫肌层，有绒毛结构及滋养细胞增生和异型性。

2. 绒毛膜癌

（1）大体检查：可见绒癌侵入子宫肌层内，可突向宫腔或穿破浆膜。病灶可以是单个或多个，大小不一，无固定形态，与周围组织分界清楚，组织质软而脆，海绵样，暗红色，常伴出血、坏死及感染。

（2）镜下检查：见滋养细胞成片高度增生，排列紊乱，广泛侵入子宫肌层并破坏血管，周围大片出血、坏死。无绒毛结构。

【护理】

（一）护理评估

1. 健康史　询问患者的既往史、家族史、月经史、婚育史，特别是滋养细胞疾病史、用药史及药物过敏史；若既往曾患过葡萄胎，应重点了解患者葡萄胎清宫的时间、水泡大小、吸出组织物的量等，以及刮宫次数和刮宫后阴道流血的量、质、时间；子宫复旧情况；收集血、尿hCG及肺部X射线检查等随访资料；询问有无生殖道、肺部、脑部等转移灶症状，如有无不规则阴道流血、咳嗽、胸痛、头痛等；是否做过化疗及化疗的时间、药物、剂量、疗效以及用药后的反应情况。

2. 身体评估

（1）不规则阴道流血：是最主要的症状。侵蚀性葡萄胎表现为葡萄胎清除后6个月内出现不规则阴道流血或月经恢复正常数月后又流血。绒癌表现为产后、流产后，尤其在葡萄胎清宫手术后出现不规则阴道流血，量多少不定；若原发灶消失，可以无阴道流血，甚至闭经。也可表现为一段时间月经正常，以后发生闭经，然后阴道流血。

(2) 子宫复旧不全或不均匀增大：葡萄胎排空后4～6周子宫未恢复正常大小，质地偏软。也可因子宫肌层内病灶部位和大小的影响，表现出子宫不均匀增大。

(3) 卵巢黄素化囊肿：由于hCG持续作用，在葡萄胎清除、流产、足月产、异位妊娠后，两侧或一侧卵巢黄素化囊肿可持续存在。

(4) 腹痛：一般无腹痛。当癌组织穿透子宫浆膜层时，致腹腔内出血，引起下腹痛，卵巢黄素化囊肿发生扭转或破裂时也可出现急性腹痛。

(5) 假孕症状：由于hCG及雌、孕激素的作用，表现为乳房增大，乳头及乳晕着色，甚至有初乳样分泌，外阴、阴道、宫颈着色，生殖道质地变软。

(6) 转移灶症状：多为绒癌的表现，尤其是继发于非葡萄胎妊娠后绒癌。侵蚀性葡萄胎远处转移发生少，仅为4%。其主要转移途径是血行转移，转移发生早且广泛。最常见的转移部位是肺（80%），其次是阴道（30%）、盆腔（20%）、肝（10%）、脑（10%）等。由于滋养细胞的生长特点之一是破坏血管，所以各转移部位共同特点是局部出血。

①肺转移：常见症状是咳嗽、咯血、胸痛及呼吸困难等，常急性发作。当转移灶较小时也可无任何症状。

②阴道转移：转移灶多位于阴道前壁，局部表现为紫蓝色结节，破溃后可引起不规则阴道流血，甚至大出血。

③肝转移：预后不良。多同时伴有肺转移，表现为上腹部或肝区疼痛、黄疸等，若病灶突破肝包膜可出现腹腔内出血，导致死亡。

④脑转移：预后凶险，为主要死亡原因。转移初期多无症状。按病情进展可分为3个时期。首先为瘤栓期，表现为一过性脑缺血症状，如短暂失语、失明、突然跌倒等；继而发展为脑瘤期，即瘤组织增生侵入脑组织形成脑瘤，表现为头痛、喷射性呕吐、偏瘫、抽搐甚至昏迷；最后进入脑疝期，表现为颅内压明显升高，脑疝形成，压迫呼吸中枢而死亡。

⑤其他转移：包括脾、肾、膀胱、消化道、骨等，症状视转移部位而异。

3. 心理-社会支持情况　由于不规则阴道流血，患者有不适、恐惧感，若出现转移症状，患者和家属会担心疾病的预后，害怕化疗，对治疗和生活失去信心。有些患者因多次化疗而发生经济困难，往往表现出焦虑、悲哀、痛苦、无助感，迫切需要医护人员和家属的关心和理解。如需要手术，未生育者会因为将失去生育能力而产生绝望，已生育者则因切除子宫而产生心理负担。

4. 辅助检查

（1）血和尿 hCG 测定：hCG 增高是妊娠滋养细胞肿瘤的主要诊断依据。患者往往于葡萄胎排空后 9 周以上，或足月产、流产、异位妊娠 4 周以上，血、尿 hCG 测定持续高水平或一度下降后又上升，排除妊娠物残留或再次妊娠后，结合临床表现可诊断为妊娠滋养细胞肿瘤。

（2）超声检查：是诊断子宫原发病灶最常用的方法。在声像图上子宫可正常大小或不同程度增大，肌层内可见高回声团块，边界清无包膜；或肌层内有回声不均区域或团块，边界不清且无包膜；也可表现为整个子宫呈弥漫性增高回声，内部伴不规则低回声或无回声。彩色多普勒超声主要显示丰富的血流信号和低阻力型血流频谱。

（3）胸部 X 线摄片：是诊断肺转移的重要检查方法。肺转移者最初 X 线征象为肺纹理增粗，继而发展为片状或小结节阴影，典型表现为棉球状或团块状阴影。转移灶以右侧肺及中下部多见。

（4）CT 和磁共振检查：CT 主要用于发现肺部较小病灶及脑、肝等部位的转移灶；磁共振主要用于脑、腹腔及盆腔病灶的诊断。

（5）组织学诊断：在子宫肌层或子宫外转移灶中若见到绒毛结构，则诊断为侵蚀性葡萄胎；若仅见大量的滋养细胞和坏死组织，没有绒毛结构，即可诊断为绒癌。

（6）其他检查：如血细胞和血小板计数、肝肾功能等。

（二）常见护理诊断/问题

1. 恐惧　与接受化疗和担心疾病转归及未来妊娠有关。

2. 角色紊乱　与较长时间住院及化疗有关。

3. 有感染的危险　与化疗导致机体抵抗力降低有关。

4. 潜在并发症：肺转移、阴道转移、脑转移等。

（三）护理目标

1. 患者恐惧感减轻或消失。

2. 患者能适应角色改变，正确面对疾病。

3. 患者未发生感染。

4. 患者不发生因护理不当引起的并发症。

（四）护理措施

1. 一般护理　鼓励患者进食高蛋白、高维生素、易消化食物以保证所需营养。注意休息，避免劳累。指导患者饮食前后漱口，勤换衣物，保持皮肤清洁干燥，预防感染。阴道转移者应卧床休息，以免引起溃破大出血。注意外阴清洁，预防感染。严格探视制度，病室要清洁，空气要流通，定期消毒。

2. 病情观察　严密观察腹痛及阴道流血情况，记录出血量，出血多者除密切观察患者的生命体征外，及时做好手术准备；动态观察并记录血 hCG 的变化情况，识别转移灶症状，认真监测生命体征，发现异常，及时通知医生并配合处理。

3. 治疗配合　治疗以化疗为主，手术和放疗为辅。接受化疗者按化疗患者的护理常规护理，手术治疗者按妇科手术护理常规实施护理。

4. 化疗患者的护理

（1）化疗药物的主要作用机制为：①影响去氧核糖核酸（DNA）的合成；②直接干扰核糖核酸（RNA）复制；③干扰转录、抑制信使核糖核酸（mRNA）的合成；④阻止纺锤丝形成；⑤阻止蛋白质的合成。

（2）常用化疗方案及给药方法：目前，国内外化疗方案的选择已基本一致，低危患者选择单一药物化疗。高危患者选择联合化疗。单一化疗常用药有：甲氨蝶呤、氟尿嘧啶、放线菌素 D 等；联合化疗国内应用比较普遍的是以氟尿嘧啶为主的方案和 EMA-CO 方案（依托泊苷、放线菌素 D、甲氨蝶呤、四氢叶酸、长春新碱）。常用的给药方法有静脉滴注、肌内注射、口服给药，目前还有腹腔内给药，动脉插管局部灌注化疗等方法。

（3）用药护理：①准确测量并记录体重，一般于每个化疗的用药前及用药中各测体重 1 次，应在早上、空腹、排空大小便后进行测量，酌情减去衣服重量，以便正确计算和调整药物剂量。②正确使用药物，根据医嘱严格三查七对，正确溶解和稀释药物，确保剂量准确，并做到现配现用，一般常温下不超过 1 小时。如果联合用药应根据药物的性质排出先后顺序。放线菌素 D（更生霉素）、顺铂等需要避光的药物，使用时要用避光罩或黑布包好。③合理使用静脉血管并注意保护，遵循长期补液保护血管的原则，从远端开始，有计划地穿刺，用药前先注入少量生理盐水，确认针头在静脉中再注入化疗药物。如发现化疗药物外渗应重新穿刺，遇到局部刺激较强的药物，如氮芥、长春新碱、放线菌素 D 等外渗，需立即停止滴入并给予局部冷敷，同时用生理盐水或普鲁卡因局部封闭，然后用金黄散外敷，防止局部组织坏死、减轻疼痛和肿胀。化疗结束前用生理盐水冲管，以降低穿刺部位拔针后的残留浓度，起到保护血管的作用。④腹腔内化疗药物注入时，应嘱患者变动体位，保证疗效。⑤正确调节输液滴数，保证药物在预定时间内匀速输入，以确保疗效而减少副反应。

（4）病情观察：密切注意有无牙龈出血、鼻出血、皮下瘀血等骨髓抑制表现；注意体温的变化，重视是否有感染现象发生；如有腹痛、腹泻，要严密观察次数及性状，正确收集大便标本；观察肝脏损害的症状和体征，如上腹疼痛、恶心、腹泻等；观察有无尿急、尿频、血尿等膀胱炎症状；观察皮肤反应，如皮疹；观察有无肢体麻木、肌肉软弱、偏瘫等神经系统的副作用。如有上述发现，应即刻报告医生。

（5）化疗药物不良反应的观察及护理。①消化道不良反应的护理：最常见的为恶心、呕吐，指导患者进食易消化饮食，避免吃生、冷、硬及刺激性大的食物，少量多餐。发生呕吐时给予扶助，呕吐后立即漱口，给予舒适体位，注意观察患者呕吐物的颜色、性质和量。呕吐严重者遵医嘱给予止吐剂，适当补液，以防止电解质紊乱；保持口腔清洁，预防口腔炎症。有口腔溃疡者，应加强口腔护理，每日晨、晚间用软毛刷刷牙，饭后用水漱口，进食时将食物放于口腔健侧，若溃疡疼痛难以进食，可于餐前15分钟局部喷洒0.5%普鲁卡因减轻疼痛。给予温凉的流食或软食，避免刺激性食物；出现腹痛、腹泻症状时，需密切观察大便次数、量及性状，留取大便送检，并记录24小时液体出入量，观察有无脱水或电解质紊乱，同时遵医嘱用药。指导患者食用酸奶等含乳酸菌类饮料，减少蔬菜等粗纤维食物的摄入，鼓励多饮水。②造血功能障碍（骨髓抑制）的护理：化疗中最常见和最严重的毒副反应，主要表现白细胞减少、血小板下降。白细胞下降会引起免疫力下降，特别容易感染，指导患者应经常擦身更衣，保持皮肤干燥和清洁，在自觉乏力、头晕时以卧床休息为主，尽量避免去公共场所，如非去不可应戴口罩，加强保暖。治疗期间按医嘱定期测白细胞计数，当白细胞低于$4.0\times10^9/L$不能用药，低于$3.0\times10^9/L$应通知医生考虑停药，低于$1.0\times10^9/L$应进行保护性隔离，减少探视，禁止带菌者入室，净化空气。同时，遵医嘱应用抗生素、输新鲜血或白细胞浓缩液、血小板浓缩液等。③脱发的护理：化疗后不是每个患者都会脱发，脱发程度也不尽相同。用药前告知患者有脱发的副反应，使其有一定的心理准备去应对自我形象的改变，同时告诉患者脱发只是暂时现象，治疗结束后头发可重新长出，建议患者戴帽子、围巾或假发。④肝肾功能损害的护理：遵医嘱化疗前行肝肾功能检查，治疗期间鼓励患者多饮水，注意尿量、转氨酶等，化疗后复查肝肾功能，如有异常应积极保肝及保肾治疗，严重者停药，待功能恢复后方可用药。⑤动脉化疗并发症的护理：动脉灌注化疗后可因穿刺损伤动脉壁或患者凝血机制异常而出现穿刺部位血肿或大出血，应用沙袋压迫穿刺部位6小时，穿刺肢体制动8小时，卧床休息24小时。若有渗血应及时更换敷料，出现血肿或大出血者应立即对症处理。

5. 有转移灶患者的护理

（1）肺转移患者的护理：①观察患者咳嗽、咯血情况，指导患者卧床休息，减轻患者消耗。有呼吸困难者给予半卧位并吸氧。②大量咯血时有窒息、休克甚至死亡的危险，如发现应立即通知医生，同时立即让患者取头低患侧卧位并保持呼吸道的通畅，轻叩背部，排出积血。③按医嘱给予化疗及对症治疗。

(2) 阴道转移患者的护理：①禁止做不必要的检查和阴道窥器检查，尽量卧床休息，密切观察阴道有无转移病灶破溃出血。②配血备用，准备好各种抢救器械和物品(如输血、输液用物、长纱条、止血药、照明灯、氧气等)。③如发生溃破大出血时，立即通知医生并配合抢救，用长纱条填塞阴道压迫止血。严密观察阴道出血情况及生命体征，同时观察有无感染及休克。填塞的纱条必须于24～48小时内取出，如出血未止则再用无菌纱条重新填塞，记录取出和再次填塞纱条数量。同时给予输血、输液。按医嘱用抗生素预防感染。

(3) 脑转移患者的护理：①询问患者有无头痛、头晕、失明等症状。嘱患者尽量卧床休息，起床时应有人陪伴，以防瘤栓期的一过性脑缺血症状发生时造成意外损伤。②观察颅内压增高症状，记录出入量，严格控制补液总量和速度，防止颅内压升高。③采取必要的护理措施预防跌倒、咬伤、吸入性肺炎、角膜炎、压疮等发生。④积极配合医生治疗，遵医嘱给予止血剂、脱水剂、吸氧、化疗等。做好hCG测定、腰穿、CT等项目的检查配合。⑤昏迷、偏瘫者按相应的护理常规实施护理。

6. 心理护理　了解患者及家属对疾病的心理反应，让患者诉说心理痛苦及失落感；详细解释患者所担心的各种疑虑，减轻患者的心理压力，帮助患者及家属树立战胜疾病的信心；向患者及家属介绍化疗的知识（如化疗方案、化疗前后的注意事项、化疗药物使用的方法）和毒性反应的预防及护理，消除患者恐惧心理。

（五）护理评价

1. 患者能理解并积极配合治疗，获得一定的化疗自我护理知识。

2. 患者能以平和的心态接受自己形象的改变。

3. 患者住院期间未出现严重感染，病情好转或治愈。

（六）健康指导

1. 指导患者化疗后营养进食，给予高蛋白（豆类、动物内脏、肉类、蛋类、乳类等)、高维生素食物（新鲜蔬菜和水果、谷类食物)、易消化食物，以增强机体的抵抗力。注意休息，避免劳累。注意外阴清洁，防止感染。

2. 告知患者化疗过程及化疗时常见的并发症，如恶心、呕吐、疲劳、容易感冒受凉、脱发等，指导患者如何减轻化疗反应，帮助其树立信心。化疗期间少去人群密集的公共场所，外出时最好戴口罩，避免感冒。

3. 化疗后患者血象偏低，机体抵抗能力较低，应嘱患者注意查体温，根据天气变化增减衣服，定期检测有无肝、肾、心脏等器官的进行性损害，如有不适，随时就诊。

4. 出院后严密随访，警惕复发。第 1 次在出院后 3 个月，然后每 6 个月 1 次至 3 年，此后每年 1 次直至 5 年，随访内容同葡萄胎。随访期间应严格避孕，避孕方式同葡萄胎清宫后。有阴道转移者严禁性生活。一般于化疗停止≥12 个月后方可妊娠。

学而思16-2　　护资考点16-2

知识链接

化疗所致恶心、呕吐的发生机制

化疗所致恶心、呕吐主要表现为上腹部的特殊不适感，常伴有头昏、流涎、面色苍白、冷汗等迷走神经兴奋症状。化疗药物诱导恶心、呕吐的机制目前认为包括三个方面：①化疗药物损伤消化道上皮黏膜，刺激肠道嗜铬细胞释放神经递质，与相应受体结合，由迷走神经和交感神经传入呕吐中枢导致呕吐。②化疗药物及其代谢产物直接刺激化学感受器触发区，进而传递至呕吐中枢引发呕吐。③心理精神因素直接刺激大脑皮质通路导致呕吐。

第十七章

女性生殖内分泌疾病患者的护理

思维导图17

学习目标

1. 掌握女性生殖内分泌疾病的护理评估及护理措施。
2. 熟悉女性生殖内分泌疾病的相关病因和辅助检查方法。
3. 了解女性生殖内分泌疾病的病理生理。
4. 具有高度的责任心，能尊重、关心女性生殖内分泌疾病患者，并实施整体护理。
5. 不忘初心、牢记使命，能形成正确科学的临床思维。

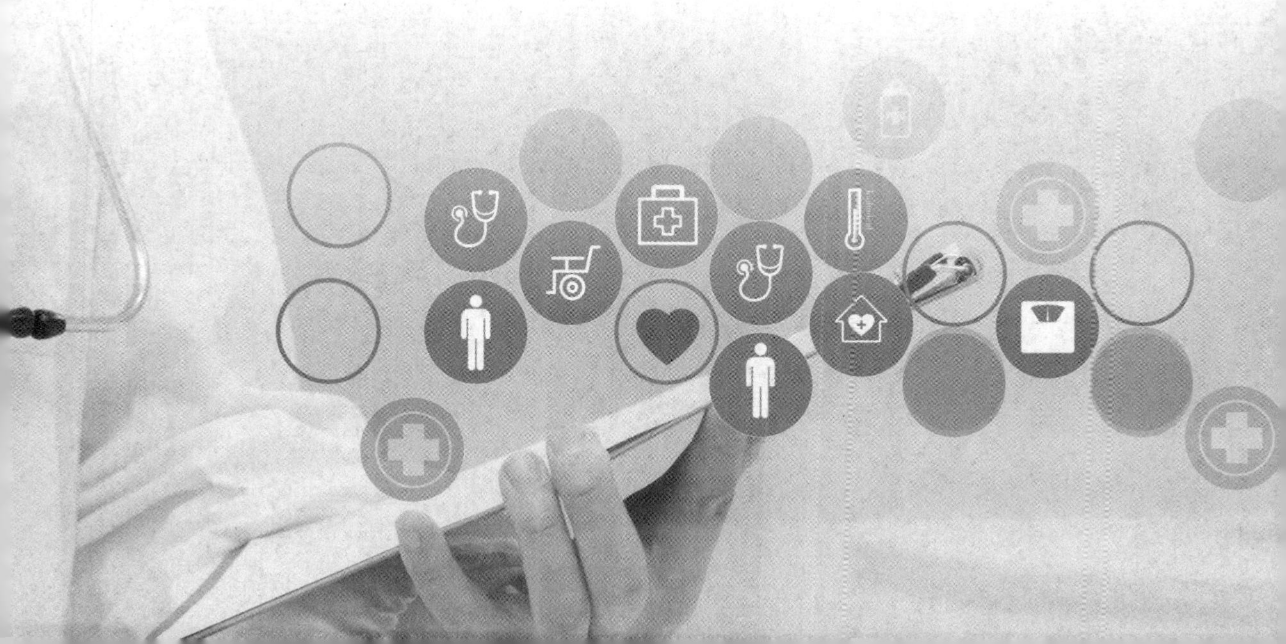

第一节 异常子宫出血

案例导入

李某，16 岁，因“停经 3 个月，阴道流血半月”就诊。患者自述 13 岁月经初潮，每 2～3 个月来潮一次，每次持续 10 余天，淋漓不断，无痛经。患者半月前在停经 3 个月后月经来潮，量较多，伴头晕乏力，曾用止血药未见明显好转。入院查体：体温 36.2℃，脉搏 100 次/分，呼吸 24 次/分，血压 90/60 mmHg，皮肤、眼睑苍白，其他未见异常。B 超检查盆腔无明显异常。

请思考：

1. 该患者考虑什么疾病？

2. 根据此患者的实际情况列出护理措施。

异常子宫出血（AUB）是妇科常见的症状和体征，是指与正常月经的周期频率、规律性、经期长度、经期出血量中的任何 1 项不符、源自子宫腔的异常出血。

正常子宫出血即月经。月经的临床评价指标至少包括周期频率、规律性、经期长度、经期出血量 4 个要素，我国暂定的相关术语见表 17-1，其他还应有经期有无不适，如痛经、腰酸、下坠等。

表 17-1 子宫出血相关术语

月经临床评价指标	术语	范围
周期频率	月经频发	＜21 日
	月经稀发	＞35 日
周期规律性（近 1 年）	规律月经	＜7 日
	不规律月经	≥7 日
	闭经	≥6 个月无月经
经期长度	经期延长	＞7 日
	经期过短	＜3 日
经期出血量	月经过多	＞80 ml
	月经过少	＜5 ml

【病因及病理生理】

(一) 无排卵性异常子宫出血

正常月经的发生是基于排卵后黄体生命期结束，雌激素和孕激素撤退，使子宫内膜功能层皱缩坏死而脱落出血。正常月经的周期、持续时间和血量，表现为明显的规律性和自限性。当机体受内部和外界各种因素，如精神紧张、营养不良、代谢紊乱、慢性疾病、环境及气候骤变、饮食紊乱、过度运动、酗酒以及其他药物等影响时，可通过大脑皮层和中枢神经系统，引起下丘脑-垂体-卵巢轴功能调节或靶器官效应异常而导致月经失调。

无排卵性异常子宫出血常见于青春期、绝经过渡期，生育期也可发生。在青春期，下丘脑-垂体-卵巢轴激素间的反馈调节尚未成熟，大脑中枢对雌激素的正反馈作用存在缺陷，下丘脑和垂体与卵巢间尚未建立稳定的周期性调节，FSH 呈持续低水平，无促排卵性 LH 峰形成，卵巢虽有卵泡生长，但卵泡发育到一定程度即发生退行性变，形成闭锁卵泡，无排卵发生；在绝经过渡期，卵巢功能不断衰退，卵泡近于耗尽，剩余卵泡往往对垂体促性腺激素的反应性低下，故雌激素分泌量锐减，以致促性腺激素水平升高，FSH 常比 LH 更高，不形成排卵期前 LH 高峰，故不排卵。生育期妇女有时因应激、肥胖、PCOS 等因素影响，也可发生无排卵。各种原因引起的无排卵均可导致子宫内膜受单一雌激素作用而无孕酮对抗，从而引起雌激素突破性出血。雌激素突破性出血有两种类型：①雌激素缓慢累积维持在阈值水平，可发生间断性少量出血，内膜修复慢，出血时间长；②雌激素累积维持在较高水平，子宫内膜持续增厚，但因无孕激素作用，脆弱脱落而局部修复困难，临床表现为少量出血淋漓不断或一段时间闭经后的大量出血。无排卵性异常出血的另一出血机制是雌激素撤退性出血，即在单一雌激素的持久刺激下，子宫内膜持续增生。此时，若有一批卵泡闭锁，或大量雌激素对 FSH 的负反馈作用，使雌激素水平突然下降，内膜因失去雌激素支持而剥脱，其表现与外源性雌激素撤药所引起的出血相似。

另外，无排卵性 AUB 还与子宫内膜出血自限机制缺陷有关。主要表现为：①组织脆性增加，在单纯雌激素的作用下，子宫内膜间质缺乏孕激素作用反应不足，致使子宫内膜组织脆弱，容易自发破溃出血；②子宫内膜脱落不完全，由于雌激素波动子宫内膜脱落不规则和不完整，子宫内膜某一区域在雌激素作用下修复，而另一区域发生脱落和出血，这种持续性增生子宫内膜的局灶性脱落缺乏足够的组织丢失量，使内膜的再生和修复困难；③血管结构与功能异常，单一雌激素的持续作用，子宫内膜破裂的毛细血管密度增加，小血管多处断裂，加之缺乏螺旋化，收缩不力造成流血时间延长，流血量增多。多次组织破损活化纤溶酶，引起更多的纤维蛋白裂解，子宫内膜纤溶亢进。另外增殖期子宫内膜前列腺素 E_2（PGE_2）含量高于 $PGF_{2\alpha}$，过度增生的子宫内膜组织中 PGE_2 含量和敏感性更高，血管易于扩张，出血增加。

根据体内雌激素水平的高低和持续作用时间长短，以及子宫内膜对雌激素反应的敏感性，子宫内膜可表现出不同程度的增生性变化，少数可呈萎缩性改变：

1. 增殖期子宫内膜　子宫内膜所见与正常月经周期的增殖内膜无区别，只是在月经周期后半期甚至月经期仍表现为增殖期形态。

2. 子宫内膜增生　根据 2014 年世界卫生组织（WHO）女性生殖系统肿瘤学分类，分为以下两类。

（1）不伴有不典型的增生：指子宫内膜腺体过度增生，大小和形态不规则，腺体和间质比例高于增殖期子宫内膜，但无明显的细胞不典型。包括既往所称的单纯型增生和复杂型增生，是长期雌激素作用而无孕激素拮抗所致，发生子宫内膜癌的风险极低。

（2）不典型增生/子宫内膜上皮内瘤变：指子宫内膜增生伴有细胞不典型。镜下表现为管状或分支腺体排列拥挤，并伴有细胞不典型（包括细胞核增大、多形性、圆形、极性丧失和核仁），病变区域内腺体比例超过间质，腺体拥挤，仅有少量间质分隔。发生子宫内膜癌的风险较高，属于癌前病变。

3. 萎缩型子宫内膜　内膜萎缩菲薄，腺体少而小，腺管狭而直，腺上皮为单层立方形或矮柱状细胞，间质少而致密，胶原纤维相对增多。

（二）排卵性异常子宫出血

排卵性异常子宫出血（排卵性月经失调）较无排卵性少见，多发生于生育期女性。患者有周期性排卵，因此临床上有可辨认的月经周期。主要包含黄体功能不足、子宫内膜不规则脱落和子宫内膜局部异常所致的异常子宫出血。

1. 黄体功能不足　由于神经内分泌调节功能紊乱，卵泡期 FSH 缺乏，卵泡发育缓慢，雌激素分泌减少，进而对垂体和下丘脑的正反馈不足，LH 峰值不高及排卵峰后 LH 低脉冲缺陷，使黄体发育不全，孕激素分泌不足，导致子宫内膜分泌反应不良。

2. 子宫内膜不规则脱落　在月经周期中，患者有排卵，黄体发育良好，但萎缩过程延长。退化不及时的黄体持续、少量分泌孕激素，使子宫内膜持续受孕激素的影响，不能如期完整脱落，于月经期第 5～6 天仍见分泌期子宫内膜。

3. 子宫内膜局部异常所致异常子宫出血　指原发于子宫内膜局部异常引起的异常

子宫出血。当AUB发生在有规律且有排卵的周期，特别是经排查未发现其他原因可解释时，则可能是原发于子宫内膜局部异常所致的异常子宫出血。

【治疗】

（一）无排卵性异常子宫出血

青春期少女以止血、调整月经周期为主；生育期妇女以止血、调整月经周期和促排卵为主；绝经过渡期妇女则以止血、调整月经周期、减少经量、防止子宫内膜癌变为主。常用性激素药物止血和调整月经周期。出血期可辅以促进凝血和抗纤溶药物，促进止血。必要时手术治疗。

1. 止血

（1）性激素为首选药物，尽量使用最低有效剂量，为尽快止血而药量较大时应及时合理调整剂量，治疗过程严密观察，以免因性激素应用不当而引起医源性出血。

孕激素：止血机制是使雌激素作用下持续增生的子宫内膜转化为分泌期，停药后内膜脱落较完全，故又称“子宫内膜脱落法”或“药物刮宫”。适用于体内已有一定水平雌激素的患者。适用于血红蛋白大于80 g/L、生命体征稳定的患者。因停药后短期内必然会引起撤药性出血，故不适用于严重贫血者。具体用法：地屈孕酮片10 mg，口服，每日2次，共10日；微粒化孕酮200～300 mg，口服，每日1次，共10日；黄体酮20～40 mg，肌内注射，每日1次，共3～5日；醋酸甲羟孕酮6～10 mg，口服，每日1次，共10日。

雌激素：也称“子宫内膜修复法”。应用大剂量雌激素可迅速提高血雌激素水平，促使子宫内膜生长，短期内修复创面而止血，适用于血红蛋白低于80 g/L的青春期患者。止血有效剂量与患者内源性雌激素水平有关，具体用量按出血量多少决定。首选口服药物，根据出血量和患者状态决定初治用药间隔和用药剂量。如戊酸雌二醇：2 mg/次，口服，每6～8小时一次；结合雌激素：1.25～2.5 mg/次，口服，每6～8小时一次。不能耐受口服药物者可用苯甲酸雌二醇3～4 mg/d，分2～3次肌内注射，若出血量明显减少，维持剂量，若出血量未见减少则加量，每日最大量不超过12 mg，对大量出血患者，应该在性激素治疗的6小时内见效，24～48小时内出血基本停止。若96小时仍不止血，应考虑有器质性病变存在的可能。经上述用药，患者止血后每3日递减1/3量，直至维持量，如戊酸雌二醇1～2 mg/d，或结合雌激素每次0.625～1.25 mg，维持至血止后的第20日以上。在此期间，应给予补血药物，或适当输血，使患者血红蛋白尽快上升。所有雌激素疗法在患者血红蛋白增加至80～90 g/L以上后均必须加用孕激素，使子宫内膜转化，并在与雌、孕激素同时撤退后同步脱落。

复方短效口服避孕药：适用于长期而严重的无排卵出血。目前应用的是第3代短效口服避孕药，如孕二烯酮，用法为1～2片/次，每6～8小时一次，血止后每3日逐渐减1/3量至1片/日，维持至血止后的21日停药。严重持续无规律出血建议连续用复方短效口服避孕药3个月等待贫血纠正。

孕激素内膜萎缩法：高效合成孕激素可使内膜萎缩，达到止血目的，此法不适用于青春期患者。

雄激素：雄激素有拮抗雌激素的作用，能增强子宫平滑肌及子宫血管张力，减轻盆腔充血而减少出血量。但大出血时雄激素不能立即改变内膜脱落过程，也不能使其立即修复，单独应用止血效果不佳。

GnRH-a：也可用于止血的目的。但如应用GnRH-a治疗大于3个月，推荐应用雌激素反向添加治疗。

(2) 刮宫术：刮宫可迅速止血，并具有诊断价值，适用于大量出血且药物治疗无效需立即止血或需要子宫内膜组织学检查的患者。可了解内膜病理，除外恶性病变，对于绝经过渡期及病程长的生育期患者应首先考虑刮宫术，对无性生活史青少年除非要除外子宫内膜癌，否则不行刮宫术。对于超声提示宫腔内异常者可在宫腔镜下活检，以提高诊断率。

2. 调整月经周期　几乎所有患者都需要调整月经周期。调整月经周期是治疗的根本，也是巩固疗效、避免复发的关键。调整月经周期的方法根据患者的年龄、激素水平、生育要求等而有所不同。

(1) 孕激素：使用范围相对广泛，适用于体内有一定雌激素水平的各年龄段的患者。可于撤退性出血第15日起，口服地屈孕酮10～20 mg/d，用药10日；或微粒化孕酮200～300 mg/d，用药10日；或甲羟孕酮4～12 mg/d，每日分2～3次口服，连用10～14日。酌情应用3～6个周期。

(2) 口服避孕药：可很好控制周期，尤其适用于有避孕需求的患者。一般在止血用药撤退性出血后，周期性使用口服避孕药3个周期，病情反复者酌情延至6个周期。生育期、有长期避孕需求、无避孕药禁忌证者可长期应用。

(3) 雌、孕激素序贯法：如孕激素治疗后不出现撤退性出血，考虑是否为内源性雌激素水平不足，可用雌、孕激素序贯法，常用于青春期患者。

3. 促排卵　用于生育期、有生育需求者，尤其是不孕患者。青春期患者不应采用促排卵药物来控制月经周期。

(1) 氯米芬：月经期第 5 日起，每晚服 50 mg，一般在停药 7～9 日排卵。若排卵失败，可重复用药，氯米芬剂量逐渐增至 100～150 mg/d。若内源性雌激素不足，可配伍少量雌激素，一般连用 3 个月。

(2) 人绒毛膜促性腺素（hCG）：有类似 LH 作用而诱发排卵，适用于体内 FSH 有一定水平、雌激素中等水平者。一般与其他促排卵药联用。超声监测卵泡发育接近成熟时，可大剂量肌内注射 hCG 5000～10000 U 以诱发排卵。

(3) 尿促性素（hMG）：每支含 FSH 及 LH 各 75 U。月经期第 5 日每日肌注 hMG 1～2 支，直至卵泡成熟，停用 hMG，加用 hCG 5000～10000 U，肌内注射，以提高排卵率，此法称 hMG-hCG 促排卵法。应警惕用 hMG 时并发卵巢过度刺激综合征，故仅适用于对氯米芬效果不佳、要求生育的患者，尤其是不孕患者。

4. 手术治疗　适用于药物治疗无效、不愿或不适合子宫切除术、无生育要求而药物治疗的患者，尤其是不易随访的年龄较大者，应考虑手术治疗。

（二）排卵性异常子宫出血

1. 黄体功能不足

(1) 促进卵泡发育：针对其发生原因，促使卵泡发育和排卵。①卵泡期使用低剂量雌激素：月经第 5 日起每日口服妊马雌酮 0.625 mg 或戊酸雌二醇 1 mg，连续 5～7 日；②氯米芬：月经第 3～5 日开始，每日口服氯米芬 50 mg，促进月经中期 LH 峰形成，在卵泡成熟后，给予绒促性素 5000～10000 U 一次或分两次肌内注射。

(2) 黄体功能刺激疗法：于基础体温上升后开始，隔日肌内注射绒促性素 1000～2000 U，共 5 次。

(3) 黄体功能补充疗法：一般选用天然黄体酮制剂，自排卵后开始每日肌内注射黄体酮 10 mg，共 10～14 日。

(4) 口服避孕药：尤其适用于有避孕需求的患者。一般周期性使用口服避孕药 3 个周期，病情反复者酌情延至 6 个周期。

2. 子宫内膜不规则脱落

(1) 孕激素：排卵后第 1～2 日或下次月经前 10～14 日开始，每日口服甲羟孕酮 10 mg，连服 1000 mg，有生育要求者肌内注射黄体酮注射液。无生育要求者也可口服单相口服避孕药，自月经周期第 5 日始，每日 1 片，连续 21 日为一周期。

(2) 复方短效口服避孕药：抑制排卵，控制周期。

3. 子宫内膜局部异常所致异常子宫出血　建议先行药物治疗，推荐的治疗顺序为：①左炔诺孕酮宫内缓释系统，适合于近 1 年以上无生育要求者；②氨甲环酸抗纤溶治疗或非甾体类抗炎药，可用于不愿或不能使用性激素治疗或想尽快妊娠者；③短效口服避孕药；④孕激素子宫内膜萎缩治疗，如炔诺酮 5 mg，每日 3 次，从周期第 5 日开始，连续服用 21 日。刮宫术仅用于紧急止血及病理检查。对于无生育要求者，可考虑保守性手术，如子宫内膜切除术。

【护理】

（一）护理评估

1. 健康史

（1）询问患者年龄，发病时间，出血量，诊疗经过及所用药物名称、剂量、效果等。询问月经史、婚育史、避孕措施、用药史等。评估有无精神紧张、情绪剧烈变化、过度劳累、营养不良、环境和气候骤变及全身性疾病等诱因。

（2）评估异常子宫出血的类型。①月经过多：周期规则，但经量过多（＞80 ml）或经期延长（＞7 日）；②月经频发：周期规则，但短于 21 日；③不规则出血：月经周期不规则，在两次月经周期之间任何时候发生子宫出血；④月经频多：周期不规则，血量过多。

2. 身体评估　不同类型的功血，患者的表现也有所不同。

（1）无排卵性异常出血：最常见的症状为子宫不规则出血，特点是月经周期紊乱、经期长短不一、出血量时多时少。有时先有数周或数月停经，然后发生大量阴道不规则流血，血量往往较多，持续 2～4 周或更长时间，不易自止。也可表现为类似正常月经的周期性出血，但量较多。出血期无下腹疼痛或其他不适，出血多或时间长者常伴贫血。

（2）排卵性异常出血。①黄体功能不足：临床特点为月经周期缩短，月经频发，有时月经周期虽然在正常范围内，但因卵泡期延长，黄体期缩短，育龄妇女常有不孕或妊娠早期流产史。②子宫内膜不规则脱落：临床特点为月经周期正常，但经期延长，可长达 10 日以上，且出血量多。③子宫内膜局部异常所致异常子宫出血：可表现为月经过多（＞80 ml）、经间期出血或经期延长，而周期、经期持续时间正常。

3. 心理-社会支持情况　年轻患者常因害羞或其他顾虑而不及时就诊，随着病程延长并发感染或大量出血而使患者感到紧张、恐惧或产生无助感。绝经过渡期患者因担心疾病的严重程度或怀疑有肿瘤而焦虑、恐惧。

4. 辅助检查

（1）超声检查：观察卵泡发育、排卵和黄体情况，可了解子宫内膜厚度及回声，以明确有无宫腔占位性变及其他生殖道器质性疾病。

(2) 诊断性刮宫：简称诊刮，其目的是止血和明确子宫内膜病理诊断。用于已婚妇女，可了解宫腔大小、形态，宫壁是否平滑，软硬度是否一致，刮出物性质及量。刮取组织送病理检查可明确诊断。不同类型功血选取刮宫时间亦有不同；明确有无排卵或了解黄体功能，应于月经来潮前 1～2 天或月经来潮 6 小时内诊刮；如明确是否为子宫内膜不规则脱落，应在月经期第 5～7 天诊刮；不规则出血或大出血者可随时进行刮宫。

(3) 基础体温测定（BBT）：不仅有助于判断有无排卵，还可提示黄体功能不足和子宫内膜不规则脱落。

①无排卵性异常子宫出血：基础体温呈单相型。（图 17-1）

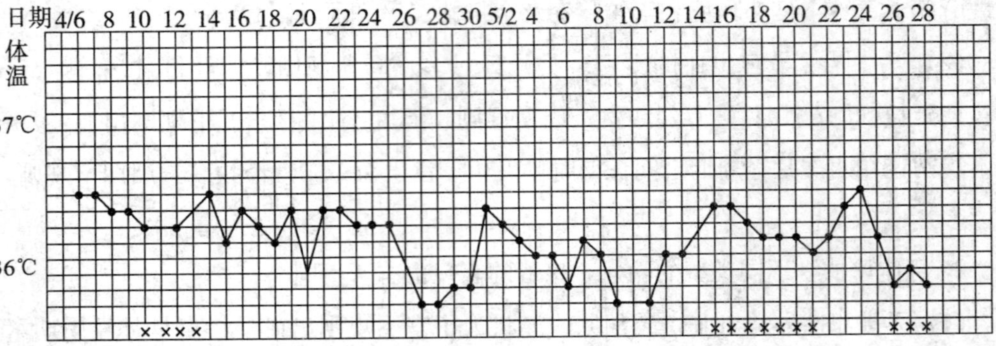

图 17-1　基础体温单相型（无排卵性功血）

②排卵性异常子宫出血：基础体温呈双相型。黄体功能不足，排卵后体温上升缓慢，上升幅度偏低，升高时间仅维持 9～11 日即下降（图 17-2）；子宫内膜不规则脱落基础体温呈双相型，但下降缓慢（图 17-3）。

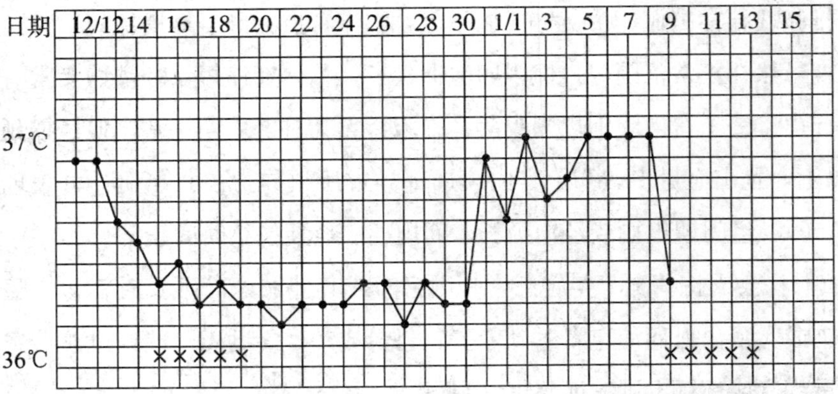

图 17-2　基础体温双相型（黄体功能不足）

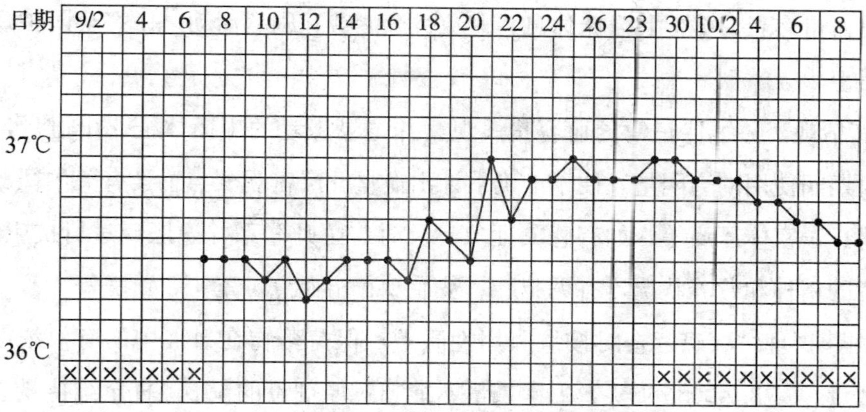

图 17-3　基础体温双相型（黄体萎缩不全）

（4）宫腔镜检查：镜下可见子宫内膜增厚，也可不增厚，表面平滑无组织突起，但有充血。在子宫镜直视下选择病变区进行活检，较盲取内膜的诊断价值高，尤其可提高早期宫腔病变如子宫内膜息肉、子宫黏膜下肌瘤、子宫内膜癌的诊断率。

（5）宫颈黏液结晶检查：经前出现羊齿植物叶状结晶提示无排卵。

（6）阴道脱落细胞涂片检查：涂片一般表现为中、高度雌激素影响。

（7）激素测定：为确定有无排卵，可测定血清孕酮或尿孕二醇。病史中常诉月经周期缩短，不孕或早孕时流产。妇科检查生殖器官在正常范围内。基础体温双相型，但排卵后体温上升缓慢，上升幅度偏低，升高时间仅维持 9～10 日即下降。子宫内膜显示分泌反应不良。

（二）常见护理诊断/问题

1. 营养失调：低于机体需要量　与长期出血导致贫血有关。

2. 有感染的危险　与子宫不规则出血、出血量多导致严重贫血，机体抵抗力下降有关。

3. 活动无耐力　与子宫异常出血导致继发性贫血有关。

4. 知识缺乏：与缺乏功血治疗、护理的相关知识有关。

（三）护理目标

1. 患者体温正常，没有发生感染。

2. 患者能获得机体所需营养，贫血改善。

3. 患者能够完成日常活动。

4. 患者了解功血的治疗及相关知识，能正确使用性激素。

（四）护理措施

1. 一般护理　注意休息，加强营养，进食高蛋白、含铁丰富的饮食，如蛋黄、猪肝等。出血量多者，督促其卧床休息，避免过度疲劳和剧烈活动。做好会阴护理，保持局部清洁卫生。

2. 病情观察　维持正常的血容量，观察并记录患者的生命体征、出血量，嘱患者保留出血期间使用的会阴垫，便于准确估计出血量。严密观察与感染有关的征象，如体温、脉搏、子宫体压痛等，如有感染征象，及时与医师联系并遵医嘱进行抗生素治疗。观察患者的精神和营养状况，有无肥胖、贫血貌、出血点、紫癜、黄疸等。

3. 用药护理　嘱患者按时按量服用性激素，保持药物在血液中的有效浓度，血止后开始减量，每3天减量1次，每次减量不能超过原剂量的1/3，直至维持量。一般在停药后3～7天发生撤药性出血。

4. 心理护理　建立良好的护患关系，详细了解患者的疑虑和需求。耐心为患者及家属讲解疾病的有关知识，缓解焦虑情绪，增强治病信心，鼓励患者积极配合治疗。

（五）护理评价

1. 患者体温正常，白细胞正常，未发生感染。

2. 患者营养得到纠正，正常摄入机体所需营养，贫血改善。

3. 患者营养提高，贫血改善，对日常活动的耐受能力提高。

4. 患者正确认识疾病，能积极配合治疗，按要求正确服药。

（六）健康指导

1. 保持规律的生活节奏，做到有张有弛，避免过度劳累。注意情绪调节，避免过度紧张与精神刺激。

2. 加强膳食调节，增加富含蛋白质、铁与维生素的食物，如肉、蛋、奶与新鲜蔬菜、水果等。合理膳食既有利于改善机体代谢，增强体质；又有利于增强血红蛋白含量，减轻贫血程度。

3. 加强卫生宣教，对绝经后出血者，应注意排除癌病的可能，对年轻妇女月经过多而治疗2～3个月无效者，应做细胞学检查及子宫内膜和颈管内膜检查。已证实为内膜腺瘤样增生或不典型增生等癌前病变者，根据患者情况宜行全子宫切除术。

4. 严格掌握激素的适应证，并合理使用；对围绝经期及绝经后妇女更应慎用，应用时间不宜过长，量不宜大，并应严密观察反应。

5. 治疗后应定期随诊。出血时要注意外阴清洁，勤换内裤及月经垫等用品，可用温开水清洗，但应避免盆浴；已婚妇女在出血期要避免性生活。若出血量大，可致贫血及机体抵抗力降低，应加强止血措施及酌情抗感染以防炎症及急性传染病的发生。

学而思17-1

护资考点17-1

第二节 闭经

案例导入

患者，女，31岁，因“月经未行6月余”入院，查体：T 36.2℃，P 72次/分，R 20次/分，BP 108/70 mmHg，心肺未见异常。B超显示子宫5.3 cm×3.1 cm×2.1 cm，内膜0.6 mm，未见明显囊实性包块。患者3年前生育二胎。近1年经常转换工作，且工作繁忙。

请思考：

1. 该患者出现闭经最可能原因是什么？

2. 针对该患者采取哪些相应的护理措施？

闭经是妇科的常见症状，表现为无月经或月经停止。根据既往有无月经来潮，将闭经分为原发性和继发性两类。原发性闭经指年龄超过16岁（有无地域性差异），第二性征已发育，月经还未来潮；或年龄超过14岁，第二性征尚未发育且无月经来潮者。继发性闭经是指曾有规律月经，以后因某种病理原因致月经停止连续6个月以上者，或按自身原来月经周期计算停经3个周期以上者。根据闭经发生原因，可分为生理性和病理性两大类，生理性闭经是指妊娠期、哺乳期和绝经期后的无月经，均属正常生理现象，本节不予讨论。

【病因及发病机制】

原发性闭经较少见，多为遗传学原因或先天性发育缺陷所致。如子宫颈、阴道、处女膜、阴唇等处有一部分先天性闭锁；或生殖器官不健全或发育不良，如先天性无卵巢、无子宫，或卵巢、子宫内膜发育不良者，导致没有月经来潮。

继发性闭经发生率明显高于原发性闭经，病因复杂。最常见的发病因素与脑垂体或下丘脑功能失常有关。脑垂体能分泌促性腺激素，促性腺激素有调节卵巢功能和维持月经的作用。如果脑垂体的功能失调，就会影响促性腺激素的分泌，进而影响卵巢的功能，引起闭经。

【病理与分类】

下丘脑-垂体-卵巢轴的神经内分泌调节、靶器官子宫内膜对性激素的周期性反应和下生殖道顺畅，其中任何一个环节发生障碍均可导致闭经。根据控制正常月经周期的四个主要环节，按病变部位分为：

1. 下丘脑性闭经　下丘脑性闭经最常见，是由下丘脑各种功能和器质性疾病引起的闭经。此类闭经的特点是下丘脑合成和分泌促性腺激素释放激素（GnRH）缺陷或不足导致垂体促性腺激素（GnRH），即促卵泡激素（FSH）和黄体生成素（LH）特别是LH 的分泌功能低下。

（1）精神性闭经：精神性闭经是最常见的原因之一。如精神创伤、环境改变、情感变化、盼子心切或畏惧妊娠等，而引起过度紧张、恐惧、忧虑、寒冷等应激状态，均可引起中枢神经系统及下丘脑之间的功能失调，导致闭经。

（2）运动性闭经：长期剧烈运动或芭蕾舞、现代舞等训练易致闭经。与肌肉/脂肪比率增加、总体脂肪减少及运动后 GnRH 的释放受抑制有关。

（3）体重下降和神经性厌食：体重与月经关系密切，不论是单纯性营养不良或疾病引起的体重下降还是神经性厌食，体重下降为正常体重的 85%以下均可诱发闭经。

（4）药物性闭经：长期抑制中枢或下丘脑的药物，如抗抑郁药、抗精神病药、避孕药等，可抵制 GnRH 分泌而致闭经。药物性闭经通常是可逆的，一般停药 3～6 个月后月经可自然恢复。

2. 垂体性闭经　腺垂体的器质性病变或功能失调可影响促性腺激素的分泌，继而影响卵巢功能引起闭经。主要表现为继发性闭经。常见有垂体梗死（希恩综合征）、垂体肿瘤、空蝶鞍综合征等。

3. 卵巢性闭经　闭经的原因在卵巢。卵巢的性激素水平低落，子宫内膜不发生周期性变化而导致闭经。如先天性无卵巢及卵巢发育不良、卵巢功能早衰、多囊卵巢综合征、卵巢功能性肿瘤、卵巢已切除或卵巢组织被破坏等。

4. 子宫性闭经　闭经的原因是子宫。月经调节功能正常，但因子宫内膜受到破坏或对卵巢激素不能产生正常的反应，而导致闭经。此种闭经往往表现第二性征发育正常。临床见于子宫内膜损伤、Asherman 综合征、子宫内膜炎症、卵巢功能早衰、子宫切除后或子宫腔内放射治疗后等。

5. 其他内分泌功能异常性闭经　如肾上腺、甲状腺、胰腺等功能异常都可引起闭经。常见的疾病，如甲状腺功能减退或亢进、肾上腺皮质功能亢进、肾上腺皮质肿瘤、糖尿病等均可影响下丘脑功能导致闭经。

【护理】

（一）护理评估

1. 健康史　详细询问月经史（初潮年龄、月经周期、经期、经量、有无痛经），闭经的时间及伴随症状（如多毛、泌乳、肥胖、头疼、腹痛等），可能起因和伴随症状发病前有无引起闭经的诱因（如神经心理创伤、环境改变、体重增减、运动性职业或过强运动、营养状况及有无头痛、溢乳、各种疾病及用药情况等）。已婚妇女需详细询问其生育史（流产、刮宫史）及产后并发症史。原发性闭经应询问第二性征发育情况，了解生长发育史，有无先天性缺陷或其他疾病，家族史有无类似疾病者。

2. 身体评估

（1）症状：年满 16 岁无月经来潮，或正常月经周期建立后，月经停止 6 个月以上。

（2）体征：注意患者的全身发育情况，有无畸形、智力、身高、体重、精神状态、四肢与躯干的比例；注意患者第二性征发育情况，如音调、毛发分布、乳房发育，是否有乳汁分泌等。妇科检查注意内、外生殖器的发育，有无先天性缺陷、畸形和肿瘤等。

3. 心理-社会支持情况　患者常因担心闭经对自己的健康、性生活及生育能力的影响，或因反复治疗效果不佳而加重心理压力，表现为情绪低落、沮丧，对治疗和护理矢去信心。

4. 辅助检查　育龄妇女首先排除妊娠。通过健康史、体格检查对闭经的原因和病变的环节有初步的了解，再有选择地做辅助检查以明确诊断。

（1）妇科检查：检查第二性征发育情况，注意内、外生殖器的发育有无缺陷、畸形和肿瘤，腹股沟区有无肿块。

（2）子宫功能检查：主要了解子宫的发育情况，子宫内膜状态及功能。

①诊断性刮宫：适用于已婚妇女，可了解宫腔深度、宫颈管和宫腔有无粘连、宫腔是否通畅、子宫内膜对卵巢激素的反应。刮出物同时做结核菌培养，还可排除子宫内膜结核。

②子宫镜检查：在子宫镜直视下观察子宫腔及内膜有无宫痙粘连，可疑结核病变，常规取材送病理学检查。

③子宫输卵管碘油造影：了解宫腔形态、大小及输卵管情况，用以诊断生殖系统发育不良、畸形、结核及宫腔粘连等病变。

④药物撤退试验：常用孕激素试验和雌、孕激素序贯试验。

孕激素试验：用来检测内源性雌激素水平。黄体酮肌注每日 20 mg 或甲羟孕酮口服每日 10 mg，连用 8～10 天。停药后 3～7 天出现撤药性出血为阳性反应，提示子宫内膜已受一定水平的雌激素影响，应进一步寻找原因。若无撤药性出血为阴性反应，进一步做雌、孕激素序贯试验。

雌、孕激素序贯试验：服用雌激素连续 20 日，最后 10 天加用孕激素，停药后 3～7 天发生撤药性出血为阳性反应，提示子宫内膜功能正常，可排除子宫性闭经，闭经原因是体内雌激素水平低落，应进一步寻找原因。无撤药性出血为阴性反应，重复 1 次试验，若仍无出血，提示子宫内膜有缺陷或破坏，可诊断为子宫性闭经。

（3）卵巢功能检查：通过基础体温测定、阴道细胞检查、宫颈黏液结晶检查、血甾体激素测定等，可帮助了解病因在卵巢、垂体或下丘脑。

（4）垂体功能检查：药物撤退试验阳性者，为确定原发病因在卵巢、垂体或下丘脑，需作血清 PRL、FSH、LH 放射免疫测定，垂体兴奋试验（GnRH 刺激试验）。疑垂体肿瘤时应做蝶鞍 X 线摄片、CT 或 MRI 检查。

（二）常见护理诊断/问题

1. 营养不良　与神经性厌食有关。

2. 功能障碍性悲哀　与长期闭经及治疗不明显有关。

（三）护理目标

1. 患者加强营养，体重增加。

2. 患者能够主动诉说病情及忧虑。

3. 患者能够接受闭经的事实，积极主动地配合诊治。

（四）护理措施

1. 一般护理　鼓励患者适当锻炼身体，增强体质，合理饮食，保持标准体重。避免过度劳累和剧烈运动。

2. 病情观察　观察患者的病情变化，协助医生对患者进行全面的体格检查。

3. 治疗护理　指导患者正确用药、说明性激素的作用、副作用、剂量、用药方法及时间等问题，不能随意减量、增量、漏服和停药，并注意观察性激素治疗后的不良反应。

4. 心理护理　建立良好的护患关系，鼓励患者表达自己内心的感受，向患者提供诊疗信息，减轻患者的心理压力，使其端正心态，保持心情舒畅，正确对待月经。同时，需告知患者引起闭经的原因较多，确诊前需要逐步检查，历时较长，因此，要耐心、按时、按规定配合医生做好相关检查。

（五）护理评价

1. 患者能正常进食，营养状况良好。

2. 患者了解病情，并能与他人交流病情和治疗感受。

3. 患者心态正常，情绪稳定，积极配合诊疗方案。

（六）健康指导

1. 树立正确的健康观念，养成良好的生活方式。提倡健康自然的审美，避免过度节食，适时补充营养；适当运动，避免剧烈运动。

2. 注意营养平衡，选用低热量、低脂肪、低盐的食物，多吃蔬菜和水果以及高蛋白、高钙食品，多吃黄豆、芽菜类等富含植物黄酮之类的食品，以补充雌激素，并注意增加钙的摄入。

3. 正确认识疾病，保持心情舒畅，正确处理人际关系。对有明显性格缺陷的女性，应指导帮助她们提高对外界的适应能力，保持情绪的稳定性。

学而思17-2

护资考点17-2

第三节 痛 经

案例导入

患者，女，23岁，未婚，主诉月经期腹痛剧烈，需卧床休息。平时月经周期规律，基础体温呈双相型。肛查：子宫前倾前屈位，大小、硬度正常，无压痛，双侧附件未触及异常，分泌物白色。

请思考：

1. 患者最可能的诊断是什么？

2. 该患者的护理措施有哪些？

痛经为最常见的妇科症状之一，指行经前后或月经期出现下腹部疼痛、坠胀，伴有腰酸或其他不适，症状严重影响生活质量。痛经分为原发性痛经和继发性痛经，原发性痛经指生殖器官无器质性病变的痛经，占痛经的90％以上；继发性痛经指盆腔器质性疾病，如子宫内膜异位症、子宫腺肌病等引起的痛经。本章节只讨论原发性痛经。

【病因及发病机制】

年龄是痛经发生的重要因素。在月经初潮的最初几个月，发生痛经极少，随后发生率迅速升高，16～18岁时达到顶峰（82％），30～35岁以后逐渐下降，在生育年龄中期稳定在40％左右，以后更低，50岁时维持在20％。原发性痛经的发生与子宫肌肉活动增强所导致的子宫张力增加和过度痉挛性收缩有关。痛经时，子宫腔内基础张力升高，宫缩时压力超过16～20 kPa，子宫异常收缩增强，使子宫血流量减少，造成子宫缺血，导致痛经。

痛经主要可能与以下因素有关。

1. 内分泌因素　子宫合成和释放子宫内膜前列腺素（PG）增加，是原发性痛经的重要原因。$PGF_{2}\alpha$含量高可引起子宫平滑肌过强收缩，血管痉挛，造成子宫缺血、缺氧的状态而出现痛经。痛经患者子宫内膜生成的PG为非痛经妇女的7倍。月经期PG释放主要在初48小时内，这与痛经症状发生时间一致；血管加压素和催产素都是增加子宫活动导致痛经的重要因素，原发性痛经妇女中这些激素水平升高，也能引起子宫肌层及动脉壁平滑肌收缩加强，增强子宫收缩，加重痛经症状。

2. 遗传因素　与有家庭痛经史有关。

3. 免疫系统因素　近来，有学者首次研究了痛经患者的免疫细胞和免疫反应的改变，发现周期26天有丝分裂原诱导的淋巴细胞增殖反应显著下降，周期第3天血中单核细胞β-内啡肽水平升高。他们认为痛经是一种反复发作性疾病，形成了一种身体和心理的压力，从而导致了免疫反应的改变。

4. 精神因素　有关精神因素与痛经的关系，历年来一直在讨论中，结果不一致，有人认为，痛经妇女精神因素也很重要，常表现自我调节不良，比较压抑、焦虑和内向，严重痛经者比无痛经者在兴趣情绪等方面更具女性化特点。也有人认为精神因素只是影响了对疼痛的反应，而非致病性因素。

5. 环境因素　另有一些研究表明，特殊的职业及工作环境与痛经也有一定关系，长期接触汞、苯类化合物（即使是低浓度）的妇女，痛经发生率增加。寒冷的工作环境与痛经也有关。

【护理】

（一）护理评估

1. 健康史　询问患者年龄、月经史和婚育史、用药史等。询问诱发痛经相关的因素，疼痛与月经的关系，疼痛发生的时间、部位、性质及程度，疼痛时伴随的症状及自觉最能缓解疼痛的方法和体位等。

2. 身体评估

（1）症状：原发性痛经在青春期多见，常在初潮后1～2年内发病。主要症状为伴随月经周期规律性发作的小腹疼痛，疼痛多数位于下腹中线或放射至腰骶部、外阴与肛门，少数人的疼痛可能放射至大腿内侧。疼痛以坠痛为主，重者呈痉挛性。可伴有恶心、呕吐、腹泻、头晕、乏力等症状，严重时面色发白、四肢厥冷、出冷汗。疼痛多自月经来潮后开始，最早出现在经前12小时，以行经第1日疼痛最剧烈，持续2～3日后缓解。

（2）体征：妇科检查无异常发现，偶有触及子宫过度的前倾或过度的后倾后屈位。

3. 心理-社会支持情况　由于每个月经周期都会出现以疼痛为代表的一系列症状，患者多表现为焦虑和恐惧，甚至神经质倾向，进而影响身体健康、工作学习和生活质量。

4. 辅助检查　根据月经期下腹坠痛，妇科检查无阳性体征，临床即可诊断。可采用超声检查、腹腔镜检查、宫腔镜检查、盆腔静脉造影和子宫输卵管造影等，以排除盆腔内有无器质性病变如子宫肌瘤、卵巢肿瘤、盆腔炎症等，诊断有无先天性子宫畸形、宫颈管狭窄及子宫粘连等。

（二）常见护理诊断/问题

1. 疼痛　与月经期子宫痉挛性收缩，子宫肌组织缺血缺氧、刺激疼痛神经元有关。

2. 恐惧　与长期痛经造成的精神紧张有关。

3. 睡眠形态紊乱　与痛经症状有关。

（三）护理目标

1. 患者痛经症状缓解。

2. 患者月经来潮前及经期无恐惧感。

3. 患者在月经期能够得到足够的休息和睡眠。

（四）护理措施

1. 一般护理　注意休息，避免过度疲劳和剧烈活动。注意经期保暖，避免受寒及经期感冒。摄取足够营养，禁食冷饮及寒凉辛辣刺激性食物。

2. 病情观察　观察患者腹痛的程度，出现及持续的时间，有无恶心、呕吐等伴发症状。

3. 用药护理　遵医嘱给予药物治疗，指导患者正确的用药方法，告知服药期间可能发生的不良反应。服用止痛剂应痛止即停药，防止药物成瘾。

4. 心理护理　建立良好的护患关系，详细了解患者的疑虑和需求。耐心为患者讲解痛经的有关知识，缓解焦虑恐惧，使其能够正确认识到痛经属生理现象，不必过于紧张。婚后生育，随着子宫内环境的改变，痛经的发生率会下降。

（五）护理评价

1. 患者痛经症状得到缓解，并能够列举有助于疼痛减轻的应对措施。

2. 患者月经来潮前及经期能心态平和，无恐惧感。

3. 患者在月经期能够得到足够的休息和睡眠。

（六）健康指导

1. 正确认识月经，保持心情舒畅　规律的月经是女性生殖功能正常的外在标志，月经期应调畅情志，保持心情舒畅，注意休息，避免过度劳累。

2. 注意经期卫生　保持外阴清洁，勤换内裤及月经垫等月经用品，可用温开水清洗，但应避免盆浴，不可游泳，禁止性生活，应尽量避免做不必要的妇科检查及各种手术，防止细菌上行感染。

3. 注意经期保暖　避免受寒及经期感冒，可以通过在腹部放置热水袋进行热敷，也可多喝热开水，保持体温能明显减轻痛感。

4. 合理膳食调节　经期禁食寒凉、辛辣刺激性食物，饮食均衡，多食温性食物、新鲜蔬菜，保持大小便通畅。

学而思17-3　　护资考点17-3

第四节 经前期综合征

案例导入

王某，女，40岁，因失业出现情绪激动、焦虑症状。现感乳房胀痛，夜间失眠，纳可，二便平。查体：生命体征平稳，心肺未见异常。

请思考：

1. 该患者的病因。
2. 根据病因提出相应的护理措施。

经前期综合征（PMS）是指妇女反复在月经周期黄体期出现生理、精神以及行为方面改变，严重者影响学习、工作和生活质量，月经来潮后，症状自然消失。发病率为30%～40%，严重者占5%～10%。

【病因及发病机制】

PMS发病原因虽然还不很明确，但通过近年的深入研究，PMS的发病诱因可能产生于黄体的E_2、孕酮及（或）它们的代谢产物。它们的周期性改变，通过神经介质的介导而影响脑内某些区域功能，形成精神神经内分泌障碍，产生众多涉及多系统的症状。

1. 精神社会因素　研究发现，经前期综合征患者在臆想、抑郁、神经衰弱及精神内向方面的评分高于无经前期综合征的对照组。经前期综合征患者对安慰剂治疗的反应率高达30%～50%，提示本病与社会环境、患者精神心理因素间的相互作用有关。

2. 卵巢甾体激素比例失常　以前认为雌、孕激素比例失调是经前期综合征的发病原因，患者孕激素不足或组织对孕激素敏感性失常，雌激素水平相对过高，引起水钠潴留，体重增加。近年许多研究并未发现PMS患者卵巢激素的产生与代谢有异常情况。PMS患者卵巢甾体激素的平均水平与正常人并无差异。PMS患者均有正常的生殖功能，并不影响生育能力，亦可证明其卵巢激素处于正常平衡状态。

3. 神经递质异常　经前期综合征患者在黄体后期循环中类阿片肽浓度异常降低，表现为内源性类阿片肽撤退症状，影响精神、神经及行为方面的变化。

【护理】

（一）护理评估

1. 健康史　评估患者生理、心理方面的健康史、既往妇科、产科健康史；排除精神病及心、肝、肾等疾病引起的水肿。

2. 身体评估　经前期综合征多见于25～45岁妇女，症状常在月经前1～2周开始，逐渐加重，至月经前2～3天最为严重，行经后4天内症状消失。

（1）症状：可分为两种类型。①焦虑型：如精神紧张，易怒，情绪波动，琐事就可引起感情冲动且不能自制，争吵哭闹。②抑郁型：无精打采、表情淡漠、忧愁不乐、健忘、失眠、判断力减弱，有时精神错乱，偏执妄想。

（2）体征：①手足、颜面水肿，体重增加，腹部胀满，腰围增粗。②疼痛：乳房胀痛，以乳房外侧缘及乳头部为重；头痛多位于颞部或枕部，可伴有恶心、呕吐或腹泻；腰骶部痛；盆腔痛或全身各处疼痛。有时出现低血糖等症状。

（3）行为改变：注意力不集中，工作效率低，神经质，易激动等。

3. 心理-社会支持情况　由于每个月经周期都会出现以疼痛为代表的身体症状和焦虑、抑郁的精神症状，患者多表现为焦虑、情绪低落、沮丧，甚至神经质倾向。

4. 辅助检查　经前期综合征没有特殊的实验室检查。必要时配合相关检查以排除全身性疾病或低血糖。进行阴道分泌物、CA125检查，排除相关肿瘤。必要时做腹腔镜检查，乳房红外线透视，钼靶摄片等检查。

（二）常见护理诊断/问题

1. 焦虑　与周期性经前出现不适症状有关。

2. 体液过多　与雌、孕激素比例失调有关。

3. 疼痛　与精神紧张有关。

（三）护理目标

1. 患者在月经来潮前两周及月经期能够消除焦虑情绪。

2. 患者能够叙述水肿的促成因素和预防水肿的方法。

3. 患者在月经来潮前两周及月经期疼痛减轻。

（四）护理措施

1. 一般护理　调整生活状态，合理饮食及营养，戒烟，限制钠盐和咖啡的摄入。鼓励患者进行有氧运动如舞蹈、慢跑，多参与社会交往，多听些抒情的轻音乐，以缓解精神压力。

2. 病情观察　观察患者的病情变化，协助医生对患者进行全面的体格检查。

3. 治疗护理　按医嘱指导患者正确用药。

4. 心理护理　帮助患者调整心理状态，给予心理安慰与疏导，让其精神放松。同时对患者家庭成员做有关疾病保健的宣教，让患者家人了解该疾病周期性发作的规律和预期发病时间，理解和宽容并防止患者经前期的行为过失，协调经前的家庭活动，减少环境刺激，使患者的失控过失减少到最小程度。

（五）护理评价

1. 患者焦虑感消除，正确面对月经来潮，没有出现明显不适。

2. 患者水肿减轻，没有水肿的体征。

3. 患者自诉在月经来潮前两周及月经期疼痛减轻。

（六）健康指导

1. 高糖低蛋白饮食　目前认为PMS的低血糖样症状，如食欲增加、易怒、神经过敏与雌、孕激素的周期性变化与糖代谢的影响有关。有报道，经前有症状时，摄入富含碳水化合物和低蛋白的饮食，如地瓜、马铃薯等，可以改善经前期综合征的精神症状，包括抑郁、紧张、易怒和疲劳等。

2. 限制咖啡因　咖啡因会增加焦虑、紧张、抑郁及易怒症。

3. 多食富含维生素 B_6 的食物　维生素 B_6 是合成多巴胺和5-羟色胺的辅酶，后二者是影响行为和精神的神经递质，饮食中每天添加50 mg的维生素 B_6 可以减轻症状，为避免对感觉神经的毒性作用，不可长期大量服用。

护资考点17-4

第五节　围绝经综合征

案例导入

于女士，女，53岁，近4个月来月经周期不规律，经期缩短，经量减少，自感阵发性潮热，出汗，查体未见明显异常。

请思考：

1. 请问患者所患什么疾病？

2. 根据患者的表现写出相应的护理措施。

绝经指月经完全停止一年以上。绝经提示卵巢功能衰退，生殖功能终止，是妇女生命进程中必经的生理过程。我国城市妇女的平均绝经年龄为49.5岁，农村妇女47.5岁。绝经可分自然绝经和人工绝经。自然绝经指卵巢内卵泡生理性耗竭致绝经；人工绝经指两侧卵巢经手术切除或受放射线损坏导致的绝经。

围绝经期指绝经前后的一段时期，包括从出现与绝经有关的内分泌、生物学和临床特征起至绝经一年内的时期。以往人们习惯用“更年期”来形容这一变更时期，目前采用的是WHO提出的“围绝经期”一词。

绝经综合征是指妇女在绝经前后雌激素水平波动或下降，导致以自主神经系统功能紊乱为主，伴有神经生理症状的一组症候群。因卵巢功能衰退，雌、孕激素水平降低，使正常的下丘脑-垂体-卵巢轴的调节失去平衡，出现一系列自主神经功能失调的症状。多发生在45～55岁之间，一般持续至绝经后2～3年，少数人可持续至绝经后5～10年。人工绝经患者更易发生绝经综合征。

【病因及发病机制】

1. 内分泌因素　多认为卵巢功能衰退，雌激素减少是其根本原因。由于卵巢功能减退，体内雌、孕激素水平降低，导致下丘脑-垂体-卵巢轴平衡失调，影响了自主神经中枢及其所支配的脏器功能，从而出现了一系列自主神经功能失调的表现。

2. 神经递质　绝经后血β-内啡肽及其自身抗体含量明显降低，引起神经内分泌功能调节紊乱。神经递质5-羟色胺（5-HT）水平异常，与情绪变化密切相关。

3. 种族、遗传因素　绝经综合征症状发生及严重程度可能与个体人格特征、神经类型、文化水平、职业等有关。绝经综合征患者多有精神压抑或精神创伤史。

【病理】

绝经前后最明显变化是卵巢功能衰退，随后表现为下丘脑-垂体功能退化。

1. 雌激素　卵巢功能衰退的最早征象是卵泡对 FSH 敏感性降低，FSH 水平升高。绝经过渡早期雌激素水平波动很大，甚至高于正常卵泡期水平。整个绝经过渡期雌激素水平并非逐渐下降，只是在卵泡停止生长发育时，雌激素水平才急速下降。

2. 孕酮　绝经过渡期卵巢尚有排卵功能，仍有孕酮分泌。但因卵泡期延长，黄体功能不良，导致孕酮分泌减少。绝经后无孕酮分泌。

3. 雄激素　绝经后雄激素来源于卵巢间质细胞及肾上腺，总体雄激素水平下降。其中雄烯二酮主要来源于肾上腺，量约为绝经前的一半。卵巢主要产生睾酮，由于升高的 LH 对卵巢间质细胞的刺激增加，睾酮水平较绝经前增高。

4. 促性腺激素　绝经过渡期 FSH 水平升高，呈波动型，LH 仍在正常范围。卵泡闭锁导致雌激素和抑制素水平降低以及 FSH 水平升高，是绝经的主要信号。

5. 促性腺激素释放激素　绝经后 GnRH 分泌增加，并与 LH 相平衡。

6. 抑制素　绝经后妇女血抑制素水平下降，较雌二醇下降早且明显，可能成为反映卵巢功能衰退更敏感的指标。

【护理】

（一）护理评估

1. 健康史　对 40 岁以上女性，若出现月经紊乱或不规律阴道出血，应详细了解其月经史、婚育史，妇科手术史，有无肝病、高血压以及其他内分泌疾病等。

2. 身体评估　评估患者有无下列表现：

（1）症状：主要表现为月经紊乱及一系列雌激素下降引起的相关症状。①月经紊乱：是绝经过渡期的常见症状，绝经前半数以上妇女会有 2～8 年的无排卵型月经，表现为月经周期紊乱、持续时间长、月经量异常。②血管舒缩症状：主要表现为潮热、出汗，是雌激素降低的特征性症状。其特点是反复出现短暂的面部和颈部皮肤阵阵发红，伴有高热，继之出汗，持续时间一般为 1～3 分钟。③自主神经失调症状：常出现心悸、眩晕、头痛、耳鸣、失眠等自主神经失调症状。④精神神经症状：兴奋型表现为情绪激动、多言多语、失眠和烦躁等；抑郁型表现为情绪低落、忧郁、焦虑、内心不安、多疑及记忆力减退，严重者可发展为抑郁性神经官能症。⑤泌尿生殖道萎缩症状：出现阴道干燥、性生活困难及反复发生的阴道炎，常有张力性尿失禁、排尿困难、尿急及反复发生的尿路感染。⑥心血管症状：绝经后妇女糖脂代谢异常增加，动脉硬化、冠心病的发病危险较绝经前明显增加。⑦骨质疏松：绝经后妇女雌激素缺乏使骨质吸收增加，导致骨量快速丢失而出现骨质疏松。⑧阿尔茨海默病：是老年性痴呆的主要类型。绝经后期妇女比老年男性罹患率高，可能与绝经后内源性雌激素水平降低有关。

（2）体征：妇科检查可见生殖器官萎缩性病变，如外阴皮肤干皱、松弛；阴道干涩、萎缩，皱襞减少，若合并感染，阴道分泌物增多并有臭味；宫颈及子宫体萎缩变小；卵巢萎缩触不到。此外，还有乳房萎缩、下垂，皮肤皱纹增多，皮肤色素沉着，毛发减少等表现。

3. 心理-社会支持情况　患者常因担心绝经对自己的健康及生活质量的影响，以及家庭或社会环境变化而加重身体与精神的负担，表现为情绪激动、失眠和烦躁等；或表现为情绪低落、忧郁、焦虑、内心不安、多疑及记忆力减退等。

4. 辅助检查

（1）血清 FSH 值及 E_2值测定：应检查血清 FSH 值及 E_2值了解卵巢功能。绝经过渡期血清 FSH＞10 U/L，提示卵巢储备功能下降。闭经、FSH＞40 U/L 且 E_2＜10～20 pg/ml，提示卵巢功能衰竭。

（2）抗米勒管激素（AMH）测定：AMH 低至 1.1 ng/ml 提示卵巢储备下降；若低于 0.2 ng/ml 提示即将绝经；绝经后 AMH 一般测不出。

（3）其他检查：超声检查、心电图、骨密度检查、宫颈刮片、分段诊刮病理学检查等。

（二）常见护理诊断/问题

1. 自我形象紊乱　与月经紊乱，出现神经和精神症状等围绝经期综合征症状有关。

2. 有感染的危险　与绝经期阴道黏膜变薄，局部防御感染能力下降有关。

3. 焦虑与不适应　与绝经期内分泌改变、家庭和社会环境改变、精神因素等有关。

（三）护理目标

1. 患者能积极参加社会活动，正确评价自己。

2. 患者在绝经期不发生膀胱炎、阴道炎等感染。

3. 患者能够描述自己的焦虑心态和应对方法。

（四）护理措施

1. 一般护理　饮食上多吃些豆制品，适当摄取钙质和维生素 D，可减少因雌激素降低而引起的骨质疏松；进行有规律的运动，如散步、打太极拳、扭秧歌、跳中老年健身操等，可以促进血液循环，维持肌肉良好的张力，延缓老化的速度，还可以刺激骨组胞的活动，延缓骨质疏松的发生。

2. 病情观察　观察患者的一般情况，血压、睡眠及月经情况，有无精神症状，有无心悸、头晕、多汗、潮红等。

3. 治疗护理　帮助患者了解用药目的、药物剂量、适应证、禁忌证、用药时间、可能出现的反应。激素补充治疗必须在专业医师指导下进行，督促长期使用性激素治疗者应定期随访。开始激素补充治疗后，可于1～3个月复诊，以后随诊间隔可为3～6个月，1年后的随诊间隔可为6～12个月。若出现异常的阴道流血或其他不良反应随时复诊，每次需仔细询问健康史及其他相关问题。出血较多者，督促其卧床休息，避免过度疲劳和剧烈运动；贫血严重者，遵医嘱做好配血、输血、止血措施；严重骨质疏松、反复发作阴道炎的患者遵医嘱使用性激素缓解症状。

4. 心理护理　加强与围绝经期妇女的沟通，对患者表示充分的理解与尊重，使护理人员和患者双方均能发挥积极性，相互配合，达到缓解症状的目的。向患者及家属讲解绝经综合征的相关知识，使家人给予理解、同情和及时的安慰，积极创造良好氛围，减轻患者的症状。

（五）护理评价

1. 患者能认识到绝经是女性正常生理过程，能保持乐观积极的态度，能够积极参加社会活动，正确评价自己。

2. 患者绝经期未发生膀胱炎、阴道炎等感染。

3. 患者心态正常，情绪稳定，与家人、亲朋之间关系融洽、互相理解。

（六）健康指导

1. 饮食指导　多进食优质蛋白质，如牛奶，鸡蛋，牛、羊、猪的瘦肉等；多吃新鲜水果和蔬菜；摄取足够的B族维生素，如粗粮（小米、玉米、麦片等）、菌类、瘦肉、牛奶、绿叶蔬菜和水果等，可以调节神经系统功能、增加食欲、帮助消化；低盐饮食可以利尿、消肿、降压；禁食刺激性食物，如酒、咖啡、浓茶及各种辛辣调味品；控制体重；限制高胆固醇的食物。

2. 生活指导　鼓励患者保持生活有规律，坚持体育锻炼，参加户外活动，合理安排工作和休息，注意劳逸结合，保证充足睡眠，同时积极防治围绝经期妇女常见的全身性疾病。

3. 定期随访　指导督促长期使用性激素治疗的患者定期随访。指导患者熟悉所使用药物的用药目的、药物剂量、适用证、禁忌证、用药时间和可能出现的反应。

学而思17-5　　护资考点17-5

知识链接

激素补充治疗的窗口期

“窗口期”是指适合进行治疗的时间段，一般为绝经10年以内或60岁以前。在此阶段开始激素补充治疗，效益最高，各种雌、孕激素治疗相关风险极低。“窗口期”的概念起源是因HRT对心血管的作用而提出的。从骨健康角度考虑，越早开始治疗，获益越多，骨丢失程度越低。从预防阿尔茨海默病的角度观察，目前有限的证据表明，从绝经过渡期开始并长期应用激素补充治疗达10年以上，可有效降低其发生率。

第十八章

女性生殖系统其他疾病患者的护理

思维导图18

学习目标

1. 掌握子宫内膜异位症、子宫腺疾病、子宫脱垂的护理评估、护理措施及健康指导。

2. 熟悉子宫内膜异位症、子宫腺肌病、子宫脱垂的概念。

3. 了解子宫内膜异位症、子宫腺肌病、子宫脱垂的常用辅助检查方法。

4. 具有高度责任心，能尊重、关心患者，并实施整体护理。

5. 增强问题意识，养成批判性思维。

第一节 子宫内膜异位症

案例导入

王女士，31 岁，13 岁初潮，月经周期规律，经期正常。20 岁开始经期腹痛并进行加重，24 岁结婚，至今未孕。盆腔检查：直肠子宫陷凹有触痛结节。

请思考：

1. 该患者最可能的医疗诊断是什么？

2. 主要的护理措施有哪些？

子宫内膜异位症，是指具有生长功能的子宫内膜组织（包括腺体和间质）出现在子宫腔被覆黏膜以外的身体其他部位，简称内异症。子宫内膜异位症一般见于生育年龄妇女，多发生于 25～45 岁，发病率近年有明显增高趋势，与社会经济状况呈正相关，与剖宫产率增高、人工流产与宫腹腔镜操作增多有关，在慢性盆腔疼痛及痛经患者中的发病率为 20%～90%，25%～35%不孕患者与内异症有关，妇科手术中有 5%～15%患者被发现有内异症存在。初潮前无发病者，妊娠、使用性激素抑制卵巢功能可抑制其发展，绝经或切除双侧卵巢后可使其逐渐萎缩吸收，因此，子宫内膜异位症为一种性激素依赖性疾病。子宫内膜异位症的组织形态学属良性，但具有种植、侵蚀及远端转移等类似恶性肿瘤的特性。异位的子宫内膜可侵犯全身任何部位，如脐、肾、膀胱、输尿管、肺、胸膜、乳腺、淋巴结、手臂、大腿均可发病，但大多数异位于盆腔内，以卵巢、宫骶韧带最常见，其次为子宫及其他脏腹膜、阴道直肠隔等部位，故又称盆腔子宫内膜异位症。

【病因】

子宫内膜异位症的病因至今尚未明确，目前主要有子宫内膜种植学说、淋巴及静脉播散学说、体腔上皮化生学说、诱导学说、遗传学说、免疫调节学说等。

引起子宫内膜异位的人为因素如下。①人工流产手术：子宫腔与盆腔、腹腔的压力不平衡，使子宫内膜组织被吸入盆腔和腹腔。②剖宫产术：手术过程中将子宫内膜带至手术切口处和盆、腹腔各处直接种植。③宫颈、阴道粘连闭锁：经血排出受阻，使子宫内膜组织随经血从输卵管逆流向盆腔和腹腔。

【病理】

子宫内膜异位症的基本病理变化为异位子宫内膜随卵巢激素的周期性变化而出现周期性出血，引起其周围纤维组织增生和粘连，病变区出现紫褐色斑点或小泡，最终形成大小不等的实质性紫褐色结节或包块。卵巢病灶因其反复周期性出血，形成单个或多个大小不一的囊肿，表面呈灰蓝色，内含暗褐色、黏稠、陈旧的血性液体，似巧克力样，又称为卵巢巧克力囊肿；宫骶韧带增粗或结节样改变，后期可致直肠子宫陷凹逐渐变浅、消失；盆腔腹膜在6～24个月出现紫蓝色或黑色结节状典型病灶。宫颈、输卵管、阑尾、膀胱、直肠等部位可出现紫蓝色或红棕色点、片状病损，偶见会阴及腹壁瘢痕处紫蓝色或陈旧出血异位病灶。子宫内膜异位症病灶镜下早期检查可见子宫内膜上皮、腺体、间质、纤维素及出血等成分，为典型的内膜组织。随着病变的进展异位病灶镜下见其组织结构被破坏，可有少量内膜间质细胞或卵巢囊肿出血。

【护理】

（一）护理评估

1. 健康史　询问患者年龄、家族史、月经史、生育史，特别是继发性痛经史、人工流产史、刮宫史等。不孕者要注意了解有无多次输卵管通液、碘油造影等宫腔操作史。

2. 身体评估

（1）症状：子宫内膜异位症的症状特征与月经周期密切相关，因人而异，因病变部位不同而有很大差异，约25%的患者无任何症状。

①痛经及下腹痛：继发性、进行性加重的痛经是子宫内膜异位症的典型症状。疼痛多位于下腹部及腰骶部，常于月经来潮前1～2天开始，经期第1天最剧，以后逐渐减轻，至月经干净时消失，可放射到阴道、会阴、肛门或大腿。痛经的程度与病灶大小并不一定成正比，病变严重者可能疼痛轻微，甚至较大的卵巢子宫内膜异位囊肿亦可无疼痛，而散在的微小盆腔腹膜内膜异位种植也可引起剧烈痛经。少数患者长期下腹痛，经期加剧。有27%～40%患者无痛经。

②不孕：本病患者不孕率高达40%（正常妇女的不孕率约为15%）。其不孕原因复杂，可能是因病变的卵巢及输卵管周围广泛粘连，卵巢排卵障碍和黄体功能不全，输卵管蠕动减慢或闭锁，子宫内膜代谢异常，不能维持正常生理功能等，从而影响卵子的排出、摄取和孕卵的运行、着床等。

③月经异常：可能与子宫内膜异位于卵巢时，使其内分泌功能受损、无排卵或黄体功能不足等有关，有15%～30%的患者表现为经量增多、经期延长、月经淋漓不尽或经前点滴出血。

④性交痛：子宫内膜异位于直肠子宫陷凹、阴道直肠隔时，可表现为深部性交痛，多为月经来潮前性交痛最明显。

⑤其他：随子宫内膜异位的部位不同，可引起局部周期性疼痛、出血和肿块等不同的症状：如子宫内膜异位至膀胱肌壁，常在经期出现尿痛、尿频；侵犯和压迫输尿管时出现一侧或双侧腰痛、血尿；内膜异位至剖宫产或会阴切口，瘢痕处常出现月经周期性疼痛，伴逐渐增大的包块；肠道内膜异位症可出现腹痛、腹泻或周期性少量便血，严重者可压迫直肠或乙状结肠引起肠梗阻；卵巢异位囊肿破裂时主要有突发性剧烈腹痛伴恶心、呕吐、肛门坠胀等，是妇科的急腹症。

（2）体征：妇科检查盆腔子宫内膜异位症的典型表现为子宫后倾固定，可稍增大；子宫后壁、直肠子宫陷凹及宫骶韧带扪及大小不等的触痛性结节，质地较硬；一侧或双侧附件处触及与子宫粘连且不活动的囊实性包块，有轻压痛；阴道后穹隆或宫颈可见到紫蓝色的斑点或隆起的结节。囊肿破裂可出现腹膜刺激征。

3. 心理-社会支持情况　痛经和持续性下腹痛使患者的工作、学习、生活等受到很大的影响，患者的身心受到疾病的双重折磨，使其产生痛苦、焦虑、恐惧的心理。了解患者经前期和经期的情绪变化，包括紧张、焦虑及对疼痛恐惧的程度，以及希望了解该疾病有关知识的迫切心理，对治疗方法及效果的担忧等。特别注意观察和询问有不孕、流产病史患者的相关心理反应。

4. 辅助检查

（1）腹腔镜检查：是目前诊断子宫内膜异位症的最佳方法，尤其适用于疑为内异症的不孕症、慢性腹痛及进行性加重的痛经，经盆腔及超声检查无阳性发现的患者，可在镜下取组织活检确诊，并给予一定的相应治疗。此方法不宜作为轻、中度患者的常规检查。

（2）影像学检查：腹部或阴道B型超声检查可确定异位囊肿的位置、大小、形状及盆腔内的包块，是最常用的检查手段。对于盆腔子宫内膜异位症，盆腔CT及MRI也具有一定的诊断价值。

（3）血清CA125值测定：血清CA125浓度可能增高，重症患者更为明显，但变化范围很大，多用于重度内异症和疑有深部异位病灶者。但CA125在其他疾病如卵巢癌、盆腔炎性疾病中也可以出现升高，CA125诊断内异症的敏感性和特异性均较低，不作为独立的诊断依据，但有助于监测病情变化、评估疗效和预测复发。

(4) 抗子宫内膜抗体：该抗体是子宫内膜异位症的标志性抗体，特异性90%～100%，但测定方法复杂，敏感性不高。

（二）常见护理诊断/问题

1. 疼痛　与异位内膜病灶增生、出血刺激周围神经末梢及盆腔组织粘连有关。

2. 焦虑　与不孕、病程长、药物副作用、害怕周期性的疼痛及对疾病预后的担心有关。

3. 知识缺乏：缺乏子宫内膜异位症相关知识。

4. 自尊紊乱　与长期不孕有关。

（三）护理目标

1. 患者感觉疼痛减轻，舒适感增加并能运用有效方法消除或减轻疼痛。

2. 患者能坦然面对疾病，焦虑减轻或消失。

3. 患者初步了解子宫内膜异位症的发病原因并掌握疾病的有关保健知识。

4. 患者经治疗怀孕生子，心情愉快。

（四）护理措施

1. 一般护理　嘱患者经期注意休息，避免从事重体力劳动，避免食用辛辣食物及受凉；调节生活方式，转移注意力，减轻精神压力，放松心情，保持心情愉快，热敷下腹部从而减轻疼痛。每天用温开水清洗会阴部1～2次，保持外阴清洁。

2. 病情观察　注意观察患者疼痛的部位、性质、颜色，有无包块及其特点，与周围组织的关系，与月经周期的关系。痛经患者注意观察引起痛经的诱因及痛经的程度，有无痛经伴随症状如恶心、呕吐，有无盆腔内压迫症状，如尿痛、尿频、腰痛、血尿或腹泻、便秘等。月经异常者，注意观察月经周期有无延长、经量有无过多、有无贫血等。

3. 对症护理　疼痛程度较重者可遵医嘱口服止痛剂镇痛，也可应用热敷下腹部、按摩及穴位疗法等缓解疼痛；子宫后倾者可改变体位，采用俯卧位。对有生育要求者可通过妊娠使异位内膜组织萎缩，以缓解痛经症状。

4. 治疗配合及护理　治疗应根据患者年龄、症状、病变部位和范围以及对生育要求等因素加以全面考虑选择，强调个体化治疗。

(1) 期待治疗及护理：适用于症状轻微或无症状的患者，可根据情况定期随访，观察病情的进展情况。对于有生育意愿的患者，应尽快完善相关不孕的各项检查，促使其尽早受孕。

（2）药物治疗及护理：子宫内膜异位症是激素依赖性疾病，妊娠和闭经可避免发生痛经和经血逆流，还能导致异位内膜萎缩、退化，故临床常用假孕或假绝经疗法（性激素抑制治疗）即孕激素制剂如炔雌醇复合制剂、甲羟孕酮等. 雄激素制剂如达那唑，促性激素释放激素激动剂亮丙瑞林及戈舍瑞林等，还有米非司酮、孕三烯酮，使患者假孕或假绝经。但对较大的卵巢异位囊肿，性质未明者，或肝功能异常的患者，不宜药物治疗。给药前需让患者了解药物的作用及不良反应（如头痛、恶心、体重增加、肝脏损害、不规则阴道出血、潮热、性欲减退、情绪不稳定等），让其明白坚持规范治疗的重要性，解除顾虑，并告知服药期间如有异常应及时就诊。服药过程中重点指导患者掌握正确的用药剂量、方法、时间，遵医嘱按时、按量合理用药，并指出不合理给药如停药或漏服，可导致月经紊乱及异常子宫出血等。服药期间需定期检查肝功能，若发现异常应及时停药。治疗期间要定期随访患者，了解患者用药情况。

（3）手术治疗：适用于药物治疗后症状不缓解，局部病变加剧或生育功能仍未恢复者；卵巢内膜异位囊肿直径＞5 cm，特别是迫切希望生育者。手术方法首选腹腔镜下手术，目前认为以腹腔镜确诊、手术＋药物为内异症的金标准治疗。手术方式可分为 3 种：保留生育功能、保留卵巢功能、根治性手术。开腹手术适用于实施根治性手术或病变粘连较重时。术前让患者了解手术的必要性、术前准备的内容及各项准备工作所需的时间、必做的检查程序等，使患者对手术的过程有一完整的了解，并按腹部手术的术前准备及术后护理常规进行，减少并发症的发生。详尽记录观察资料，遵医嘱应用抗生素。经腹手术时，应采取保护性措施：如切口周围术野要用纱布垫保护；子宫肌壁缝合时缝线应避免穿透子宫内膜；腹膜关闭后用生理盐水冲洗腹壁切口等，避免医源性子宫内膜异位种植。

（4）联合治疗：单纯的药物治疗存在疗效的个体差异及停药复发现象，单纯的手术治疗如严重粘连时手术不彻底，易有新病灶生长，二者均有局限性。因此采用手术和药物的联合治疗较好，有手术＋药物、药物＋手术＋药物两种。术前给予 3～6 个月的药物治疗，可以使病灶缩小、软化，利于手术操作。术后给予 6 个月的药物治疗可推迟复发。

5. 心理护理　护理人员应主动热情接待患者，向患者介绍病区环境、主管医生和护士、住院须知等情况，帮助患者熟悉科室工作人员及同病房的其他患者，建立良好的医患关系。对患者积极进行心理疏导，鼓励患者及时表述内心感受，采取相应措施以减轻其焦虑和恐惧，树立其战胜疾病的信心，提倡亲情间的安慰和鼓励，鼓励家属参与照顾患者，使患者保持愉悦的心情，以良好的心态接受并配合各种检查及治疗。检查及治疗前应注意做好解释，介绍检查及治疗的目的、方法、注意事项等，指导患者积极配合。

（五）护理评价

1. 患者自诉感觉疼痛减轻或消除，舒适感增加。

2. 患者初步了解疾病的相关知识并积极配合。

3. 患者自觉焦虑感减轻，身心舒适。

4. 患者能正确进行自我评价。

（六）健康指导

1. 知识宣教　通过各种图片、宣传资料等让患者了解有关子宫内膜异位症的相关知识及治疗过程中可能出现的不适及有效的应对措施。

2. 计划生育指导　帮助患者选择恰当的避孕方法，口服避孕药可降低内异症的发病风险。达那唑停药4～6周月经恢复，一般应于月经恢复正常2～3次后再考虑受孕。对保守性手术治疗的年轻患者，应于术后半年后方可受孕。

3. 指导患者采用符合个人兴趣爱好的娱乐活动，转移、分散对疼痛的注意力。

4. 指导期待疗法和药物治疗患者随访；告知若有急性腹痛，要及时就医，以排除异位囊肿破裂。

5. 指导疾病预防

（1）防止经血逆流：月经期避免剧烈运动、性交。尽早治疗某些可能引起经血潴留或引流不畅的疾病，如无孔处女膜、阴道闭锁、宫颈管闭锁、宫颈粘连或后天性炎性阴道狭窄，以免潴留的经血倒流入腹腔。

（2）适龄婚育和药物避孕：妊娠可延缓子宫内膜异位症的发生和发展，所以有痛经症状的妇女适龄结婚及孕育，已有子女者，可长期服用避孕片抑制排卵，促使子宫内膜萎缩和经量减少，以减少子宫内膜异位症的发生。

（3）防止医源性异位内膜种植：月经期避免妇科检查和盆腔手术操作，若有必要，应避免重力挤压子宫。应尽量避免多次的子宫腔手术操作，手术操作要轻柔，如人工流产应避免造成宫颈损伤导致宫颈粘连；切开子宫的手术注意保护好腹壁切口，特别是中期妊娠剖宫取胎手术。

学而思18-1

护资考点18-1

知识链接

子宫内膜异位症中医诊断

中医认为，子宫内膜异位症属“痛经”“癥瘕积聚”“不孕”等范畴。在本者为肝肾亏虚，在标者为血瘀之证。

气滞血瘀型　经前或经期，腹痛，疼甚于胀，小腹胀痛，拒按，血量少，经血不畅，血多痛轻，有血块，舌质黑暗。

寒凝血瘀型　经前经期，小腹冷痛，绞痛，喜温不喜按，得热疼减，经期便溏，形寒肢冷，痛甚呕恶，重者面色苍白汗出四肢厥逆，常有明显冷饮及受寒史，舌质暗。

瘀热互结型　经前、经行或经后发热，下腹痛剧，甚至行经高热。痛处喜冷拒按，伴口苦咽干，烦躁易怒，大便干结。舌红，或边有瘀点、瘀斑，苔薄微黄，脉弦数。

肾虚血瘀型　以经期或经后痛甚，痛引腰骶，伴肛门坠胀；经色暗淡，或夹杂小血块；伴头晕耳鸣，或婚久不孕，或孕后易流产，小便清长，或夜尿多，舌暗淡，有瘀点、苔薄白，脉沉细。

第二节　子宫腺肌病

案例导入

患者，女，45 岁，育有 1 子。近 3 年痛经并逐渐加重，经量增多，经期延长，需服止痛药。检查：子宫均匀增大如孕 8 周，质硬，有压痛，经期压痛明显。

请思考：

1. 患者痛经逐渐加重的原因最可能是什么？
2. 为明确诊断还需做何检查？
3. 确诊后应选择什么治疗方法？

子宫腺肌病是指子宫内膜的腺体及间质侵入子宫肌层。多发生于 30～50 岁的经产妇，约 50%患者合并子宫肌瘤，约 15%患者合并子宫内膜异位症，约 30%患者无任何临床症状。

【病因】

子宫腺肌病的发病主要原因是多次妊娠及分娩、人工流产、慢性子宫内膜炎等因素导致子宫内膜基底层损伤，子宫内膜基底层侵入肌层生长所致。由于子宫内膜基底层缺乏黏膜下层，且患者常合并子宫肌瘤和子宫内膜增生，高水平雌、孕激素刺激可能是促进内膜向肌层生长的原因之一。

【病理】

病理分为弥漫型和局限型两种。弥漫型常见，子宫多呈均匀性增大，一般不超过12周妊娠子宫大小。子宫肌层内病灶多呈弥漫性生长，但后壁居多。剖面可见子宫肌壁显著增厚变硬，无旋涡状结构，肌壁内见粗厚的肌纤维带和小囊腔，腔内有陈旧血液。局限型指异位子宫内膜在肌层中局限性生长形成结节或团块，似肌壁间肌瘤，又称为子宫腺肌瘤，但无假包膜，与周围的肌层无明显分界，因而难以将其自肌层剥出。镜检特征为肌层内有呈岛状分布的异位内膜腺体及间质，腺体常呈增生期改变。

【护理】

（一）护理评估

1. 健康史　了解患者的年龄和相关病史（孕产史、不孕、痛经、月经异常等病史）。

2. 身体评估

（1）症状

①痛经：其特征是进行性加重的继发性痛经，疼痛部位为下腹正中，常开始于经前1周，止于月经结束。严重时患者常坐卧不安，甚至被迫取蹲位。其疼痛程度与肌层内异位病灶数量有关。

②月经异常：表现为经量增多、经期延长，伴头晕、乏力等症状。部分患者可出现月经前后阴道点滴性出血，是因肌层内病灶影响子宫收缩所致。

（2）体征：子宫腺肌病患者行妇科检查时，因异位的子宫内膜在肌层内多呈弥漫性生长，其子宫体呈均匀性增大，质地较硬，可有压痛，子宫大小一般为孕8周左右，很少超过孕12周大小，但月经期子宫可增大、质地变软、压痛明显。少数局限性腺肌病病灶或合并子宫肌瘤时，子宫表面呈结节样突起。

3. 心理-社会支持情况　患者的心理压力主要来自两方面的因素：一是随月经周期性、进行性加重的下腹疼痛使患者对月经期产生恐惧；二是经期延长、经量增多使患者焦虑不安，同时患者的性生活也受到影响。由于患者在月经前期和经期易产生焦虑和紧张，故应评估患者对疼痛恐惧的程度以及相关的心理反应。

4. 辅助检查

(1) 超声检查：子宫增大，边界清晰，子宫壁肌层内局部病灶回声增强，尤其是彩色超声可见有粗大的强光点及血流等。

(2) 宫腔镜或腹腔镜检查：可辅助诊断子宫腺肌病。

(3) 病理检查：宫腔镜或腹腔镜下活体组织检查协助诊断。

(二) 常见护理诊断/问题

1. 疼痛　与子宫肌层内的异位病灶因周期性出血刺激周围组织引起痉挛性收缩有关。

2. 焦虑　与疗程长及对疾病预后的担心有关。

3. 知识缺乏：缺乏子宫腺肌病的相关知识。

(三) 护理目标

1. 患者能有效应对疼痛。

2. 患者能自我采取措施使焦虑减轻或消失。

3. 患者初步了解疾病的相关知识。

(四) 护理措施

1. 一般护理　注意经期保暖及休息，避免劳累，避免食用过凉、辛辣食物。调节生活方式，转移注意力，减轻精神压力，放松心情，保持心情愉快。每天用温开水清洗会阴部 1～2 次，保持外阴清洁。

2. 病情观察　同子宫内膜异位症患者。

3. 对症护理　痛经时可用热敷、按摩下腹部等方法来缓解疼痛，疼痛剧烈者可遵医嘱适当口服止痛剂，也可经腹腔镜骶前神经切除术和骶骨神经切除术治疗。

4. 医护治疗配合

(1) 药物治疗及配合：适用于年轻、症状较轻、有生育要求及近绝经期的患者。遵医嘱使用促性腺激素释放激素激动剂（GnRH-a）治疗。此方法能缓解疼痛，使子宫缩小，但不足之处是一旦停药，可重新出现症状，子宫重又增大。给药前需让患者了解药物的作用及不良反应，并告知服药期间如有异常应及时就诊。服药过程中重点指导患者掌握正确的用药剂量、方法、时间，遵医嘱按时、按量合理用药，并指出不合理给药如停药或漏服，可导致月经紊乱及异常子宫出血等。服药期间需定期检查肝功能，若发现异常应及时停药。治疗期间要定期随访患者，了解患者用药情况。

(2) 手术治疗及配合：适用于症状严重、无生育要求或药物治疗无效的患者。此外，年轻或有生育要求的患者，痛经严重时可采用经腹腔镜骶前神经切除术和骶骨神经切除术治疗，约80%患者疼痛可得到缓解或消失。按腹部手术的术前准备及术后护理常规进行。

5. 心理护理　积极提供心理支持，鼓励患者及时表述内心感受。与患者多接触，让患者了解子宫腺肌病的相关知识，减轻其心理负担，消除其焦虑和恐惧情绪，使患者积极配合治疗。检查及治疗前应注意做好解释，介绍检查及治疗的目的、方法、注意事项等，指导患者积极配合。

（五）护理评价

1. 患者舒适感增加，疼痛缓解或消失。

2. 患者对月经来潮的恐惧感能减轻或消除。

3. 患者能积极配合治疗。

（六）健康指导

1. 月经期及月经干净后3日内禁忌性生活，一般不做盆腔检查。

2. 经期注意卫生，避免剧烈运动。

3. 宣传介绍计划生育措施及选择恰当的避孕方法，尽量减少和避免宫腔内侵入性操作，如人工流产与刮宫等。

学而思18-2　　护资考点18-2

第三节　子宫脱垂

案例导入

王某，女，45岁，下腹部坠痛、腰骶部酸痛3年，久站或大便时阴道会脱出肿物，平卧时可还纳，近2个月来肿物有脓性分泌物。妇科检查：患者屏气时宫颈及部分宫体脱出于阴道外口，宫颈及阴道壁有溃疡。

请思考：

1. 该患者的临床诊断是什么？

2. 针对该患者制订具体的护理措施。

子宫从正常位置沿阴道下降，宫颈外口达坐骨棘水平以下，甚至子宫全部脱出于阴道口外称子宫脱垂。（图 18-1）患者常伴阴道前、后壁脱垂，临床以阴道前壁脱垂为多见。子宫脱垂的发病率为 1%～4%，山区较平原多，体力劳动者较脑力劳动者多。

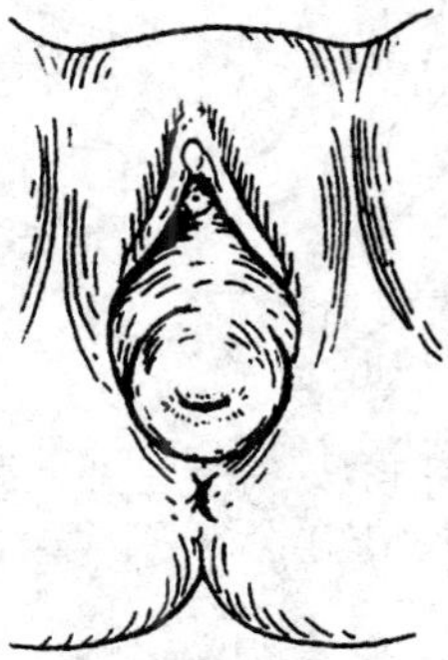

图 18-1　子宫脱垂

【病因】

1. 分娩损伤　是子宫脱垂最主要原因。分娩过程中，尤其是阴道助产术或第二产程延长，可使盆底肌肉、筋膜以及子宫韧带过度牵拉或损伤而削弱其支撑力，产后未能恢复正常，使子宫失去支托而下垂。此外，产后过早参加体力劳动，尤其是重体力劳动，或腹压增加时更易发生子宫脱垂。

2. 长时间腹压增加　长期慢性咳嗽、习惯性便秘、长期从事举重、肩挑、蹲位或站立位体力劳动者、盆腹腔内巨大肿瘤或大量腹腔积液等都可因长期腹压增加而发生本病。肥胖尤其是腹型肥胖，也可致腹压增加导致子宫脱垂。

3. 盆底组织发育不良或退行性变　年老体弱妇女盆底组织萎缩退化致子宫脱垂或使脱垂程度加重；偶见于未产妇或处女，多系盆底组织先天性发育不良或营养不良所致，常伴其他脏器下垂。

4. 医源性原因　主要是没有及时充分纠正手术所造成的盆腔支持结构的缺损。

【临床分度】

患者平卧用力向下屏气时，根据子宫下降的程度，将子宫脱垂分为 3 度。（图 18-2）

Ⅰ度：①轻型，宫颈外口距处女膜缘＜4 cm，未达处女膜缘；②重型，宫颈外口已达处女膜缘，但未超越此缘，在阴道口可见到宫颈。

Ⅱ度：①轻型，宫颈已脱出阴道口外，宫体仍在阴道内；②重型，宫颈及部分宫体已脱出至阴道口外。

Ⅲ度：宫颈及宫体全部脱出阴道口外。

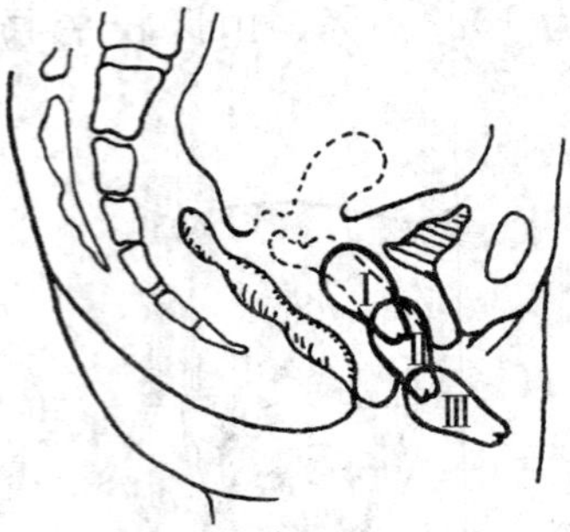

图 18-2　子宫脱垂分度

【护理】

（一）护理评估

1. 健康史　重点了解患者过去有无阴道助产、产程过长、滞产及盆底组织撕伤史，产后是否过早进行重体力劳动，有无慢性咳嗽、习惯性便秘、长期蹲位劳动等，尤其评估患者是否有营养不良或其他器官的下垂等。

2. 身体评估

（1）症状：轻症者一般无不适，重症者可出现不同程度的临床症状。

①坠胀、腰骶部酸痛：脱垂的子宫牵拉子宫韧带、腹膜、盆底组织及引起盆腔充血所致。其程度不等，站立过久或劳累后症状明显，卧床休息后减轻。

②有肿物脱出：患者自觉在劳动、下蹲或排便、站立过久、行走时有球形物从阴道脱出，卧床休息后可变小或消失。Ⅲ度脱垂者经休息后也不能自行还纳至阴道内。

③分泌物增加：宫颈、阴道壁黏膜长期暴露在外受到摩擦，可致宫颈和阴道壁发生溃疡、出血或感染，白带增加，可呈脓性或脓血性。日久局部组织增厚角化。

④排便异常：如伴有阴道前后壁的膨出，影响了相邻器官膀胱、直肠的位置，可出现尿频、排尿困难、尿潴留或压力性尿失禁，也可继发泌尿系统感染；还可发生排便困难、便秘。

⑤其他：一般不影响月经。子宫若能还纳也不影响受孕。受孕后子宫可逐渐上升至腹腔不再脱垂，大多能阴道分娩。

（2）体征：患者向下屏气可见不同程度的子宫脱出及阴道前后壁脱出。不能回纳的子宫脱垂常伴阴道前后壁膨出，阴道黏膜多增厚角化，宫颈肥大并延长或溃疡，少量出血或脓性分泌物。

3. 心理-社会支持情况　患者因子宫脱垂行动不便，影响工作和社交活动，严重者因影响性生活而出现焦虑和情绪低落，故应评估患者对疾病的认知程度及感受，并评估家庭支持方式及程度。

（二）常见护理诊断/问题

1. 焦虑　与子宫脱垂影响正常生活、害怕手术等有关。

2. 慢性疼痛　与子宫脱垂牵拉子宫韧带、腹膜及盆底组织等有关。

3. 组织完整性受损　与脱出的宫颈、阴道壁受到摩擦有关。

4. 排尿异常　与膀胱膨出、尿道膨出有关。

（三）护理目标

1. 患者能进行合适的心理调整，焦虑程度减轻。

2. 患者疼痛减轻或消失，舒适感增加。

3. 患者外露的阴道、宫颈溃疡面缩小或消失。

4. 患者排尿方式正常。

（四）护理措施

1. 一般护理　鼓励患者加强营养，高蛋白、高维生素饮食，增强机体抗病能力；合理安排工作和休息，注意多卧床休息，避免长时间站立或蹲位；积极治疗使腹压增高的慢性病，如习惯性便秘、慢性咳嗽等；加强患者盆底肌的训练，增加盆底组织的弹性。

2. 心理护理　护士鼓励患者说出自己的心理感受，向患者讲解子宫脱垂的疾病知识、防治方法和预后，帮助患者进行适当的心理调适。做好家属对患者的理解支持工作，协助早日康复。

3. 子宫托护理　此法简单易行，能使患者自行掌握。护士配合医生选择大小适宜的子宫托，指导患者正确取放子宫托。

（1）放置子宫托：放置前嘱患者排尽大小便，洗净双手，两腿分开蹲下，一手握子宫托柄使托盘呈倾斜状进入阴道口内，向阴道顶端旋转推进，直至托盘达子宫颈，放妥后，将托柄弯度朝前，正对耻骨弓。（图 18-3）

（2）取出子宫托：取子宫托时，洗净双手，手指捏住子宫托柄，上、下、左、右轻轻摇动，待子宫托松动后向后外方牵拉，子宫托即可自阴道滑出。用温水洗净子宫托，拭干后包好备用。

（3）注意事项：子宫托的大小应因人而异，以放置后不脱出且无不适感为宜。子宫托应在每日清晨起床后放入，每晚睡前取出，并洗净包好备用。久置不取可发生子宫托嵌顿，甚至引起压迫坏死性生殖道瘘。放托后 3 个月复查。

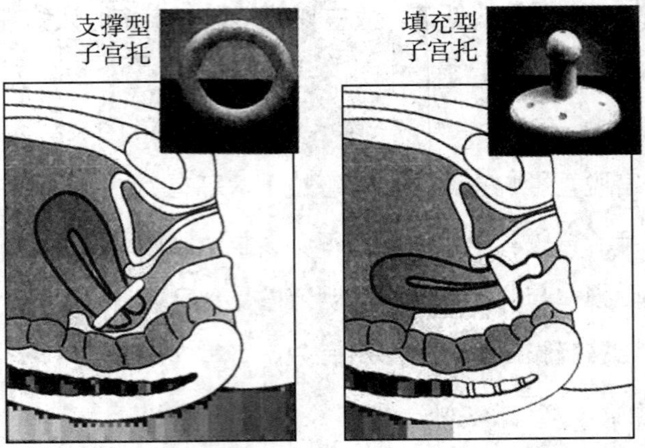

图 18-3　喇叭型子宫托及其放置

4. 其他非手术治疗配合　通过盆底肌肉锻炼和物理疗法，增加盆底肌群的张力，可改善Ⅰ度和Ⅱ度患者的病情，减轻压力性尿失禁症状，但对Ⅲ度子宫脱垂无效。绝经后患者适当补充雌激素以增强盆底肌肉筋膜的张力。还可应用中药和针灸等方法促进盆底肌张力恢复，缓解局部症状。

5. 手术治疗配合　适用于非手术治疗无效、Ⅱ度或Ⅲ度子宫脱垂以及伴有阴道前后壁脱垂者。手术方式有阴道前后壁修补术、阴道前后壁修补＋主韧带缩短＋宫颈部分切除术（又称 Manchester 手术，即曼氏手术）、经阴道子宫全切除及阴道前后壁修补术、阴道封闭术、盆底重建手术等。

（1）术前护理：除会阴阴道手术术前一般准备外，应保持外阴清洁，于术前 5 日行阴道准备，Ⅰ度子宫脱垂患者用 1∶5000 的高锰酸钾溶液或 0.2％的聚维酮碘液坐浴，2 次/日。Ⅱ度或Ⅲ度子宫脱垂特别是有溃疡者，阴道冲洗 2 次/日，阴道冲洗后局部涂 40％紫草油或含抗生素的软膏；之后带上无菌手套将脱垂的子宫还纳入阴道内，并嘱其平卧半小时；为避免烫伤，冲洗液以 41～43℃为宜。可用清洁的卫生带或丁字带支托下移的子宫，减少对子宫的摩擦；积极治疗局部炎症，遵医嘱应用抗生素及局部涂含雌激素的软膏。

（2）术后护理：除会阴阴道手术术后常规护理外，还应注意术后卧床休息 7～10 日，宜采取平卧位，以降低外阴、阴道张力，促进切口愈合；留置导尿管 10～14 日并给予常规护理；观察阴道分泌物的量、颜色、性质，且每日行外阴擦洗；指导患者避免增加腹压的动作，遵医嘱应用缓泻剂防止便秘、应用抗生素防治感染。

（五）护理评价

1. 患者能调整心态，焦虑症状减轻。

2. 患者能正确使用子宫托，下腹坠胀、腰酸背痛感减轻，舒适感增加。

3. 患者阴道、宫颈溃疡面愈合。

4. 患者无排尿困难、尿潴留或张力性尿失禁，排尿方式正常。

（六）健康指导

1. 出院指导：术后休息 3 个月，半年内避免重体力劳动，告知患者出院后 1 个月、3 个月复查；禁止性生活和盆浴，经医生检查确认完全恢复后方可开始。

2. 预防指导：①指导患者加强营养，教会患者做锻炼盆底肌肉、肛门肌肉的运动；②积极治疗慢性咳嗽、习惯性便秘等原发疾病；③避免重体力劳动，保持大便通畅；④提倡晚婚晚育，加强孕期保健，正确处理各产程，避免滞产和第二产程延长，必要时行会阴切开；⑤产妇避免过早体力劳动，提倡做产后保健操以利生殖器官正常恢复；⑥绝经过渡期及绝经后期妇女在妇科医生的指导下使用激素替代疗法，并定期复查。

学而思18-3

护资考点18-3

第十九章

不孕症患者的护理

思维导图19

学习目标

1. 掌握不孕症的概念。
2. 熟悉不孕症的病因及护理措施。
3. 了解不孕症的护理评估，辅助生育技术的相关知识及护理措施。
4. 具有高度责任心，能尊重、关心不孕症妇女，并实施整体护理。
5. 增强忧患意识，树立风险意识和责任意识。

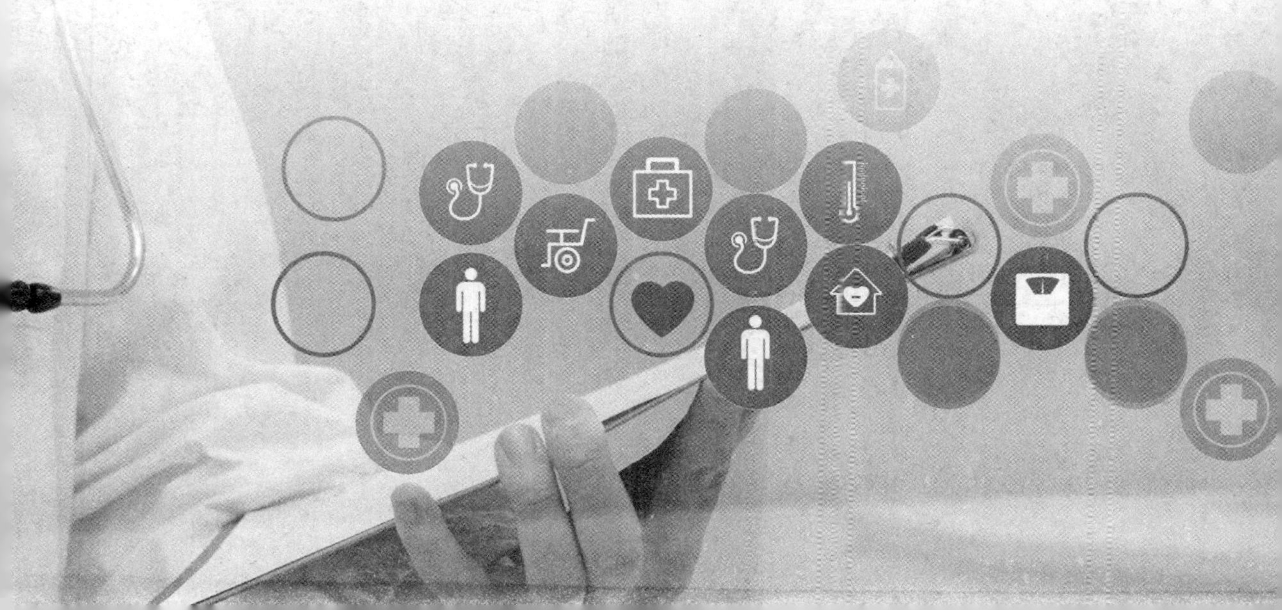

第一节 不孕症

案例导入

王女士，27岁。已婚，未避孕3年，月经周期28天，经期4～6天，量中等，无痛经史。患者因2年前行药物流产后阴道出血淋漓不断，下腹痛1个月而就诊。诊断为盆腔炎，经抗感染治疗后好转，但劳累后疼痛加重，流产后未再怀孕。B超检查提示有排卵，男性精液检查正常。

请思考：

1. 患者初步的临床诊断是什么？

2. 为进一步明确诊断需做哪些辅助检查？

不孕症是指女性有正常性生活，未经避孕至少12个月而未妊娠者。婚后未避孕而从未妊娠者称原发性不孕症；曾有过妊娠而后未避孕，连续12个月未孕者称继发性不孕症。按不孕是否可以纠正分为绝对不孕和相对不孕。夫妻一方或双方有先天或后天生理解剖方面的缺陷，无法纠正而不能妊娠，称绝对不孕；夫妻一方或双方因某种因素阻碍受孕，导致暂时不孕，一旦得到纠正仍能受孕，称相对不孕。

【病因及发病机制】

不孕的原因可能在女方、男方或男女双方。属女方因素约60%，男方因素约30%，属双方因素约10%。

（一）女性不孕因素

1. 输卵管因素　输卵管病变是不孕症最常见因素。输卵管具有运送精子、拾卵及将受精卵运送至宫腔的功能，任何影响输卵管功能的因素都影响授精。输卵管发育不全、输卵管炎症、输卵管周围病变等这些都是可以影响不孕的医素。

2. 排卵障碍　引起卵巢功能紊乱而致不排卵的因素都可致不孕。

（1）中枢性影响：下丘脑-垂体-卵巢轴功能紊乱，引起月经失调，如无排卵性月经、闭经等；垂体肿瘤引起卵巢功能失调而致不孕；精神因素如过度紧张、焦虑对下丘脑-垂体-卵巢轴可产生影响，抑制排卵。

（2）全身性疾病：重度营养不良、过度肥胖或饮食中缺乏某些维生素特别是维生素

E、A和B，可影响卵巢功能；内分泌代谢方面的疾病如甲状腺功能亢进或低下，肾上腺皮质功能亢进或低下，重症糖尿病等也能影响卵巢功能导致不孕。

（3）卵巢局部因素：先天性卵巢发育不全、多囊卵巢综合征、功能性卵巢肿瘤如颗粒-卵泡膜细胞瘤、睾丸母细胞瘤等影响卵巢排卵；卵巢子宫内膜异位症不但破坏卵巢组织，且可造成严重盆腔组织粘连而致不孕。

3. 子宫因素　子宫先天性畸形、内膜异常、子宫肿瘤等影响受精卵着床导致不孕。

4. 宫颈因素　宫颈是精子进入宫腔的途径，宫颈黏液的量和性质都会影响精子能否进入宫腔。宫颈管发育不良、细长影响精子通过；宫颈管黏膜发育不良则腺体分泌不足、宫颈炎症及赘生物，如宫颈息肉、宫颈肌瘤等阻塞宫颈管影响受孕。

5. 外阴阴道因素　包括外阴、阴道发育异常；阴道损伤后形成粘连瘢痕性狭窄，影响精子进入宫颈，影响受孕。阴道炎症，阴道pH改变，降低了精子的活力。

6. 心理因素　自卑感、心神不安、精神紧张、社交减少、对生活缺乏兴趣、焦躁多虑、失落感等可影响神经内分泌系统而影响卵巢功能。

（二）男性不育因素

主要是生精障碍与输精障碍。此外还有免疫因素、内分泌因素、勃起异常等。

（三）男女双方因素

年龄，营养状况，缺乏性生活的基本知识，精神过度紧张或焦虑，存在不良嗜好等。

【护理】

（一）护理评估

1. 健康史　评估妇女的月经情况，包括初潮年龄、经期、经量、经期伴随的症状。询问夫妇双方结婚年龄、婚育史、是否两地分居、性生活情况。了解夫妇双方既往有无结核病，特别是腹腔结核，内分泌病。家族中有无精神病、遗传病史。对于继发不孕者，需了解以往流产或分娩经过，有无感染、大出血等。

2. 身体评估

（1）症状：如有结核病史者，可有长期低热、消瘦、月经开始增多后减少或停经；有排卵异常者往往月经不规则、月经稀少、肥胖多毛、泌乳、原发性闭经等；继发性不孕者，可有小腹持续隐痛、腰骶部酸痛、白带增多、月经不规则、量多；如继发性痛经且逐渐加重者有子宫内膜异位症的可能。

（2）体征：不孕症患者往往主诉多而冗长，收集客观资料进行全面评估有助于正确判断实际情况。通过全面的身体检查有助于排除目前的疾病状况，其中第二性征的评估尤为重要，因为第二性征是生殖器官成熟和垂体功能的指标。通过盆腔检查有助于判断不孕原因是生殖器官发育不良或因炎症所致。

3. 心理-社会支持情况　不孕的诊治过程是长期且令人心力交瘁的过程，个人在生理、心理、社会和经济方面都可能遭受压力。相比而言，女性较男性更容易出现心理问题，严重者可致自我形象紊乱和自尊紊乱。需要酌情对夫妇双方或分别评估其心理反应。

一旦妇女被确认患有不孕症之后，立刻出现一种“不孕危机”的情绪状态。曼宁曾将不孕妇女的心理反应描述为震惊、否认、愤怒、内疚、孤独、悲伤和解脱。

(1) 震惊：因为生育能力被认为是女性的自然职能，所以对不孕症诊断的第一反应是震惊。以前使用过避孕措施的女性会对此诊断感到惊讶，对自己的生活向来具有控制感的女性，也明显会表示出她们的震惊。

(2) 否认：这也是不孕妇女经常出现的一种心理反应，特别是被确诊为绝对不孕之后妇女的强烈反应。如果否认持续时间过久，将会影响到妇女的心理健康，因此，尽量帮助妇女缩短此期反应时间。

(3) 愤怒：在得到可疑的临床和实验结果时，愤怒可能直接向配偶发泄。尤其在经历过一连串的不孕症检查而未得出异常的诊断结果之后，出现的一种心理反应，检查过程中的挫折感、失望和困窘会同时爆发。

(4) 内疚和孤独：缺少社会支持者常常出现的一种心理反应。有时内疚感也可能来源于既往的婚前性行为、婚外性行为，使用过避孕措施或流产。为避免让自己陷入不孕的痛苦心理状态中，不孕妇女往往不再和有孩子的朋友、亲戚交往，比男性更多地一个人忍受内疚和孤独。这种心理可能导致夫妇缺乏交流，降低性生活的快乐，造成婚姻压力和紧张。

(5) 悲伤：诊断确定之后妇女的一种明显反应。悲伤源于生活中丧失孩子、丧失生育能力等。

(6) 解脱：解脱并不代表对不孕的接受，而是在检查和治疗过程当中反复忙碌以求的结果。此阶段会出现一些负性的心理状态，如挫败、愤怒、自我概念低下、紧张、疲乏、强迫行为、焦虑、歇斯底里、恐惧、抑郁、失望和绝望。

4. 辅助检查

(1) 女方检查

①卵巢功能检查：包括了解雌激素水平、排卵的监测和黄体功能检查。常用的方法有超声监测卵泡发育及排卵、基础体温测定、阴道细胞涂片、宫颈黏液检查、经前子宫

内膜活检、女性激素测定等。

②输卵管通畅试验：常用方法有输卵管通液术、子宫输卵管碘油造影。输卵管通液术准确性差，子宫输卵管造影能明确阻塞部位。

③内窥镜检查：子宫镜检查可了解宫腔及输卵管情况，对子宫畸形、宫腔粘连、内膜息肉、黏膜下肌瘤及输卵管不通等病变提供明确的诊断并进行治疗。也可行腹腔镜检查，了解子宫、卵巢、输卵管和盆腔腹膜的病变。

④性交后试验：夫妇双方经上述检查未发现异常时进行此试验。应选择在预测的排卵期进行。在试验前 3 日禁止性交，避免阴道用药或冲洗。受试者在性交后 2～3 小时内接受检查，先取阴道后穹精液检查有无活动精子，有精子证明性交成功，用聚乙烯细导管吸取宫颈管黏液，涂于玻片上检查。每高倍视野有 20 个活动精子为正常。子宫颈管有炎症、黏液黏稠并有白细胞时，不宜做此试验。精子穿过黏液能力差或精子不活动，应疑有免疫问题。

⑤其他：宫颈黏液、精液相合试验、子宫内膜活检术、血激素测定、免疫学的检查。

（2）男方检查：不孕症夫妇首选检查是精液常规检查。正常情况下每次排出精液量 2～6 ml，精液量＜1.5 ml 为异常，正常 pH 为 7.5～7.8。室温下放置半小时内完全液化。总精子数应≥40×10^{6}/L，精子密度（20～200）$\times10^{9}$/L，精子活率＞50%，且正常精子占 66%～88%。根据《世界卫生组织人类精液检查与处理实验室手册》（第 5 版）进行，需行 2～3 次精液检查，以明确精液质量。

（二）常见护理诊断/问题

1. 绝望　与不孕受到家人及周围人群歧视或治疗效果不佳有关。

2. 自尊紊乱　与诊治过程中繁多的检查、无效的治疗结果等有关。

3. 知识缺乏：缺乏不孕及生殖的相关知识。

（三）护理目标

1. 夫妇双方能陈述不孕的主要原因，可配合各项检查。

2. 患者及家庭能够面对现实，以乐观的心态处之。

3. 患者能以积极的态度配合并坚持治疗。

（四）护理措施

1. 一般护理　注意生活规律，戒烟酒，饮食要均衡，进行适当的锻炼，保持心态平和。

2. 协助医生实施检查治疗方案　引起不孕的原因多而复杂，检查环节多、持续时间长，说服患者及家属遵医嘱耐心有序地检查，说明每项检查的目的、意义、可能引起的不适及注意事项。根据不同治疗方案提供支持和帮助，在提供信息的基础上，鼓励患者坚持接受较为长期的综合性治疗，以取得患者及家属配合，提高成功率。

3. 提供提高受孕率的方法　夫妇双方加强营养，增强体质，戒除烟酒，减轻压力；鼓励夫妇多沟通，选择合适的时间进行性生活，排卵期前 2～3 天或排卵后 24 小时，并增加性交次数（每周 2～3 次）；在性交前、中、后不使用阴道润滑剂或进行阴道灌洗；性交后不要立即如厕，应卧床并抬高臀部，持续 20～30 分钟，以便精子进入宫颈。

4. 心理护理　由于封建意识的影响，不孕夫妇中，女方可能承受着来自家庭及社会的巨大压力，乃至家庭破裂的痛苦，常常表现出自卑、无助或对生活绝望。在诊治过程中要帮助男女双方解除思想顾虑，消除紧张心理，保持健康心态。

（五）护理评价

1. 患者及家属获得不孕症有关知识，能积极配合检查与治疗。

2. 不孕夫妇能够面对现实。

3. 不孕夫妇能够彼此沟通。

（六）健康指导

1. 保持心态平和，避免过度焦虑与紧张，家人及社会应给予理解与关心。

2. 平时及经期注意局部的清洁卫生，以防生殖道炎症的发生，而影响妊娠。

3. 做好计划生育，婚后暂不准备生育者，应采用有效的避孕措施，尽可能避免人工流产术，尤应避免未婚先孕。

4. 养好良好的生活习惯，戒烟，不酗酒。

学而思19-1　　护资考点19-1

第二节　辅助生殖技术

案例导入

章女士，36 岁，未避孕 2 年未孕。行子宫输卵管造影提示双侧输卵管堵塞，经规范治疗后仍未孕。

请思考：最适合该患者的辅助生殖技术是什么？

辅助生殖技术是人类辅助生殖技术（ART）的简称，指采用医疗辅助手段使不孕夫妇妊娠的技术，包括人工授精和体外受精-胚胎移植及其衍生技术两大类。

【主要方法】

（一）人工授精

人工授精是以非性交方式将精子置入女性生殖道内，使精子与卵子自然结合，实现受孕的方法。按精液来源不同可分为两类。

1. 丈夫精液人工授精

适应证：（1）性交障碍；（2）精子在女性生殖道内运行障碍；（3）少、弱精症。

2. 供精者精液人工授精

（1）适应证：①无精症；②男方有遗传疾病；③夫妻间特殊性血型或免疫不相容。

（2）供精者的选择：身体健康，智力发育好，无遗传病家族史的青壮年。还须排除染色体变异、乙肝、丙肝、淋病、梅毒，尤其是艾滋病（HIV）。血型要与受者丈夫相同。供精精子应冷冻 6 个月，复查 HIV 阴性方可使用。按国家法规，目前精子来源一律由国家卫生健康委员会认定的人类精子库提供和管理。

（二）体外受精-胚胎移植

该技术是将从母体取出的卵子置于培养皿内，加入经优选诱导获能处理的精子，使精卵在体外受精，并发育成前期胚胎后移植回母体子宫内，经妊娠后分娩婴儿。由于胚胎最初 2 天在试管内发育，所以又叫试管婴儿技术。

1. 适应证

（1）女性输卵管堵塞，为最主要适应证。

（2）子宫内膜异位伴盆腔内粘连或输卵管异常。

（3）多囊卵巢综合征保守治疗长期不孕者。

（4）男性轻度少精、弱精症。

（5）免疫性不育、抗精子抗体阳性。

（6）原因不明的不育。

2. 主要步骤

（1）控制性超排卵与卵泡监测：按自然周期取卵，一次周期只能得到一个卵。为了提高妊娠率，多采用控制性超排卵法，使一次周期能有多个卵泡发育，回收多个卵供受精。以获得较多供移植的胚胎。

(2) 取卵：于卵泡发育成熟尚未破裂时，超声引导经阴道穿刺取卵术取卵。

(3) 体外受精：将取到的卵泡液注入培养皿，肉眼快速辨认含卵细胞及其外周的透明带、放射冠的卵冠丘复合物。在解剖镜下确认有卵细胞存在后，置入 CO_2 培养箱培养 4～8 h，再根据复合物的形态变化判断选择成熟卵细胞，按每卵配 10～20 万个精子的比例，投入经过洗涤优选已诱导获能的精子，授精后 16～18 h 观察情况，将受精卵移入培养试管/皿内培养。

(4) 胚胎移植：于取卵后 48 小时，胚胎发育成 2～8 个细胞阶段或在取卵后 72 小时胚胎发育至 8～16 个细胞时植入子宫。

(5) 胚胎冻融：由于促超排卵的应用，一次周期回收的卵泡，经受精发育的胚胎，移植后会有剩余也需要冷冻储存，如移植失败，就可在下个自然周期或 HRT 周期移植，以提高一次取卵的妊娠率。

(6) 胚胎移植后监测：移植后 14 天验晨尿 hCG 阳性为生化妊娠，显示胚胎植入和发育正常。移植 4～6 周腹部超声查到胎囊、胚胎和心管搏动为临床妊娠。

【并发症】

1. 卵巢过度刺激综合征（OHSS）　OHSS 是最常见、最具潜在危险的并发症。是一种人体对促排卵药物产生的过度反应，以双侧卵巢多个卵泡发育、卵巢增大、毛细血管通透性异常、急性体液和蛋白外渗进入人体第三间隙为特征而引起一系列临床症状的并发症。临床表现为：卵巢囊性增大、腹胀、腹痛、恶心、呕吐，严重者可引起胸腹水、血液浓缩、血栓形成、肝肾功能衰竭，甚至危及生命。大多数 OHSS 病例的发生与注射促性腺激素进行卵巢刺激有关。根据临床表现及实验室检查，将 OHSS 分为轻、中、重 3 度：轻度 OHSS 患者仅有盆腔不适与恶心等自觉症状；中度患者出现呕吐、腹胀与腹水；严重患者甚至出现呼吸困难、少尿、血液浓缩与血栓。近年来，OHSS 的发生呈上升趋势，越来越引起临床医务工作者的重视。

2. 血栓形成　血液高凝状态是诱发血栓形成的关键。血栓形成也是 OHSS 非常严重的临床表现之一。控制性超促排卵深静脉血栓发生率为 0.04%，以颈部静脉、颅内动静脉多发，也可发生于上下肢深静脉。主要症状常为上下肢疼痛、颈痛、头痛、癫痫发作、偏瘫。

3. 多胎妊娠　由于辅助生殖技术期望获得较高的妊娠率，往往移植多个胚胎，引起多胚胎种植；辅助孵化技术应用，使得单卵双胎发生率增加；体外培养环境使胚胎内细胞团分离概率增加；以及胚胎培养技术提高，种植率增加，导致辅助生殖技术多胎率远远高于自然妊娠。众所周知，多胎妊娠是一种高危妊娠，其母婴并发症远高于单胎妊娠。因此，当多胎妊娠发生后，有必要采取介入性方式避免多胎，特别是三胎以上妊娠继续下去，这种方式即减胎术。

4. 流产　辅助生殖技术的流产发生率较高（5%～20%），其首要相关因素为年龄。其次，既往流产史可作为预测流产的重要指标。另外，支原体、衣原体、单纯疱疹病毒、巨细胞病毒感染、多囊卵巢综合征、肥胖、胰岛素抵抗、胚胎质量差、子宫内膜异位症、抗磷脂抗体阳性、凝血功能异常（如D-二聚体）也是相关因素。

5. 异位妊娠　自然妊娠异位妊娠发生率为1.9%，而辅助生殖技术获得的妊娠异位妊娠发生率为2.1%～9.4%。

【护理要点】

1. 术前护理

（1）评估不孕夫妇的年龄、不孕年限、原因、心理状态，确定适合实施的具体方法，向患者仔细讲解治疗程序。

（2）指导患者做好术前检查，如血尿常规、肝肾功能、凝血功能、阴道清洁度等。

（3）采用药物促排卵治疗时，要严格按医嘱给予，并在用药过程中注意观察病情变化情况。

2. 术中护理

（1）术中协助患者取合适体位。

（2）协助医师严密监测卵泡发育；做好取卵、精液处理、体外受精、受精卵培养、胚胎移植等配合处理工作。

（3）操作中与患者进行沟通，指导患者配合医生完成手术。

3. 术后护理

（1）术后告知患者仰卧位半小时，遵医嘱给予黄体支持治疗。

（2）采用药物促排卵治疗时，注意有无OHSS发生。

（3）嘱患者术后1周内不要进行剧烈运动，防止腹泻和感冒；术后14天嘱患者来院检查确定是否妊娠。

（4）做好随访工作。

4. 严密观察

（1）辅助生殖技术妊娠后早期流产率和异位妊娠率较高，嘱患者及家属注意有无腹痛及阴道流血，出现异常及时就诊。

（2）中重度 OHSS 需要住院，每 4 小时测量生命体征，记录出入量，每天测量体重和腹围，每天监测血细胞比容、白细胞计数、血电解质、肾功能损害甚至衰竭、血栓形成等。

（3）妊娠早期超声监测，如发现多胎妊娠，协助医师进行减胎术。

5. 心理护理　实施辅助生殖技术检查治疗的过程较长，不孕夫妇常会抱有必胜的信心或恐惧心理。护理人员应通过思想交流掌握他们的心理状态，介绍此技术的程序、并发症、注意事项。让他们明白成功率不是 100%，以免失败后造成心理打击。

学而思19-2　　护资考点19-2

知识链接

评《WHO 人类精液检查与处理实验室手册》（第 5 版）

世界卫生组织（WHO）1980 年出版了《人类精液及精子—宫颈黏液相互作用实验室检验手册》，历经几次改版，2010 年初 WHO 更新改版为《WHO 人类精液检查与处理实验室手册》（以下称手册），并由国家人口和计划生育委员会科研所等单位翻译，人民卫生出版社出版。手册对精液参数参考值进行了修改，手册常用精液参数的参考下限（第 5 个百分数，95%可信区间）为：精液量 1.5 ml；精子浓度 15×10^6/ml；精子总数 39×10^6/次射精；精子前向运动（a 级＋b 级）百分率 32%；正常形态率 4%；精子存活率 58%。

第二十章

计划生育妇女的护理

思维导图20

学习目标

1. 掌握避孕的方法、适应证、禁忌证及注意事项。
2. 熟悉终止妊娠的方法、适应证、注意事项，计划生育方法的选择。
3. 了解绝育的方法及护理。
4. 能够指导育龄妇女选择合适的避孕方法。
5. 关心体贴选择避孕、终止妊娠、绝育的妇女。
6. 能以问题为导向，提升发现、分析、解决问题的能力。

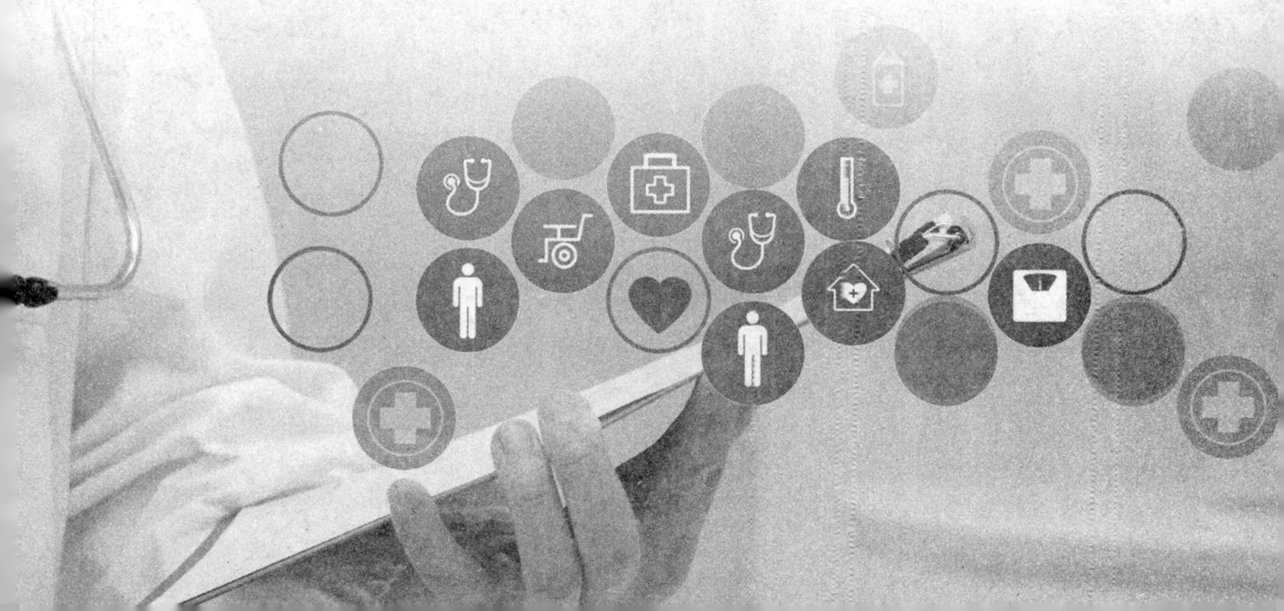

第一节 避孕的方法

案例导入

张女士，28 岁，剖宫产后半年，尚在哺乳中，月经已恢复正常，来院咨询避孕方法。

请思考：指导该产妇首选的避孕方法是什么？

避孕是指用科学的方法，在不影响正常性生活和身心健康的前提下，通过药物、器具以及利用妇女的生殖生理自然规律，使妇女暂时不受孕。目前常用的避孕方法：①药物避孕；②工具避孕；③其他避孕方法：紧急避孕、自然避孕法等。

一、激素避孕

激素避孕　是指应用甾体激素达到避孕的目的，是一种高效避孕方法，大多由人工合成的雌、孕激素配伍组成。

【避孕原理】

1. 抑制排卵　通过影响下丘脑-垂体-卵巢轴的内分泌功能，抑制下丘脑释放 GnRH，从而使垂体分泌的 FSH 和 LH 减少；同时影响垂体对 GnRH 的反应，使 LH 不出现高峰，因此不能排卵。

2. 改变宫颈黏液性状　通过改变宫颈黏液的黏稠度，不利于精子的穿透，阻止受精。

3. 改变子宫内膜的功能和形态　通过改变子宫内膜的功能和形态，使子宫内膜分泌不典型，不利于孕卵着床。

【适应证】

有避孕要求的健康育龄妇女。

【禁忌证】

1. 严重的心血管疾病、血栓性疾病，如高血压病、冠心病、静脉栓塞。

2. 急慢性肝炎、肾炎。

3. 内分泌疾病，如糖尿病、甲亢。

4. 恶性肿瘤、癌前病变、子宫或乳房肿块。

5. 严重精神病，生活不能自理者。

6. 月经稀少、频发、闭经或年龄大于45岁的妇女。

7. 年龄大于35岁的吸烟妇女。

8. 哺乳期妇女。

【药物的种类与用法】

1. 复方短效口服避孕药　是雌、孕激素复合制剂，应用最广。药物剂型有糖衣片、纸型片及滴丸。主要作用为抑制排卵。正确使用有效率接近100%。

（1）使用方法：①单相片在整个周期中，雌、孕激素含量是固定的。复方炔诺酮片、复方甲地孕酮片，于月经第5日开始服用第1片，连服药22日，停药7日后服第2周期；复方去氧孕烯片、屈螺酮炔雌醇片和炔雌醇环丙孕酮片，于月经第1日服药，连服21日，停药7日后服用第2周期的药物；屈螺酮炔雌醇II内含24片活性药片，4片不含药的空白片，月经第1日开始服药，先服活性片，服完24片后服空白片，服完28日无须停药接着服下一周期。②三相片中每一相雌、孕激素含量，是根据妇女生理周期而制定的不同剂量，第一相（第1～6片），第二相（第7～11片），第三相（第12～21片），每日1片，连服21日。

（2）注意事项：①若漏服必须于次晨（12小时内）补服，以免发生突破性出血或避孕失败；②若漏服2片，补服后要同时加用其他避孕措施；③漏服3片应停药，停药后7日内发生撤药性出血即月经，待出血后开始服用下一周期药物，若停药7日尚无出血，开始第2周期服药。

2. 复方长效口服避孕药　主要由长效雌激素和人工合成的孕激素配伍制成。首次最好在月经周期第5日服1片，月经周期第10日服第2片；以后按第一次服药日每月1片。因副反应较多，应用较少。

3. 长效避孕针　目前有雌孕激素复合制剂和单纯孕激素类两种。

（1）雌、孕激素复合制剂：首次于月经周期第5日和第12日各肌内注射1支，第2个月起于每次月经周期第10～12日肌内注射1支。一般于注射后12～16日行经。每月肌注一次，避孕1个月。前3个月内可出现月经周期不规则或经量增多，可用止血药或短效口服避孕药调整。因剂量较大，副作用大，很少用。

（2）单纯孕激素制剂：醋酸甲羟孕酮避孕针，每隔3个月肌内注射1支，避孕效果好；庚炔诺酮避孕针，每隔2个月肌内注射1支。单纯孕激素制剂对乳汁的质和量影响小，较适用于哺乳期妇女避孕，有效率达98%。

4. 速效避孕药（探亲避孕药）　有非孕激素制剂、孕激素制剂和雌、孕激素复合制剂。除非孕激素制剂双炔失碳酯外，其余均为孕激素制剂和雌、孕激素复合制剂。服药不受月经周期时间的限制，在探亲前1日或当日中午服用1片，以后每晚服1片，连续服用10～14日，若已服14日而探亲期未结束，可改服短效口服避孕药至探亲结束。避孕有效率达98%以上。但由于避孕药种类的增加，剂量又大，现使用较少。

5. 缓释系统避孕药　将避孕药（主要是孕激素）与具备缓释性能的高分子化合物制成多种剂型，使避孕药缓慢释放，以维持恒定的血药浓度，达到长效避孕效果。类型有皮下埋置剂、微球和微囊避孕针、缓释避孕药阴道环。

（1）皮下埋置剂：是缓释系统的避孕药，有效率达99%以上。国外研制的皮下埋置剂左炔诺孕酮，商品名Noplant。第一代NoplantⅠ型，含6根硅胶棒，每根硅胶棒含左炔诺孕酮36 mg，有效期5～7年。第二代NoplantⅡ型，含2根硅胶棒，每根硅胶棒含左炔诺孕酮75 mg，有效期5年。我国1987年开始引入。国产皮下埋置剂左炔诺孕酮硅胶棒Ⅰ、Ⅱ型和Noplant基本相似。近年生产单根埋置剂依托孕烯剂量为68 mg，有效期3年。其放置简单，副作用更小，有效率达99%以上。

皮下埋置剂的用法：在月经来潮7天内，严格消毒后，用10号套管针将硅胶棒埋入上臂内侧皮下，呈扇形。埋植24小时后发挥避孕作用，每日释放左炔诺孕酮30 μg。由于不含孕激素，可用于哺乳期妇女。主要副反应为阴道不规则出血，少数闭经。一般3～6个月后能逐渐减轻或消失，可用止血剂或激素止血，常用炔雌醇，每日1～2片（0.05～0.1 mg），连续数日，不超过两周，止血后停药。

（2）微球和微囊避孕针：是近年发展的一种新型缓释系统的避孕针。采用具有生物降解作用的高分子化合物与甾体激素混合或包裹制成的微球或微囊，微球直径100 μm，通过针头注入皮下，缓慢释放避孕药。高分子化合物自然在体内降解、吸收，不必取出。使用方法：每3个月皮下注射一次，可避孕3个月。

（3）缓释阴道避孕环：以硅胶为载体含甲地孕酮的阴道环，称甲硅环。硅胶圆形环外径为40 mm，环管断面直径为4 mm，每环管内含甲地孕酮200 mg或250 mg。能持续、恒定、低量释放甲地孕酮（每天约150 μg），经阴道黏膜吸收，发挥长效避孕作用。一次放入阴道可连续使用1年，月经期一般不必取出。避孕有效率97.3%。副反应和其他单孕激素制剂相似。

（4）透皮贴片：药物由3块有效期为7日的贴剂构成。含人工合成雌激素和孕激素，效果同口服避孕药，用药3周，停药1周，每月共用3片。

常用甾体激素药种类，见表20-1。

表 20-1　常用甾体激素药种类

类别		名称	成分		剂型	给药途径
			雌激素含量（mg）	孕激素含量（mg）		
口服短效避孕药	单相片	复方炔诺酮片（避孕1号）	炔雌醇 0.035	炔诺酮 0.6	22片/板	口服
		复方甲地孕酮片（避孕2号）	炔雌醇 0.035	甲地孕酮 1.0	22片/板	口服
		复方左炔诺孕酮片	炔雌醇 0.03	左炔诺孕酮 0.15	22片/板	口服
		复方去氧孕烯片（妈富隆）	炔雌醇 0.03	去氧孕烯 0.15	21片/板	口服
		复方孕二烯酮片	炔雌醇 0.03	孕二烯酮 0.075	21片/板	口服
		屈螺酮炔雌醇片	炔雌醇 0.03	屈螺酮 3.0	21片/板	口服
		炔雌醇环丙孕酮	炔雌醇 0.035	环丙孕酮 2.0	21片/板	口服
	三相片	左炔诺孕酮/炔雌醇三相片				
		第一相（1～6片）	炔雌醇 0.03	左炔诺孕酮 0.05	21片/板	口服
		第二相（7～11片）	炔雌醇 0.04	左炔诺孕酮 0.075		
		第三相（12～21片）	炔雌醇 0.03	左炔诺孕酮 0.0125		
口服长效避孕药		复方炔雌醚片	炔雌醚 3.0	氯地孕酮 12.0	片	口服
		复方炔诺孕酮二号片（复甲2号）	炔雌醚 2.0	炔诺孕酮 10.0	片	口服
		三合一炔雌醇片	炔雌醚 2.0	氯地孕酮 6.0 炔诺孕酮 6.0	片	口服
探亲避孕药		甲地孕酮探亲避孕片1号		甲地孕酮 2.0	片	口服
		炔诺孕酮探亲避孕片		炔诺孕酮 3.0	片	口服
		炔诺酮探亲片		炔诺酮 5.0	片	口服
		53号避孕片		双炔失碳酯 7.5	片	口服
长效避孕针	复方	复方己酸孕酮注射液（避孕针1号）	戊酸雌二醇 5.0	己酸羟孕酮 250.0	针	肌内注射
		复方甲地孕酮避孕针	17β-雌二醇 5.0	甲地孕酮 25.0	针	肌内注射
		复方甲羟孕酮避孕针	环戊丙酸雌二醇 5.0	醋酸甲羟孕酮 25.0	针	肌内注射
	单方	庚炔诺酮避孕针		庚炔诺酮 200.0	针	肌内注射
		醋酸甲羟孕酮避孕针		甲羟孕酮 150.0	针	肌内注射
缓释避孕药	皮下埋置剂	左炔诺孕酮硅胶棒Ⅰ		左炔诺孕酮 36×6	根	皮下埋置
		左炔诺孕酮硅胶棒Ⅱ		左炔诺孕酮 75×2	根	皮下埋置
	微囊避孕针	庚炔诺酮微球针		庚炔诺酮 65.0 或 100.0	针	皮下注射
		左炔诺孕酮微球针		左炔诺孕酮 50.0	针	皮下注射
	阴道避孕环	甲地孕酮硅胶环		甲地孕酮 200.0 或 25.0	只	阴道放置
		左炔诺孕酮阴道环		左炔诺孕酮 5.0	只	阴道放置

【药物副反应】

1. 类早孕反应　避孕药中的雌激素，可刺激胃黏膜，服药早期约 10%妇女出现恶心、食欲下降、困倦、头晕等副反应。轻者无须处理，坚持服药 1～3 周期后常自行减轻或消失；症状严重者遵医嘱口服维生素 B_6、甲氧氯普胺等。

2. 不规则阴道流血　服药期间多因漏服、迟服引起突破性不规则阴道出血，少数未漏服也可发生。点滴出血不需处理。出血偏多者，可每晚增服炔雌醇 0.005～0.015 mg 与避孕药同服至 22 日停。出血量多者，应立即停药，待出血第 5 天再开始用下一周期药物或更换其他避孕药。

3. 月经过少或停经　服药后因体内雌激素减少，子宫内膜变薄引起月经量减少或停经。连续用药两个周期无月经来潮，应考虑更换避孕药种类。更换药物后仍无月经来潮者，遵医嘱停止服用避孕药。

4. 体重增加　部分妇女长时间服用避孕药，出现体重增加，但不致引起肥胖，也不影响健康，一般不需要处理。

5. 色素沉着　少数妇女服药后颜面部皮肤出现蝶形淡褐色色素沉着，停药后可自行消退或减轻。

6. 其他　个别妇女可能出现皮疹、头疼、复视、乳房胀痛等，可对症处理，严重者停药。

【护理要点】

1. 耐心告知避孕药物的避孕效果、用法、副反应和对策，让有避孕要求的妇女自主选择适宜的避孕药并确定其已掌握用法为止。

2. 进行全面身心评估，排除禁忌证。

3. 妥善保管药物，防止儿童误服；存放于阴凉干燥处，药物受潮后可能影响避孕效果，不宜使用。

4. 注射避孕针时，应将药液吸尽，并做深部肌内注射。若停用时叮嘱患者要在停药后服用短效口服避孕药 2～3 个月，以免引起月经紊乱。

5. 使用长效避孕药停药 6 个月后再考虑妊娠。

6. 做好登记随访工作。长期用药者每年随访 1 次，遇有异常情况随时就诊。

7. 耐心告知长期应用甾体激素避孕药对人体的影响：部分使用者对胰岛功能有一定影响，可出现糖耐量改变，但无糖尿病征象，停药后恢复正常；对心血管系统有一定的影响，增加卒中、心肌梗死的发病率；使用较大剂量的雌激素可发生血栓性疾病，目前国内使用的甾体避孕药属于低剂量甾体激素避孕药，并不增加血栓性疾病的发病率；复方口服避孕药中孕激素成分对子宫内膜有保护作用，可减少子宫内膜癌的发病率，也可降低卵巢癌的发病风险，长期使用甾体激素避孕药是否增加乳腺癌的发生，近年仍有争议，有待进一步研究；复方短效口服避孕药停药后妊娠，不增加胎儿畸形的发生率。

二、宫内节育器

宫内节育器（IUD）是一种相对安全、有效、简便、经济、可逆的避孕工具，为我国育龄妇女避孕的主要措施。

【种类】

一般将宫内节育器分为惰性及活性两类。（图 20-1）

1. 惰性宫内节育器　第一代 IUD，由惰性材料，如金属、硅胶、尼龙制成，我国主要为不锈钢圆环及改良制品，因带器妊娠率和脱落率高，目前较少使用。

2. 活性宫内节育器　第二代 IUD，支架材料为塑料、聚乙烯、记忆合金等，其内含有活性物质如金属铜、激素、药物及磁性物质，可提高避孕效果，减少副反应。我国主要有：①带铜宫内节育器：有 T 形、V 形等。T 形放置时间可达 10～15 年；伞形（母体乐）可放置 5～8 年；V 形可放置 5～8 年；宫形可放置 20 年左右；含铜无支架 IUD 有尾丝，可放置 5～8 年。②药物缓释宫内节育器：如含孕激素 T 形节育器（曼月乐），含锌、前列腺素合成酶抑制剂及抗纤溶药物的节育器，有效期大约 5 年。

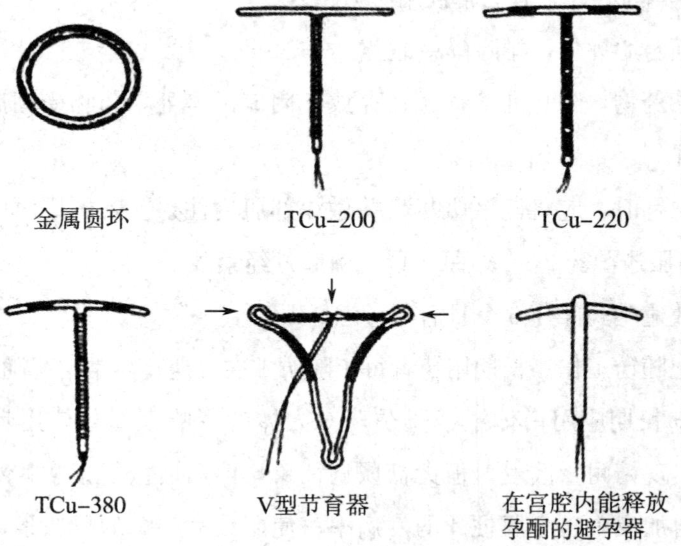

图 20-1　国内常用的宫内节育器

【避孕原理】

1. 对精子和胚胎的毒性作用

（1）宫内节育器由于压迫局部发生炎症反应，炎细胞对胚胎有毒性作用。同时产生大量巨噬细胞覆盖于子宫内膜，影响受精卵着床，并能吞噬精子及影响胚胎发育。

（2）铜离子具有使精子头尾分离的毒性作用，使精子不能获能。

2. 干扰着床

（1）长期异物刺激导致子宫内膜损伤及慢性炎症反应，产生前列腺素，改变输卵管蠕动，使受精卵运行速度与子宫内膜发育不同步，受精卵着床受阻。

（2）子宫内膜受压缺血及吞噬细胞的作用，激活纤溶酶原，局部纤溶酶活性增强，致使囊胚溶解吸收。

（3）铜离子进入细胞，影响锌酶系统如碱性磷酸酶等，阻碍受精卵着床及胚胎发育；并影响糖原代谢、雌激素摄入及 DNA 合成，使内膜细胞代谢受到干扰，使受精卵着床及囊胚发育受到影响。

3. 左炔诺孕酮宫内节育器的避孕作用　孕激素改变宫颈黏液性状，使宫颈黏液稠厚，不利于精子穿透；使子宫内膜腺体萎缩，间质蜕膜化，间质炎细胞浸润，不利于受精卵着床。

【宫内节育器放置术】

微视频 20-1-1

宫内节育器放置

1. 适应证　凡育龄妇女要求放置宫内节育器而无禁忌证者均可放置。

2. 禁忌证　①生殖道急、慢性炎症；②严重全身性疾患；③生殖器官肿瘤；④人工流产、分娩或剖宫产后有组织物残留或感染可能者；⑤生殖器官畸形，如双子宫、纵隔子宫；⑥宫颈内口松弛、重度宫颈裂伤、子宫脱垂；⑦宫腔＜5.5 cm 或＞9.0 cm；⑧妊娠或可疑妊娠者；⑨月经过多过频或不规则阴道流血；⑩有铜过敏者。

3. 放置时间　①月经干净 3～7 日无性交者；②人工流产手术后、宫腔深度＜10 cm者；③正常分娩 42 日后，生殖系统恢复正常者；④哺乳期闭经排除早孕者；⑤含孕激素 IUD 在月经第 3 日放置；⑥自然流产转经后，药物流产 2 次正常月经后放置；⑦性交后 5 日内放置为紧急避孕方法之一。

4. 放置方法　受术者排空膀胱后，取膀胱截石位。双合诊检查子宫及附件。外阴、阴道常规消毒铺巾，充分暴露宫颈并消毒。宫颈钳夹持宫颈前唇，将子宫探针顺子宫位置向宫腔深部探测，宫颈管较紧者可用宫颈扩张器依次扩至 6 号。用放环叉或放置器将节育器推送入宫腔，其上缘必须抵达宫底部。带尾丝者在距宫口 2 cm 处剪断。

5. 护理要点

（1）术前准备。①物品准备：阴道窥器 1 个，消毒钳 2 把，宫颈钳 1 把，子宫探针 1 个，纱布钳 1 把，弯盘 1 个，放环器（取环钩）1 把，剪刀 1 把，节育器 1 个，方包布 1 块，洞巾 1 块，纱布棉球若干，无菌手套 1 双；②受术者：排空膀胱，取膀胱截石位，消毒外阴与阴道；③节育器的选择：T 形节育器按其横臂宽度（mm）分为 26、28、30 号 3 种，宫腔深度＞7 cm 用 28 号，≤7 cm 用 26 号。

（2）术后注意事项：①术后可能有少量阴道出血及腹部轻微不适，常发生在放置宫内节育器最初 3 个月内，轻者无须处理，症状严重者应及时就诊；②放置术后休息 3 日，1 周内禁重体力劳动，2 周内禁性生活和盆浴；③放置术后 3 个月内每次月经来潮或排便时注意有无节育器脱落；④节育器放置术后 1、3、6、12 个月进行随访，以后每年 1 次，直至取出。复查一般于月经干净后进行。

【宫内节育器取出术】

1. 适应证　①放环后副反应严重、出现并发症经治疗无效者；②带器妊娠者；③需改用其他避孕措施或绝育者；④放置期限已满或绝经 1 年者；⑤计划再生育者或不需要再避孕者。

2. 禁忌证　有生殖器官急、慢性炎症或严重的全身性疾病者。

3. 取器时间　①月经干净 3～7 日；②带器妊娠者行人工流产手术同时取环；③带器异位妊娠者术前诊刮或术后出院前取出；④子宫不规则出血者随时取出。

微视频 20-1-2

宫内节育器取出

4. 取器方法　受术者排空膀胱后，取膀胱截石位。双合诊检查后，常规外阴、阴道消毒铺巾，充分暴露宫颈并消毒。有尾丝者，用血管钳夹住后轻轻牵拉取出。无尾丝者，先用子宫探针探查 IUD 位置，再用取环钩或长钳取出。取器困难可在 B 型超声、X 线监视下或借助宫腔镜取器。

5. 护理要点　术前准备同放置术。术后休息 1 日，禁止性生活和盆浴 2 周，保持外阴清洁，预防感染。

【副反应及护理】

1. 阴道流血　常发生于放置 IUD 后 3～6 个月左右，特别是 3 个月内较为常见，一般表现为月经过多、经期延长或月经周期中不规则出血。可按医嘱给予前列腺素合成酶抑制剂吲哚美辛片，并抗感染止血、纠正贫血。若经上述处理无效，应考虑更改其他避孕方法。

2. 腰酸腹胀　IUD 与宫腔大小形态不符时，可引起子宫频繁收缩，出现腰腹酸胀感。症状轻者无须处理，症状重者应考虑更换其他适合的节育器或选择其他避孕方法。

【并发症及护理】

1. 感染　主要由放置节育环时不按无菌操作规程操作或因 T 形环尾丝上行感染所致。明确宫腔感染者，在积极抗感染同时取出 IUD。

2. 节育器异位　常因子宫位置、大小未查清楚，操作过于粗暴损伤宫壁引起子宫穿孔所致，IUD 可移位于宫壁间或盆腔内。术中穿孔时受术者感觉腹痛，应停止操作。损伤小者，住院观察；损伤较大者，立即剖腹探查。在复查或取环时发现 IUD 异位，应设法从阴道取出或剖腹探查取出。

微视频 20-1-3

宫内节育器移位取出

3. 节育器下移或脱落　原因：①操作不规范，放环时未将环送至宫底部；②节育器与宫腔大小、形态不适宜；③宫颈内口松弛；④月经量过多；⑤劳动强度过大、子宫畸形。一般发生在放置 IUD 一年内。

4. 带器妊娠　多见于 IUD 下移、脱落或异位。一经确诊，应行人工流产同时取出 IUD。

微视频 20-1-4

宫内节育器带器妊娠取出

5. 节育器嵌顿或断裂　由于放置时损伤子宫壁或放置时间过长，致部分节育器嵌入子宫肌壁或断裂。发现后及时取出，取出困难者应在超声、X 线下或宫腔镜下取出。

三、阴茎套

阴茎套是男性避孕工具，为筒状优质薄乳胶制品，顶端呈小囊状，筒径有 29 mm、31 mm、33 mm、35 mm 四种。每次性交时应更换新的阴茎套，选择合适阴茎套型号，吹气检验证实其无漏孔，排去小囊内空气后可立即使用。性生活时将其套在阴茎上，射精时精液排在阴茎套小囊内，阻碍精子与卵子结合，达到避孕目的。排精后在阴茎尚未软缩时，应捏住套口随阴茎一并取出。阴茎套还可以防止性病的传播，故应用广泛。

四、女用避孕套

女用避孕套由聚氨酯（或乳胶）特殊材料制成，柔软透明且坚固耐磨的鞘状套，它的长度为 15～17 cm，厚度为 0.42～0.53 mm，最大直径为 7.8 cm。避孕套的两端各有一个易弯曲的环，套底完全封闭，使用时紧贴阴道的末端，外端的环较大且较薄，使用时始终置于阴道口外部，以阻隔男性阴茎根部与女性外阴的直接接触，较男用阴茎套更有效地防止了病菌的传播。

五、紧急避孕

1. 定义　紧急避孕是指在无防护性生活后或避孕失败后5日内，妇女为防止非意愿性妊娠的发生而采取的避孕方法。其避孕机制是阻止或延迟排卵，干扰受精或阻止受精卵着床。包括口服紧急避孕药和放置宫内节育器。

2. 适应证

（1）避孕失败，包括避孕套破裂、滑脱；体外射精失败；漏服避孕药；宫内节育器脱落；安全期计算错误。

（2）性生活未采取任何避孕措施。

（3）遭受性暴力。

3. 禁忌证　已确诊妊娠的妇女。

4. 方法

（1）紧急避孕药。①非激素类：米非司酮在无保护性性生活后5日（120小时）之内单次服用10 mg或25 mg，有效率达85%以上，妊娠率2%。②激素类：左炔诺孕酮片：无保护性性生活后3日（72小时）内，首剂服1片，12小时再服1片；53号避孕药：性交后立即服1片，次晨加服1片。

（2）宫内节育器：带铜IUD在无保护性性生活后5日（120小时）之内放入，有效率达95%以上。适合希望长期避孕而且无禁忌证者及对激素应用有禁忌证者。

5. 注意事项

（1）紧急避孕为临时性措施，仅用于偶尔避孕失败者。

（2）紧急避孕药由于剂量大，容易造成女性内分泌紊乱，月经周期改变。紧急避孕药每年使用不要超过三次，每月最多使用一次为宜。

（3）无保护措施的性生活后，服药越早，防止非意愿妊娠的效果越好。

（4）若紧急避孕失败，应终止妊娠。

六、安全期避孕法

安全期避孕又称自然避孕法（NFP），是根据女性自然生理规律，不用任何避孕方法，在易孕期禁欲而达到避孕目的。多数育龄妇女具有正常月经周期，排卵多在下次月经前14日，排卵前后4～5日内为易受孕期，其余时间不易受孕为安全期。安全期避孕需要根据本人的月经周期，结合基础体温测量和宫颈黏液变化特点来推算，排卵因受情绪、健康状况、外界环境等多种因素的影响，此法并不十分可靠，失败率高达20%，不宜推广。

七、外用避孕药

通过阴道给药杀精或改变精子的功能，达到避孕效果。常用的有外用避孕膜、药片、栓、膏和凝胶等，由有活性的壬苯醇醚为主药加不同的基质组成。避孕药膜、片、栓，于性交前5～10分钟放入阴道深处，待其溶解后即可性交。若超过30分钟未性交必须再次放入。正确使用，避孕率达95%以上。使用失误，失败率高达20%以上，不作为避孕首选方法。

八、其他避孕法

黄体生成激素释放激素类似物避孕、免疫避孕法的导向药物避孕和抗生育疫苗，目前均在研究中。

学而思20-1　　护资考点20-1

第二节 终止妊娠的方法

案例导入

某女士，28岁，正常产后7个月，哺乳期停经，近1周出现早孕反应，验尿hCG阳性，妇科检查子宫如妊娠8周大小。

请思考：

1. 该患者采取什么方式终止妊娠？
2. 如何进行术后健康指导？

因意外妊娠、疾病等原因不能继续妊娠，需采用人工方法终止妊娠，是避孕失败的补救措施。终止妊娠的方法有药物流产、手术流产。

一、药物流产

药物流产是用药物终止早期妊娠的方法。目前临床常用药物是米非司酮配伍米索前列醇。米非司酮是一种合成类固醇，具有抗孕激素、抗糖皮质激素的作用。其对子宫内膜孕激素受体的亲和力比孕酮高 5 倍，能和孕酮竞争受体，取代孕酮而与蜕膜的孕激素受体结合，阻断孕酮活性而使妊娠终止。米索前列醇是前列腺素衍生物，能促使宫颈软化及子宫收缩而排除妊娠物。

【适应证】

1. 确诊为正常宫内妊娠 7 周以内，年龄＜40 岁健康妇女，本人自愿要求使用药物终止妊娠。

2. 有人工流产术高危因素者，如瘢痕子宫、哺乳期、多次人工流产、子宫发育异常或骨盆严重畸形。

3. 对手术流产有恐惧和顾虑者。

【禁忌证】

1. 使用米非司酮的禁忌证，如肾上腺及其他内分泌疾病、肝肾功能异常、妊娠期皮肤瘙痒史、血液病、血管栓塞病史。

2. 使用前列腺素类药物的禁忌证，如心血管疾病、哮喘、青光眼、癫痫、结肠炎。

3. 带器妊娠、宫外孕、葡萄胎。

4. 过敏体质，妊娠剧吐，长期服用抗结核药、抗癫痫药、抗抑郁药、抗前列腺素药等。

【用药方法】

米非司酮分顿服法和分服法。顿服法为 200 mg 一次口服。分服法总量 150 mg 米非司酮分两日服用，第 1 日晨服 50 mg，8～12 小时再服 25 mg：用药第 2 日早晚各服米非司酮 25 mg；第 3 日上午 7 时再服 25 mg。每次服药前后至少空腹 1 小时。两种方法均于服药的第 3 日早上口服米索前列醇 0.6 mg，前后空腹 1 小时。服药后可出现恶心、呕吐、腹痛、腹泻等胃肠道症状。

【护理要点】

1. 用药前详细评估孕妇的健康史及身心状况，核实适应证，排除禁忌证。

2. 帮助孕妇掌握用药方法，并详细说明注意事项及可能发生的不良反应。如服药在空腹或进食 2 小时后，温水服药；用药过程中会出现早孕反应加重，轻度腹痛、腹泻。

3. 药物流产必须在有紧急措施和急诊刮宫设备的医疗单位，在医务人员监护下有选择地应用。使用药物流产失败或出现大量流血者，必须行清宫术及时终止妊娠。

二、手术流产

手术流产是采用手术方法终止妊娠，包括负压吸引术和钳刮术。

【类型】

(一) 负压吸引术

1. 适应证

(1) 妊娠10周以内要求终止妊娠而无禁忌证者。

(2) 因患某种疾病不能继续妊娠者。

2. 禁忌证

(1) 各种病症的急性期。

(2) 急性生殖器官炎症。

(3) 全身情况不良，不能承受手术者。

(4) 术前当日两次体温在37.5℃以上。

3. 用物准备　阴道窥器1个，消毒钳1把，弯盘1个，宫颈钳1把，探针1个，宫颈扩张器1套，吸管5～8号各1根，刮匙1个，有齿卵圆钳2把、长镊子2把，硬质橡皮管、洞巾各1块，无菌手套1副，干棉球数个，纱布若干。

4. 手术流产的镇痛与麻醉　人工流产操作时间很短，仅数分钟，一般不需要麻醉，但为了减轻受术者疼痛，可在麻醉下行人工流产术。常用的麻醉方法有：①依托咪酯静注法，是目前较常用的方法。术前禁食，将依托咪酯溶液10 ml（20 mg），于15～60秒内静脉推注完毕，药物起效后开始手术。该麻醉方法需有麻醉师负责麻醉管理；②宫旁神经阻滞麻醉，取1%利多卡因于宫颈4、8点钟处各注射2.5 ml，5分钟后开始手术。

5. 手术步骤　术前排空膀胱，取膀胱截石位，常规外阴消毒，铺巾。做双合诊检查，查清子宫大小，位置及附件情况。

(1) 消毒宫颈：用窥阴器暴露宫颈，重新消毒。

(2) 探宫腔、扩宫颈：用宫颈钳钳夹前唇（或后唇），用探针顺子宫位置方向探测子宫腔深度。以执笔式手法持宫颈扩张器扩张宫颈，顶端超过宫颈管内口，自4号起逐步扩张至大于所用吸管半个号或1个号。

(3) 吸刮：连接好吸管试吸无误后，将吸管插入宫腔，按顺时针方向吸宫腔1～2圈，一般控制在400～500 mmHg，当感觉宫壁粗糙、宫腔缩小出现少量血性泡沫时，表示已吸干净。捏紧吸引管并退出，用小刮匙轻绕宫腔刮1圈，特别注意两侧宫角及宫底部，将吸刮物清洗过滤，仔细检查有无绒毛及胚胎组织，肉眼观有异常者送检。

（二）钳刮术

适用于妊娠11～14周者。适应证、禁忌证同负压吸引术。子宫颈充分扩张后，用卵圆钳夹取妊娠组织，再行刮宫、吸宫的手术。术前24小时常规消毒后用橡胶导尿管扩张宫颈管，也可在手术前3～4小时在阴道后穹隆部放置前列腺素制剂。现常用药流让胎儿娩出，胎盘用卵圆钳钳夹，减少因胎儿较大，骨骼形成，造成的损伤和出血。

微视频 20-2-1
人工流产术

【手术流产并发症及防治】

1. 出血　妊娠月份较大时，子宫收缩欠佳，出血量多。可在宫颈扩张后尽快取出绒毛及胎儿组织，并注射缩宫素。

2. 子宫穿孔　是手术流产严重并发症，常见于术者操作技术不熟练，哺乳期子宫或子宫壁有瘢痕。疑有穿孔者应立即停止手术，用缩宫素和抗生素。密切观察受术者的生命体征，有无腹痛及内出血情况。必要时可行剖腹探查处理。

3. 人工流产综合征　受术者在术中或术后出现心动过缓、血压下降、面色苍白、冷汗、头晕甚至晕厥等迷走神经兴奋症状。这与受术者的情绪、身体评估、手术操作有关。发现症状后立即停止手术，给予吸氧，大多数可在手术后逐渐恢复。严重者阿托品0.5～1 mg静脉注射。术前重视精神安慰，缓慢扩张宫颈，适当降低吸宫的压力，各项操作要轻柔，术前肌内注射阿托品0.5 mg，均可避免发生人工流产综合征。

4. 吸宫不全　为人工流产术常见并发症，多见于术者技术不熟练或子宫过度前屈或后屈。常表现为人工流产后10日流血量仍多，或者止血后又有多量流血者。流血多者，立即刮宫；流血不多时可先用抗生素，然后再刮宫。

5. 感染　多因不全流产，用物消毒不严，手术者无菌观念不强或受术者不执行医嘱，提前房事引起。表现为子宫内膜炎、盆腔炎甚至腹膜炎。受术者应卧床休息，给予支持疗法，提高机体抵抗力，及时抗感染治疗。宫腔内有残留物合并感染者，按感染性流产处理。

6. 漏吸　手术未吸出胚胎及绒毛组织。常见于子宫畸形、位置异常或操作不熟练。应复查子宫位置、大小、形态，重新探查宫腔，再次行负压吸引术。

7. 羊水栓塞　少见，往往由于宫颈损伤、胎盘剥离使血窦开放，为羊水进入创造条件，即使并发羊水栓塞，其症状及严重性不如晚期妊娠发病凶猛。治疗包括抗过敏、抗休克等。

8. 远期并发症　宫颈粘连、宫腔粘连、月经不调、慢性盆腔炎、继发性不孕等。

【护理要点】

1. 术前护士要热情接待，关心患者，主动介绍手术简单经过，注意事项。详细询问病史，测量生命体征，做相关的术前检查。

2. 手术过程中责任护士及家属尽可能床旁陪护，使患者有被关心和安全感。

3. 术后休息 1 小时，观察宫缩及阴道流血等情况。

4. 遵医嘱给予药物治疗。

5. 嘱受术者保持外阴清洁，禁止盆浴及性生活 1 个月。有异常情况随诊。

6. 指导采取安全可靠的避孕措施。

三、中期妊娠引产术

中期妊娠引产术常用乳酸依沙吖啶（利凡诺）注入羊膜腔内引产和水囊引产。乳酸依沙吖啶引产：乳酸依沙吖啶能刺激子宫平滑肌兴奋、使内源性前列腺素升高导致宫缩，也能使胎儿中毒死亡。水囊引产：将水囊置于子宫壁与胎膜之间，水囊内注入适量无菌生理盐水，借膨胀的水囊增加宫内压力，刺激子宫引起宫缩，促使胎儿及附属物排出。由于水囊引产须经阴道操作，感染率较药物引产高，故目前临床应用较少。

【适应证】

妊娠在 13～28 周，因疾病或胎儿异常不宜继续妊娠者。

【禁忌证】

1. 严重的心脏病、高血压及血液病等。

2. 有急、慢性肾疾病或肝、肾功能不全者。

3. 各种疾病急性期，如急性传染病、生殖器官炎症。

【用药剂量】

乳酸依沙吖啶安全用药量 100 mg/次。

【用物准备】

利凡诺引产包：双层包布 1 块，孔巾 1 块，小药杯 1 个，5 ml 及 10 ml 注射器各 1 具，9 号长穿刺针头 1 个，纱布 3 块，无菌手套 1 副。

【手术步骤】

1. 孕妇体位　排空膀胱，取膀胱截石位。

2. 穿刺　点在宫底与耻骨联合中点、腹中线偏一侧 1 cm 处或在胎儿肢体侧、囊性感最明显处作为穿刺点。必要时可在超声下定位。

3. 消毒　以穿刺点为中心，常规消毒铺巾。

4. 羊膜腔穿刺　用 20～21 号腰椎穿刺针，经腹壁垂直刺入至羊膜腔。

5. 注入药液　换上吸有乳酸依沙吖啶 100 mg 的注射器，回抽有羊水后缓慢注入药物。注毕，拔出穿刺针，覆盖无菌纱布，压迫2～3分钟，胶布固定。

【并发症及防治】

1. 全身反应　偶有在24～48小时内体温升高者，可在短时间内恢复。

2. 产后出血　大约80%的患者有出血，但不超过100 ml，否则要清宫。

3. 胎盘胎膜残留　疑有胎盘、胎膜残留者，可行清宫术。防止出血及感染。目前多主张胎盘排出后即行清宫术。

4. 感染　发生率较低，一旦发现感染征象，应立即处理。

【护理要点】

1. 术前护士要热情接待，主动介绍病房环境、手术经过和注意事项。详细询问病史，测量生命体征，做相关的术前检查。

2. 严密观察手术过程，及时识别呼吸困难、发绀等羊水栓塞症状。对引产者应无菌接生，仔细检查胎盘胎膜完整性，使用抗生素。

3. 术后或产后应及时观察宫缩及阴道流血等情况，发现宫缩不好立即按摩子宫，并报告医生及时处理。

4. 嘱受术者保持外阴清洁，禁止盆浴及性生活1个月。

5. 有腹痛和阴道流血增多等异常情况应随时就诊。

6. 指导采取安全可靠的避孕措施。

学而思20-2　　护资考点20-2

知识链接

无痛人工流产术

无痛人工流产术具有镇痛起效快、效果好、效率高、安全、可靠、副作用少等优点，解决了病人身体上的痛苦和心理上的恐惧，已成为人工终止妊娠术中有效、安全、易接受的手术方法。

目前国内常用：①异丙酚静推：是手术流产首选的麻醉用药，术前至少禁食8小时，排空膀胱。其特点是起效快，无明显蓄积，苏醒快，无手术记忆。②氧化亚氮吸入：麻醉起效快，作用消失快，受术者术中意识清醒，费用大。③利多卡因宫旁注射：经济、简便、安全，有利于扩张宫颈，减轻受术者痛苦，达不到无痛要求。

第三节 输卵管绝育术

案例导入

蔡女士，30 岁，经阴道分娩 3 小时，要求行输卵管结扎手术。

请思考：

1. 该患者最早结扎时间?

2. 术后应采取什么护理措施?

通过手术或药物的方法，阻止精子和卵子相遇，达到永久不生育的目的，称为输卵管绝育术。常用的方法有经腹输卵管结扎术、腹腔镜绝育术。

微视频 20-3-1

输卵管结扎术

一、经腹输卵管结扎术

【适应证】

1. 自愿接受绝育手术而无禁忌证者。

2. 患严重的全身性疾病不宜生育者。

3. 患遗传性疾病不宜生育者。

【禁忌证】

1. 24 小时内有 2 次体温≥37.5℃者。

2. 各种疾病的急性期，如急性传染病。

3. 全身状况不良，如心力衰竭、血液病，不能胜任手术者。

4. 腹部皮肤有感染者或患有急、慢性盆腔炎。

5. 有严重的神经官能症者。

【手术时间】

1. 非妊娠妇女绝育最好选择月经干净后 3～4 日内。

2. 剖宫产同时；人工流产术后、中期妊娠引产术后、宫内节育器取出后，可立即施行手术；足月分娩产后 48 小时内。

3. 哺乳期妇女、闭经者应排除妊娠后，再行绝育术。

【手术步骤】

1. 麻醉　采用局部浸润麻醉或硬膜外麻醉。

2. 体位　受术者排空膀胱，取仰卧位，常规消毒、铺巾。

3. 选择腹部切口　取下腹正中耻骨联合上方2横指（3～4 cm）约2 cm长纵切口或横切口，产妇则在宫底下方2 cm处做切口，逐层进入腹腔。

4. 寻找提取输卵管　术者左手示指伸入腹腔，沿宫底后方滑向一侧，到达卵巢或输卵管后，右手持卵圆钳将输卵管夹住，轻轻提至切口，并以两把无齿镊交替依次夹取输卵管直至伞端，并检查卵巢情况。亦可用指板或吊钩法提取输卵管。

5. 结扎输卵管　结扎方法有抽心包埋法、输卵管银夹法和输卵管折叠结扎切除法。抽心包埋法因损伤小、并发症少、成功率高等优点，目前广泛应用。手术方法：在输卵管峡部浆膜下注入0.5%～1%利多卡因1 ml，用尖刀切开膨胀的浆膜层，再用弯蚊钳轻轻游离该段输卵管，相距1.5 cm处以4号丝线各做一道结扎，剪除其间输卵管，最后用1号丝线连续缝合浆膜层，将近端包埋于输卵管系膜内，远端留在系膜外，查无出血、渗血后，送回腹腔。同法处理对侧。

【术后并发症及处理】

经腹输卵管结扎术一般不易发生术后并发症。

1. 出血、血肿　因过度牵拉，损伤输卵管或其系膜所致。也可见于血管漏扎或结扎不紧引起出血。一旦发现须立即止血后再缝合。

2. 感染　多因手术指征掌握不严，术中不执行无菌操作规程所致。要严格掌握手术适应证及禁忌证，加强无菌观念，规范操作程序。术后预防性用抗生素。

3. 损伤　多因操作不熟练，解剖关系辨认不清楚，损伤膀胱或肠管。术中严格执行操作规程，一旦发现误伤要及时处理。

4. 绝育失败　偶有发生，多由于绝育方法本身缺陷或手术技术误差引起。操作时手术者思想高度集中，严防误扎，漏扎输卵管，引起输卵管再通。

【护理要点】

1. 术前护理

（1）心理护理：主动与受术者交流，使其消除对手术的恐惧心理。介绍手术过程，使患者轻松愉快地接受手术，并主动配合。

（2）做好术前准备：如器械、敷料，按一般妇科腹部手术备皮；做普鲁卡因、青霉素皮肤过敏试验。

2. 术后护理

（1）术后需卧床数小时，密切观察体温、脉搏变化，有无腹痛及内出血征象。鼓励受术者及早排尿。

（2）鼓励及早下床活动，以免腹腔粘连。

（3）协助医生观察切口，敷料保持干燥、整洁，以利切口愈合。

（4）做好健康指导，指导出院后的休息和注意事项。术后休息 3～4 周，禁止性生活 1 个月。

二、经腹腔镜输卵管绝育术

【适应证】

同经腹输卵管结扎术。

【禁忌证】

患有腹腔粘连、心肺功能不全、膈疝等禁用，其他同经腹输卵管结扎术。

【手术步骤】

局部麻醉、硬膜外或全身麻醉。手术时取头低仰卧位，于脐孔下缘作约 1～1.5 cm 的横弧形切口，把气腹针插进腹腔，充 CO_2 气体约 2～3 L，然后插入套管针放置腹腔镜。在腹腔镜直视下将弹簧夹或硅胶环置于输卵管峡部。也可用双极电凝烧灼输卵管峡部 1～2 cm。经统计上述方法失败率，以电凝术再通率最低 1.9‰，硅胶环 3.3‰，弹簧夹 27.1‰。但机械性绝育术与电凝术相比，组织损伤小，为以后输卵管复通提供更高成功率。

【护理】

同经腹输卵管结扎术。

学而思20-3　　护资考点20-3

第二十一章

妇产科护理操作技术

思维导图21

学习目标

1. 掌握妇产科常用护理操作技术的目的、适应证、禁忌证、护理。
2. 能够根据临床需要熟练完成妇产科常用护理操作技术的物品准备和操作。
3. 在操作过程中，能做到动作轻柔，尊重、关爱妇女。
4. 不忘初心、牢记使命，提升人文关怀服务理念。

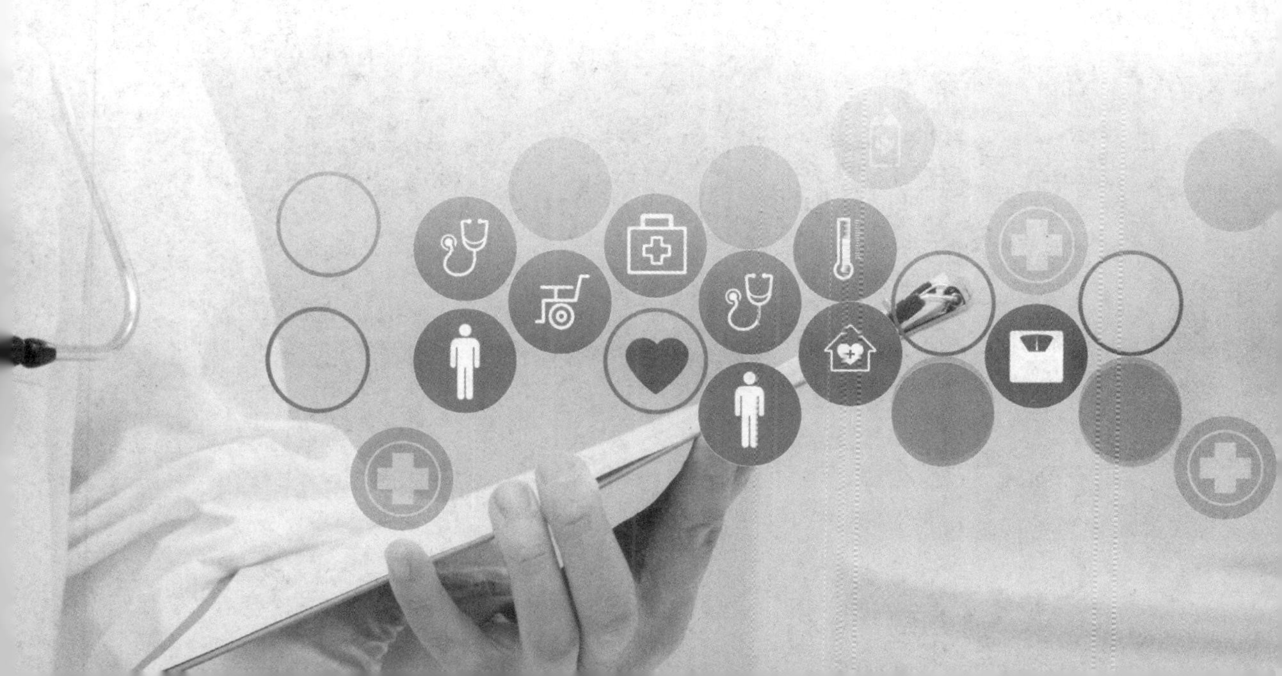

第一节　会阴擦洗

案例导入

宋女士，31 岁，妊娠 38 周后入院待产，分娩时行会阴左侧切开术，产后第 3 天，伤口出现红肿、疼痛。

请思考：该患者会阴擦洗的护理措施有哪些？

【目的】

会阴擦洗是妇产科常用的会阴局部清洁的护理操作技术，保持患者会阴清洁，预防逆行性感染，促进舒适和伤口愈合。

【适应证】

1. 产科或妇科腹部手术后留置导尿者。
2. 会阴、阴道手术术后患者。
3. 会阴部有伤口者。
4. 长期卧床患者。

【物品准备】

治疗车，方盘，消毒罐（内放无菌持物钳），小药杯，会阴擦洗包（内放弯盘 2 个、卵圆钳 2 把、消毒小药杯），纱球罐（内放消毒干纱球），棉球罐（内放消毒干棉球），温开水，碘附原液，无菌治疗巾，大毛巾，污物桶。

【操作方法】

1. 核对患者床号、姓名，解释操作目的，取得患者配合，嘱男家属回避。

2. 推车至患者床旁，关闭门窗，嘱患者排空膀胱，协助患者脱下一侧裤腿，取膀胱截石位，充分暴露外阴部。

3. 若为产后患者，则解开会阴垫，按摩子宫，了解宫底高度、子宫软硬度，按压宫底，观察恶露色、质、量、气味，弃去会阴垫。

4. 用一把镊子或消毒止血钳夹取干净的药液棉球，用另一把镊子或止血钳夹住棉球进行擦洗。一般擦洗3遍，擦洗的顺序为第1遍时自耻骨联合一直向下擦至臀部，先擦净一侧后换一棉球同样擦净对侧，再用另一棉球自阴阜向下擦净中间。自上而下、自外向内，初步擦净会阴部的污垢、分泌物和血迹等；第2遍的顺序为从内向外，或以伤口为中心向外擦洗，其目的为防止伤口、尿道口、阴道口被污染。擦洗时均应注意最后擦洗肛门，并将擦洗后的棉球丢弃。第3遍顺序同第2遍。必要时，可根据患者的情况增加擦洗的次数，直至擦净，最后用干纱布擦干。

5. 取第2把卵圆钳，夹取1只棉球消毒会阴伤口。

6. 保留导尿管者需更换集尿袋。

7. 弃去用物，撤去治疗巾，更换干净的会阴垫，穿上裤子，恢复体位，整理好床单位。

8. 做好宣教（产后会阴伤口者的宣教包括：保持会阴清洁，勤更换会阴垫，大小便后清洗会阴部，向伤口对侧卧位等）。

9. 整理用物，洗手。

【护理要点】

1. 擦洗时应注意观察会阴部及伤口有无红肿、分泌物性质，若有异常应及时处理。水肿者可用50％硫酸镁湿热敷或95％乙醇湿敷。

2. 天冷时注意保暖，纱球需要加温。

3. 擦洗动作应轻柔，凡有血迹的地方均应擦洗干净。

4. 擦洗时应掌握由上而下的原则，凡是擦过肛门的纱球和卵圆钳均不可再用。

5. 对留置导尿者，尿道口周围应擦洗干净，注意观察导尿管是否通畅，避免脱落或打结。

学而思21-1　　护资考点21-1

第二节　阴道灌洗

案例导入

李女士，32岁，初产妇，会阴切口感染，明天将出院，但仍需做阴道灌洗。

请思考：护士为该患者进行阴道灌洗的护理有哪些？

【目的】

阴道灌洗可使阴道和宫颈保持清洁，避免子宫切除过程中阴道与盆腔相通时，细菌或病原体进入盆腔引起感染，以减少术后阴道残端炎症等并发症。

【适应证】

1. 各种阴道炎、宫颈炎的治疗。
2. 子宫切除术前或阴道手术前的常规阴道准备。

【禁忌证】

月经期、阴道流血者、妊娠晚期、产后10天内、人工流产术后宫口未闭合、宫颈癌患者有活动性出血者。

【物品准备】

1. 物品　消毒灌洗筒1个，橡皮管1根，灌洗头1个（头上有控制冲洗压力和流量的调节开关），输液架1个，弯盘1只，橡皮垫1块，一次性塑料垫1块，便盆1个，一次性手套一副，窥阴器1只，卵圆钳1把，消毒大棉球1～2个。

2. 灌洗溶液　常用的阴道灌洗溶液有0.025%碘附溶液、0.2%苯扎溴铵溶液、生理盐水、2%～4%碳酸氢钠溶液、2.5%乳酸溶液、4%硼酸溶液、0.5%醋酸溶液、1∶5000高锰酸钾溶液。注意滴虫阴道炎的患者，应用酸性溶液灌洗；假丝酵母菌病患者，则用碱性溶液灌洗；而非特异性阴道炎患者，用一般消毒液或生理盐水灌洗；妇科术前常规阴道准备选择碘附溶液、高锰酸钾溶液或苯扎溴铵溶液。

【操作方法】

1. 核对患者床号、姓名，向其解释操作目的，取得患者配合，关闭治疗室门窗，调节适宜的温度。

2. 嘱患者排空膀胱后至治疗室。协助患者上检查床，取膀胱截石位，脱去一侧裤脚，冬天用小毛毯保暖，臀下垫一次性塑料布，放置便盆。

3. 根据患者的病情配制灌洗液 500～1000 ml，将灌洗筒挂在输液架上，其高度距离检查床 60～70 cm，排去管内空气，水温（41～43℃）适宜后备用。

4. 操作者右手持冲洗头，先灌洗外阴部，然后用左手将小阴唇分开，将灌洗头沿阴道纵侧壁的方向缓缓插入至阴道达阴道后穹隆部，边灌洗边将灌洗头围绕子宫颈轻轻地上下左右移动；灌洗宫颈、阴道穹隆及阴道壁，使用窥阴器者，边灌洗边转动窥阴器，确保阴道各侧壁均冲洗干净。灌洗完毕，轻轻下压窥阴器，使阴道内残留液体完全流出。

5. 当灌洗液约剩 100 ml 时，夹住皮管，拔出灌洗头和窥阴器，再冲洗一次外阴部，然后扶患者坐于便盆上，使阴道内残留的液体流出。

6. 用干纱球擦干外阴部，弃去患者臀下一次性塑料布，铺治疗巾，协助患者穿好裤子，恢复体位。

7. 整理用物，洗手。

【护理要点】

1. 灌洗液温度以 41～43℃为宜，温度过低容易造成患者不舒服，温度过高容易导致患者阴道黏膜烫伤。

2. 灌洗筒与检查床的距离不应超过 70 cm，以免压力过大，水流过速，使液体或污物进入子宫腔，或者冲洗液与局部作用时间不足。

3. 灌洗溶液应根据不同的目的选择，滴虫性阴道炎应选择酸性溶液，外阴阴道假丝酵母菌病应选择碱性溶液，非特异性阴道炎选择一般消毒液或生理盐水。妇科术前常规阴道准备选择碘附溶液、高锰酸钾溶液或苯扎溴铵溶液。

4. 产后 10 天或妇科手术 2 周后的患者，若出现阴道分泌物混浊、有臭味、阴道伤口愈合不良时，可行低位阴道灌洗，灌洗筒的高度一般不超过检查床 30 cm，以免污物进入宫腔或损伤阴道残端伤口。

5. 未婚妇女一般不做阴道灌洗，必要时可用导尿管进行灌洗，不能使用窥阴器。

学而思21-2

护资考点21-2

第三节 会阴湿热敷

案例导入

王女士，初产妇，第二产程延长，行会阴侧切术助产分娩。产后第2天，会阴切口红肿，医嘱予会阴湿热敷2次/日。

请思考：护士应如何对伤口进行湿热敷，应注意什么？

【目的】

会阴湿热敷是应用热原理和药物化学反应直接接触皮肤患区，促进局部血液循环，增强局部白细胞吞噬作用和组织活力，加强组织再生、消炎、止痛，以促进伤口愈合。

【适应证】

1. 会阴部水肿及会阴血肿的吸收期。
2. 会阴伤口硬结及早期感染等患者。

【物品准备】

治疗车，方盘，无菌包（内放消毒弯盘2个、卵圆钳2把），纱布罐（内放无菌纱布若干），棉签，医用凡士林，沸水，热源袋（如热水袋、电热宝），红外线灯，无菌治疗巾，棉垫。热敷药物：煮沸的50%硫酸镁或95%乙醇。

【操作方法】

1. 核对患者床号、姓名、住院号，向其解释操作目的，取得患者配合，关闭门窗，男家属回避。

2. 嘱患者排空膀胱，协助其松解衣裤，暴露会阴部，臀下铺治疗巾。

3. 热敷部位先涂一层凡士林，盖上纱布，再敷上浸有热敷溶液的温纱布，外面盖上棉布垫保温。

4. 一般每隔 3～5 分钟更换热敷垫 1 次，热敷时间为 15～30 分钟，亦可用热源袋放在棉垫外或用红外线灯照射。

5. 热敷完毕，移去敷料，观察热敷部位皮肤，用纱布擦净皮肤上凡士林。

6. 协助患者穿好衣裤，整理好床单位。

7. 处理用物，洗手，记录。

【护理要点】

1. 湿热敷时，应在会阴擦洗、局部伤口清洁后进行。

2. 湿热敷的温度一般在 41～48℃左右。

3. 湿热敷的面积应为病损范围的 2 倍。

4. 湿热敷过程中应定时检查热源袋是否完好，防止烫伤，对休克、虚脱、昏迷及术后感觉不敏感的患者应特别注意。

5. 湿热敷治疗中，护士应随时评价热敷效果，为患者提供必要的生活护理。

学而思21-3　　护资考点21-3

第四节 阴道或宫颈上药

案例导入

姜女士，35 岁，慢性宫颈炎伴宫颈息肉，医嘱拟行宫颈上药。

请思考：护士为该患者宫颈上药的护理有哪些？

【目的】

阴道或宫颈上药是治疗性药物经过阴道涂抹到阴道壁或宫颈黏膜上，达到局部治疗各种阴道或宫颈炎症的作用。

【适应证】

各种阴道炎、宫颈炎、术后阴道残端炎。

【物品准备】

治疗车，方盘，一次性塑料布，一次性手套，阴道冲洗包（内含弯盘2个、卵圆钳2把、窥阴器、药杯），润滑油，消毒干棉球，消毒长棉签，带尾线的大棉球/纱球。

【操作方法】

1. 核对患者姓名、床号、住院号，向其解释，取得患者配合，关闭门窗，置屏风。

2. 嘱患者排空膀胱，协助患者上检查床，取膀胱截石位，脱去一侧裤子，臀下垫一次性塑料布。

3. 上药前先行阴道冲洗或擦洗，依据病情及治疗目的不同，选择不同方法上药。

（1）阴道后穹隆上药：常用于滴虫性阴道炎、白色外阴阴道假丝酵母菌病、老年性阴道炎及慢性宫颈炎等患者。常用药物有甲硝唑、制霉菌素等药片、丸剂或栓剂。可指导患者自行放置，临睡前洗净双手，戴一次性手套，用示指将药片或栓剂沿阴道后壁推行至阴道后穹隆处。

（2）局部用药：常用于宫颈炎或阴道炎患者。①非腐蚀性药物，如1%甲紫或大蒜液可用于治疗外阴阴道假丝酵母菌病，新霉素、氯霉素可用于治疗急性或亚急性宫颈炎或阴道炎，用长棉签蘸药液涂擦于阴道壁或子宫颈；②腐蚀性药物，如20%～50%硝酸银可用于治疗慢性宫颈炎颗粒增生型患者，用长棉签蘸药液涂于宫颈糜烂面，并插入宫颈管内0.5 cm，片刻后用生理盐水棉球擦去表面残余药液，最后用干棉球吸干。

（3）宫颈棉球上药：适用于子宫颈亚急性或急性炎症伴有出血者。常用药物有止血药、消炎止血粉和抗生素等。用窥阴器充分暴露宫颈，用卵圆钳将带有尾线的棉球蘸药后塞于宫颈处，同时将窥阴器轻轻退出，然后取出卵圆钳，以防退出窥阴器时将棉球带出，将线尾端露于阴道口外，并用胶布固定于阴阜侧上方。叮嘱患者于上药后12～24小时轻拉尾线将棉球取出。

（4）喷雾器上药：常用于非特异性阴道炎及老年性阴道炎，常用药物有土霉素、呋喃西林、己烯雌酚等。用窥阴器暴露阴道壁，用喷雾器将药物粉末喷于炎性组织表面。

4. 弃去一次性塑料布，铺治疗巾于患者臀下，协助患者穿好裤子，恢复体位。

5. 整理用物，洗手。

【护理要点】

1. 使用非腐蚀性药物时，应转动窥阴器，使阴道各侧壁均涂上药物。

2. 应用腐蚀性药物时，要注意保护正常阴道壁及组织，上药前将纱布或干棉球垫于阴道后壁或阴道后穹隆处，以免药液灼伤正常组织。药液涂好后，用干棉球吸干，随即取出棉球或所垫纱布。

3. 棉签上的棉花必须捻紧，涂药时朝同一方向转动，避免棉花落入阴道内。

4. 阴道栓剂宜于晚上临睡前使用，以免站起脱落，影响治疗效果。

5. 未婚妇女上药时，不能使用窥阴器，可用长棉签上药。

6. 用药期间，禁止性生活。

7. 经期或子宫出血者不宜阴道上药。

学而思21-4　　护资考点21-4

第五节 坐浴

案例导入

患者，女，43岁，近日由于宫颈癌，需做广泛性子宫切除和盆腔淋巴结清扫术。

请思考：如何指导患者实施坐浴？

【目的】

坐浴是通过水温和药液的作用，清洁外阴，改善局部血液循环，减轻局部炎症及疼痛，利于组织修复。

【适应证】

1. 外阴、阴道手术或经阴道行子宫切除术的术前准备。

2. 治疗或辅助治疗外阴炎、阴道炎症、子宫脱垂患者。

3. 会阴切口愈合不良患者。

【禁忌证】

月经期妇女、阴道流血者、孕妇、产后7天内产妇。

【物品准备】

坐浴盆，30 cm高的坐浴盆架，消毒小毛巾、温度计。溶液准备与配制如下。

1. 滴虫性阴道炎　常用0.5%醋酸溶液、1%乳酸溶液或1∶5000高锰酸钾溶液。

2. 外阴阴道假丝酵母菌病　常用2%～4%碳酸氢钠溶液。

3. 萎缩性阴道炎　0.5%～1%乳酸溶液。

4. 外阴炎、非特异性阴道炎、外阴阴道手术术前准备　常用1∶5000高锰酸钾溶液、1∶1000苯扎溴铵溶液、0.02%碘附溶液等。

【操作方法】

1. 核对患者姓名、床号、住院号，向其解释坐浴的目的、方法及注意事项，取得患者配合。

2. 根据病情及治疗目的，配制好坐浴溶液2000 ml，根据不同治疗目的调节好温度，将坐浴盆置于坐浴架上。

3. 嘱患者排空膀胱后全臀及外阴部浸泡于溶液中，坐浴时间为15～20分钟，坐浴结束后用无菌小毛巾擦干臀部及外阴。

4. 根据目的不同，坐浴分为3种。①热浴：水温在41～43℃，适用于渗出性病变及急性炎性病变，可先熏洗后坐浴；②温浴：水温在35～37℃，适用于慢性盆腔炎、术前准备等；③冷浴：水温在14～15℃，适用于膀胱阴道松弛、性无能及功能性无月经者。主要是利用低温刺激肌肉神经，使其张力增加。坐浴时间为2～5分钟。

【护理要点】

1. 坐浴前擦干净外阴及肛门周围。

2. 坐浴溶液应严格按比例配制。浓度过低，起不到治疗效果；浓度过高，容易导致黏膜烧伤。

3. 坐浴溶液温度根据坐浴的不同目的调节，并按照坐浴时间进行坐浴。

4. 坐浴时需将臀部及外阴部全部浸入药液中。

学而思21-5　　护资考点21-5

思政链接

守正创新——我国第一部中医妇科专著《妇人大全良方》

对妇产科学产生重大影响、使我国妇产科成为一门独立学科的是宋代的陈自明。他系统地总结了宋以前的妇产科学成就，结合自己丰富的临床经验，写出了我国第一部比较完善的妇产科学专著《妇人大全良方》。陈自明，又名陈自明，南宋医学家。字良甫，江西抚州临川人。在长期的教育和临床活动中，他发现以前的医书，如《产论宝庆》等有关妇产科的论述，往往有“纲领散漫而无系统，节目详略而未备”的缺点，使得学医的人不能深入钻研。于是陈自明就收集了以前各种医书，并结合自己的临床实践进行反复研究，终于编成《妇人大全良方》一书，时年公元 1237 年。陈自明编辑这本书的主导思想是：“仆于此编，非敢求异昔人也，盖亦补其编而会其全，聚于散而领于约，期决无憾云”。提出“妇人以血为根本”的学术观点，突出冲任损伤的病机，反对盲目滥用凉血行血之剂，主张患者改易心志，同时用药扶持，体现辩证思维的中医智慧。《妇人大全良方》是对前人成就及作者临床经验的总结，内容丰富，在理论上和实践上形成完整的体系，是中国第一部完善的妇科学专著。后世认为《妇人大全良方》一书“自明采摭诸家，提纲挈领，于妇科证治，详悉无遗”，对妇产科学的建立作出了重要的贡献。

参考文献

[1] 谢幸,孔北华,段涛.妇产科学:第9版[M].北京:人民卫生出版社,2018.

[2] 夏海鸥.妇产科护理学:第4版[M].北京:人民卫生出版社,2019.

[3] 初钰华.妇产科护理:第2版[M].北京:中国中医药出版社,2018.

[4] 徐丛剑,华克勤.实用妇产科学:第4版[M].北京:人民卫生出版社,2018.

[5] 安力彬,陆虹.妇产科护理学:第7版[M].北京:人民卫生出版社,2022.

[6] 廖月霞,丁玉琴.妇产科护理学[M].北京:科学出版社,2018.

[7] 刘文娜,程少贵.妇产科护理学[M].北京:人民卫生出版社,2018.

[8] 沈铿,马丁,妇产科学:第3版[M].北京:人民卫生出版社,2015.